国家卫生健康委员会"十四五"规划教材
全 国 高 等 学 校 教 材
供基础、临床、预防、口腔医学类专业用

新形态教材

全科医学概论

Introduction to General Practice

第 6 版

主　　编｜于晓松　路孝琴

副 主 编｜江孙芳　王永晨　任菁菁

数 字 主 编｜王永晨

数字副主编｜王　爽　董卫国

人民卫生出版社
·北 京·

图书在版编目（CIP）数据

全科医学概论 / 于晓松，路孝琴主编 . -- 6 版 . --
北京 ：人民卫生出版社，2024. 8. --（全国高等学校
五年制本科临床医学专业第十轮规划教材）. -- ISBN
978-7-117-36730-1

I. R499

中国国家版本馆 CIP 数据核字第 20241E38K9 号

人卫智网	www.ipmph.com	医学教育、学术、考试、健康，
		购书智慧智能综合服务平台
人卫官网	www.pmph.com	人卫官方资讯发布平台

全科医学概论
Quanke Yixue Gailun
第 6 版

主　　编：于晓松　　路孝琴
出版发行：人民卫生出版社（中继线 010-59780011）
地　　址：北京市朝阳区潘家园南里 19 号
邮　　编：100021
E - mail：pmph @ pmph.com
购书热线：010-59787592　　010-59787584　　010-65264830
印　　刷：人卫印务（北京）有限公司
经　　销：新华书店
开　　本：850×1168　　1/16　　印张：19
字　　数：562 千字
版　　次：2001 年 9 月第 1 版　　2024 年 8 月第 6 版
印　　次：2024 年 9 月第 1 次印刷
标准书号：ISBN 978-7-117-36730-1
定　　价：68.00 元
打击盗版举报电话：010-59787491　　E-mail：WQ @ pmph.com
质量问题联系电话：010-59787234　　E-mail：zhiliang @ pmph.com
数字融合服务电话：4001118166　　E-mail：zengzhi @ pmph.com

编委名单

编 委 (以姓氏笔画为序)

于晓松　中国医科大学附属第一医院

于德华　同济大学附属杨浦医院

马　力　首都医科大学附属北京天坛医院

王永晨　哈尔滨医科大学附属第二医院

王荣英　河北医科大学第二医院

王留义　郑州大学人民医院

韦艳红　齐齐哈尔医学院附属第三医院

方宁远　上海交通大学医学院附属仁济医院

占伊扬　南京医科大学第一附属医院

宁　宗　广西医科大学第一附属医院

任菁菁　浙江大学医学院附属第一医院

江孙芳　复旦大学附属中山医院

李洁华　安徽医科大学第一附属医院

肖　雪　遵义医科大学附属医院

佟　菁　中国医科大学

张卫茹　中南大学湘雅医院

陈　红　电子科技大学附属医院

茹晋丽　山西医科大学第二医院

顾申红　海南医科大学第一附属医院

唐宽晓　山东大学齐鲁医院

崔丽萍　宁夏医科大学总医院

葛　伟　空军军医大学第一附属医院

路孝琴　首都医科大学

廖晓阳　四川大学华西医院

编写秘书 齐殿君　中国医科大学附属第一医院

数字编委

新形态教材使用说明

新形态教材是充分利用多种形式的数字资源及现代信息技术,通过二维码将纸书内容与数字资源进行深度融合的教材。本套教材全部以新形态教材形式出版,每本教材均配有特色的数字资源和电子教材,读者阅读纸书时可以扫描二维码,获取数字资源、电子教材。

电子教材是纸质教材的电子阅读版本,其内容及排版与纸质教材保持一致,支持手机、平板及电脑等多终端浏览,具有目录导航、全文检索功能,方便与纸质教材配合使用,进行随时随地阅读。

获取数字资源与电子教材的步骤

① 扫描封底红标二维码,获取图书"使用说明"。

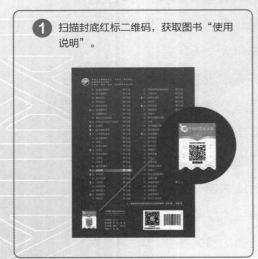

② 揭开红标,扫描绿标激活码,注册/登录人卫账号获取数字资源与电子教材。

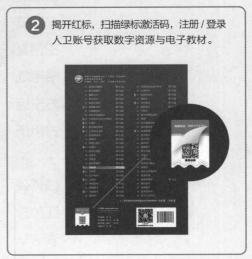

③ 扫描书内二维码或封底绿标激活码,随时查看数字资源和电子教材。

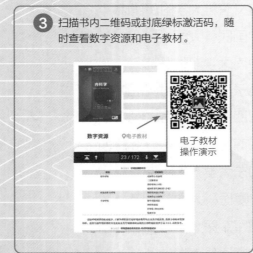

④ 登录 zengzhi.ipmph.com 或下载应用体验更多功能和服务。

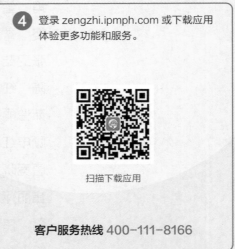

扫描下载应用

客户服务热线 400-111-8166

读者信息反馈方式

人卫 e 教
medu.pmph.com

欢迎登录"人卫 e 教"平台官网"medu.pmph.com",在首页注册登录后,即可通过输入书名、书号或主编姓名等关键字,查询我社已出版教材,并可对该教材进行读者反馈、图书纠错、撰写书评以及分享资源等。

序言

百年大计,教育为本。教育立德树人,教材培根铸魂。

过去几年,面对突如其来的新冠疫情,以习近平同志为核心的党中央坚持人民至上、生命至上,团结带领全党全国各族人民同心抗疫,取得疫情防控重大决定性胜利。在这场抗疫战中,我国广大医务工作者为最大限度保护人民生命安全和身体健康发挥了至关重要的作用。事实证明,我国的医学教育培养出了一代代优秀的医务工作者,我国的医学教材体系发挥了重要的支撑作用。

党的二十大报告提出到 2035 年建成教育强国、健康中国的奋斗目标。我们必须深刻领会党的二十大精神,深刻理解新时代、新征程赋予医学教育的重大使命,立足基本国情,尊重医学教育规律,不断改革创新,加快建设更高质量的医学教育体系,全面提高医学人才培养质量。

尺寸教材,国家事权,国之大者。面对新时代对医学教育改革和医学人才培养的新要求,第十轮教材的修订工作落实习近平总书记的重要指示精神,用心打造培根铸魂、启智增慧、适应时代需求的精品教材,主要体现了以下特点。

1. 进一步落实立德树人根本任务。遵循《习近平新时代中国特色社会主义思想进课程教材指南》要求,努力发掘专业课程蕴含的思想政治教育资源,将课程思政贯穿于医学人才培养过程之中。注重加强医学人文精神培养,在医学院校普遍开设医学伦理学、卫生法以及医患沟通课程基础上,新增蕴含医学温度的《医学人文导论》,培养情系人民、服务人民、医德高尚、医术精湛的仁心医者。

2. 落实"大健康"理念。将保障人民全生命周期健康体现在医学教材中,聚焦人民健康服务需求,努力实现"以治病为中心"转向"以健康为中心",推动医学教育创新发展。为弥合临床与预防的裂痕作出积极探索,梳理临床医学教材体系中公共卫生与预防医学相关课程,建立更为系统的预防医学知识结构。进一步优化重组《流行病学》《预防医学》等教材内容,撤销内容重复的《卫生学》,推进医防协同、医防融合。

3. 守正创新。传承我国几代医学教育家探索形成的具有中国特色的高等医学教育教材体系和人才培养模式,准确反映学科新进展,把握跟进医学教育改革新趋势新要求,推进医科与理科、工科、文科等学科交叉融合,有机衔接毕业后教育和继续教育,着力提升医学生实践能力和创新能力。

4. 坚持新形态教材的纸数一体化设计。数字内容建设与教材知识内容契合,有效服务于教学应用,拓展教学内容和学习过程;充分体现"人工智能+"在我国医学教育数字化转型升级、融合发展中的促进和引领作用。打造融合新技术、新形式和优质资源的新形态教材,推动重塑医学教育教学新生态。

5. 积极适应社会发展,增设一批新教材。包括:聚焦老年医疗、健康服务需求,新增《老年医学》,维护老年健康和生命尊严,与原有的《妇产科学》《儿科学》等形成较为完整的重点人群医学教材体系;重视营养的基础与一线治疗作用,新增《临床营养学》,更新营养治疗理念,规范营养治疗路径,提升营养治疗技能和全民营养素养;以满足重大疾病临床需求为导向,新增《重症医学》,强化重症医学人才的规范化培养,推进实现重症管理关口前移,提升应对突发重大公共卫生事件的能力。

我相信,第十轮教材的修订,能够传承老一辈医学教育家、医学科学家胸怀祖国、服务人民的爱国精神,勇攀高峰、敢为人先的创新精神,追求真理、严谨治学的求实精神,淡泊名利、潜心研究的奉献精神,集智攻关、团结协作的协同精神。在人民卫生出版社与全体编者的共同努力下,新修订教材将全面体现教材的思想性、科学性、先进性、启发性和适用性,以全套新形态教材的崭新面貌,以数字赋能医学教育现代化、培养医学领域时代新人的强劲动力,为推动健康中国建设作出积极贡献。

教育部医学教育专家委员会主任委员
教育部原副部长

林蕙青

2024 年 5 月

全国高等学校五年制本科临床医学专业
第十轮　规划教材修订说明

全国高等学校五年制本科临床医学专业国家卫生健康委员会规划教材自 1978 年第一轮出版至今已有 46 年的历史。近半个世纪以来，在教育部、国家卫生健康委员会的领导和支持下，以吴阶平、裘法祖、吴孟超、陈灏珠等院士为代表的几代德高望重、有丰富的临床和教学经验、有高度责任感和敬业精神的国内外著名院士、专家、医学家、教育家参与了本套教材的创建和每一轮教材的修订工作，使我国的五年制本科临床医学教材从无到有、从少到多、从多到精，不断丰富、完善与创新，形成了课程门类齐全、学科系统优化、内容衔接合理、结构体系科学的由纸质教材与数字教材、在线课程、专业题库、虚拟仿真和人工智能等深度融合的立体化教材格局。这套教材为我国千百万医学生的培养和成才提供了根本保障，为我国培养了一代又一代高水平、高素质的合格医学人才，为推动我国医疗卫生事业的改革和发展作出了历史性巨大贡献，并通过教材的创新建设和高质量发展，推动了我国高等医学本科教育的改革和发展，促进了我国医药学相关学科或领域的教材建设和教育发展，走出了一条适合中国医药学教育和卫生事业发展实际的具有中国特色医药学教材建设和发展的道路，创建了中国特色医药学教育教材建设模式。老一辈医学教育家和科学家们亲切地称这套教材是中国医学教育的"干细胞"教材。

本套第十轮教材修订启动之时，正是全党上下深入学习贯彻党的二十大精神之际。党的二十大报告首次提出要"加强教材建设和管理"，表明了教材建设是国家事权的重要属性，体现了以习近平同志为核心的党中央对教材工作的高度重视和对"尺寸课本、国之大者"的殷切期望。第十轮教材的修订始终坚持将贯彻落实习近平新时代中国特色社会主义思想和党的二十大精神进教材作为首要任务。同时以高度的政治责任感、使命感和紧迫感，与全体教材编者共同把打造精品落实到每一本教材、每一幅插图、每一个知识点，与全国院校共同将教材审核把关贯穿到编、审、出、修、选、用的每一个环节。

本轮教材修订全面贯彻党的教育方针，全面贯彻落实全国高校思想政治工作会议精神、全国医学教育改革发展工作会议精神、首届全国教材工作会议精神，以及《国务院办公厅关于深化医教协同进一步推进医学教育改革与发展的意见》（国办发〔2017〕63 号）与《国务院办公厅关于加快医学教育创新发展的指导意见》（国办发〔2020〕34 号）对深化医学教育机制体制改革的要求。认真贯彻执行《普通高等学校教材管理办法》，加强教材建设和管理，推进教育数字化，通过第十轮规划教材的全面修订，打造新一轮高质量新形态教材，不断拓展新领域、建设新赛道、激发新动能、形成新优势。

其修订和编写特点如下：

1. **坚持教材立德树人课程思政** 认真贯彻落实教育部《高等学校课程思政建设指导纲要》，以教材思政明确培养什么人、怎样培养人、为谁培养人的根本问题，落实立德树人的根本任务，积极推进习近平新时代中国特色社会主义思想进教材进课堂进头脑，坚持不懈用习近平新时代中国特色社会主义思想铸魂育人。在医学教材中注重加强医德医风教育，着力培养学生"敬佑生命、救死扶伤、甘于奉献、大爱无疆"的医者精神，注重加强医者仁心教育，在培养精湛医术的同时，教育引导学生始终把人民群众生命安全和身体健康放在首位，提升综合素养和人文修养，做党和人民信赖的好医生。

2. **坚持教材守正创新提质增效** 为了更好地适应新时代卫生健康改革及人才培养需求，进一步优化、完善教材品种。新增《重症医学》《老年医学》《临床营养学》《医学人文导论》，以顺应人民健康迫切需求，提高医学生积极应对突发重大公共卫生事件及人口老龄化的能力，提升医学生营养治疗技能，培养医学生传承中华优秀传统文化、厚植大医精诚医者仁心的人文素养。同时，不再修订第9版《卫生学》，将其内容有机融入《预防医学》《医学统计学》等教材，减轻学生课程负担。教材品种的调整，凸显了教材建设顺应新时代自我革新精神的要求。

3. **坚持教材精品质量铸就经典** 教材编写修订工作是在教育部、国家卫生健康委员会的领导和支持下，由全国高等医药教材建设学组规划，临床医学专业教材评审委员会审定，院士专家把关，全国各医学院校知名专家教授编写，人民卫生出版社高质量出版。在首届全国教材建设奖评选过程中，五年制本科临床医学专业第九轮规划教材共有13种教材获奖，其中一等奖5种、二等奖8种，先进个人7人，并助力人卫社荣获先进集体。在全国医学教材中获奖数量与比例之高，独树一帜，足以证明本套教材的精品质量，再造了本套教材经典传承的又一重要里程碑。

4. **坚持教材"三基""五性"编写原则** 教材编写立足临床医学专业五年制本科教育，牢牢坚持教材"三基"（基础理论、基本知识、基本技能）和"五性"（思想性、科学性、先进性、启发性、适用性）编写原则。严格控制纸质教材编写字数，主动响应广大师生坚决反对教材"越编越厚"的强烈呼声；提升全套教材印刷质量，在双色印制基础上，全彩教材调整纸张类型，便于书写、不反光。努力为院校提供最优质的内容、最准确的知识、最生动的载体、最满意的体验。

5. **坚持教材数字赋能开辟新赛道** 为了进一步满足教育数字化需求，实现教材系统化、立体化建设，同步建设了与纸质教材配套的电子教材、数字资源及在线课程。数字资源在延续第九轮教材的教学课件、案例、视频、动画、英文索引词读音、AR互动等内容基础上，创新提供基于虚拟现实和人工智能等技术打造的数字人案例和三维模型，并在教材中融入思维导图、目标测试、思考题解题思路，拓展数字切片、DICOM等图像内容。力争以教材的数字化开发与使用，全方位服务院校教学，持续推动教育数字化转型。

第十轮教材共有56种，均为国家卫生健康委员会"十四五"规划教材。全套教材将于2024年秋季出版发行，数字内容和电子教材也将同步上线。希望全国广大院校在使用过程中能够多提供宝贵意见，反馈使用信息，以逐步修改和完善教材内容，提高教材质量，为第十一轮教材的修订工作建言献策。

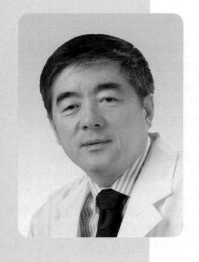

于晓松

1959 年 10 月生于辽宁沈阳,二级教授,主任医师,博士研究生导师。现任中国医科大学全科医学学科带头人,中国医科大学附属第一医院全科医学住培基地主任;中华医学会全科医学分会前任主任委员、中国健康管理协会全科与健康医学分会会长、教育部高等学校医学人文素养与全科医学教学指导委员会副主任委员。

从事全科医学、医学教育与评价教学、研究和全科医疗 40 余年,尤其近 20 年全身心投入推进我国全科医学快速发展与全面提升全科医生培养质量的工作。构建中国全科医生岗位胜任力,提出中国全科医生置信职业行为评价框架,为全科医生培养与评价提供依据和方法;创新全科医学院校教育,全面改革临床医学类专业本科核心课程《全科医学概论》;不断探索全科医生培养模式,率先实践全科医学住培学员全科医学科轮转;构建综合医院全科医学科配置与建设指标体系,指导全科医学科的建设,全方位引领我国全科医学发展与全科医生培养。主持、参加国家自然科学基金等项目 10 余项,发表文章百余篇。作为主编、副主编等编写教材 10 余部。培养博士、硕士研究生百余名。享受国务院政府特殊津贴;获首届全国教材建设奖"全国教材建设先进个人"、国家卫生计生突出贡献中青年专家、辽宁省教学名师等荣誉,国家级首批一流本科课程负责人,三次获得辽宁省教学成果奖一等奖。

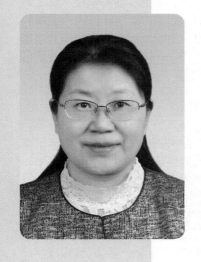

路孝琴

1965 年 9 月出生于北京延庆,教授,博士研究生导师,现任首都医科大学全科医学与继续教育学院党支部书记,全科医学基础与管理学系主任。兼任教育部高等学校医学人文素养与全科医学教学指导委员会副主任委员,中华医学会全科医学分会副主任委员,中国医疗保健国际交流促进会全科分会第一届主任委员,《中华全科医师杂志》副主编等。

从事全科医学工作 32 年;承担多项课题研究,发表学术论文 80 余篇;获国家级教学成果奖二等奖 1 项,北京市高等教育教学成果奖一、二等奖各 1 项,中华医学科技奖三等奖 1 项;主编教材 13 部;国家级线下一流课程"全科医学概论"的负责人。

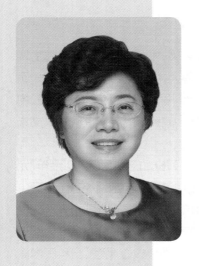

江孙芳

  1970年12月生于上海,复旦大学附属中山医院全科医学科主任医师,博士研究生导师,复旦大学上海医学院全科医学系系主任。中华医学会全科医学分会常务委员,海峡两岸医药卫生交流协会全科医学分会常务委员。上海市医学会全科医学分会前任主任委员,上海市医师协会全科医师分会副会长。《中华全科医师杂志》《中国全科医学》等杂志编委。

  从事全科医学临床和教学工作30余年。荣获2023年国家级教学成果奖一等奖,2019年吴阶平全科医生奖,2013年国家级教学成果奖二等奖。主编和副主编《全科医生临床实践》(第3版)、《社区常见健康问题处理》和《全科医学概论》(第5版)等多部国家卫生健康委员会住院医生规范化培训教材和全国高等学校五年制本科临床医学专业规划教材。在SCI期刊和国内核心期刊发表论文数百余篇。

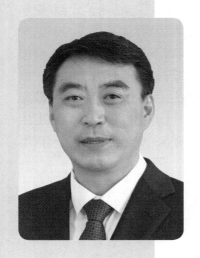

王永晨

  1965年10月生于黑龙江穆棱,主任医师,二级教授,博士研究生导师。现任哈尔滨医科大学附属第二医院党委书记、全科医学学科带头人。兼任中华医学会全科医学分会候任主任委员、教育部高等学校医学人文素养与全科医学教学指导委员会委员、中国研究型医院学会副会长、国家卫生健康标准委员会医疗机构管理标准专业委员会副主任委员、中国医院协会疾病与健康管理专业委员会副主任委员、《中国医院管理》杂志和 *Frigid Zone Medicine* 副主编等。

  从事教学工作32年。主要研究领域为全科医学、皮肤病与性病学;主持国家自然科学基金、国家重大专项子课题、省部级课题等项目20项;发表学术论文近百篇。作为第一完成人获国家级教学成果奖二等奖、黑龙江省高等教育教学成果奖一等奖、黑龙江省科学技术奖二等奖等国家及省部级教学科研奖励多项;所负责的课程获省级一流本科课程及研究生精品课程各1项。作为第一主编承担专业学位研究生国家规划教材《全科医学》和八年制及"5+3"一体化临床医学专业第四轮规划教材《全科医学概论》的编写工作。

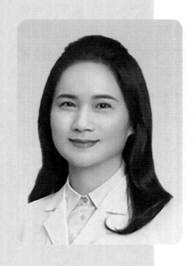

任菁菁

  1973年11月生于杭州,浙江大学医学院附属第一医院全科医学科主任,博士研究生导师,"十三五"国家科技重大专项负责人,2019年吴阶平全科医生奖获得者。现任海峡两岸医药卫生交流协会全科医学分会常务委员,中华医学会全科医学分会委员,浙江省医学会全科医学分会候任主任委员,浙江省数理医学学会全科未分化疾病专业委员会主任委员,中国医师协会全科医师分会常务委员,主持国家自然科学基金等多项课题研究,获得浙江省科学技术进步奖一等奖、省级教学成果奖一等奖和国家级教学成果奖二等奖,发表文章百余篇。

  从事高校教学与全科临床工作25年,担任中国医学教育题库住院医师规范化培训题库(全科医学)(第2版)主编,主编和副主编国家规划教材《全科医学》《全科医生练习题集》等多部书籍和专著,主译和副主译《从症状到诊断:循证学指导》和《莫塔全科医学》等专著。

前言

2022年10月，习近平总书记在党的二十大报告中指出，"要推进健康中国建设"，"把保障人民健康放在优先发展的战略位置"。新时代提出实施健康中国战略，提高、保障和改善民生水平，实现全面建成小康社会的目标，"加强基层医疗卫生服务体系和全科医生队伍建设"是重要的举措之一。2023年3月，中共中央办公厅、国务院办公厅印发了《关于进一步完善医疗卫生服务体系的意见》，明确提出要强化城乡基层医疗卫生服务网底，扩大全科医生队伍，健全家庭医生制度。加快培养大批合格的全科医生，对于加强基层医疗卫生服务体系建设、推进家庭医生签约服务、建立分级诊疗制度、维护和增进人民群众健康具有重要意义。

面向本科生开设的"全科医学概论"必修课是全科医生培养的重要组成部分，也是全科医学教育的基础。根据新时代卫生和健康工作方针，第6版教材以问题和需求为导向，立足基本国情，借鉴国际经验，在传承和发扬前5版教材精华（精髓）的基础上进行了较大程度的创新和发展。第6版教材在国家卫生健康委员会的指导下，在各校推荐的基础上，在人民卫生出版社的组织下，共汇集了24位国内权威全科医学专家学者编写了本教材。教材的主要读者对象是医学院校本科生，旨在传播全科医学理念，使医学生熟悉以人为中心、体现全人照顾的全科医疗服务模式，了解基层医疗卫生体系的功能以及全科医生的工作内容和方法，并将加强学生医患沟通能力、团队合作能力、健康教育能力、社区预防保健能力等方面的培养融入教学全过程之中，激发医学生对全科医学专业的兴趣，为其将来成为全科医师，或作为专科医师与全科医师进行合作打好基础。本书也可以作为全科专业住院医师规范化培训学员等人员学习全科医学基础理论、基本知识与基本技能的教材。

为贯彻落实新时代国家"关于建立健全适应行业特点的全科医生培养制度"的相关文件精神，做好全科医学院校教育与毕业后教育的有机衔接，本教材在编写前进行了充分的调研和讨论，设计了第6版教材的编写思路，核心内容是坚持本科生教材"三基""五性""三特定"的原则要求，适应本科生教育教学目标，充分体现本学科特色，体现各版教材的延续性，反映新时代学科发展现状和方向，突出"全科医学概论"课程的重点难点。因此，第6版教材保留和优化了第5版全科医学的基本理论，着重强化了人文精神的培养、大健康大预防理念的渗透和课程思政的融合。对于常见健康问题的全科医学处理，根据新时代基层全科医生的工作职责、内容、方式等要求进行了创新，特别是采用了以临床病例为引导的形式，强调了全科患者管理的理念。

与其他专科相比,全科医学在我国仍然是一门发展中的学科。由于学识和经验的局限性,本版教材仍会有许多不足之处。希望使用本教材的各位师生及各位专家予以批评指正。

　　第6版教材不仅汇集了众多编者的智慧与经验,也融入了编写秘书等工作人员的辛勤工作。在此对大家的通力协作和积极配合表示衷心感谢!

于晓松

2024年5月

目录

第二篇　全科医疗实践　　　153

第一篇
全科医学基本理论

第一章　全科医学概述

学习提要

- 20 世纪后期产生的全科医学有其悠久的历史渊源,更有鲜明的时代特征。
- 全科医学是一门临床二级学科,具有独特的医学观和方法论以及系统的学科理论。
- 全科医生身兼医生、教育者、沟通者、管理者、"守门人"和组织协调者等多种角色,应具备综合的专业素质,并需要经过严格的专业训练。
- 全科医疗与专科医疗,全科医学与社会医学、社区医学、替代医学既有联系又有区别。
- 全科医生岗位胜任力是全科医生培养与评价的依据。
- 全科医学是整合医学的枢纽,全科医生是整合医学的协调员。

全科医学(general practice)又称家庭医学(family medicine),起源于近代的通科医疗,作为一门临床二级学科,诞生于 20 世纪 60 年代末期。从 20 世纪 90 年代初开始,伴随着社会经济的快速发展、人民生活水平的逐步提高,以及城乡居民对健康需求的不断变化,在政府的大力推动、全科医学及其他各学科专家同道的共同努力以及社会各界的广泛支持下,全科医学这门学科在我国正式建立并得到快速发展。

第一节　全科医学的产生与发展

一、全科医学产生的基础

古代的医生在中国被称为"郎中",在西方被称为"healer",即"医治者",那时医生并不分科。这些古代医生运用朴素的自然哲学医学理论,并对患者进行细致观察,采用各种治疗手段(包括药物、针灸、按摩、放血等)帮助患者从病理不平衡状态恢复到身体与精神的平衡状态。当然,伴随着科学和技术的进步,医学对疾病的病因和发病机制认识不断深入,定位精确、技术先进的现代医学应运而生。

百年来近代医学的发展,使人们对于疾病和人体有了更为精确和深入的了解。1857 年巴斯德发现细菌是许多疾病的病因;1863 年孟德尔著名的豌豆杂交实验发现生物遗传规律;1895 年伦琴发现 X 射线;1940 年青霉素开始应用于疾病的治疗等。詹姆斯·沃森和弗朗西斯·克里克提出的 DNA 双螺旋结构已成为生物学自达尔文以来最重要的发现,其深刻影响一直延续至今。在此基础上,医学技术迅猛发展,许多严重的感染如败血症、细菌性心内膜炎等都可被治愈,恶性肿瘤可以被切除,器官可以移植。现代医学的发展使人类的预期寿命大大延长。

第二次世界大战后,借助于近代医学科学的成就,各临床医学专科迅猛发展,专科医生和亚专科医生数量剧增,而全科医生数量骤减。人们发现医疗卫生服务被割裂成为各个专科服务的片段,缺乏能提供连续性、综合性医疗服务的医生。同时,在现代医学高度发展的今天,仍然有许多的疾病无法治愈,很多病痛无法解除。当人们认识到现代医学仍有其方法与应用上的局限性,全科医学个体化的基本医疗照顾重新得到重视和发展。然而,获得重生的全科医学并非回到古代医学中,而是建立在现代医学科学、医学心理学、社会医学和行为医学等科学的基础之上的新的学科。

现代全科医学的崛起,是与人口迅速增长与老龄化、疾病谱与死因谱的变化、医学模式转变、医疗费用快速上涨等密切相关的。

(一) 人口迅速增长与老龄化

随着各国社会经济条件普遍改善,健康卫生事业快速发展,人类越来越长寿,人口也迅猛增长。人口老龄化问题逐渐成为全球性的社会问题。国际公认的人口老龄化标准是 60 岁及以上人口超过总人口的 10%,或 65 岁及以上人口超过总人口的 7%。许多国家 60 岁及以上人口所占的比例日趋增大,许多发达国家在 20 世纪 50 年代即进入了老龄化社会。我国在 2000 年正式进入老龄化社会。截至 2021 年,我国 60 岁及以上人口已达 2.64 亿,占总人口的 18.70%。

人口老龄化给社会带来了巨大的压力。一方面,社会劳动人口比例下降,需要赡养的老年人比例明显增大,使社会的经济负担加重;另一方面,进入老年后,生理功能衰退,慢性退行性疾病逐渐增多,行为能力减退,社会地位和家庭结构以及心理、精神方面出现变化,使老年人的生活质量全面下降,"长寿"和"健康"成为两个相互矛盾的目标。而高度专科化的生物医学模式因其医疗服务的狭窄性、片段性和费用昂贵,加剧了这一矛盾。怎样帮助老年人全面提高生活质量,使其得以安度晚年,成为 20 世纪 60 年代以来各国公众和医学界共同关注的热门话题。

(二) 疾病谱与死因谱的变化

20 世纪 40 年代,抗生素的成功研制,拯救了许多严重感染的患者,给人类带来了巨大希望。由此开始,千百年来影响人类健康的传染病得到控制。传染病和营养不良症在疾病谱和死因谱的顺位逐渐下降,而慢性退行性疾病、与生活方式及行为有关的疾病等却逐渐成为影响人类健康的主要因素,我国慢性病总体死亡人数占到了全部死亡人数的 88.5%,因心脑血管疾病、癌症和慢性呼吸系统疾病死亡的人数占全部死亡人数的 80.7%。疾病谱的变化向现代医学及医疗服务系统提出了新的要求:服务时间要求长期而连续;服务内容要求生物、心理、社会、环境全方位;服务地点要求以家庭和社区为主;服务类型要求综合性的照顾(包括医疗、预防、康复、保健、教育、咨询等干预)重于单独医疗干预;服务方式要求医患双方协商,强调患者主动和自觉地参与,而不仅仅是被动地遵从医嘱。

(三) 医学模式转变

所谓医学模式,是指医学整体上的思维方式或方法,即以何种方式解释和处理医学问题。医学模式受到不同历史时期的科学、技术、哲学和生产方式等多方面的影响,人类历史上出现了多种不同的医学模式,如古代神灵主义医学模式、自然哲学医学模式、近代机械论医学模式以及现代生物医学模式、生物-心理-社会医学模式。

生物医学模式是把人看作生物体,致力于寻找每一种疾病特定的病因和病理生理变化,并研究相应的生物学治疗方法。生物医学模式在特定的历史阶段对防治疾病、维护人类健康作出了巨大贡献,而且一直是现代医学界占统治地位的思维方式,也是大多数专科医生观察、处理其研究领域内问题的基本方法。但生物医学模式无法解释某些疾病的心理社会因素,以及疾病造成的种种身心不适,无法解释生物学与行为科学的相关性,更无法解决慢性病患者的心身疾患和生活质量降低等问题。随着疾病谱的变化和病因、病程的多样化,生物医学模式的片面性和局限性也日益显现。自 19 世纪末以来,随着预防医学、流行病学、行为科学、心身医学、免疫学、医学哲学等领域的发展,系统论的思维逐渐被接受,从而产生了新的医学模式。

生物-心理-社会医学模式的概念是由美国医生 G.L.Engle 于 1977 年首先提出的,是一种多因多果、立体网络式的系统论思维方式。它认为人的生命是一个开放系统,通过与周围环境的相互作用以及系统内部的调控决定健康状况。因此,生物医学仍是这一模式的基本内容之一,但其还原方法却被整合到系统论的框架中,与整体方法协调使用。无论是医学的科学特征、医生的诊疗模式还是医疗保健事业的组织形式,都应根据新的模式进行调整,使其适应医学模式转变的需要。

(四) 医疗费用快速上涨

20 世纪 60 年代,各国都面临医疗费用的快速增长问题,其主要原因是高技术医学的发展和人口老龄化。高技术医学的发展使医疗投入急剧增长,而对改善人类总体健康状况却收效甚微,即成本的投入与其实际效果/效益相距甚远。有资料表明,85% 以上的卫生资源消耗在 15% 的危重患者治疗上,而仅有 15% 的资源用于大多数人的基本医疗和公共卫生服务。这种资源的不合理配置,不仅使政府不堪重负,还使公众十分不满。因此,人们迫切要求改变现行医疗服务模式,合理利用有限的医疗卫生资源,使其得到及时、方便、优质、价廉的基本医疗卫生服务。

目前世界公认的理想保健体系是正三角形(又称金字塔形)医疗保健体系,其宽大的底部是可以被广大群众利用的、立足于社区、提供基本医疗保健和公共卫生服务的基层医疗服务机构,如全科医疗诊所与社区卫生服务中心;中部是二级医疗服务机构,如医院、慢性病院、护理院和其他能处理需要住院的常见问题的医疗保健机构;顶部是利用高技术处理疑难危重问题的少数三级综合和专科医院。医师人力有一半以上在基层从事社区卫生服务,体现了在卫生资源分配上对社区的倾斜;而所有民众的首诊医疗保健也应在基层解决,体现了在卫生资源利用上对社区的重视。

这种正三角形医疗保健体系意味着不同级别医疗保健机构功能的分化,即不同级别的医疗保健机构各司其职,综合医院集中于疑难危重问题的解决和高技术的研究,并作为基层医疗的学术与继续医学教育的后盾;基层医疗机构则全力投入社区人群的基本医疗保健工作,在医疗保健系统中充分发挥基层医疗和居民健康"守门人"的作用,以较低的医疗费用、有限的卫生资源取得较为理想的居民健康效果。

二、全科医学发展简史

在很久以前,医学基本不分科,那时候的医生大多是通科医生。到 20 世纪上半叶医学专科化发展后,人们开始熟悉内、外、妇、儿的分科方式。随着医学的专科化发展,医生们对于疑难急症的诊治能力越来越强,然而医生在攻克各种疾病的同时,却忽视了患者本身的需求,患者不能在诊疗过程中得到应有的关怀与关注。现代"全科医生"在这样的情况下应运而生,全科医生(家庭医生)也开始逐步组织、成立自己的学术组织。

近代全科医学发展可分为 3 个阶段。

(一)近代的通科医生

全科医学是在通科医疗的基础上发展起来的。18 世纪欧洲向北美大陆的"移民"中,有一部分是医生,然而为数甚少的医生无法满足大量移民的医疗需求,医生不得不打破原有的行业界限,从事内科医生、外科医生、药剂师等多种工作,以各种可能的方式服务于患者,因此通科型的医生在 18 世纪的美洲诞生了。

19 世纪初,英国的 *Lancet* 杂志首次将这类具有多种技能的医生称为"通科医生"(general practitioner,GP),医学生毕业后若通过了内科医疗、药物、外科及接生技术的考试,可获得"通科医生"的执业资格。由于这一名称首先于 19 世纪在欧洲(英国)使用,所以说,通科医生诞生于 18 世纪的美洲,而命名于 19 世纪的欧洲。

在 19 世纪,80% 左右的医生都是通科医生。这些医生在社区执业,为居民及其家庭提供周到细致的照顾,照料全家的疾患,他们是社区民众亲密的朋友、照顾者和咨询者,在社会上备受尊敬。

(二)医学专科化与通科医疗的衰落

19 世纪基础医学的大发展奠定了现代医学的科学基础,新技术的使用和发展导致了临床医疗实践的分化。1910 年在美国,A.Flexner 在对 Johns Hopkins 大学医学院的报告中肯定了该校将临床医疗、教学和科研融为一体的新型教育模式。此后欧美各医学院校便按照不同专业的要求重新组织教学,医疗开始趋向于专科化,医学科学研究逐渐在以医院为主体的临床医疗中占据了中心位置,从此医学便开始了意义深远的专科化进程。专科医疗服务模式的成功,大大提高了医院专科化和医学科研机构的发展,而诊治手段的高科技化,更使专科医疗服务达到了空前的繁荣。

20 世纪以来,科学技术的进步促使医学迅猛发展。医学研究对象逐渐从人体系统、器官、组织、细胞到亚细胞和生物大分子层次,向微观世界的深入使疾病在生物学方面得到精确的定位,形成了众多的二级学科。其对疾病进行了详尽的分类和研究,发展了各种高技术手段,并找到了一系列有效的治疗方法,因此,人们开始崇拜医院和专科医生,而社区中的通科医生被冷落,通科医疗逐渐萎缩。到了 20 世纪 40 年代末,仅有不到 20% 的医生还在社区工作。

(三)专科医疗局限性的显现与通科医疗的复兴

随着专科化的过度发展,其服务模式的内在缺陷也逐渐引起人们的关注。从 20 世纪 50 年代后期起,由于人口老龄化进程加快,以及慢性病、退行性疾病患者的增多,基层医疗保健的重要性重新显现;老年人易患多种疾病,也需要一大批医生在社区和家庭环境中长期陪伴、照顾他们,社会对通科医生的需求开始不断增长。1947 年,成立了美国通科医疗学会,后更名为美国家庭医师学会(American Academy of Family Physicians,AAFP)。1968 年美国家庭医学委员会(American Board of Family Practice,ABFP)成立,于 1969 年成为美国第 20 个医学专科委员会,通常人们将其作为全科医学学科正式建立的标志。在美国,通科医师改称"家庭医师"(family physician),其提供的服务称为"家庭医疗"(family practice),将其知识基础或学科体系称为"家庭医学"(family medicine)。

与此同时,英国与英联邦国家尽管也和美国一样建立了一个新型学科及其培训制度,但未改变 GP 的称谓。此后为了改变人们对"通科医生"只通不专、缺乏专业训练的印象,将"general"的译文从"通"改为"全",以示其服务全方位、全过程的特点。这样,世界上就有了全科医生和家庭医生这样的"一类医生、两个名称"的情况。

1972 年,世界全科/家庭医生组织(World Organization of National Colleges Academies and Academic Associations of General Practitioners/Family Physicians,WONCA)在澳大利亚墨尔本正式成立,组织为世界全科医生提供学术和信息交流的平台,大大促进了全科医学在世界各地的发展。

三、国外全科医学的发展

(一)美国

美国"家庭医生制度"被称为医疗卫生体系的"守门人"制度、"医疗保险基层就医首诊制度"。美国居民与家庭医生的签约模式是自愿的,但是政府会做出相应的干预。在美国,不同形式的保险服务,决定了你的就医方式,大多数人购买的是管理式保险计划,保险费相对便宜。根据美国保险政策的要求,购买这种保险的居民必须由保险公司指定一名家庭医生,患者看病首先要找自己的家庭医生,除非发生意外情况。如病情较重,要看指定范围外的专科医生,必须通过家庭医生转诊,且事先要征得保险公司的同意。若无家庭医生,患者自己是无法去专科医院就诊的。少数人购买的是自选式保险计划,保险费较贵,患者看病不用通过家庭医生转诊,就能直接看专科医生。尽管如此,此种保险的绝大多数客户也都为自己选择了家庭医生并更愿意由他们来协助转诊,因为家庭医生了解自己的全部诊疗史。在美国,患者的医疗档案是保存在家庭医生那里的。看不看病、什么时候看病、该不该转诊,不仅掌握在患者手中,同时还掌握在医生手中。小病可以由家庭医生解决,大病则可以从他们那里得到专业的意见。如果家庭医生认为有必要,就会将其转诊给专科医生做进一步的检查、诊断和治疗;当病情缓解后,再转回家庭医生。家庭医生与各专科医生是紧密合作的关系,在一般疾病以及慢性病治疗上,由家庭医生协调各专科医生共同管理患者。家庭医生与患者的关系建立在相互信任的基础上,家庭医生不但负责患者的诊断治疗、分流转诊和会诊,而且要撰写综合转会诊报告,同患者探讨诊疗计划,定期随访,并负责平时的健康普查等工作。在美国人心目中,家庭医生是他们的医学顾问和健康守护神,在没有生病的时候,家庭医生负责督促其定期体检,监控健康,防止疾病发生,而且家庭医生日常还要负责教育他们如何更好维护自己的健康;假如生病了,家庭医生是首诊的医生,根据每一个人的医疗档案,制订最合适的治疗方案,判断是否有必要转诊。

美国的家庭医生培养模式为完成 4 年大学本科教育之后,才可以进入医学院校接受 4 年的医学教育,选择全科医学专业的医学生完成 3 年的全科医学住院医师培训(2 年医院+1 年社区诊所)后,经家庭医师协会的认证,才可以在社区执业。此外,获得执业资格后每 6 年还须参加家庭医生资格的再认证考试。

(二) 英国

英国的医疗体系中,全科医疗发挥着巨大的作用。英国国家医疗服务体系(NHS)强化了医疗服务的全民性和公平性,通过购买全科医生个体服务的方式,实现了初级卫生保健的全民覆盖。英国强制居民签约全科医生,居民需要遵循首诊制度和转诊制度。居民必须选择一所全科诊所签约,才能免费享受 NHS 提供的医疗服务,99% 的居民签约了自己的全科诊所。全国 90% 的基层医疗卫生服务需求由全科诊所来完成,而医疗花费仅占整个医疗费用的 9% 左右。居民患病需要转诊时,必须先到签约的全科诊所就诊,只有签约的全科医生认为必要时,患者才会被转诊到上级医院或专科医院。全科医生在转诊前,会与上级医院的专科医生进行电话沟通,确认后开具纸质或者电子的转诊信。但紧急情况除外,如急诊、急性心脑血管疾病发作、意外事故等,患者可以直接到医院就诊。最后,患者在转诊后的相关处理情况和结果都会及时反馈到全科医生这里,便于全科医生为患者做好连续性的健康管理服务。一般全科诊所的转诊率为 5%。英国的全科诊所还负责英国居民的养老服务、临终关怀服务、慢性病的宣传教育。英国居民从出生到死亡大部分就医都是由全科医生负责。简而言之,全科医生是全体英国国民健康的"守门人"和"筛选者",对所有患者的医疗需求首先进行分类梳理,将常见病、多发病和简单的医疗需求在社区和基层解决,将真正的疑难重症转到综合或专科医院进一步诊治。英国的综合医院一般没有全科医疗病房。近年来,英国全科医疗服务面临重大挑战:全科医疗工作量不断增加,而全科医生数量不足,且人口老龄化、社区诊断和管理的医疗问题日益复杂,患者对全科医疗服务的期望值越来越高。为了应对这些挑战,英国尝试了多学科社区服务和社区-综合医院联合服务两种方式,来解决全科医疗发展中的问题。同时在英国政府提出的解决健康不平等战略中,全科医疗也起到了关键作用。

英国全科医生的培养模式为"5+2+3",其中前 5 年为医学本科教育,2 年为基础培养,3 年为医院和全科诊所培训。全科医生要求每 5 年重新考核、注册认证 1 次,考核内容包括成本效益、质量改进、医疗投诉、重大事件发生及处理情况、同行评议等。

(三) 澳大利亚

澳大利亚通过全民医疗保险(medicare),以按服务收费的方式购买私人全科医生服务,从而实现人人享有初级卫生保健。在澳大利亚,由全科医生作为所有公民的健康守门人,对前来就诊的患者进行评估,根据患者具体状况进行分诊。如须转入专科进一步诊疗,则由全科医生协调转诊。如该患者在某一方面需要特别关注的话,则专科医生诊疗完成后再转回全科医生,并通报此次的诊疗情况及日后管理建议,由全科医生根据患者的生活、心理等整体情况给予进一步的照顾。制度上虽没有一对一的签约模式,但是就诊必须先经过全科医生,而患者的全程管理也由全科医生主导。若居民是首次就诊,那么全科医生还需要对他进行健康评估,建立健康档案。需要医疗照顾的患者会被合理地分配到他们所需要的地方,并根据病情需要上下转诊。全科医生存在于医疗体系的各层面、各环节,充分起到基础健康保障及连接各级别诊疗行为的作用。目前澳大利亚的全科医学存在着一定的危机,存在全科医生短缺与流失、职业吸引力不足、职业倦怠和沮丧更加普遍、农村和偏远地区缺少全科医疗服务等问题。而人员不足、诊所关闭、职业吸引力缺乏的主要原因是全民医疗保险对全科医生服务的购买力度不足。同时由于政府对全科服务购买力不足,患者在全科医疗门诊就医时还需要支付其他的就医费用。为此,澳大利亚正在多措并举,尝试解决。

澳大利亚全科医生的培养为"4+2+4"模式,其中前 4~5 年进行本科教育,随后 2 年为临床科室轮转(住院医生轮转 1 年后获得医生执照),第三阶段 3~4 年在全科医学培训中心,最后通过全科医生学会的资质考试成为独立执业的全科医生。以后每 3 年考核 1 次,考试结果决定定期的职业登记,以及医疗保险是否购买其诊疗服务。澳大利亚的全科医生培训模式特点为个性化、主动性、反思性、持续性。

四、国内全科医学的发展与前景

(一)国内全科医学的发展历程与现状

1. 国内全科医学的发展历程 我国港澳台地区开始全科医学工作早于我国其他地区。全科医学概念的引入,经历了萌芽阶段、起步阶段、快速发展阶段,已经进入全面发展阶段。①萌芽阶段(1993年之前):20世纪80年代后期,全科医学概念开始引入我国,世界家庭医生组织(WONCA)专家来华介绍全科医学;中华医学会派代表参加WONCA年会及亚太地区年会进行交流学习,在WONCA专家的帮助下,在首都医科大学的积极推动下,我国开始了中国特色全科医学教育的尝试和探索。②起步阶段(1993—2011年):1993年11月,中华医学会全科医学分会成立,表明全科医学开始在我国起步。1995年8月,中华医学会全科医学分会正式成为WONCA成员,得到国际认可。1997年1月,中共中央、国务院发布《关于卫生改革与发展的决定》,明确要"加快发展全科医学,培养全科医生",政府介入大力推进。2000年1月,卫生部发布了《关于发展全科医学教育的意见》,提出了我国全科医学教育发展目标,并陆续出台了全科医生规范化培训和岗位培训大纲,教育培训规范起步。2006年,国务院发布《关于发展城市社区卫生服务的指导意见》,并出台了9个配套文件,对加强城市社区卫生人才队伍建设提出了指导意见,多部门协同推进全科医学发展局面开始形成。2010年4月,国家发展改革委等六部委联合印发《以全科医生为重点的基层医疗卫生队伍建设规划》,开始加大农村全科人才培养力度。尽管在该阶段全科医学发展与全科医生队伍建设取得了一定成绩,但仍然存在认识与投入不足、政策落实不到位、发展不平衡等问题。③快速发展阶段(2011—2019年):2011年7月,国务院印发《关于建立全科医生制度的指导意见》,提出到2020年基本实现城乡每万名居民有2~3名合格的全科医生的目标;全科医生培养规范以"5+3"模式为主,"3+2"模式作为补充;同年国务院学位委员会正式批准在临床医学专业学位类别下增设全科医学领域;之后国家相关部委及学会相继出台关于全科师资培训、全科医生培养与使用激励、综合医院独立设置全科医学科、全科医生转岗培训等一系列相关文件,2017年党的十九大报告特别指出要加强基层医疗卫生服务体系和全科医生队伍建设。在国家卫生健康委员会的直接领导下,在中华医学会及全科医学分会、中国医师协会及全科医师分会等学术组织的积极推进下,全科医学得到了迅速发展,全科医生队伍不断壮大。④全面发展阶段(2020年1月至今):2020年9月国务院办公厅出台《关于加快医学教育创新发展的指导意见》,明确提出要加大全科医学人才培养力度;600余家全科临床住院医师规范化培训基地独立设置全科医学科,全科医学进入复旦医院专科排行榜;全国遴选43家全科专业住院医师规范化培训重点基地,这些都标志着全科医学进入全面发展阶段。伴随着中国特色社会主义进入新时代,全科医学这门新兴学科也开启了新的发展征程。

2. 国内全科医学的发展现状 全科医学30余年的发展取得了显著进步,实力不断攀升。

(1)全科医学学科地位已经确立。①法律层面确立全科医生地位。《中华人民共和国医师法》明确全科医生为国家紧缺专业人才,要求采取多种措施,加强以全科医生为重点的基层医疗卫生人才培养和配备;《中华人民共和国基本医疗卫生与健康促进法》要求加强全科医生培养和使用,明确了全科医生工作职责,从法律层面确立全科医生地位,体现了全科医学学科的重要性。②住院医师规范化培训基地(综合医院)独立设置全科医学科,推进全科医学学科建设。国家卫生健康委员会出台的《关于印发住院医师规范化培训基地(综合医院)全科医学科设置指导标准(试行)的通知》(国卫办科教发〔2018〕21号)明确要求认定为住院医师规范化培训基地的综合医院最迟在2019年底前均应独立设置全科医学科,为提高全科医生培养质量,完善全科医学学科建设提供了有力支撑。③全科医学进入复旦医院专科排行榜。全科医学2020年进入复旦大学医院管理研究所发布的中国医院专科排行榜,预示着全科医学科进入医院主要科室的行列,标志着全科医学学科建设进入新阶段。④完善医疗服务体系的重要内容。目前基层医疗卫生服务薄弱是医疗卫生服务体系存在的主要问题之一,建立符合国情的分级诊疗制度,开展家庭医生签约服务,是解决这一问题的重要举措。这就需要强有力的以全科医生为主体的基层医疗卫生人才队伍做支撑。提高全科医生培养质量与水平,有利于实现"关口前移、重心下移",延缓或减少疾病的发生,降低医疗费用,缓解"看病难、看病贵",不断推进分级诊疗制度的落实落地与家庭医生签约服务高质量发展。⑤实现全民健康的重要支撑。党的十八大以来,以习近平同志为核心的党中央坚持以人民为中心的发展思想,把维护人民健康摆在更加突出的位置,明确了建设健康中国的大政方针和行动纲领,不断向实现人人享有健康的美好愿景迈进。加强全科医生培养,发展全科医学有利于落实"预防为主"的方针,推行健康生活方式,减少疾病发生,强化早诊断、早治疗、早康复,全方位全周期服务百姓健康,为实现全民健康提供保障。

(2)适合国情的全科医生教育培养体系基本建立。目前我国的全科医学教育培养体系主要包括院校教育、毕业后教育和继续教育三个阶段。全科医学院校教育指的是在高等医学院校进行全科医学理念和基本理论的培训,是全科医学教育的基础。全科医学毕业后教育是全科医学教育的核心,是全科医生培养的主渠道。确立了全科医生规范化培训"5+3"为主,助理全科医生规范化培训"3+2"为辅的培养模式,统一了全科医生规范化培养方法和内容、全科医生的执业准入条件和统一的全科医学专业学位授予标准。全科医学继续教育主要包括转岗培训和继续职业发展。全科医生转岗培训等多渠道全科医生培养工作仍然是加大全科医生培养力度、实现"2030年每万名城乡居民拥有5名全科医生"的重要途径。

(3)全科医疗服务模式初步建立。目前,我国分级诊疗制度建设已经初见成效,布局合理、规模适当、层级优化、职责明晰、功能完善、富有效率的医疗服务体系已经初步建立。基层首诊、双向转诊、急慢分治、上下联动的分级诊疗模式逐步形成。家庭医生签约服务持续推进,初步形成了以全科医生、社区护士为主的团队服务模式,以基本医疗和公共卫生项目服务为主的签约服务。

(4)全科医生职业发展保障环境基本形成。①建立健全适应行业特点的全科医生制度;②全面提升全科医生的职业吸引力;③加强贫困地区全科医生队伍建设。

(5)推动全科医学持续发展的良好氛围已经形成。近年来,各级政府、相关部门领导对全科医学高度重视,相关政策不断出台。医学院校、行业组织、医疗机构积极参与全科医学建设和学术活动。社会各界、媒体和群众对全科医学的关注度明显提升。我国全科医生总数从2012年的11.0万人增加到2022年的46.3万人,每万人口全科医生数由2012年的0.8人增加到2021年的3.3人。

(二)全科医学发展面临的挑战

1. 人才培养 我国全科医生数量缺口仍然较大。按照2030年城乡每万名居民有5名合格全科医生的目标,我国至少还缺26.5万名全科医生;全科医生培养体系还有待进一步完善,特别是在标准化和规范化方面;全科医生培养质量参差不齐,水平有待进一步提高,目前接受过"5+3"规范化培训的全科医生尚少,全科医生岗位胜任力还须提升;全科医生岗位缺乏基本吸引力,基层全科医生待遇低,职称晋升难,职业发展路径不够清晰;适应全科医生特点的人事薪酬制度尚须完善与落实。

2. 师资培养 全科医学师资仍然不足,教学能力还较薄弱,教学经验较欠缺。全科医学学科带头人及骨干的培养亟待加强;对于其他临床专科兼职教师教学积极性的提升仍须下大力气。

3. 学科建设 目前,医学院校对全科医学学科发展重视程度还不够。全科医学系或学院如何建设尚无定论。面向全体医学生的全科医学课程还没有普遍开设,全科医学专业必修课有待规范。高等院校附属医院/基地医院/基层卫生机构全科医学学科建设尚在探索。综合医院的全科医学科医疗、教学、科研工作如何开展还存在许多问题。

4. 科学研究 目前我国的全科医学科学研究存在多中心联合研究少、中标大课题(如国家自然科学基金等)不多、发表高水平科研文章(如SCI)尚少、基层医疗卫生服务机构对科研重视不够和全科医生整体科研能力薄弱等问题。当然,一些客观因素也阻碍了我国全科医学科学研究的发展,如全科医学领域申请渠道较少等(国家自然科学基金等大课题没有全科医学方向)。

5. 社会服务 目前基层全科医疗服务尚不规范,服务质量参差不齐;全科医疗服务模式有待进一步优化,服务效率有待进一步提升。综合医院全科医学科与基层全科医学科联动机制有待探索与明确。

第二节 ｜ 全科医学、全科医疗和全科医生

一、全科医学

(一) 全科医学的概念

全科医学(general practice)是社会发展的产物,其为人们提供全面的医疗保健服务,也在医疗服务上满足了综合重组的需要。全科医学又称家庭医学,诞生于 20 世纪 60 年代的美国,并于 20 世纪 80 年代后期传入我国。

我国学者普遍认同的全科医学定义是,全科医学是一个面向个人、社区与家庭,整合临床医学、预防医学、康复医学以及人文社会学科相关内容于一体的综合性临床二级专业学科;其范围涵盖了各年龄、各性别、各个器官系统以及各类健康问题和疾病。其主旨是强调以人为中心、以家庭为单位、以整体健康的维护与促进为方向的长期负责式照顾,并将个体与群体健康照顾、防和治有机地融为一体。

全科医学具有独特的医学观和方法论以及系统的学科理论,其技术方法更适合于基层医疗卫生服务。全科医学以生物-心理-社会医学模式为理论基础,秉承整体观和系统论的医学思维,建立了一系列独特的基本原则,以此来指导全科医生利用社区内外有限的卫生资源,为社区中的个体及其家庭提供连续性、综合性、协调性、个体化和个性化的医疗保健服务,并最大限度地满足社区居民追求健康生活的需求。

(二) 全科医学的学科特点

全科医学主要研究各种类型社区中的常见健康问题以及综合性地解决这些健康问题所需要的理论、方法和技术。其内容主要包括三个方面:一是通过长期的通科医疗实践而积累起来的实践经验;二是从其他医学学科中整合而来的知识与能力;三是通过全科医学专业研究发展起来的特有的理论、态度、知识和技能。具体的学科特点如下。

1. **一门综合性的临床医学学科**　全科医学是一门独立的临床医学二级学科,其知识体系可分为总论和各论两个部分。总论部分是全科医学的理论精髓,主要介绍全科医学的理论,包括全科医学的基本原则、全科医学的人文精神、全科医生的临床诊疗思维和岗位胜任力、健康与慢性病管理等;各论部分主要是临床诊疗中常见健康问题的全科医疗处理,包括临床诊疗中常见健康问题的诊断、处理与评价的方法和技术(常见健康问题涉及生理疾病、心理问题和影响健康的社会问题等)。从医疗服务角度来说,全科医学又是一门综合性的临床专科。与其他临床专科明显不同的是,其他临床专科都是在一定领域范围内不断地朝纵深方向发展,向患者提供独特且范围较窄的专科服务;而全科医学则是在一定深度上朝横向发展,并根据服务对象的健康需求,将相关知识、技能有机地整合为一体,向患者提供全面的综合性服务,因而充分体现了现代医学服务模式的优势。

2. **具有地域和民族特点的现代服务模式**　全科医疗服务最充分地体现了现代医学模式和医学目标转变的要求,采取了以病人为中心的全面照顾模式。重视发展与患者间长期稳定的合作伙伴关系,强调要对患者及其家庭、社区的健康长期负责;对疾病预防、治疗及康复,医疗服务满意度,卫生资源的有效利用和医疗伦理学问题等全面关注。全科医学的服务领域主要定位于基层医疗卫生服务,主动地为社区居民提供连续性、综合性、个体化的医疗卫生服务,同时通过适宜和有效的干预,积极维护、促进社区居民的健康。

3. **强调整体性的临床思维方法**　全科医学用系统论和整体观的方法来理解和解决人群和个体的健康问题,把患者及其健康看成一个整体,注重患者及其健康问题的背景和关系,采取整体性的"生物-心理-社会"医学模式为患者、家庭和社区提供整体服务。全科医学把医学照顾看成为一个整

体,为满足患者及其家庭和社区的需要,经常要协调提供整体性的多学科服务。

与传统经验医学不同,全科医学应用现代医学的研究成果来解释发生在患者身上的局部问题和整体变化。以科学证据为基础,运用流行病学和循证医学的方法评价与处理临床问题,并在医疗服务过程中注重建立良好的医患关系。

4. 高度重视服务艺术 全科医学在强调医学科学的同时,还十分关注服务艺术。"高情感"的全科医学表现为以维护个体长远的总体健康为己任,注重人胜于疾病,注重伦理胜于病理,注重满足患者的要求胜于疾病的诊疗。在强调技术水平的同时,十分注重将其与服务艺术有机地结合为一个整体,使医学成为真正服务于人的科学。

(三)全科医学的主要研究内容

1. 社区常见健康问题的诊疗、管理、康复和预防。

2. 完整的人及其健康问题。即以人为本,以健康为中心,了解患者作为一个完整的个体的特征和需求。

3. 家庭的健康问题。即以家庭为单位,了解家庭与个人之间的关系和家庭对健康的影响。

二、全科医疗

(一)全科医疗的定义

全科医疗(general practice)是将全科/家庭医学理论应用于患者、家庭和社区照顾的一种基层医疗专业服务,是社区卫生服务中的主要医疗服务形式。是一种集合了许多其他学科领域内容的一体化的临床专业;除了利用其他医学专业的内容,还强调运用家庭动力学、人际关系、咨询以及心理治疗等方面的知识技能提供服务。美国家庭医师学会(AAFP)对家庭医疗(即全科医疗)的定义是:"家庭医疗是一个对个人和家庭提供连续性与综合性卫生保健的医学专业,是一个整合了生物医学、临床医学与行为科学的宽广专业。家庭医疗的范围涵盖了所有年龄、性别,每一种器官系统以及各类疾病实体。"

(二)全科医疗的特点

全科医疗是一种以门诊服务为主体的基层医疗保健服务,是社区居民为其健康问题寻求卫生服务时最先接触、最经常利用的专业性服务,是整个医疗保健体系的门户和基础,通常把全科医疗称为首诊服务。除了提供优质的诊疗服务,全科医生还应通过家访和社区调查,关心未就医的患者以及健康人的需求。全科医疗以相对简便、低廉而有效的手段解决社区居民约80%~90%的健康问题,并根据需要安排患者及时、适当地利用其他级别或类别的医疗保健服务。全科医疗的特点包括:强调连续性、综合性、个体化的照顾;强调早期发现并处理病患;强调预防疾病和维护、促进健康;强调在社区场所对患者提供服务,并在必要时协调利用社区内外的其他资源。其最大特点是强调对当事人的"长期负责式照顾",这意味着其关注的中心是整体的人,并长期对其负有管理责任。只要全科医生与服务对象建立了某种契约关系,就应随时关注他们的身心健康,对其主观和客观的、即刻与长期的各种健康需求作出及时的评价和反应,而且无论何时何地都不能放弃这种责任。由于医生对医学知识的把握胜于患者,因此也可以说,这是一种由医生发起的以人为本、以健康为中心、以需要为基础、以需求为导向的主动服务,确保患者在适宜的地点和时间接受最恰当的医疗照顾。

(三)全科医疗在卫生服务系统中的作用

卫生系统的层级(level of the health system)是指卫生系统针对具体人群,按卫生机构服务功能的不同而划分的功能层次。基层或社区卫生机构,为所在地区提供基本服务;二级卫生服务机构,常由顾问医师或专科医师提供选择性的专科服务;三级卫生服务机构,为有限的、需要复杂的诊疗技术和设备的人群提供服务,通常以医院服务为主。理想的医疗体系应该向每个人提供公平、可及、全面、持续的卫生服务。世界卫生组织确定基本卫生保健是提供基本医疗服务的最有效途径。全科医疗是基本卫生服务系统中的主要医疗服务形式,并以其合理使用卫生资源、有效节约卫生经费的优势,成为整个卫生保健系统的坚实基础。发展全科医疗是我国医疗卫生事业改革的关键,也是解决医疗卫生事业改革中遇到的重要问题的有效方法。全科医疗根据实际情况和背景开展多种服务,尤其重视常见慢性病的防治,通过干预人们的行为和生活方式,为居民提供预防保健指导,如:老年人往往身患数种疾病,需要综合性医疗服务,而专科医疗分科过细,各个专科医生开出的各种药使患者无所适从,增加医患双方的负担,而全科医疗能够较好地解决上述问题。由此可见,以全科医疗为主体的基本医疗卫生服务系统使人们在一个机构就诊可以解决大部分的健康问题,并且使有限的卫生资源得到了充分的利用,取得更高的效率和更好的成本-效益。全科医疗在我国健康卫生事业中具有不可替代的作用,只有坚持卫生事业改革,推进全科医疗实践,才能从根本上解决现行医疗卫生服务系统与公共卫生服务需求不相适应的矛盾,满足人民群众日益增长的健康服务需求,推进健康卫生事业发展,达到全民健康的目的。

三、全科医生

(一)全科医生的定义

全科医生又称家庭医生(family doctor)。全科/家庭医生(general practitioner/family physician),是全科医疗服务的提供者。全科医生是对个人、家庭和社区提供优质、方便、经济有效的、一体化的基本医疗卫生服务,进行生命、健康与疾病的全过程、全方位负责式管理的医生。全科医生的服务涵盖不同性别、年龄的对象及其所涉及的生理、心理、社会各层面的健康问题。

世界家庭医生组织(WONCA)对全科医生的定义是:"全科医生的基本职责是为每一个寻找医疗保健的人提供综合性的医疗保健服务,必要时也安排其他卫生专业人员为其提供有关服务。"美国家庭医师学会(American Academy of Family Physicians,AAFP)对家庭医师的定义为:"家庭医师是经过家庭医学这种范围宽广的医学专业教育训练的医生。家庭医师具有独特的态度、技能和知识,使其有资格向家庭的每个成员提供连续性和综合性的医疗照顾、健康维护和预防服务,无论后者的性别、年龄或者健康问题类型是生物医学的、行为的还是社会的。这些家庭医师由于其背景和家庭的相互作用,最具资格服务于每一个患者,并且作为所有健康相关事务的组织者,这些事务包括适当利用专科医生、卫生服务以及社区资源。"

全科医生是接受过全科医学专门训练的新型医生,为个人、家庭和社区提供包括预防、治疗在内的多种卫生保健服务。作为服务协调者,他们能将初级、二级、三级卫生保健服务结合起来。作为负责人、管理者和监督员,他们能提高团队工作的质量和效率。全科医生能与初级保健团队成员共同工作,来整合卫生系统中各个部门的条块分割的服务。

(二)全科医生应具备的基本能力

1. **处理常见健康和疾病问题的能力**　能熟练应用全科医学的原则和方法处理社区中常见健康问题;鉴别患者的患病状况,能及时对急症患者进行必要的处理,准确把握转诊时机;能在社区医疗实践中整合其他专科的知识和技能,整合健康教育、心理咨询、心理治疗等技术,适当运用中西医结合的治疗方法,在日常工作中提供以基本医疗为主,预防、诊疗、保健、康复及健康管理一体化服务。

2. **评价个人心理、行为问题的能力**　能熟练评价和处理各种行为问题,包括生活事件与应激反应,性格问题,性问题,饮食与营养问题,吸烟、酗酒、药物成瘾问题,儿童、妇女、老年人的特殊问题。熟悉心身疾病产生的机制,掌握心理诊断、心理治疗和心理咨询的基本技能。

3. **家庭评估、家庭访视的能力**　能熟练评价家庭的结构、功能、家庭生活周期和家庭资源状况;善于鉴别有问题的家庭及其患病成员,能准确评价家庭功能障碍与个别患病成员之间的互动关系,充分利用家庭资源,为患者提供以家庭为单位的服务;为个人及家庭提供预防性咨询服务;帮助家庭解决存在的问题。

4. **服务社区的能力**　具有较强的社会工作能力,能顺利协调和利用社区内外的医疗和非医疗资源,组织必要的社区调查,运用卫生统计和流行病学的方法全面评价社区健康状况,制订和实施社区卫生计划;能对流行病、传染病、职业病、地方病和慢性病进行有效监测和控制;能胜任初级卫生保健的组织与实施工作,并为社区中的不同人群提供综合性的预防保健服务。

5. 处理医疗相关问题的能力 能妥善处理在医疗过程中可能会遇到的社会与伦理问题,如为患者保守秘密、尊重患者的隐私权、科学理解死亡的定义、熟悉临床药物试验的有关规定等问题;熟悉有关法规,在维护患者及其家庭最佳利益的前提下,尽量避免医疗纠纷的发生。

6. 自我完善与发展的能力 有较强的医疗管理能力,善于把握卫生事业改革与发展的规律与方向,利用各种机会学习新的知识和技能,不断取得进步;能熟练查阅文献资料,在专家的指导下开展科研和教学工作,并善于应对各种各样的困境和挑战。

(三) 全科医生的角色

相对不同的层面,全科医生承担着不同的角色。

1. 个人与家庭层面

(1) 医生:负责常见健康问题的诊治和全方位、全过程管理,包括疾病的早期发现、干预、康复与终末期服务。

(2) 健康监护人:负责健康的全面维护,促进健康生活方式的形成;定期进行适宜的健康检查,早期发现并干预危险因素;作为患者与家庭的医疗代理人对外交往,维护当事人的利益。

(3) 咨询者:提供健康与疾病的咨询服务,聆听与体会患者的感受,通过有技巧的沟通与患者建立信任关系,对各种有关问题提供详细的资料与解释,指导服务对象进行有成效的自我保健。

(4) 教育者:利用各种机会和形式,随时对服务对象(包括健康人、高危人群和患者)进行深入细致的健康教育,保证教育的全面性、科学性和针对性,并进行教育效果评价。

(5) 卫生服务协调者:当患者需要时,负责为其提供协调性服务,包括动用家庭、社区、社会资源和各级各类医疗保健资源,与专科医生形成有效的双向转诊关系。

2. 医疗保健与保险体系层面

(1) 守门人:作为首诊医生和医疗保险体系的"门户",为患者提供所需的基本医疗保健,将大多数患者的问题解决在社区,为少数需要专科医疗者联系有选择的会诊/转诊;向保险系统登记注册,取得"守门人"的资格,并严格依据有关规章制度和公正原则、成本-效果原则从事医疗保健活动,与保险系统共同实施基本医疗保险。

(2) 团队管理与教育者:作为社区卫生团队的核心人物,在日常医疗保健工作中管理人、财、物,协调好医护、医患关系,以及与社区、社会各方面的关系;组织团队成员的业务发展、审计和继续教育活动,保证服务质量和学术水平。

3. 社会层面

(1) 社区与家庭的成员:作为社区和家庭中重要的一员,参与其中的各项活动,与社区和家庭建立亲密无间的人际关系,推动健康的社区环境与家庭环境的建立和维护。

(2) 社区健康的组织与监测者:动员组织社区各方面积极因素,协调、建立与管理社区健康网络,利用各种场合做好健康促进、疾病预防和全面健康管理工作,建立与管理社区健康信息网络,运用各类形式的健康档案资料协助做好疾病监测和卫生统计工作。

第三节 | 全科医生岗位胜任力

全科医生的综合素质和能力是提升基层医疗卫生服务能力的关键。培养高水平、高素质的全科医生,对于加强基层医疗卫生服务体系建设、推进家庭医生签约服务、建立分级诊疗制度、维护和增进人民群众健康,具有重要意义。

进入 21 世纪,医学教育正在经历世界范围内的第三次革命,核心是以病人为中心,以系统为基础,以胜任力为导向。岗位胜任力作为人才培养与评价的依据得到广泛的认同,全科医生的培养同样应以岗位胜任力为核心。国外全科医学发展时间长,对岗位胜任力的研究与应用也较早。目前,欧美一些全科医学发展成熟的国家已经形成了较为规范的全科医生岗位胜任力的标准,并用于全科医生的培养、评价等。虽然我国的全科医学起步较晚,但也有一些专家学者对全科医生岗位胜任力进行了研究,2020 年中国医科大学于晓松教授团队率先提出了中国全科医生岗位胜任力。

一、国外全科医生岗位胜任力

自 20 世纪 70 至 80 年代西方国家将岗位胜任力引入到医学领域后,医学教育逐渐在全球范围内开始转向以患者和人群为中心,以培养胜任力为核心的模式。美国、加拿大、英国、澳大利亚等国全科医学发展较早,全科医生培养体系完善,全科医生岗位胜任力经过多年研究与实践,已颇为完备。

1999 年,美国毕业后医学教育认证委员会(ACGME)提出了医师应具备的患者照顾、医学知识、基于系统的实践、基于实践的学习和提高、职业素养和沟通 6 项岗位胜任力,在此基础上针对家庭(全科)医师的工作特点,ACGME 联合美国家庭医学委员会(ABFP)提出家庭(全科)医师 6 项核心能力,并于 2015 年进行了修订,其名称与医师岗位胜任力相同,具体内容包括:①患者照顾(patient care):应用生物-心理-社会医学模式,以病人为中心,提供可接受的、高质量且持续的、协调的医疗服务。②医学知识(medical knowledge):为满足不同患者群体的诊疗需求,掌握全科医生应具备的相关知识。③基于系统的实践(systems-based practice):能够确保卫生保健系统的高价值、高质量和可运行,具有对全科医生进行高效的管理的能力,同时主动投身于卫生保健系统的宣传工作,以期提高患者健康。④基于实践的学习和提高(practice-based learning and improvement):具有准确翔实引用科学证据以及评价患者医疗质量的能力。⑤职业素养(professionalism):能够始终把患者的利益放在首位,对自己和同事保持高标准的道德要求,能够通过识别和妥善管理患者、患者家庭、社会、医疗行业和自身利益之间的潜在冲突来维持互信。⑥沟通(communication):具备良好的人际沟通技巧,能够与患者、家人以及其他卫生专业人员进行高效的沟通与协作。

20 世纪 90 年代,加拿大皇家内科和外科学会(RCPSC)发布 CanMEDS 框架,用于指导各专业医师的医学教育和实践,并于 2015 年进行了最新一轮的修订,之后加拿大家庭医师学会(CFPC)在 CanMEDS 框架的基础上发布了 CanMEDS—FM(CanMEDS—family medicine)框架,并在 2017 年进行了修订,与 CanMEDS 框架相比,CanMEDS-FM 框架同样将家庭(全科)医师所需具备的能力与知识划分为 7 种特征角色,区别在于将"医学专家"改为"家庭(全科)医学专家",并相应增加了一些具有家庭(全科)医学特点的指标,而其他内容和 CanMEDS 框架保持一致,具体内容如下:①家庭(全科)医学专家(family medicine expert):能够为患者及家属提供持久的、互信的、全面的、熟练的诊疗服务,并且能够扮演好家庭(全科)医生工作中的各种角色;②沟通者(communicator):能够在就诊前、中、后改善医患关系,主动与患者及家属沟通,并妥善预防和解决医患矛盾;③协作者(collaborator):具有与患者、患者家属、医疗团队、卫生专业人员以及社区保健人员等团队紧密合作的能力,共同诊疗、照顾患者;④管理者(leader):利用领导和管理技能,参与医疗保健组织,合理地分配、利用资源,为患者提供优质服务;⑤健康促进者(health advocate):通过熟练使用所学的知识技能改善个人以及群体和社区的健康;⑥研究者(scholar):具备终身学习的能力和意识,具备思考性的学习能力,同时能够促进医学发展;⑦专业者(professional):具备较好的素质品质,恪守职业规范,从事医学工作时符合伦理要求。

2002 年,世界家庭医生组织(WONCA)将岗位胜任力应用于家庭(全科)医学领域,提出了家庭(全科)医生核心胜任力模型(WONCA 树状模型),2011 年对该模型进行了修改和完善,具体内容如下:以"情景、态度、科学"3 个工作中应考虑的基本特征作为树根,以"临床任务、与患者沟通、医疗管理"3 个领域作为树干,树枝为以下 6 个岗位胜任力:①以病人为中心照顾(patient-centered care):以患者及其背景为中心、良好的医患关系、与患者共同诊疗、纵向连续性诊疗。②初级卫生保健能力（primary care management）：医疗协作支持、首诊治疗并以多种方法治疗所有健康问题。③具体问题解决能力（specific problems solving skills）：早期未分化阶段的治疗、基于循证医学和预防医学的诊疗决定。④以社区为范围（community orientation）的服务：为社区整体健康负责。⑤综合处理能力（comprehensive approach）：急性和慢性健康问题、健康促进。⑥整体性服务（holistic modelling）：医学、心理学、社会、文化和与人类存在有关的整体化思维。

2010 年，英国皇家全科医师学会（RCGP）发布了关于全科医生的培训课程，在该课程中规定了全科医师应当具备的能力与素质，2019 年，RCGP 对其进行了修改和完善，具体内容如下：①了解自己并与他人相处（knowing yourself and relating to other）：包括与患者建立良好的关系，公平对待他人，展示出符合医生身份的态度与行为等内容。②临床知识和技能的应用（applying clinical knowledge and skill）：包括掌握临床检查和程序、采用科学和循证的方法、准确解释结果作出诊断，为各年龄段和不同背景的患者提供临床护理服务、提供紧急护理服务等临床诊疗内容。③管理复杂与长期的病患（managing complex and long-term care）：包括使长期患病的人改善健康，管理单个患者的并发症，与同事和团队合作等内容。④在医疗卫生组织和系统中出色工作（working well in organisations and in systems of care）：包括终身学习及教学能力、组织管理和领导能力等。⑤以人为中心和社区为导向的照顾（caring for the whole person and the wider community）：包括全科医学的整体观念，提供健康、疾病、康复全方位服务，保护个人及当地居民，社区导向，与所在社区建立良好关系等内容。

20 世纪 90 年代初期澳大利亚皇家全科医师协会（RACGP）完善了全科医生的培训课程计划，2019 年进行了修订，指出全科医生应具备以下 5 方面的能力：①专业知识和技能应用（applied professional knowledge and skills）：包括全科医生日常诊疗工作，如体格检查、提供诊疗服务、作出医疗决策等内容；②人际沟通与医患关系（communication and the patient-doctor relationship）：具备沟通技巧，能够以病人为中心进行健康教育与健康促进等；③群体健康和全科医学（population health and the context of general practice）：具备流行病学、公共卫生、预防医学知识，了解家庭对健康及疾病的影响，合理分配卫生资源等；④组织和法律层面（organizational and legal dimension）：了解卫生系统组织机构及相关法律法规，掌握信息学技术、临床管理等；⑤职业素养（professional and ethical role）：能够对自己保持高水准的道德要求，培养责任意识，具备自我评价的能力等。

二、中国全科医生岗位胜任力及特点

2018 年中国医科大学于晓松教授团队获得国家医学考试中心资助项目《基于岗位胜任力的全科医师、助理全科医师和乡村全科执业助理医师的考试设计研究》，完成了中国全科医生岗位胜任力的构建，得到国内同行广泛认可。研究基于中国临床医师岗位胜任力框架，形成涵盖基本医疗卫生服务、基本公共卫生服务、信息利用能力与管理能力、医学知识与终身学习、人际沟通与团队合作、职业素养等 6 项一级指标，以及 60 项二级指标的中国全科医师岗位胜任力，具体内容包括：①基本医疗卫生服务：应用生物-心理-社会医学模式，践行全科医疗"全人照顾"的核心理念，提供全生命周期的基本医疗服务；②基本公共卫生服务：负责社区整体健康，能够提供健康教育与健康促进、社区康复等个体和群体全方位服务；③信息利用能力与管理能力：具有收集、运用相关信息进行医疗实践及人群健康管理等能力；④医学知识与终身学习：针对不同患者群体的诊疗需求，掌握应具备的相关知识，并能认识到自身的不足，不断学习，适应社会和行业的发展；⑤人际沟通与团队合作：能够与患者和家人、医疗团队、卫生专业人员以及社区保健人员进行高效的沟通与合作，共同管理患者；⑥职业素养：具有较好的素质品质，恪守职业规范，能够始终把患者的利益放在首位，具备自我评价的能力（详见表 1-1）。

表1-1　全科医师岗位胜任力指标体系

一级指标	二级指标
基本医疗卫生服务	1. 全科医师临床思维
	2. 问诊及病史采集
	3. 体格和精神状态检查
	4. 病历及医疗文书书写能力
	5. 辅助检查项目选择与结果解读
	6. 常规诊疗操作技术
	7. 常见病、多发病的诊疗，以及未分化的症状、体征或健康问题的处理
	8. 社区急症的全科医学处理
	9. 转诊能力
	10. 慢性病与健康管理
	11. 以家庭为单位的照顾
	12. 合理用药
	13. 临终关怀
基本公共卫生服务	1. 社区常见传染病的预防与控制
	2. 健康教育与健康促进
	3. 开展基本的心理卫生服务
	4. 社区重点和特殊人群管理
	5. 协助处理突发公共卫生事件
	6. 社区康复
	7. 优生优育指导
	8. 社区卫生诊断能力
信息利用能力与管理能力	1. 医学信息检索、分析与应用
	2. 运用信息技术帮助诊治与进行患者健康教育
	3. 建立与维护社区居民健康档案
	4. 了解医疗卫生体制及相关政策
	5. 了解当地文化背景
	6. 合理控制患者医疗费用
	7. 合理利用社区卫生资源
	8. 教学和指导能力
医学知识与终身学习	1. 医学基础知识
	2. 临床医学知识
	3. 流行病学和医学统计学知识
	4. 循证医学知识
	5. 医学人文知识
	6. 具备一定的外语知识
	7. 学习意识和学习能力
	8. 创新意识与能力
	9. 批判性思维能力
	10. 积极撰写并发表科研文章

续表

一级指标	二级指标
人际沟通与团队合作	1. 与患者建立和发展良好的医患关系
	2. 理解、信任并尊重患者及其家属
	3. 保护患者隐私和知情权
	4. 妥善应对在医护过程中产生的伦理问题
	5. 积极预防和化解医患矛盾
	6. 有技巧地向患者传达负面消息
	7. 与患者和家属共同作出决策
	8. 有效口头表达和传递信息能力
	9. 与本团队同事协作
	10. 与其他团队建立良好的合作关系
职业素养	1. 恪守职业医疗法律法规
	2. 基层服务意识
	3. 利他主义和奉献精神
	4. 有效安排自己的工作和职业生涯规划
	5. 自信心与客观的自我评价
	6. 具有爱心、同情心和同理心
	7. 有洞察力
	8. 具备耐心和心理调控能力
	9. 提供公平的医疗卫生保健服务
	10. 具有符合医师身份的仪表妆容
	11. 成就取向

　　总体上，美国、加拿大、世界家庭医生组织、英国、澳大利亚与我国的全科医师岗位胜任力，在一级指标表述上存在一定差异，但从整体内容上看没有实质差别；二级指标相互交叉，内容基本相同。

　　各国胜任力在对专业知识、社区导向、人际沟通、职业素养等能力评估上都有明显体现。同时，各国胜任力在构建特点上也有一些不同。首先从胜任力构建的出发点来看，世界家庭医生组织注重以全科医师工作的重点内容作为着眼点，而美国、加拿大和我国的胜任力则注重从医师的整体工作切入进行构建，在原有的临床医师胜任力的框架下根据全科医师工作的特点和需要，将相关指标补充和融入，并兼有各自国情下的特点；英国、澳大利亚介于二者之间，英国侧重全科，而澳大利亚侧重医师整体工作。其次从内容上看，以临床医师岗位胜任力为框架进行全科医师岗位胜任力构建，内容更为详细而具体，依从性更好，我国尤甚。

第四节 │ 整合医学与全科医学的关系

一、整合医学

　　整合医学（integrative medicine）是从人的整体出发，将医学各领域最先进的知识理论和临床各专科最有效的实践经验分别加以有机结合，并根据社会、环境、心理的现实进行修正、调整，使其成为更加符合、更加适合人体健康和疾病诊疗的新的医学体系。

人类医学发展的初期属于通科医学,随着医学模式的变化逐渐走向专科化,现在又在更多的层面上走向整合。"整合"一词是近一段时期以来开始在文献中出现的。几十年前,在《精神、身体和健康》一书中首先被提及:提到整合医学(Gordon et al.,1984),它的最初使用可以追溯到 Sri Aurobindo,一个印度政治领袖。这个术语被当代哲学家和超个人心理学家肯·威尔伯(2005 年)应用在他的整体治疗中。在健康和治疗领域的许多思想领袖,包括 Noetic 科学研究所(IONS),均支持这些概念,并鼓励进一步研究,可能被认为是医学模式转变的开始(Schiltz,2005)。20 世纪 90 年代中期,美国在补充和替代医学的基础上提出整合医学,美国的医院开始设立整合医学门诊。1999 年整合医学学术机构成立。2013 年美国专科医生委员会宣布给经过整合医学培训的医生授予整合医学证书。2015 年,美国政府在国立补充医学和替代医学中心的基础上重建了国立补充医学和整合医学中心,该中心隶属于美国医学院。我国的整合医学理念在 20 世纪 90 年代已有萌芽。2009 年,首届"医学发展高峰论坛——医学整合会议"提出了医学整合包括临床学科的整合、临床医学与基础医学的整合、临床医学与公共卫生及预防医学的整合,以及医学与人文的整合。2012 年,首届"整体整合医学高峰论坛"提出"生命整体整合"理念。该理念提出整合医学就是还器官为患者,还症状为疾病,从检验到临床,从药师到医师,身心并重、医护并重、中西医并重、防治并重。

整合医学目的是解决目前专科过度细化、专业过度细化,导致医学知识碎片化,给临床医生诊疗带来局限性的问题。整合医学是传统医学观念的创新,是医学发展历程中从专科化向整体化发展的新阶段。整合医学并不是简单叠加,而是通过学科间相互联系,协同发展。整合医学不仅要求把现在已知各生物因素加以整合,还要将心理因素、社会因素和环境因素也加以整合;不仅要将现存与生命相关各领域最先进的医学发现加以整合,还要将现存与医疗相关各专科最有效的临床经验加以整合;不仅要以呈线性表现的自然科学的单元思维考虑问题,还要以呈非线性表现的哲学的多元思维来分析。这种单元思维向多元思维的提升,通过再整合,构建了更全面、更系统、更科学、更符合自然规律、更适合人体健康维护和疾病诊断、治疗和预防的新医学知识体系。整体医学推动诊疗方式的融合,给临床医学带来更大的发展空间、更有意义的发展前景,推动临床新型诊疗方式发展。

二、整合医学和全科医学的区别与联系

整合医学与全科医学都有整体观理念。但是整合医学是以治疗为目的的新医学知识体系,而全科医学是临床医学的二级学科。首先,整合医学强调人是一个整体,要整体观察、综合评估。全科医学强调"以人为中心",而非某个器官、某种疾病。其次,二者都有整合观理念。整合医学强调还器官为患者,还症状为疾病,从检验到临床,从药师到医师,身心并重、防治并重。全科医生是在不断协调的关系下照顾整体患者,同时尊重家庭、社区和环境的丰富复杂性和相互作用性。他们承认个人和人与人之间的因素影响健康和疾病,并训练自己在诊治患者时考虑到其生活及生物医学因素的行为和社会效应。全科医生支持将初级保健的规模扩大并应用于增加健康和治愈的可能性上。最后,二者的医学观也是一致的。整合医学强调用科学的理论帮扶医学,用科学的方法研究医学,用科学的数据助诊疾病。全科医学的科研方法也都是为了提高诊疗水平,更好地服务基本医疗。

全科医学与整合医学是有区别的。整合医学是体系,而全科医学是完整的学科,全科医学有独立的哲学观、价值体系。虽然同为整合,但整合医学是一定方向的纵向整合,是综合治疗;而全科医学是一定程度的横向整合,包括疾病本身、心理、社会等方面的整合。在解决问题方面整合医学与全科医学也有不同,整合医学是为了"看得好"问题,而全科医学是为了"看得了"问题。

整合医学是现代医学的必然趋势。全科医学是整合医学的枢纽,全科医生是整合医学的协调员。有效地协调各专科服务、整合各专科的意见是全科医生的重要任务。疑难病多学科整合门诊是整合医学的新尝试,这种模式是由全科医生协调的整合医学实践。整合医学是全科医生管理患者的方法论,全科医生必须具有高度专业的理论和诊治水平,同时具有高水平的医疗协调能力,把一切有利于患者的医疗单元有机地整合在一起,使患者得到最好的医疗保健和健康支持。整合就是要用整体观

来规范医疗,就是要各专科在全科的导向下各司其职。建立高质量的全科医生队伍,协调各专科,培养专科医生之间的协作意识,形成整合医学的服务模式,通过整合医学模式达到理想的全人医疗。全科医生是整合医学实践者,应积极参与整合医学研究,运用循证医学方法,把最新的研究结果用于整合医学实践。

(于晓松)

思考题

1. 全科医学的定义与学科特点是什么?
2. 全科医疗在卫生保健系统中的作用是什么?
3. 全科医疗的基本原则有哪些?
4. 中国全科医生岗位胜任力包括哪些?
5. 何为中国全科医生规范化培养?全科医生应具备怎样的素质?

思考题解题思路

本章目标测试

本章思维导图

学习提要

- 全科医学作为一门临床医学二级专业学科,具有独特的理论、知识和技能体系,全科医生在其临床服务中应遵守本学科的基本原则,体现学科的特质。全科医学的基本原则包括:以病人为中心照顾、以家庭为单位照顾、以社区为范围照顾、以预防为导向照顾、连续性照顾、综合性照顾、可及性照顾、协调性照顾、团队合作等9个基本原则,在本章学习中应掌握和理解这些基本原则的内涵,并能将其融入具体的患者照顾和健康问题管理中。

- 多国的经验和我国近四十年来全科医学教育研究与实践,已经证实较为完善的全科医学教育体系包括三个阶段的教育过程,即医学生的全科医学课程教育、毕业后全科医学教育、全科医生的持续职业发展教育暨全科医学继续医学教育。我国医学教育体系的基本框架与其他国家相同,但是在具体的全科医生培养方式上却与其他国家有所不同,我国医学教育体系中至今还存在临床医学专科教育,所以,我国全科医生的培养存在多种形式并存的现象,这也是由我们国家的特定国情决定的。

全科医学作为一门独立的临床二级专业学科,除具备临床医学一级学科所有特点,还有本学科自己的专业特点、基本理论和服务中应遵循的基本原则,其人才培养模式也与其他临床专业学科不同,必须在全科医学特定的专业基地进行规范的训练和培养,才能在国家卫生保健系统中起到"守门人"的作用。本章主要从全科医学的基本原则、全科医学教育体系和培养方式等方面进行阐述。

第一节 | 全科医学的基本原则

我国的全科医学自20世纪80年代后期引进至今,经过持续的探索与实践,在学科建设、人才培养以及全科医疗服务模式创建方面不断进步与发展。随着社会经济的发展,社区百姓对医疗卫生保健的服务需求也在不断变化和增长,要想在不同时期都能满足人们不断变化的卫生保健需求,就要研究在特定国情下,如何形成具有全科医学特色的适合我国社区人群的全科医疗服务模式。这就要求全科医学的教育者、学习者、研究者和广大全科医生要全面地了解全科医学学科的性质、特点和基本原则,用全科医学的基本原则指导临床实践,以展现全科医学专业服务特色,形成本学科的特定服务模式。此外,随着患者医疗卫生保健需求的变化,学习和了解全科医学的这些基本原则,对于从事其他临床专科工作也有一定的现实意义。

本节内容将在借鉴全科医学发展较为成熟国家教材的基础上,结合我国全科医疗实践探索的结果,将全科医学的基本原则进行概述,这些原则是指导全科医生提供临床服务的基本思想,也是提供服务的基本要素。

一、以病人为中心照顾的原则

以病人为中心的照顾(patient-centered care),又称为以人为本的照顾(personalized care)或者全人的服务（whole-person care），是全科医学的重要原则之一，其与其他专科医疗以疾病为中心的诊疗模式有许多不同。

以病人为中心照顾的原则，其内涵包括以下几方面：①全科医学不仅重视患者所患疾病，更重视患病的人，将患者看作是有生命、有感情、有权利、有个人愿望和价值观的独特个体，而不仅仅是疾病的载体；患者与全科医生在人格上是平等的，他们只是因为患病而需要得到全科医生的理解和帮助。②全科医生要确立人的整体观，其服务目标不仅是要寻找到患病的器官和病因，还要把患者看作一个整体，不仅要关注患者的生理健康，还要关注患者的心理健康和社会适应方面的问题。③全科医生要根据患者的个体化特征提供服务。当全科医生面对一个具体的患者时，后者不仅具有大多数患者的共同特征，还具有其自身的个性化特征。如，同样是患有 2 型糖尿病，不同患者对疾病的担忧程度不同，对医疗服务的需求就会有差异：有的患者需要医生耐心解释病情，缓解其患病的焦虑；有的患者则需要具体化的健康指导，重塑对疾病的认知；有的患者会需要医生反复提醒，以建立其对疾病控制的重视等。因此，全科医生要善于从患者角度看待问题，除提供常规生物医学诊治措施，还要做到个体化和人性化，以维护患者的最佳利益为准则。④全科医生要善于调动患者的主观能动性，使其积极参与医疗活动。为此，全科医生在充分认识和理解服务对象的基础上，要通过良好的沟通，在制订诊疗计划时通过与患者协商，把患者的健康需求和价值观念融入临床照顾中，使其积极主动参与全科医疗服务，提高自我照顾的能力。

二、以家庭为单位照顾的原则

家庭是社会的基本单位，也是个体与社会的结合点。个体的疾病与健康不但与患者自身的身体条件、生活方式和环境因素有关，而且与家庭内部人员的关系及家庭本身对患者的治疗和康复意愿有重大关系。全科医疗与以医院为基础的其他专科医疗不同，素有关照患者家庭的历史，20 世纪 80 年代以来，越来越多的全科医生和社会工作者重视家庭因素和健康的关系。全科医学汲取了社会学家关于家庭的理论和方法，发展出了一整套以家庭照顾为核心的知识和技能，这表明全科医学非常重视家庭对健康的影响。目前，绝大多数国家的全科医学专业住院医师培训项目都会训练学员照顾各年龄段家庭成员的基本技能，家庭已成为全科医生开展诊疗工作的重要场所。这也是全科医学与其他专科医学的重大区别之一。

以家庭为单位照顾（family-oriented care）的原则，其核心要素包括以下三个方面：①全科医生要掌握家庭各种因素和家庭资源对健康和疾病发生、发展、传播、康复的影响及其作用机制。如，全科医生在为患者服务时，要考虑家族遗传因素和母亲孕期各种因素对胎儿/儿童健康的影响，适时地将易感家庭转给遗传病专家，做好早期预防和筛检服务，并能清楚地让家庭了解专家建议。②全科医生应及时了解患者家庭生活周期动态变化及其可能出现或者面临的健康问题，做好家庭生活事件的应对和心理调适，避免家庭危机。③全科医生要掌握家庭评估的基本方法，对特定家庭要掌握其家庭资源的状况，适时做好家庭内外资源的动员工作，促进患者及其家庭的健康。

三、以社区为范围照顾的原则

全科医疗是立足于社区的基层医疗服务，其主要实施地点是基层医疗卫生服务机构，包括社区卫生服务中心/站、养老院、托老所、临终关怀医院、患者家庭、功能社区等，主要体现了本社区的地域和人群特点。因此，全科医生有别于其他以医院为基础的临床医生，不仅要为患者提供一对一的个体性医疗服务，还要着眼于本社区全体居民的健康状况，包括就诊者和未就诊者，研究社区的健康问题及健康相关因素，制订针对性的卫生保健计划，做好特殊人群的服务，适时动用社区资源和组织力量加以执行和评价，从而改善社区内人群的健康状态。

以社区为范围照顾（community-oriented care）的原则，其核心要素包括以下四个方面：①全科医生不仅要照顾好个人化的患者，还要了解社区人文环境、经济状况、健康影响因素等，学习流行病学等学科的知识和技能,具备社区群体健康的理念;要以该社区人群健康需求为导向,全科医疗服务的内容与形式应符合当地人群的需求;将全科医疗中个体和群体健康照顾紧密结合、互相促进。②全科医生要对个体患者身上反映出来的群体问题足够敏感。全科医生通过掌握门诊就诊患者的健康状况,来预估社区人群健康的基本状况,把握人群健康促进和健康宣教的重点;同时,也要通过社区诊断或者其他调查方式,掌握社区人群或重点人群的健康状况和健康危险因素,从而做好门诊针对性筛检和诊疗工作。③全科医生要熟悉社区诊断的基本思路与方法,通过了解社区诊断结果从而把握社区人群的健康状况和水平,根据实际作出社区干预计划,不断提高社区人群健康水平。④全科医生在做人群健康照顾时,要了解社区动员的潜力,包括居民的社会意识、社区权利结构及运用、社区居民对卫生事业的关心程度及社区人口素质与经济能力等。如,据社区 2 型糖尿病患者中不能遵医嘱定期检测眼底的患者反映,他们不做监测的原因是他们认为眼底病变与 2 型糖尿病控制不良关系不大;社区卫生服务机构不能做眼底检查,而去专科做眼底检查又给他们带来很多不便。了解这些原因之后,全科医生对于今后如何改进 2 型糖尿病患者并发症监测有了更有针对性的做法。

四、以预防为导向照顾的原则

在以疾病为中心的医疗服务模式下,医疗机构倾向于追求先进设备、全面检查和精确定位诊断,这使得医疗投入越来越多、分科越来越细、三甲医院就诊患者越来越多、应诊时间越来越短。在此模式下,医生更注重短时间内解决患者的现患疾病,无暇提供预防性服务(如指导患者如何进行自我保健等)。而在全科医学的以病人为中心的服务模式下,全科医生有充足的时间与患者接触,将预防性服务融入患者每一次的诊疗过程中,因此,在提供预防性服务方面具有明显的优势。

以预防为导向的照顾(prevention-oriented care)重点在于对服务对象整体健康的促进与维护,即在其健康时、由健康向疾病转化过程中以及疾病发生早期就主动提供一级预防、二级预防和三级预防。因此,全科医生的服务对象除了患者还包括高危人群与健康人群,这也是它有别于一般临床医疗的最突出的特点之一。

全科医生遵循以预防为导向照顾的原则,需要掌握以下几个核心内涵:①全科医生要了解疾病的自然史及其与预防医学措施的关系,从而做好个体化的预防保健工作。如,在疾病易感期(即健康人和高危人群),对于健康人,做好健康促进、膳食营养平衡指导、优生优育教育和健康维护;对于有危险因素存在的人,进行危险因素的监测与干预;对于处于临床征候前期的人,做好二级预防,通过筛检或定期健康检查,做好疾病的早期发现和积极的治疗,防止疾病蔓延;对于处于临床期的患者,要进行积极治疗,通过适当的转诊使患者得到妥善的治疗,避免疾病恶化和出现残疾;对于处于残障期的患者,要提供积极正确的康复服务;对于临终患者要做好临终关怀。②全科医生要利用好每一次与患者及其家庭接触的机会,提供针对性的预防保健服务(也称为"机会性预防"服务)。如,一位因普通感冒来就诊的女性患者,病历中记录其有皮肤癌家族史,所以在解决好感冒这一健康问题之后,继续询问患者近期皮肤在阳光下暴露的情况,并检查了皮肤上"痣"的颜色,测量了痣的大小等。③充分利用不同年龄、性别、人群的流行病学数据和疾病谱,积极开展健康教育、疾病筛检工作,将预防服务落实到日常医疗实践活动中。不论患者的年龄、性别和疾病类型如何,全科医生的服务计划都应包括顺延性和规划性的预防保健服务,并注重沿"人生命周期""家庭生活周期"提供保健,根据其服务对象在不同的生命周期中可能存在的危险因素和健康问题,针对性地提供一、二、三级预防。④将以预防为导向的病历记录和健康档案作为患者健康照顾的基本工具。充分利用这一工具记录个人史、家族史资料,根据患者的年龄、性别、危险因素等特征选择适宜的预防项目,不断完善个人疾病预防服务计划,完善和落实周期性健康检查,对检查结果反映出的问题做出正确的处理。⑤建立针对人群的预防服务档案。一般根据具体的预防项目设计,如根据儿童免疫接种项目建立的儿童预防接种档案。此外,还有针对新生儿、孕妇、产妇、老年人等的预防项目。做到个人预防与群体预防相结合。如,全科医生为个人及家庭提供服务时,当发现某一问题在社区也广泛存在并且有流行倾向时,就不要仅停留在对个人及家庭的预防上,而要在社区诊断的基础上,制订和实施社区预防计划,把提高全体居民的健康作为医疗服务的目标。

提供连续性、综合性、协调性、个体化的预防性服务。全科医生以病人为中心、以家庭为单位、以社区为范围、以预防为导向,提供预防、治疗、保健、康复一体化服务,其中预防服务是核心内容,在整个生命周期的治疗、保健和康复中起主导作用。全科医生是居民健康的"守门人",其服务目标直接指向提高社区全体居民的健康水平,在社区层面上提供健康教育、健康促进等预防性服务,从而减少慢性病的发生和加重,改善居民的生活质量。

五、连续性照顾的原则

全科医学的临床服务是为所照顾的患者提供从生到死、从健康到疾病再到疾病康复的全过程服务,有人将其描述为"从摇篮到坟墓的服务",这是全科医学区别于其他专业学科的主要特征之一。

全科医学的连续性照顾(continuity of care)的原则,可以从以下几个角度来理解:①沿着人的生命周期中各个阶段提供照顾。从婚育咨询开始,孕期、产期、新生儿期、婴幼儿期、少儿期、青春期、中年期、老年期直至濒死期,都可覆盖在全科医疗服务之下;当患者去世后,全科医生还要顾及其家属居丧期的保健,乃至某些遗传危险因素的连续性关照问题。②沿疾病的周期(健康-疾病-康复)的各个阶段提供照顾。全科医疗对其服务对象负有一、二、三级预防的不间断责任,从健康促进、危险因素的监控,到疾病的早、中、晚各期的长期管理。③无论何时何地,全科医生都对其服务对象负有连续性责任,要根据其需要事先或随时提供服务。

连续性照顾是全科医学区别于专科医疗的十分重要的原则。全科医生可通过一些特定的途径实现连续性照顾,如,建立预约就诊制度,以保证患者能够如约就诊,实现健康问题/疾病照顾的连续性。目前,我国正在推进家庭医生签约制度,社区居民与全科医生通过签约建立固定的医患关系,全科医生为签约患者提供长期照顾成为其工作的基本职责与服务内容。随着该制度的不断落实,在制度保障下,全科医生在服务中贯彻连续性照顾原则也会更加容易。此外,很多国家还通过研究人生命周期不同阶段常出现的健康问题和疾病,研究制订预防保健计划,全科医生可以根据本国研究制订的预防保健计划,做好疾病筛检、治疗和康复的服务工作,沿着人生命周期连续做好各不同年龄阶段人群的预防保健服务。

六、综合性照顾的原则

在全科医生接触的患者中,大多数患者面临的健康问题往往不是单一的,既包括急性问题,又包括慢性问题;既包括生理方面的问题,又涵盖心理、社会方面的问题;既可以是单器官受损,又可以涉及多器官、多系统。因此,患者需要的服务通常是整体性的,这就要求全科医生把患者看作一个整体,在全面了解患者的基础上,提供综合性照顾。

综合性照顾(comprehensive care)的原则,要求全科医生在服务中要体现出全科医学学科对人及其健康问题照顾的"全方位"或"立体性"的重要特征。具体体现在:①就服务对象而言,不分年龄、性别和患病类型;就服务内容而言,涵盖医疗、预防、康复和健康促进各个方面;就服务层面而言,涉及生理、心理和社会文化各个层面;②就服务范围而言,包括个人、家庭与社区,要照顾社区中所有的单位、家庭与个人,无论其在种族、社会文化背景、经济情况和居住环境等方面有何不同;③就服务手段而言,可利用对服务对象有利的各种方式为其提供服务,包括现代医学、传统医学或替代医学(alternative medicine)。因此全科医疗服务又被称为一体化服务(integrated care)。

七、可及性照顾的原则

全科医疗是社区居民在想利用时方便并且可得的基层医疗服务,服务的可及性是衡量全科医疗服务的一个重要指标。在实际提供服务的过程中,全科医学的可及性照顾(accessible care)的原则应体现在：全科医疗服务机构设置在居民区内，或者距离居民的生活区或者工作场所比较近；所提供的服务内容均符合或者满足社区居民的健康服务需求，也即使用方便；全科医生及其团队能与社区居民建立良好的医患关系；治疗有效；服务价格方面居民能够接受。全科医疗经过多年实践，已经证实在医患双方彼此信任、关系亲近且熟悉的情况下，全科医生在诊疗中可以大大减少不必要的实验室检查与辅助检查，从而获得比一般专科医疗更好的成本效益。

全科医疗服务机构一直向患者敞开大门，不会拒绝任何患者，永远是患者的第一救助者。全科医生擅于正确处理患者可能出现的常见病、多发病问题（约占 80% 的问题），这意味着社区居民就医时，总是能够及时得到全科医疗服务。可及性服务还包括方便的设施、可靠的医疗、稳定的关系、有效的预约、非工作时间的值班或咨询服务等。判断全科医疗服务是否具有可及性，可以从以下 5 个方面来衡量：一是服务距离上可及。如，某地区在设置社区卫生服务机构时，规定城市居民 15 分钟能够步行到达社区卫生服务中心/站，乡村地区居民要在半小时内步行到达。二是在服务设施设备配置和专业人员数量上可及。如，我国计划到 2030 年，城乡每万名居民拥有 5 名合格的全科医生，以更好地满足社区居民卫生保健需求；机构床位数、护士人数、基本的诊疗设备的功能和配置要满足解决社区常见问题的需要等。三是全科医疗服务机构所提供的服务内容可及，即全科医生所提供的服务内容能够满足当地社区居民基本医疗卫生保健需求，并能够提供适当的转诊服务。四是服务效果上可及，即通过全科医疗服务能够使患者的健康问题得到有效控制或治愈；患者对就诊具有良好的体验。五是经济上可及，即社区居民可以承担得起全科医疗服务所需的费用；全科医生也需要考虑合理使用医疗保障费用，在保证服务质量的同时节约费用。

八、协调性照顾的原则

协调性照顾（coordinated care）是指针对患者的要求而对保健服务进行的调整、组合过程。协调性照顾需要全科医生关注患者健康需求的各个方面，包括协调性地提供预防性服务、健康监护、健康促进和健康教育服务。

为实现对服务对象的全方位、全过程服务，全科医生作为患者和提供医疗卫生服务者之间的协调人，是动员各级各类资源服务于患者及其家庭的枢纽。全科医生首先需要掌握患者的健康状况，同时也要掌握各类专科医疗的信息，包括拟将患者转诊给其他专科医生，该医生的专业特长和服务水平，还要具有掌握各会诊专家信息的特定专业能力，患者需要时可为其提供全过程"无缝式"的转诊和会诊服务；全科医生熟悉社区内与诊疗和康复有关的资源，如社区内其他医疗机构等医疗资源、转诊患者的最优路线、社区组织及其功能、患者小组、志愿者队伍、养老机构、营养食堂、护工队伍等，必要时可为患者联系有效的社区支持；全科医生还要熟悉患者及其家庭，对家庭资源的把握与利用是全科医生不可缺少的基本功。上述各种健康资源的协调和利用使得全科医生能够胜任"健康代理人"的岗位，为患者及其家庭提供有效的医疗保健服务。

九、团队合作的原则

团队合作（team work）指的是一群有能力、有信念的人，在特定的团队中，为了一个共同的目标凝聚在一起，相互支持、奋力合作的过程。它可以调动团队成员的所有智慧与能力，减少甚至驱除所有不和谐和不公正的现象，回报给大公无私的奉献者以适当的利益。

在全科医疗发展初期，全科医生多以个人执业的形式在社区为居民提供服务。随着社会的发展，社区居民的健康服务需求也发生了重大变化，人们对全科医疗服务的内容和质量都提出了新的要求，个人执业的人力和技术难以适应，为了应对患者多方面的服务需求，也为了谋求更好的生存和发展，各国全科医疗都走上了团队合作的道路，逐渐形成了适合本国的全科医疗团队合作工作模式。

全科医疗团队一般是以全科医生为核心，根据所照顾患者健康和疾病的情况，有计划地组织工作团队，本机构团队中通常包括全科医生、社区护士、公共卫生医师、营养师、心理医生、康复师、社会工作者、其他专科医师等。全科医生根据照顾患者的需要，还会请上级的专科医生参与患者所患疾病的照顾，患者家属有时也是患者照顾团队中的基本成员之一，一起为服务对象提供立体网络式的健康维护和疾病管理，这对促进社区居民健康具有十分重要的作用。此外，在基层医疗机构与各级各类医疗保健网之间，也存在着双向转诊和继续医学教育的团队合作关系。因此，全科医生要将自己作为卫生保健系统中的重要组成部分，善于运用人际交往技巧，与社区内外各类人员建立有效的合作关系，协调和调动各类可利用的医疗资源和非医疗资源参与全面的患者照顾服务。

目前，随着我国家庭医生签约制度的不断推进，在很多社区都尝试组建由不同人员组成的以全科医生为核心的家庭医生签约服务团队，如由全科医生、社区护士、预防保健医师组成"医-护-防"团队，也有的社区卫生服务机构组建了"全科医生-社区护士-预防保健医师-社区工作者"四人小团队等。随着我国分级诊疗制度和家庭签约制度的进一步落实，各地全科医疗机构还会与时俱进，进一步研究和探索全科医生团队的架构和服务模式，更好地满足照顾患者的需求，社区居民也会在接受服务的过程中有更好的就医体验。

第二节 ｜ 全科医学教育

20世纪50年代后期，在西方经济发达国家，慢性病、退行性疾病逐渐成为影响国民健康的主要问题，一些国家开始对已经在基层执业的通科医生进行再培训，以提高他们的服务能力和服务水平。到了20世纪60年代，在一些医学院校开始建立全科（家庭）医学学系，针对想从事基层医疗服务的临床医学专业毕业生，尝试开展为期3~4年不等的毕业后教育，即全科医学住院医师培训；参加培训的住院医师在完成培训项目之后，通过全科医师专科学会组织的执业资格考核，取得全科医师的执业资格，注册之后就可以从事全科医疗服务。与此同时，为了吸引优秀的医学毕业生在毕业后能够选择接受全科医学住院医师培训，在医学生中开始设置全科医学的相关课程。为了保证培训合格的全科医生具备持续的岗位胜任能力，各国陆续为执业中的全科医生开发继续医学教育项目，对全科医生开展继续医学教育。1994—1995年世界卫生组织和世界家庭医生组织（WONCA）共同发文提出："医学院校应继续改进其使命、战略计划、招生政策、师资构成、课程设置、考试方法和训练场所，以适应毕业生服务社区居民的需要"，要求世界各国在21世纪都要逐步建立全科医学教育培训体系，在医学院校要建立全科医学学系，为医学生开设全科医学课程。此后，很多国家对全科医生队伍建设更加重视，全科医学教育体系逐渐在各国建立和完善。目前世界上许多国家都建立了较为完善的全科医学教育体系，设立了全科医学专业人才培养标准、考核与注册制度。随着各国全科医学教育体系的不断完善，全科医生队伍得到发展壮大，推动了很多国家全科医学学科的快速发展。

我国从20世纪80年代后期引入全科医学概念开始，就在少量的不同层次的医学院校中探索全科医生的培养方式。经历了近40年的探索与实践，目前我国全科医学教育体系已经形成。从全国范围来看，全科医学教育的主要形式包括：高等院校医学生的全科医学课程教育、毕业后全科医学教育（全科专业住院医师培训或称规范化培训、全科医学研究生教育）、全科医生持续职业发展教育/继续医学教育等。

一、国外全科医学教育体系

全科医学教育在国外起步较早，大多数国家都建立了国家级的全科医生规范化培训项目，有严格的导师带教制度与考核制度，逐步形成由全科医学院校教育、毕业后全科教育和全科医学继续教育三个教育过程组成的较为完整的教育体系。

在国外，有些国家为了培养全科医生在科学研究、临床服务和教学方面的专长和能力，还开设了全科医学研究生培训项目，或设立了全科医学专业会员资格培训项目。从目前世界各国培养全科医生的主要途径来看，毕业后教育暨全科医学住院医师培训，是培养全科医生的主要方式。

（一）医学院校中医学生的全科医学教育

在国外,如美国、英国、加拿大、澳大利亚、日本、新加坡、以色列等许多国家的医学院校都设有全科医学教学机构,并在医学生中开设全科医学课程教育。全科医学教学在医学院中的开展,可吸引很多医学生在毕业后进入全科专业住院医师培训项目,即进入毕业后全科医学教育项目,推动了全科专业住院医师培训项目的发展,也促使进入基层卫生服务系统执业的全科医生数量的增加。

1. 教育目标 针对医学院校中的医学生,全科医学教育的目标并不是培养一位合格的全科医生,而是让他们了解全科医学学科的性质、任务和服务方式,培养他们对全科医学的兴趣,希望他们毕业后能选择全科医学作为自己的终生职业;另外一个目的是使医学生早期接触全科医生的工作环境和工作内容,以及职业发展路径。

2. 课时安排 各国医学院校开展全科医学教育的时间有所不同,一个国家内部的医学院之间开展全科医学教育的时间也不尽相同,但一般在 4~10 周左右。各国全科医学教育形式各异,有的国家如澳大利亚、以色列等对医学生开设连续性的全科医学课程,学生在不同的学期内可以接受不同地域、各具特色的全科医学教育,有的学期仅开设全科医疗门诊见习课程。

3. 教学内容与方式 在医学生中开展全科医学教育的内容多集中在全科医学的基本概念与基本理论、全科医疗服务的特点、全科医生的诊疗模式、医患沟通技巧等。对医学生开展全科医学教育的形式分为必修课和选修课,不同国家和地区开设相关课程的阶段不同,但更多的院校是在临床见习或者实习阶段开设。教学的方式多选择在全科医疗诊所进行见习或实习,也有在医学生低年级阶段为其开设全科医疗诊所见习、患者家庭随访等实践课程;多数医学院校偏重于早期接触全科医疗实践教学,通常在开展少量的全科医学理论教学的基础上,进行全科医疗中常见健康问题/疾病的案例讨论,课程考核的形式也是多样性的,重视学生参与课程的过程质量。

（二）毕业后全科医学教育

从目前毕业后全科医学教育的现存形式来看,毕业后全科医学教育主要包括全科医学住院医师培训和全科医学硕士研究生培养两个类型。

1. 全科医学住院医师培训 全科医学住院医师培训（residency training program on general practice）是毕业后全科医学教育（postgraduate training program on general practice）最主要项目,在国外通常把毕业后全科医学教育等同于全科医学住院医师培训,在英国又将其称为全科医学的职业培训（vocational training program on general practice）。在国外,很多国家都建立了专科医师制度,制度要求医学生在毕业后必须经过相应专业的专科医师培训才能获得专科医师的培训合格证书,然后才可以注册并开始行医。

全科医学住院医师培训是培养合格全科医师的主要途径,是全科医学教育体系的核心。在国外,该类培训项目多由大学的全科医学学系负责学员招募和组织实施,而用来判定训练是否合格的人才出口标准多由国家级全科医学专业学会或协会来考核和认证。全科医学住院医师训练场所,包括能够训练临床诊疗技能的大型综合性医院相关临床科室、能够训练全科医学诊疗思维能力和服务能力的社区全科医疗诊所等专业机构。

（1）培训目标:全科医学住院医师培训的目标由以下五个方面组成:一是与应诊相关的各种知识、技能和态度;二是与服务的具体情境相关的目标,包括考虑个人的生存环境、医疗资源和服务体系的利用、医疗服务的成本效益原则等;三是与服务的组织相关的目标;四是与职业价值观和性质相关的目标,包括全科医生应具备的态度、价值观和责任等;五是与全科医生业务发展相关的目标,包括终身学习能力、自我评价能力、参与适当的教学和研究、医学信息的批判性阅读与利用等。

（2）培训的时间:各国全科住院医师的培训时间长短有所不同,绝大多数国家的培训时间是在 3~4 年之间。加拿大全科医学住院医师培训的时间仅为 2 年,为农村地区培养的全科医生的培训时间需要加长至 3 年;以色列的培训时长为 4 年,其中社区全科医疗实践的培训时间占总培训时间的一半左右,这与其他国家是不同的。

（3）培训的方式与内容：①医院相关临床科室轮转，通常占培训总时长的2/3。②社区全科医疗实践，一般占总时长的1/3。目前多数国家将社区全科医疗实践与临床轮转交叉进行培训，但也有国家如以色列，把全科医疗实践的时间安排在医院科室轮转的前后，分别进行。随着社区人群疾病谱的改变和人们对全科医疗服务需求的增加，全科住院医师培训的时间安排也越来越向社区全科医疗实践倾斜，全科医疗实践的总时长也在适当增加，重点提高全科医生岗位胜任能力，对于减少轮转时间或根本不再轮转的科室，则通过特定的继续医学教育项目来加强临床知识和能力的培训。③疾病和临床问题小组讨论或学习，穿插在整个住院医师训练项目的全过程之中，通常由住院医师的指导教师组织，每周1~2个半天，必要时会邀请其他学科的教师共同参与指导。

全科医学住院医师培训的内容是围绕上述培训目标来设计的。培训内容一般包括以下五个方面：一是与诊疗健康问题或疾病相关的人文社会科学知识和技能；二是诊疗各种常见疾病和健康问题所需的各种知识和技能；三是全科医学基本理念和基本知识，以及职业价值观和服务管理等相关的知识与技能；四是基本科学研究和医疗服务质量改进相关的知识和技能；五是与个人执业生涯相关的能力培养。

（4）考核：全科医学住院医师的考核，分为过程考核和终末期考核。过程考核分为在临床各科轮转结束时的出科考核和阶段性考核；终末期考核，一般是在完成全部培训内容且过程考核合格的情况下进行，一般是由国家级的全科医学专业学会/协会，或者专门的机构举办全国性的全科医师资格认证考试，通过该考试者可获得全科医师资格证书，获得证书的全科医师才可以受雇于医疗保险公司或医疗机构，注册后就可以从事全科医疗职业活动。

2. 全科医学研究生教育　全科医学研究生教育是毕业后全科医学教育的另外一种形式。在加拿大、美国、英国、新加坡、马来西亚等为数不多的国家曾经开展过，或一直在开展全科医学专业研究生教育，如加拿大多伦多大学就对全科医生开设了全科医学硕士学位课程。有些国家的全科医学研究生项目只招收全科医生身份的学生，将研究生教育定位在科研能力、某专项服务能力和领导力提升方面，一般不通过研究生教育培养合格全科医生。因为国际上医学教育体系的不同，很多国家的高等医学院校都没有设置全科医学研究生教育项目。

以下根据其他国家全科医学研究生培养模式进行概述。

（1）培养目标：培养学科业务骨干，培训全科医学教师，提高全科医生队伍研究能力。新加坡在很长一段时间内将研究生教育定位于既培养科研能力又培养临床服务能力，并将其作为全科医生培养的主要渠道之一。

（2）培养时间：研究生教育的时间多为1~2年。申请参加培训的人员多为培训合格的全科医生，或者拟成为全科医学教师者。

（3）教育内容：多以扩展全科医学的相关知识、技能和科研能力为主。如，加拿大多伦多大学的全科医学研究生项目，招收对象是国内外的合格全科医生，其他专业对全科医学研究有兴趣者也可以被招录，学习的时长和内容一致，主要提升全科医生科学研究的能力、教学能力和领导力等。

（4）教育形式：多以在职研究生课程班的形式进行全科医学研究相关的课程教学、研究论文和论文报告等。教育过程多实行"导师制或者导师小组制"，导师及其导师小组根据项目出口标准和培训要求，对学生进行督导；大学全科医学学系和研究生管理部门对培训过程和培训终末期质量进行监督和检查。

（三）全科医学的继续教育

全科医学继续教育（continuing education in general practice），又称全科医生持续职业发展教育（continue professional development）。继续教育是针对全科医生岗位能力要求与培训需求而开发的形式和内容多样化的培训项目，以保持和促进全科医生的职业水平，是全科医生接受终身教育的主要方式。

1. 培训目标　全科医学继续教育的目标，是通过接受持续的教育培训使全科医生的专业水平得到保持和提升，也可以根据社区人群的健康服务需求，通过继续教育项目发展专业特长。

2. 培训时间　跟其他类别专科医生一样,全科医学继续教育多依据国家或者国家中某地区卫生行政部门或者专业学会的相关规定,完成必修学时和选修学时的课程内容;有的专业学会还规定在不同年度必须完成哪些指定内容的学习任务。美国家庭医学委员会(ABFP)要求其家庭医生每6年必须参加ABFP的专业资格再认定考试,并且将取得相应继续医学教育学分作为该全科医生专业资格再认定报名考试的前提条件。英国全科医生的平均继续医学教育时间为1周/年。

3. 培训形式与内容　全科医学继续教育项目的设置,一般由全科医学专业学会或者协会根据国家卫生保健体系对全科医生岗位胜任力的要求、全科医生队伍对培训内容的需求和需要进行研究和确定,内容通常包括:与职业发展相关的理论培训讲座、临床服务技能提升培训班、参加各种级别的学术会议、在学术会议上做报告等。如,基层医疗中的伦理学原则、相关法律法规培训、相关疾病的临床指南应用、心脏生命支持、创伤生命支持、新生儿复苏程序、产科生命支持等,很多国家都支持全科医生参加本国或本地区,或世界其他国家举办的全科医学学术会议等,纳入统计全科医生参加继续教育获得继续学分的范畴。在全科医生继续教育项目中,行为科学、人文社会科学的内容大大超过了其他专科;流行病学概念与方法也得到突出强调。某些特定专业学科的知识和技能,也大多会受到全科医生的欢迎,如:老年医学、精神医学、急诊医学、临床营养学、运动医学、皮肤科学、康复医学、替代医学、心理咨询技术等。有些继续教育项目的开展可以通过全科医学专业学会与其他专科学会的共同合作来实现,全科医生也可以通过参加相应的继续教育项目获得专长服务资格证书。除了参加国家级、地区级、本机构级别的继续教育项目,有些全科医生还会根据自身服务能力提升需求,主动联系医院到临床某科室进修,或参与科室的查房或病例讨论等,也有一些全科医生或者一起工作的全科医生团队根据工作所需,进行针对性的自学,比如自学统计软件、临终患者心理支持等。

4. 学习要求　各国对全科医生参加继续教育的学习内容和获得学分的要求不尽相同,但很多国家都对全科医生参加继续教育的学分或者学习内容提出具体要求,以督促全科医生在繁忙的工作中,不断更新自身知识和理论,保持良好的岗位胜任能力。一些国家对全科医生接受继续教育内容和/或学分有强制性的要求,将学分与全科医生自身执业资格再注册相关。下面以美国、加拿大、澳大利亚全科医生继续医学教育学习的要求为例,了解国外全科医生继续教育与全科医生职业发展的重要关系(表2-1)。

表2-1　美国、加拿大、澳大利亚全科医生继续医学教育学习的要求

项目	学分评估时间	学分要求	培训内容与培训方式	强制与否
美国	每6年1个周期,是执业资格再注册的基本条件	1. 3年内至少修满150学分 2. 美国继续医学教育(CME)学分分为两大类,参加由美国医学会、医学院、专科学会组织的CME活动获得的学分为一类学分;由社区医院组织的课程以及参加查房、会诊、自学等所获得的学分一般为二类学分	参加继续教育项目、发表研究论文、参加学术交流会议、参加大学或学会组织的强化课程、讲座等	是
加拿大	每5年1个周期	每5年内至少修满250学分	1. 加拿大家庭医生协会负责对家庭医生进行继续职业发展的认证 2. 继续教育课程根据全科医生提出的需求制定,培训内容基于临床证据,如以问题为中心的讨论、同行互评、教学反馈、质量研究等	是
澳大利亚	每3年1个周期	1. 3年内至少修满130学分 2. 每个全科医生应该至少参加两个"一类活动模块"的活动,并完成"基本心肺复苏技能培训"课程	参加澳大利亚皇家全科医师协会推出的《2017—2019年质量保障和持续职业发展项目》中的各类项目学习,由协会进行学分认定	是

二、我国全科医学教育

我国全科医学教育发展很不平衡,港澳台地区全科医学教育体系较国内其他地区成熟,20世纪70年代就开始有培养合格的全科医生担任全科医学教师,尝试全科医学理论和临床带教工作,全科医学住院医师培训项目建立较早。我国于20世纪80年代后期引入全科医学的概念,经过不断探索与实践,目前全科医学学科建设逐步走向深入,已经形成较为完善的全科医学教育体系,培养了一定数量的合格全科医学专职教师队伍,建成了一大批全科医生规范化培训基地,全科医生培养标准经过多年的实践与总结,培训内容和培训方式已越来越成熟,尽管在师资队伍、培训基地建设和培养质量方面还存在一定问题,但是,我国全科医学人才培养工作已经在全国广泛开展,截止到2022年底,我国卫生统计年鉴数据显示,我国通过各途径培养的合格全科医生数量已经达到了46.3万人,这些全科医生不仅工作在城市社区卫生服务机构,还工作在边远农村经济欠发达地区的乡镇卫生院、村医室,还有少量的全科医生工作在二、三级综合医院的全科医学科。在这些全科医生队伍中,已经有一批优秀的全科医生成为全科医学教师,在全科医学人才培养工作中发挥着重要作用。

(一)我国全科医学教育发展历程

我国全科医学教育经历从无到有,从起步时的多种模式探索到指导全国全科医生培训规范(大纲)的形成,从规范化培养项目的启动到国家对全科医生队伍建设作出全面规划、全科医师培养与使用激励机制初步建立的不同发展时期。如今我国全科医生职业发展路径清晰,政策利好,全科医学师资队伍数量和质量也在不断提升,全科医生队伍在一定数量的基础上正在往高质量方向发展。

1. 全科医学教育起步和探索阶段 1989年首都医学院(现首都医科大学)率先在全国建立了第一个全科医学教学机构——首都医学院全科医师培训中心,通过举办学术研讨、短期培训等形式传播全科医学概念;在北京、天津、浙江省江山市等地卫生行政部门的支持下,积极进行不同层次和形式的全科医学教学实践,探索全科医生的培养方式。1992年9月,在北京市教育委员会、黑龙江省和浙江省卫生及教育行政部门的支持下,首都医科大学招收了由浙江省江山市卫生局、黑龙江省佳木斯医学院分别选送的7名和23名经过高考录取的临床医学专业本科生,进入首都医科大学临床医学专业全科医学专门化试点班,在全国率先探索在五年制临床医学本科生中培养全科医生的可行性,1997年该试点班培训结束时经专家评估,认为通过五年制医学本科教育不能实现培养合格全科医生的目标。在开设试点班期间,在我国多个省市先后尝试不同形式的全科医学教学,以及全科医疗服务试点工作,开展时间长短不一和内容不同的全科医学师资培训,在当时的环境下,这些教育培训的尝试为全科医学人才培养政策的制定提供了强有力的支持。

1997年,中共中央、国务院《关于卫生改革与发展的决定》颁布,首次在全国提出了要"加快发展全科医学、培养全科医生",对全科医学教育的发展起到了巨大的推动作用,激发了各地学者、基层卫生保健工作者、卫生服务管理者探索全科医学教育和发展全科医疗服务模式的热情。一些院校的教师、基层医疗服务机构的管理者、卫生行政部门的管理者、基层医生开始主动了解全科医学,针对全科医生和基层全科医疗服务模式开始进行尝试性的研究。

为贯彻落实中共中央、国务院《关于卫生改革与发展的决定》,加快发展我国全科医学教育,1999年12月15日,卫生部颁布《全科医师规范化培训试行办法》(卫科教发〔1999〕第610号),计划"从1999年高等院校医学专业本科毕业生开始实施全科医师规范化培训",并对培训基地、培训对象、培训目标、培训时间和培训内容进行了明确的规定。同年,卫生部科教司组织专家研究、制定并印发了《全科医师规范化培训大纲(试行)》以及《全科医师岗位培训大纲(试行)》。这是从引进全科医学概念以来,第一次从国家层面印发全科医生的培养标准。随后的1999年12月27日,卫生部召开了全国第一次全科医学教育工作会议。至此,经过政府和前期诸多学者的努力,经过10年的探索与实践,推动了我国全科医学教育从无到有、从多种不成熟培训模式探索并存到国家统一的全科医师培训标准印发的巨大进步,这也意味着我国全科医学教育工作即将全面启动。这个阶段(1988—2000年)的全科医学教育称为全科医学教育的起步和探索阶段。

2. 规范的全科医学教育启动与发展阶段　2000年,各省卫生行政部门开始积极推动本省"全科医师岗位培训"项目的开展,在城市基层医疗机构中陆续有了岗位培训考核合格的全科医生。因受多重因素影响,此时参加全科医师规范化培训的本科毕业生数量极少,只在北京、上海等地启动了"全科医师规范化培训"试点工作。2000年首都医科大学全科医学培训中心被评为"卫生部全科医学培训中心",与此相对应的,各省陆续成立了省级全科医学培训中心,随后在(原)卫生部科教司领导下成立以省级培训中心为骨干、卫生部全科医学培训中心牵头的全国全科医学教育培训网络,以推进全国全科医学教育培训工作。2003年中国医师协会全科医师分会成立,作为全科医生行业组织,在全科医生培养标准、基地建设、教材建设等方面做了大量的建设性工作,如研究制定了《全科医师规范化培训大纲(2017年版)》;2007年该协会启动了全科医师规范化培训基地的评估认定工作,共认定国家级全科医生培训基地34家,进一步推动了全科医师规范化培训工作。

2005年教育部支持具有临床一级学科博士点的高等医学院校可以自设二级学科博士学位授权学科和硕士学位授权学科,一些院校陆续启动了全科医学硕士、博士研究生的培养工作。

2006年教育部《关于加强高等医学院校全科医学、社区护理学教育和学科建设的意见》(教高〔2006〕13号)印发,对高等医学院校的全科医学学科建设、教学机构建设、课程建设等都有较大的推动作用。随着全科医学教育和全科医生队伍建设相关政策的推进,截止到2010年12月,我国128所高等医学院校中有46.1%(63所)的院校开设了全科医学课程,在复旦大学、首都医科大学等6所大学中已经开展了全科医学专业硕士和/或博士的研究生培养工作。

随着全科医师岗位培训的开展和全科医生数量逐渐增加,全科医生的继续教育项目也呈现多样化。2010年,卫生部组织制定了《基层医疗卫生机构全科医生转岗培训大纲(试行)》,规定培训时间不少于12个月,提高了对基层全科医生的知识和能力要求。

从2000年到2010年的十年间,我国全科医生人才培养有了国家级的规范性教学文件,建立了全科医生培训基地标准;全科医学的教材建设、高校中的教学机构建设和课程建设等都得到较大发展,全科医学教育体系逐步建立。在一系列利好政策的支持下,全科医学教育得到了较全面的建设与发展,此阶段可以称为规范的全科医学教育启动与发展阶段。

3. 全科医学教育的快速发展阶段　2011年7月国务院印发的《关于建立全科医生制度的指导意见》(国发〔2011〕23号),对我国特色全科医生培养模式作出了顶层设计,确立了我国全科医生培养主流模式为"5+3"培养模式,即前5年为临床医学本科教育,后3年为全科医生规范化培养。而且根据我国的实际,目前"5+3"全科医生规范化培养可以采取"毕业后规范化培训"和"临床医学专业学位研究生教育"两条路径进行。教育部、卫生部共同印发了有关全科医学专业学位研究生培养与全科专业住院医师培训"接轨"培养的相关政策。在该指导意见中还提出了我国在全科医生制度建设的过渡期内,可以通过全科医学转岗培训和助理全科医生培养来提高全科医生的数量,提升边远农村经济欠发达地区全科医生的水平。

2012年《全科医生规范化培养标准(试行)》《全科医学师资培训实施意见(试行)》等教学规范陆续印发;2018年国务院办公厅颁发了《关于改革完善全科医生培养与使用激励机制的意见》,对全科医学学科建设,全科医生队伍建设,全科医学师资队伍建设、教育教学体系建设都起到了极大的促进作用,一些优秀的临床医学本科毕业生开始愿意接受全科专业住院医师培训,优秀的一线全科医生可以进入高等医学院校担任全科医学的教职和研究生导师,有条件的院校成立全科医学学院或者学系;全科医生的继续医学教育项目也丰富多彩;2021年教育部同意符合条件的高等医学院校进行全科医学专业学位博士研究生培养;全科医生的数量也从2012年的11万人增长到了2022年底的46.3万人。可见,从2011年《关于建立全科医生制度的指导意见》颁布以来,全科医学教育步入了更加规范和快速发展的新阶段。

（二）我国全科医学教育体系概述

全科医生培养需要有完善的全科医学教育体系支撑。国际全科医学教育实践经验已经证实，完善的全科医学教育体系应包括院校教育、毕业后全科医学教育和全科医学继续教育（即持续职业发展教育）三个教育阶段。我国全科医学教育体系与其他国家一样，也是由以上三个不可或缺的教育阶段组成，每一个教育阶段都承载着不同的全科医生培养任务。

我国医学教育体系具有特定的内涵，如我国目前仍存在临床医学专科教育，研究生培养也与其他国家略有不同，所以我国的全科医学教育体系中，毕业后全科医学教育阶段所承载的全科医学人才培养任务也会与其他国家有所差异。在我国，毕业后全科医学教育阶段，除了承载"5+3"全科专业住院医师培训项目，还承担着全科医学专业型硕士和博士学位研究生培养、"3+2"助理全科医师培训、学术型全科专业硕士和博士研究生培养的任务。可见，我国的毕业后全科医学教育不但承担着培养合格全科医生和助理全科医生的任务，而且承担着培养学术型硕士研究生和博士研究生的任务。此外，我国的继续医学教育也有其特点，我国的全科医生转岗培训虽然也是培养合格全科医生的重要方式之一，但是参加培训者均已经是在临床执业多年的合格临床医生，再通过继续教育的形式，完成1年期的全科医生转岗培训达到全科医生的合格标准，获取全科医学执业资格，然后再接受全科医学的继续教育，不断更新知识和技能，提升岗位胜任能力。

近些年来，我国很多高等医学院校，已经建立全科医学教研室或全科医学学系，有条件的院校已经建立全科医学学院，整合当地全科医学优势资源，组建起了高校全科医学师资队伍，大学附属医院作为国家级和省市级全科专业住院医师培训基地，以此为基础，选择并建设一批用于医学生全科医疗实践的基层实践基地。院校全科医学教学机构根据医学生类别、培养方向和未来发展定位的不同，开设课程的学时和内容也有所区别，但多以传授全科医学核心理念和社区全科医疗见习相结合的方式进行课程教学。通过课程教学，临床医学专业学生得以广泛接触全科医疗实践，理解全科医学学科的基本理论和学科特征，了解全科医生队伍在我国卫生保健体系中的重要作用，利于其毕业后选择进入全科医学专业化培训。

我国全科医学继续医学教育已经形成规范的制度化的要求，由中华医学会牵头负责国家级全科医学继续教育项目的设置，各省有专门的机构负责省级全科医学继续教育项目设置和学分管理，并负责监管国家级继续教育项目执行情况。不同地区全科医生参加不同级别的继续教育项目，学分要求也有所不同。对具有中级及中级以上专业技术职务的全科医师，按国家卫生健康委员会有关规定，不断强化对全科医生参加继续医学教育情况的考核，将参加继续医学教育情况作为全科医生岗位聘用、技术职务晋升和执业资格再注册的重要因素。目前，我国全科医学继续教育还处在不断发展的过程中，针对全科医生岗位能力提升和知识技术更新的继续教育项目数量不足，内容欠丰富，还不能很好地满足广大全科医生的学习需求。加强与其他专业协会、专科医师的合作，关注全科医学专业特质，进行继续教育项目开发，兼顾全科医生的个人职业发展需求与兴趣领域，是未来我国全科医学继续教育工作努力的方向。

（三）当前我国全科医学教育培训

1. 院校中全科医学课程教育 我国高等医学院校中的全科医学教育与其他国家一样，是针对医学生的全科医学课程教育，在临床医学专业设置全科医学专业教育。

针对医学生的全科医学课程教育，目前各院校开设情况不一，有的院校是针对全体医学生开设全科医学相关课程，有的院校主要是针对临床医学专业开设全科医学概论等全科医学课程；有的院校课程内容中包含全科医疗见习或者实践教学；课程一般分为必修课和选修课程，有的院校还规定将全科医学概论课程作为医学专业学生的必选课；教学目标多为传授家庭医学的知识、态度和技能，培养学生对全科医疗的职业兴趣，为毕业后接受全科医学规范化培训奠定基础。课程内容主要集中在全科医学学科基本概念、基本理论和基本原则、全科医学人才培养相关政策、全科医生的工作方式、全科医生的临床思维、社区特殊人群保健、社区全科医疗服务见习等方面；教学方式一般采用理论教学与全科医疗见习或实践相结合。目前，各高校尚未做基本的学时要求，一般在24~48学时之间，有些院校针对临床医学专业的农村订单定向医学生,会安排更多课时。

教育部高等学校医学人文素养与全科医学教学指导委员会对全国175所高等医学院校调查结果显示:截止到2019年,我国175所高等医学院校中,有45所(25.7%)成立了全科医学学院/学系,64.0%的院校建立了全科医学教研室,有108所(61.7%)高校拥有本科生基层教学实践基地,143所(81.7%)高校开设了全科医学课程,其中121所(69.1%)开设的是全科医学必修课。

2. 全科专业住院医师规范化培训　全科专业住院医师规范化培训,在以前的文件中又称为全科医师规范化培训,是我国毕业后全科医学教育项目之一,也是培养全科医生的重要途径之一。我国全科医师规范化培训,始于1999年12月卫生部颁布《全科医师规范化培训试行办法》(卫科教发〔1999〕第610号)和《全科医师规范化培训大纲(试行)》。2006年卫生部科教司委托中国医师协会制定各专科医师的培养标准,全科医学分会组织专家在原来《全科医师规范化培训大纲(试行)》的基础上,对培训时长和培训内容进行充分论证和调整,印发了《全科医师规范化培训大纲(2007年版)》,培训的总时长由最开始制定的4年,修订为3年。2012年在前期培训大纲的基础上,为了适应新时期全科医生队伍建设的需要,组织专家研究制定了《全科住院医师培训标准(试行)》,在2019年制定了2019年版的《全科住院医师培训标准(试行)》;后又对2019年版的相关内容再一次进行讨论和完善。目前,各地培训中使用的《全科培训细则》来自中国医师协会于2022年8月发布的《住院医师规范化培训内容与标准(2022年版)》。综上,从2012年开始我国的"全科医师规范化培训"的称谓,改为"全科专业住院医师规范化培训",培养大纲也演变为"全科住院医师培训标准"和"全科培训细则"。

2015年以来,全科专业住院医师规范化培训年度招录人数开始比以前有较大幅度增长,年度招录人数能够达到5 000人左右,最近几年达到1万人左右,参加项目的住院医师主要来源于高校新毕业的农村订单定向免费医学生。此外,还有少量的全科医学专业型硕士学位研究生。

(1)培训目标:成为合格的全科医师。力争达到强临床、懂公卫、识中医、能教学、晓研究、善管理、在城乡基层条件下具备独立行医及进行健康管理的能力。

(2)培训时间:培训总时间为3年。3年中,全科医疗实践共10个月,3个月安排在临床基地全科医学科,7个月安排在基层实践基地;其他临床科室轮转培训23个月;选修内容3个月。

(3)培训方式:培训方式包括多种形式的理论学习、全科医疗实践及其他临床科室轮转培训。

在3年培训过程中,以能独立承担全科医生岗位工作为主线,以分层递进的方式进行培养,年度能力培养要求见表2-2。

表2-2　全科专业住院医师规范化培训分层递进培养的安排与要求

培训年度	年度能力培养要求
第1年	以跟随指导医师门诊、管理病床、出诊等方式,系统学习处理全科医学核心问题的诊疗技能,重点掌握常见病、多发病诊治,以及基层医疗卫生工作的特点(如服务内容、服务方式、沟通方法等)。在上级医师指导下不断提高全科临床诊疗能力;参与指导医师在基层实践基地的全科工作
第2年	采取指导医师监督指导方式,使全科专业住院医师掌握全科医生的临床思维模式和接诊技巧等,横向拓展相关专业临床技能,奠定扎实的临床医疗工作基础;在上级医师指导下完成基层实践基地的全科工作
第3年	通过向指导医师请教重点问题、疑难问题,参与科研及低年资住院医师教学等,使全科专业住院医师掌握基层医疗卫生服务主要内容,具备全科医生的独立接诊能力、团队服务与协调管理能力、基本教学与终身学习能力、科研素养和健康素养等;独立完成基层实践基地的全科健康管理工作

(4)培训内容和要求,详见中国医师协会网站中的《住院医师规范化培训内容与标准(2022年版)》中的《全科培训细则》。

(5)培训基地:培训安排在省级卫生行政部门认定的全科专业住院医师规范化培训基地进行,通常这些基地为二级甲等及以上级别的综合医院和当地优质社区卫生服务中心。

(6)考试与考核:培训考核分为培训过程考核和结业考核。住院医师完成全部培训内容并且过程考核合格,才可以申请参加全科专业住院医师规范化培训结业考核(包括临床技能考核和综合理论书面考试)。结业考试合格后由省级卫生行政部门颁发全科专业住院医师规范化培训合格证书。此证书是从事全科医疗服务时注册全科医疗执业范围的凭证。

3. 助理全科医生培训项目 我国医学教育体系与其他西方国家不同,到目前为止我国高等医学院校中仍有临床医学专科教育。2012 年,卫生部、教育部组织专家研究、制定并印发了《助理全科医生培训标准(试行)》。该培养标准是在我国全科医生制度建立过程中针对欠发达农村地区的全科医生队伍建设而建立的培训项目规范。北京按照本标准率先启动了助理全科医生培训工作,其他省份于 2016 年正式启动该培训项目。2019 年由中国医师协会全科医师分会组织专家对该培训标准进行完善,并于 2020 年印发了《助理全科医生培训标准(2020 年版)》。助理全科医生培训项目,是我国特殊医学教育体系下毕业后全科医学教育的特殊形式。

(1)培训对象:临床医学专业三年制专科毕业,拟在或已经在农村基层医疗卫生机构从事全科医疗工作的人员。

(2)培训目标:成为热爱我国医疗卫生事业,能够胜任助理全科医生岗位的合格助理全科医生。

(3)培训时间和培训方式:助理全科医生培训年限为 2 年。对于因特殊情况不能按期完成培训者,可申请适当延长培训时间,具体延长时间由各省自行把握。其中,临床培训 82 周,安排在认定的临床培养基地进行;基层实践 16 周,安排在认定的基层实践基地进行;理论和综合素质课程采取集中与分散相结合的方式进行。

(4)培训基地:省级有关部门负责培训基地的认证;临床培养基地以有条件的二级综合医院为主,基层实践基地应选择有条件的乡镇卫生院、社区卫生服务中心和专业公共卫生机构;综合素质和职业相关能力培养的课程可由相关高等医学院校承担。

(5)培训内容及要求,具体详见中国医师协会组织修订的《助理全科医生培训标准(2020 年版)》

(6)培训招收与考核:各省级卫生行政部门负责组织实施本地区的助理全科医生培训招收与考核工作。培训考核实行过程考核与结业考核相结合,过程考核由培训基地负责实施,结业考核由省级卫生行政部门统一组织,结业考核包括综合理论考核和临床技能考核,省级卫生行政部门对结业考核成绩合格者,颁发统一制式的《助理全科医生培训合格证书》。近几年来,国家卫生健康委人才交流服务中心根据各地的需求,组织助理全科医生培训结业理论考核,有需要的地区则组织培训过程考核合格的助理全科医生学员参加此考试。

4. 全科医学研究生教育项目 我国全科医学研究生培养的学位类型分为学术型和专业型两个类别。在我国,复旦大学最早于 2003 年开始开展全科医学专业型硕士学位研究生培养。自 2004—2005 年国务院学位办允许在临床一级学科博士学位授权学科下自主设置二级学科学位点,一些院校论证和备案成功,其中,首都医科大学于 2005 年开始招收第一批学术型博士学位研究生,成为全国最早开展全科医学博士研究生培养的高校。2011 年国务院学位办在临床医学专业学位类别下增设了全科医学和临床病理学领域研究生教育,推动了全科医学研究生教育的开展,至今,我国已经有 100 多所高等医学院校具备招收全科医学研究生的资质。为落实 2011 年国务院印发的《关于建立全科医生制度的指导意见》精神,2012 年一些院校开始招收全科医学专业型硕士学位研究生,并与"全科专业住院医师规范化培训"进行"并轨"培养,即全科医学领域常说的"四证合一"培养模式,即全科医学专业型硕士学位研究生通过三年的培养,可以取得硕士研究生学历证书、硕士学位证书、全科专业住院医师规范化培训合格证书、临床执业医师资格证书。2014 年教育部等六部门《关于医教协同深化临床医学人才培养改革的意见》的印发,进一步推进了"全科专业住院医师规范化培训"反向并轨的工作,即对于接受全科专业住院医师规范化培训的住院医师,如果想获得硕士研究生学位,则可在培训基地医院隶属的高等医学院校参加相关课程学习和学术培养,培养过程考核合格且论文答辩通过后,可以申请获得专业型硕士学位。

教育部高等学校医学人文素养与全科医学教学指导委员会对全国 175 所高等医学院校调查结果

显示：截止到 2019 年，我国 175 所医学院校中共有 78 所拥有全科医学硕士研究生招生点。2021 年教育部同意有条件的高等医学院校开展全科医学专业型博士学位研究生培养，目前已有多所院校已经开展了此项工作。

（1）学术型硕士研究生培养：学制为 3 年，培养目标主要是在广泛学习全科医学学科相关知识的基础上，侧重于研究方法、研究能力和论文撰写能力的培养，培训结束时，应该掌握全科医学常用的研究方法，能够独立完成课题设计与实施、数据处理与研究报告撰写。在培养细节上，不同院校对研究生培养有不同的要求，导师的研究方向和具体的研究课题，都会对研究生在三年培养中是否有更多时间进行临床实践有一定影响。目前，此类研究生培养的数量不多。

有省份针对基层在岗全科医生开放学位申请，通过在职攻读硕士学位的方式，利用业余时间进行课程学习和课题研究，最后获得学术型硕士学位。

（2）专业型硕士研究生培养：学制为 3 年，由于目前各院校都实行与全科专业住院医师规范化培训"并轨"培养的模式，故其培养目标定位是培养具有一定研究能力的合格全科医生，将研究能力和临床服务能力培养放在同等重要的地位。3 年培训时间里，因为要完成《全科培训细则》中各项内容学习，并要求在 3 年中必须通过执业医师资格考试，所以用于科学研究的时间相对较少，多是利用业余时间来完成科研训练。基于此，各院校对该类研究生的毕业论文要求存在很大差别，有的院校要求公开发表论文，但更多院校要求只完成学术培养过程和研究报告，或者撰写综述论文即可毕业。目前国内对该项目存在一定的争议，但是在基层医疗机构就业的毕业生却受到了用人单位的欢迎。

（3）学术型博士研究生培养（简称"科博培养"）：学制 3 年。目前国内招收此类型博士研究生数量较少，生源也很少来自基层全科医生队伍。该培训项目的定位是为全科医学学科培养学术骨干或潜在的学术带头人。毕业时一般要求具有较强的研究能力，对全科医学某领域有较深入的研究，能够发表具有创新性的研究成果。从目前毕业生的就业调查结果看，一般都能在本专业就业，并能发挥学术骨干的作用。

（4）专业型博士研究生培养（简称"专博培养"）：学制 3 年。目前该培养项目的定位在业界还没有达成一致，各单位的培养方案在培养内容、学术培养和临床实践的时间分配上均有很大不同。这对申请该项目的学生来说，需要认真审视求学目的与学校专博培养方案所确定培养目标的吻合程度。2021 年全科专博培养项目开始在多所院校中招生，为专硕毕业生提供了深造的新机遇，也为想发展某项临床服务专长的全科医生开辟了一条新的学习路径。

5. 全科医生转岗培训项目　全科医生转岗培训项目是我国培养合格全科医生的重要途径之一。为加强我国基层卫生人才培养，贯彻《以全科医生为重点的基层医疗卫生队伍建设规划》（发改社会〔2010〕561 号），原卫生部组织制定了《基层医疗卫生机构全科医生转岗培训大纲（试行）》并于 2011 年 1 月印发。从 2011 年针对基层医疗卫生机构临床医生的全科医生转岗培训项目在全国全面启动。此后，为贯彻落实国务院办公厅《关于改革完善全科医生培养与使用激励机制的意见》要求，扩大全科医生转岗培训实施范围，国家卫生健康委组织专家制定了《全科医生转岗培训大纲（2019 年修订版）》，并于 2019 年 4 月印发，目前全国的转岗培训使用的是此版培训规范。

（1）培训目标：合格全科医生。

（2）培训对象：①基层医疗卫生机构中已取得临床执业（助理）医师资格的临床执业（助理）医师。②二级及以上医院中取得临床执业医师资格即符合相关条件的其他专业临床执业医师。从培训对象来看，转岗培训的对象已经扩展到了我国二、三级综合医院的临床执业医师的范畴。

（3）培训时间：培训总时长为 12 个月，可在 2 年内完成。其中，全科医学基本理论知识培训不少于 1 个月（160 学时），临床综合诊疗能力培训不少于 10 个月，基层医疗卫生实践不少于 1 个月（160 学时）；全科临床思维训练时间不少于 20 学时，可穿插于培训全过程。

（4）培训方式：培训采取必修与选修模块相结合的方式进行，根据培训对象的专业背景和临床工作背景，按照"填平补齐"的原则，以全科岗位胜任能力的培养为导向，灵活安排培训内容。

（5）培训内容和要求：详见《全科医生转岗培训大纲（2019 年修订版）》。

6. **全科医学师资培训** 从全科医学概念引入到 2012 年之前,我国全科医学师资培训没有统一的规范。2012 年 12 月,为贯彻落实国务院《关于建立全科医生制度的指导意见》(国发〔2011〕23 号),加强全科医学师资队伍建设,保证全科医生培养质量,卫生部、教育部、财政部和国家中医药局组织制定了《全科医学师资培训实施意见(试行)》并印发全国,从此我国的全科医学师资培训也走入规范化。

(1)培训对象:以临床师资和基层实践师资为重点,分为临床师资、基层实践师资、全科医学理论培训教师。对于拟成为临床师资的临床医生,要求具备本科及以上学历、主治医师及以上专业技术职称,具有较丰富的临床医疗和临床教学经验等条件。基层实践师资需要具备大学专科及以上学历、中级及以上专业技术职称,基层临床医疗和相关公共卫生服务经验丰富等条件。全科医学理论培训教师要求由熟悉全科医学理论和具有授课能力的临床师资、基层实践师资承担,高等医学院校相关专业教师也纳入理论师资培训的范畴。

(2)培训内容:培训内容主要包括全科医生培养工作的重要意义和相关政策制度、全科医学师资的职责和主要任务、全科医学理念、全科医疗卫生服务技能及其特点、全科医学思维以及全科医学指导、带教方法等。针对以上三类师资在培训中的功能定位不同,提出了具体需要掌握的知识和技能要求。

临床师资:树立全科医学理念,熟悉基层全科医生服务的内容、方式与特点,掌握全科医生培养中临床指导、带教的内容和方法,能结合本专科实际正确指导、带教,帮助全科医生巩固专业思想并掌握相关业务技术技能。基层实践师资着重加强全科医生指导、带教基本理论知识和具体技能方法的培训,理解、掌握全科医生培养标准、教学大纲,胜任基层指导、带教工作,规范指导、带教行为。承担理论培训的师资还应掌握全科医学和公共卫生相关理论,并能够紧密结合全科医生基层医疗卫生服务实践予以正确阐述。骨干师资还应掌握全科医学培训体系设计、全科医学师资培训的基本理论和方法,指导、帮助全科医学师资热爱全科医生培养工作,掌握正确的指导、带教方法,培养合格全科医生。随着全科医生队伍建设的不断推进,临床培训基地全科医学师资和基层实践基地承担师资职能的全科医生的素质能力逐步实现同一。

(3)培训时间与方式:培训总时长不少于 2 个月,其中,集中培训时间不少于 56 学时,基层实践师资培训时间可根据实际需要适当延长。培训可以采取集中学习与分散自学相结合、面授与远程培训相结合、教学示范与教学实践相结合、课堂教学与现场考察相结合等多种方式进行。

(4)培训考核与管理:省级卫生行政部门负责组织实施本地区的师资培训考核工作,对完成全科医学师资培训、考试合格者,颁发全科医学师资培训合格证书。国家卫生健康委员会、国家中医药管理局负责组织实施全国骨干师资培训与考核工作,对完成培训、考试合格者,颁发全科医学骨干师资培训合格证书,中国医师协会和各省相关部门对骨干师资和省级师资实行动态管理。

(路孝琴)

思考题

1. 全科医生在其服务中应该遵循哪些基本原则?
2. 全科医学"以病人为中心照顾"的原则在实际中体现在哪几个方面?
3. 请阐释你对全科医学连续性服务的理解。
4. 我国全科医学教育体系所承载的项目与国外有哪些不同?

思考题解题思路

本章目标测试

本章思维导图

第三章 | 全科医学与人文精神

学习提要

● 人文精神与医学人文精神的概念和内涵是每个全科医生都应该掌握的内容;在此基础上正确理解医学人文精神与医学科学精神的关系。

● 了解医学模式的演变,理解生物医学模式中的医学人文精神弱化的原因;掌握全科医生的基本素质要求。

医学人文精神是对人的生命质量、生命价值和人类健康与幸福的关注,是对人类身心健康与自然、社会和人之间的和谐互动和可持续性发展的关注。医学人文精神的核心就是关爱生命。医学人文精神也是一切医疗实践活动应遵循的精神主旨。由于全科医学的服务对象决定了全科医疗领域本身的特殊性,在全科医疗实践中的以人为本的精神,是在诊疗过程中对生命关爱的集中体现。全科医生作为居民健康的"守门人",在医疗服务过程中,全科医生应当是健康知识的传授者、医疗的共同决策者、心理问题的交流者,不仅需要具备人群健康管理能力、综合的诊疗能力、社区卫生服务能力,还需要良好的沟通能力、广博的人文知识和厚德仁心的人道主义,医学人文精神是全科医生尤其应当具备的基本素质之一。

第一节 | 人文精神与医学人文精神

一、人文精神概述

人文主要指人类的精神文化,包括知识、信仰、艺术、道德、法律、习俗,以及个人作为社会成员获得的任何能力和习惯在内的一种综合体。人文科学是一门与社会科学既有联系又有区别的学科,研究的是人的观念、精神、情感和价值观。

人文精神(humanistic spirit)源自人本主义,是人之所以为人的一种理性觉识、理论阐释和实践规范,包括对人的立身处世的现实规范、对人的精神和价值追求的理论提升,是人类以文明之道化成天下的生命大智慧,是文明社会中人的理性精神的基石,也是高科技时代的精神支柱;人文精神从本质上是一种自由的精神、自觉的精神和超越的精神,是对人存在与发展的思考。人文精神应该是对人类的文明传统和文化教养的认同和珍视,是对人的现实存在的思考,对人的价值、生存意义和生活质量的关注,对他人、对社会、对人类进步事业的投入与奉献;是对人类未来命运与归宿、痛苦与解脱、幸福与追求的思考与探索,是对个人发展和人类走势的殷切关注,是在历史的逻辑与生命的逻辑相一致的广大视野中,用健全而又深邃的理性之光去烛照人的终极价值的人生态度。从共时性上说,人文精神是在科技-人-社会-自然这个大系统中体现出来的人之为人的素质和品格,表现为对于真、善、美的自觉体认和永恒追求,对社会境况的世俗关怀和德化天下的人文关怀,注意人与自然的协调与共处,反对技术主义对自然资源和自然环境的戕害,创造人类的生态文明,保护人类的生存家园,为健全的精神奠定良好的自然基础,虽然,在不同的时代背景和文化背景下,人文精神的表现会有所不同,但是,人类的人文精神仍然表现出一定的共性特征,那就是对人与自然、人与社会和谐发展的追求,是人类对于生命和自由的追求,对生存价值和意义的领悟。

"人文精神的发扬和建设从来都不是静观意义上的认识,而是以一定客观对象为载体的实践。"人文精神的内涵是尊重人的价值和人格,实现人性解放与人生价值的体现,充分调动人的内在潜能与积极性。人文精神的本质是以人为中心,以人自身的全面发展为终极目标。提倡把人的地位、尊严、价值、权利、自由与发展放在首位加以关怀;提倡对人的理解和关心、保护个人权益和以人为中心的道德观和价值观;人文精神更注重人与人、人与自然、人与社会多种关系的协调,尊重人生命的完整性。

二、医学人文精神概述

医学人文精神是指在医学职业实践过程中,医务人员应具备的一种思想、理念和文化素养,是围绕人类生与死、健康与疾病、痛苦与舒适等重大医学伦理问题而形成的一种以病人为中心的理念体系和实践方法。强调医学行为的专业性与人性相统一,注重治愈患者身体疾病的同时,也要关注对患者生命价值和尊严的尊重与保护,通过关爱、理解、支持和帮助,使患者获得身心的和谐和健康的改善。医学人文精神倡导在医学实践中,医务工作者应坚守医德、医风和医道,追求卓越、责任和奉献,具有良心、同情和慈悲,维护医疗事业的公信力和荣誉感,促进医生和患者之间的信任和合作。总的来说,医学人文精神应包含以下方面。

1. **患者为中心** 以患者为着眼点,以患者的需求与利益为出发点和落脚点,始终保持同情和同理心,全面关注和尊重患者的健康、情感和社会环境等方面的实际需求和实际困境。

2. **人性化关怀** 以人性化关怀为核心,注重患者情感诉求和心理需求,积极采取应对措施,使患者获得温暖、舒适和关心,减少患者的痛苦感受与心理疾病的产生。

3. **尊重人权** 尊重患者的人权,坚持医学伦理和医学的社会责任,始终坚守医疗道德,防止医疗过失和偏差出现,维护患者和医务人员双方的尊严与利益。

4. **专业精神** 医务人员要在实践中坚守专业精神,不断提高临床技能水平、学习医学知识,实现医学和人文的完美统一,使患者得到更好的治疗效果和生命品质。

5. **医患关系** 医生要主动与患者沟通,以患者为主体,倾听患者的需求和意见,呵护患者的情感,增强患者的信任感与归属感,同时加强医患间的互信和交流,构建和谐的医患关系。

医学人文精神对于医生、患者和整个社会都具有非常重要的意义。对于医务人员而言,医学人文精神是医学职业价值和社会责任的重要体现,是其专业素质和道德水平的重要标志。能够贯彻医学人文精神的医生,既注重治疗患者的疾病,又关注患者的身心健康和人格尊严,能够更好地与患者沟通和交流,增加患者的信赖感和满意度,是医学职业道德的生动诠释。对于患者而言,医学人文精神是获得优质医疗服务的保障,在能够更好地满足患者生理需求的同时,也能更好地满足患者的心理需求,使其得到身心健康的改善,避免不必要的痛苦和疲惫,增强患者的信任和认同感。对于整个社会而言,医学人文精神是医疗制度和医疗服务质量的重要保障,能够增强医疗行业的信誉和公信力,增加决策者和大众对医务工作者的理解和信任。

三、现代医学精神是科学精神与人文精神的统一

科学精神是指由科学性质所决定并贯穿于科学活动中的基本精神状态和思维方式,是体现在科学知识中的思想或理念。科学精神包括探索求知的理性精神、实验验证的求实精神、批判创新的进取精神、互助协作的合作精神、自由竞争的宽容精神等。这些精神体现在科学生产中,是科学认识活动主体的内在的精神要素,受制于科学认识活动规律。科学精神是人类文明的崇高精神,客观唯实、追求真理是其首要要求。医学科学精神是科学精神在医疗卫生实践中的应用与体现,强调的是客观、精益求精和实用。

医学与人文社会科学有着密切的关系,是科学文化与人文文化的统一,而不是一门与社会和人文无关的、纯粹的自然科学。医学科学精神与医学人文精神是人类医学必不可少的内在组成部分,也是

人类医学实践不可或缺的精神动力。如果说科学精神赋予了医学以创新的生命力,那么,人文精神则赋予了医学创新所必需的深厚的文化土壤和道德基础。只有两者整合融通才能真正实现人类社会的真、善、美。医学人文精神为现代医学的发展指明了方向,现代医学科学只有在医学人文精神的指导下,才能摆脱医学技术主义的诱惑,肩负起人类赋予的神圣使命,两者的融通才是现代医学发展的未来。

第二节 | 医学模式的转变与医学人文精神

一、医学模式简述

医学模式又叫医学观,是指人们用何种观点和方法研究和处理健康与疾病问题,是对健康和疾病的总的看法和观点。医学模式是在医学实践的基础上产生的,又反过来以观念的形式影响人们的医学观,进而影响人们的医学思维与医学行动。医学模式随着医学科学的发展与人类健康需求的不断变化而演变。医学模式的发展主要经历了神灵主义医学模式、自然哲学医学模式、机械论医学模式、生物医学模式和生物-心理-社会医学模式等五个阶段。医学模式最早是由古希腊的希波克拉底(Hippocrates)提出的,称为希波克拉底医学模式。其主要思想是强调宏观的、主观的患者观察经验,认为疾病是自然环境、遗传因素、风俗习惯等多种因素综合作用的结果,因此在治疗上主张以"观察+疗法"的方式治疗患者,达到治病救人的目的。

二、医学模式的转变

医学模式的转变指的是从旧的医疗方法逐步转向新的医学思维方式和新技术的应用,这种转变是随着社会的发展和人民生活水平的提高而不断加快的。在历史长河中,医学模式的变迁逐渐从传统和经验性质向现代和科学化方向发展。

医学模式从希波克拉底医学模式开始,到20世纪50年代的传统临床医学模式,再到20世纪60年代的实验科学医学模式,再到现今的人本主义医学模式。其中希波克拉底医学模式注重观察、分类、治疗,传统临床医学模式强调经验、按病分类、按病论治,实验科学医学模式提倡科学实验、定量方法、临床路径,而人本主义医学模式更关注患者的整体健康和心理状态,倡导医患共同参与治疗,更加关注患者的医疗体验和质量。

医学模式的转变,往往是强烈的社会需求推动的,而新技术、新药物、新方法等也是推动医学模式转变的重要力量。随着人口老龄化、慢性病逐渐增多、医疗技术不断创新,医学模式的转变也愈发显著,医生不断在研究和实践中更新自己的观念和技能,以寻求更加精准、高效的医疗方案。简单来说,医学模式的转变可以总结为以下几个方面。

从经验型到科学型。随着现代医学技术的不断创新与发展,医生需要基于科学知识和实验来实践,保证治疗方案的严谨和有效性,全面把握患者的身心健康。

从以疾病为中心到以病人为中心。医生变得更加关注患者群体的生活方式、体征变化、心理状态和社会背景等维度,参照病情特征和个体差异,制订更加有针对性和精准化的医疗方案。

这有助于增加患者的治疗信心,从而提高治疗的成功率和治疗效果。

从单一治疗到综合照顾。现代医学已不再是固化的治疗模式,而是注重综合性的医疗服务,在不断提高治疗效果、减轻患者痛苦、促进医患之间交流和医生团队沟通的基础上,达到"治病以及人"的目的。医学模式的转变是医学进步的重要推动力,让医学走向更加精细、灵活、高效、人性化的新阶段。

三、生物医学模式与人文精神的弱化

生物医学模式是医学发展的必然趋势,尤其随着现代医疗技术不断发展,越来越多的人对医疗的

期待是对疾病的精准诊断与治疗。生物医学模式是建立在生物科学的基础之上,反映病因、宿主和自然环境变化规律的医学观和方法论。生物医学模式认为每种疾病都可以甚至必须在器官、组织、细胞或分子水平上找到可以测量的形态学变化,可以确定生物的和理化的特定病因。生物医学模式奠定了实验医学的基础,不但促进了对人体生理活动及疾病的定量研究,而且推动了特异性诊断和治疗的发展。在医学科学发展进程中,生物医学模式在很长一段历史时期发挥着重要作用,作出了不可磨灭的贡献。然而,20世纪以来,随着人口结构、疾病谱、自然环境和社会环境的变化,心理、行为习惯、生活方式以及社会因素对健康和疾病的影响增加,生物医学模式的缺陷日益显现出来。

首先,生物医学模式只承认人的生物属性,而忽视了人的社会属性。随着科学技术的发展和生产力的提高,人们的生活方式、人际交往和生活节奏发生了很多变化。这些社会因素对人体健康的影响越来越突出。另外,人类疾病谱和死亡谱发生了转变,威胁人类健康的主要疾病已经不再是传染性疾病、寄生虫病、营养不良等,而是心理、社会因素有关的疾病。然而,医生仍然把人作为一个生物体来对待,认为疾病是细胞或分子结构的异常,死亡仅仅是分子的瓦解,对人的情感、思想以及各种社会心理因素却漠不关心,殊不知这些因素与人的疾病转归和身心健康有着密切关系。

其次,生物医学模式忽视了人的整体性。人是一个整体,人体的各部分器官和组织,都是紧密相连、互相影响的。然而,随着临床医学分科的细化,形成了一个医生只看自己学科内的系统或器官疾病的局面。患者被简化为因某一部位的病变或损伤而需要修理或更换零部件的机器。患者的疾病被分解为病因、病原、症状、体征等单个的要素,患者的痛苦被转化为检验学上的数据和影像图片中的信息,一个整体的患者被现代医学的诊疗模式和程序所分割,现代医学演变为"系统或器官主导型医学",而忽视了人的整体性。

再次,生物医学模式造成技术至善主义。与20世纪之前以规范化照顾为主的医学不同,现代化医院里装备了各种高精尖的诊疗仪器和设备。医生们凭借这些仪器设备能准确、动态、自动地诊断、分析疾病原因和机体的功能变化。医生的注意力从关注患者转移到寻找致病原因、分析异常值、发现细胞或分子结构和功能的变化上。医生相信技术决定一切,花大量时间去钻研技术,熟悉仪器设备,却少有时间考虑与患者进行思想感情的沟通。在生物医学模式下,对患者容易缺少关注和关心,容易形成被动治疗的局面,而且患者和医生之间的沟通通常也较少,虽然治疗过程被重视,但患者的体验和感受往往被忽视。此外,也有人担心,在生物医学模式下,由于过于关注科技和技术,可能会导致更为错误的治疗。当然,应该指出,生物医学模式并不是否定人文精神,而是更关注治疗方案和技术的有效性和精准性。

四、生物-心理-社会医学模式与医学人文精神的回归

(一)生物-心理-社会医学模式的概念

1977年,生物-心理-社会医学模式由美国罗切斯特大学精神病学和内科学教授恩格尔(Engel)提出,又称"恩格尔模式"。恩格尔指出"为了理解疾病的决定因素,达到合理的治疗和卫生保健目的,医学模式必须考虑到患者、患者生活的环境以及社会设计的用来对付疾病的破坏作用的补充系统,即医生的作用和医疗保健制度",也就是说,人们对健康和疾病的了解不仅包括对疾病的生理(生物因素)解释,还要包括患者(心理因素)、所处的环境(自然和社会因素)以及医疗保健体系。

(二)生物-心理-社会医学模式对人们认识疾病与健康产生了重要影响

生物-心理-社会医学模式确立了心理、社会因素在健康与疾病发生发展过程中的重要作用。医学社会化、多学科融合兼收并蓄,广大医务人员采用生物-心理-社会医学模式从生物、心理、社会等因素来观察、认识和处理健康问题,指导医疗卫生实践,医学获得了前所未有的发展,卫生事业取得了史无前例的成就。生物-心理-社会医学模式也是全科医生诊治患者的一套必需的、自然的程序。

1. **从临床工作上看** 临床医学要求医生了解疾病的同时,应从患者的社会背景和心理状态出发,对患者所患的疾病进行全面分析和诊断,从而制订有效的、全面的治疗策略。生物-心理-社会医

学模式下,临床医生正在逐步摆脱纯粹生物医学的思维定式,正在改变过去"只见疾病、不见患者;头痛医头、脚痛医脚;只治疾病而不治患者,不关心患者周围环境"的倾向。

2. 从预防工作上看　生物-心理-社会医学模式强调预防保健工作要注重生物、物理、化学等自然环境因素的作用,同时,更不能忽视不良心理、行为以及社会因素对人群健康的影响,建立大卫生、大健康理念,提倡医防融合。行为医学在预防医学领域得到充分发展便是一个突出的实例。为进一步增强预防工作效果,现代医学模式要求预防医学从以生物病因为主导,扩展到实施生物-心理-社会的综合预防策略和措施。

3. 从卫生服务上看　生物-心理-社会医学模式对卫生服务的影响可归纳为"四个扩大"。

(1)从治疗服务扩大到预防保健服务:随着社会发展和疾病谱的变化,影响疾病的因素已经从单纯的生物病因转向多元化的社会、心理和行为因素。因此,必须采取综合性预防保健策略,如合理膳食、适当运动、保持心理健康等,从而取得比单纯治疗更加积极的效果。在提供预防保健服务方面应倡导三级预防的理念,即,一级预防(病因预防)、二级预防(早发现、早诊断、早治疗)、三级预防(防止疾病引起伤残和劳动能力丧失)。近来有学者提出四级预防,即在病因预防前增加社会预防的内容,如采取增加资源投入、培训人员和加强计划评价等主动积极的预防措施等。

(2)从生理服务扩大到心理服务:现代医学模式在强调生理服务重要性的前提下,特别注重心理、社会服务。心理服务在健康服务中十分重要,咨询、安慰和调适等都能对恢复健康有重要作用。医务人员,特别是全科医生应遵循新的医学模式,掌握心理学的基本知识,为社区居民提供全方位的服务。

(3)从医院内服务扩大到社区服务:服务模式从医生在医院内坐等患者上门求医,转变为医生走出医院,深入社区为广大居民提供服务。全科医学的发展和社区服务正是适应了这种医学模式转变的要求。全科医生以社区为范围,向固定居民提供常见病、多发病的诊疗、转诊、预防、保健、康复,以及慢性病管理、健康管理等服务。医院等级划分开始淡化,逐步转变为医疗中心和社区卫生服务中心。社区卫生服务中心按照"以病人为中心、以家庭为单位、以社区为范围、以预防为导向"的原则,向居民尤其是老年人、妇女、儿童和残疾人等重点人群提供卫生服务。加强社区卫生服务中心建设已经成为新一轮医疗卫生体制改革的重中之重。

(4)从医疗技术服务扩大到社会服务:在生物-心理-社会医学模式框架下,单纯的技术服务已不能满足广大人民群众日益增长的健康需求。社会心理服务的重要性凸显出来。许多医疗机构开始开展老年保健上门服务、心理咨询和行为指导、饮食指导等服务项目,深受广大群众的欢迎。为了弥补生物医学模式中弱化的人文精神,一些措施越来越多地被拥护,如更为有效的患者教育和思想疏导、更多关注患者的个人和疾病经历、推动医生的专业化和社会化素质提升。生物-心理-社会医学模式有助于指导医生更好地为患者提供全面的健康保障,医疗行业也应该进一步加大对医生的人文素质的引导和培养。

第三节 ｜ 全科医生的基本素质

一、全科医生的人文素质

人文素质是指知识、能力、观念、情感、意志等多方面因素综合而成的一个人的内在品质,表现为一个人的人格、气质、修养。人文素质修养,是通过学习、实践与感悟等,使人类优秀的文化成果内化为自身的人格、气质和修养,从而成为维系社会生存和发展的重要因素。人文素质对于专业素质、身心素质、道德素质的养成和提高具有很大的影响和很强的渗透力。

医学人文素质修养是人文素质修养的一个分支,其在包含人文素质修养共性的同时,由于关注视角独特而具有鲜明的特色。医学人文素质的内涵集中体现在对患者的生命和健康、权利和需求、人格和尊严的关心、关怀和尊重。全科医生不仅与疾病打交道,还要和人打交道。全科医生如果没有较高的人文素质,难以想象其会具有高尚的思想道德境界和人生追求,也很难想象其业务水平和专业技能会得到充分发挥和更快地提高。因此,全科医生在学习医学理论知识、技能、技巧的同时,还要学习人文知识,更要培养人文精神。中外有识之士一致呼吁,人文精神是人类不能失落的精神家园,人文素质是 21 世纪劳动者必备的素质和修养。全科医生更应通过学习文、史、哲、艺术等人文社会科学知识,提高自己的人文素质。

(一)深厚、广博的科学文化知识

科学文化知识是成才的基础,许多事业成功的科学家都具备深厚、广博的科学文化知识。如 DNA 结构的发现者沃森和克里克具有坚实的物理学、数学基础;卫生学奠基人彼腾科费尔(M.Pettkofer)具有良好的化学素养,并通晓物理学和化学研究方法。全科医学涉及的知识面更为广泛,涵盖临床医学、预防医学、人文科学、心理学、社会学、康复医学等相关内容。因此,全科医生更需要具备广博的科学文化知识,学会主动适应现代医学发展的需要,全方位提高自己的服务能力。

(二)传统和近现代文化修养

全科医生必须善于学习和吸收中华优秀传统文化,学习和借鉴世界各国文化的优秀成果,培养深厚的人文知识功底。我国传统文化非常重视提高自身文化修养。儒家代表作之一《大学》中明确提出"自天子以至于庶人,壹是皆以修身为本""欲修其身者,先正其心;欲正其心者,先诚其意;欲诚其意者,先致其知,致知在格物"。受此文化的影响,我国古代的名医都把文化修养的提升放在比技术学习更重要的位置。

此外,全科医生提高文化修养,不能把视野局限在我国民族文化上,还应该放眼世界,了解近现代西方文化的发展史。

(三)哲学修养

哲学是关于世界观和方法论的学问。任何一个医学家或发明家在从事科学活动的时候,都是以一定的思想、文化为背景的,其中世界观和方法论起着非常重要的作用。医学是自然科学与人文社会科学交叉结合的综合性学科。用辩证唯物主义的世界观和方法论指导全部医学活动,是全科医生的重要修养。全科医生面对的是患者,要想作出正确的诊断和治疗决策,不但要掌握丰富的专业知识,而且需要具备多维的思维方法和较强的思维能力。学习和领会唯物辩证主义的基本观点和方法,不仅能够加强思想修养,提高文化素质,还可以培养和提高临床思维能力。哲学素养是个人素质的灵魂,具备良好的哲学素养,有利于全科医生透过纷繁复杂的现象看清隐藏在后面的客观规律和本质,而这种洞察力是医学科学进步的关键,也是做好医疗工作的关键。

(四)审美修养

全科医生的审美素养是指其在日常工作中的艺术修养和人文情操方面的素养。全科医生的审美素养对于医疗服务质量的提高是有一定意义的。具体来说,全科医生的审美素养表现在以下几个方面。

1. **艺术修养**　全科医生应该关注艺术修养,丰富个人的审美生活,通过欣赏艺术作品、参加文化活动等方式,提高个人的文化素养和美学修养。全科医生的艺术修养可以影响医疗服务质量,如全科医生可以将审美观念融入医疗过程中,提高医疗环境的美感和舒适度,为患者带来更好的医疗体验。

2. **语言表达**　全科医生语言更需要准确、简明、具体,以便把自己的意见、建议和经验清楚地表达出来,准确地传递和解释患者的诊疗信息,使患者能够理解并按照要求执行。此外,全科医生的语言表达要让患者感到温暖、关爱和关心,让患者得到心理慰藉和情感支持。

3. **仪表仪容**　全科医生的仪表仪容直接反映了其品德和职业形象。全科医生穿着应整洁得体,仪表妆容大方,符合社会对医生身份的认同,以树立全科医生正面形象,确保医疗服务得到患者的信任和支持。

4. **沟通能力**　全科医生更要具备良好的沟通能力,包括沟通技巧和心理调节能力等。全科医生要在工作中积极沟通和交流,考虑患者的个性特点和文化背景,尊重患者的风俗习惯、宗教信仰以及期望和诉求,主动关注患者的心理变化,建立良好的信任和合作关系,同时在医疗安全、有效的前提下,共同制订可行的且对患者最有利的医疗决策,从而更好地帮助患者康复和治疗。

(五)时代精神和现代意识

《公民道德建设实施纲要》提出"在全社会大力宣传和弘扬解放思想、实事求是、与时俱进、勇于创新、知难而进、一往无前、艰苦奋斗、务求实效、淡泊名利、无私奉献的时代精神"。全科医生必须紧跟时代潮流,强化时代精神,坚持与时俱进、完善自我、发展自我,才能不落伍、不掉队。

二、全科医生的思想道德素质

良好的思想道德素质是全科医生整体素质的基础。优秀的全科医生不仅要掌握精湛的专业知识和技能,而且要具有高尚的思想道德素质。只要具备了良好的思想道德素质,就会尽最大努力提高自己的业务水平,积极主动地解除人们的病痛,更好地促进其健康。因此,对全科医生的道德品质的要求并不亚于对其医疗技术水平的要求。道德是有层次的,全科医生的道德品质应是高层次的,既包括高尚的公民道德,又包括良好的职业道德。

(一)高尚的公民道德

社会主义道德建设要坚持以为人民服务为核心,以集体主义为原则,以爱祖国、爱人民、爱劳动、爱科学、爱社会主义为基本要求,以社会公德、职业道德、家庭美德为着力点。中共中央颁布的《公民道德建设实施纲要》提出了"爱国守法、明礼诚信、团结友善、勤俭自强、敬业奉献"的公民基本道德规范。全科医生要同所有公民一样,遵守公民道德。要提倡和发扬集体主义精神,尊重人、关心人,热爱集体、热爱公益,扶贫帮困,为人民、为社会多做实事,反对和抵制拜金主义、享乐主义、个人主义。

(二)良好的职业道德

1. 坚持全心全意为人民身心健康服务的理念　全科医生应当坚持"救死扶伤,实行革命人道主义,全心全意为人民身心健康服务"的医德原则,以患者的生命和健康为重,急患者之所急,想患者之所想,帮患者之所需,为患者之所求,不图名利,不计报酬,全心全意为人民的身心健康服务。

2. 要有高度的责任感　全科医生应该牢记解除患者病痛,保障人民身心健康的职责。在为患者诊治疾病过程中,要热爱本职工作,小心谨慎、极端负责、一丝不苟,使患者得到及时、正确的诊治。全科医生还要培养责任感,自觉把患者的健康和利益放在第一位,把救治患者视为神圣的使命和义不容辞的光荣职责,能自觉自愿地、无条件地奉献自己的全部。

3. 要有爱心、同情心和同理心　一个人只有拥有爱心和同情心、同理心,才能竭尽全力帮助他人。古人把医学称为"仁学",把医者之心称为"父母心",认为医务工作者应该具有爱心和同情心。在诊疗过程中,全科医生要关心、同情患者的痛苦、处境和命运,时时、事事、处处把解除患者的痛苦和维护患者的利益放在第一位。全科医生的爱心和同情心是建立和维护良好医患关系的基础。

4. 达到"慎独"境界　全科医生在医疗活动中要想到这是自己的职业,是应尽之责,要正确处理好义与利的关系,时刻把维护患者的健康和利益放在第一位,设身处地地为患者着想。只要能设身处地地为患者着想,达到"慎独"境界,才会成为一名高尚的全科医生。

三、全科医生的社会适应能力

医疗卫生服务社会化从客观上要求全科医生必须具有较强的社会适应能力。在知识经济时代和信息化时代,在社会变革不断深化、人民群众医疗卫生服务需求日益增长的新形势下,对全科医生的社会适应能力也提出了更高的要求。

(一)培养终身学习的理念

终身教育和终身学习的理念不只是新的教育理念,而且正在转化为新的教育制度、新的人才发展战略、新的人才培养模式。树立终身学习理念,把学习贯穿于自己的一生,使学习从单纯的求知谋生发展成为人们自觉自愿的生活方式,以及提升生命价值的过程,不断适应社会和行业发展。美国医学院协会医学信息学专家组也在医生的定义(终身学习者、临床医生、教育者、研究者和管理者五种角色)中明确了医生终身学习的角色。

(二)打好人文社会科学基础

全科医学是整合临床医学、预防医学、康复医学以及人文社会学科相关内容于一体的综合性临床二级专业学科,生物-心理-社会医学模式是全科医生诊治患者时的一套必需的、自然的程序。这就要求全科医生必须掌握丰富的人文社会科学知识,并在实际工作中加以运用,诊治患者时不仅仅要关注生理健康问题,同时也要关注社会、心理等方面的问题,在缓解患者当前病痛的同时,要向其灌输防病治病的观念,教给患者预防保健、康复方面的知识和方法。因此,全科医生不仅要学好专业知识,还要充分掌握诸多方面的知识和技能,特别是哲学、社会科学、心理学方面的知识,这样才能开阔视野,拓宽思路,更好地为患者提供全方位、全生命周期的服务。

(三)强化社会适应能力

1. **获取信息的能力**　现代社会已经进入信息化时代,获取信息并将其消化吸收,得到新的知识并加以实践是创造价值的过程。医疗实践和卫生系统管理有赖于源源不断的知识和信息,计算机和信息技术的不断发展和进步为信息分析和管理提供了有效的工具和手段。全科医生必须了解信息技术和知识处理的优势与局限性,并能够在解决医疗问题和决策过程中合理应用这些信息技术,迅速准确地获得有效信息,及时地提供卫生保健服务和人群健康管理。

2. **调适应变能力**　调适应变能力是当代人应该具有的基本能力之一,要求每一个人都能从社会实际需要出发,按照自己的特长,选择主攻方向,精益求精、触类旁通、全面发展。全科医生更应随着客观情况和社会需要的变化,及时地作出应对,改变医疗卫生服务的方向和种类。面对医学模式的转变,医疗服务方式的改进,全科医生应加强自身修养,在变化中辨明方向,持之以恒,养成良好的心理调控能力。

3. **知识更新能力**　在世界新技术革命浪潮的推动下,医学科学技术正以空前的规模和速度向前发展。新的理论不断产生,新的知识层出不穷,新的技术突飞猛进。新药、新剂型、新工艺、新材料、新仪器、新设备、新细菌、新病毒等不断涌现。全科医生必须站在学科的最前沿,时刻注意把握本专业的发展现状和未来发展趋势,严谨求实、奋发进取、钻研医术、精益求精,不断地更新医学知识和技术,提高服务质量与水平。

4. **动手实践能力**　动手能力就是实际工作能力。医学是实践性很强的学科,医学生能力的培养是医学教育的主要目标之一,尤其是临床能力,是造就合格医生的重要内容。全科医生应不断提升基本医疗卫生服务能力和基本公共卫生服务能力,从而履行好居民健康"守门人"的职责,为推进健康中国战略、实现全民健康目标不断作出新的贡献。

5. **科学思辨能力**　全科医生的科学思辨能力是指在医学领域中,运用严谨的科学方法并且通过独立思考,进行问题分析和决策的能力。这种能力是全科医生的基本素质,直接关系到医疗服务的质量和效果。随着现代医学科技不断发展和新疾病的不断出现,处于医疗保健服务第一线的全科医生的科学思辨能力显得尤为重要。具体而言,全科医生的科学思辨能力应该体现在以下几个方面。

(1)科学方法应用。全科医生需要掌握科学研究的基本方法,包括实验、观察和分析等方法,并且在实践中灵活应用。在医疗服务过程中,全科医生需要准确地进行病因分析和诊断,即使遇到罕见病例或不明原因疾病,也要能够运用相关科学方法进行综合分析、判断并予以解决。

(2)科学知识运用。全科医生需要不断学习、更新医学科学知识和技术,以提高自身的医学专业素质。在工作中,全科医生需要对患者的病情进行科学解释,并将最新的学术研究成果迅速应用到实际诊疗实践,完善医疗产品,提高服务能力。

(3)创新思维能力。当遇到与常规思维不同的复杂病症时,全科医生需要具有创新思维能力。不仅要根据自己的经验和知识进行分析,还要开发新的诊疗方案。全科医生应该逐渐养成创新思维理念并加以实践,以推进医学科研和医疗技术进步。

（4）观察与分析能力。全科医生需要具备敏锐的观察力和精准的分析能力。在疾病的诊断和治疗中,全科医生需要细致地观察和记录患者的病情,收集和分析丰富的临床信息,从而制订恰当的治疗方案。

6. 社会交往和人际沟通能力 未来社会是新型合作与协作时代,也是发挥集体智慧的时代。在竞争中掌握协调与合作的艺术,有利于尽快适应工作环境,妥善处理各种人际关系,赢得他人的支持和理解;也有利于发挥自身优势,在社会中建立广泛联系,搞好合作,在竞争中求发展,在发展中求生存。因此,全科医生不仅要有扎实的医学理论知识、精湛的医术和丰富的相关学科知识,还要具备良好的医患沟通能力,通过长期、细致、专业的全科医疗服务,赢得患者及其家庭的信任,与患者及家庭建立相互信任、持久、稳定的医患关系。有效的医患沟通有利于全科医生了解和掌握患者的身心问题,采取积极有效的应对措施,与患者共同战胜病魔并抚慰患者的心灵创伤。全科医生在医疗过程中,应践行以病人为中心的理念,认真倾听、体会患者的诉说,努力做到对患者感同身受,理解和感受患者的内心世界,并给予安慰和帮助;掌握沟通语言表达要领,力求与患者的沟通充分而有效,通过语言、行为沟通实现医患双方的共同目标。

7. 管理能力 包括决策、计划、组织、指导、监督和评价的能力。全科医生作为团队的核心成员,能协调上级、同级及下级医师之间的关系,组织、指导护理人员工作,团队内部和谐相处,与其他团队形成良好的合作关系,齐心协力完成诊疗工作。能根据实际情况及自身经验合理协调使用卫生资源,提高有限资源的利用效率及效益。在医疗实践中不断充实、完善自己,提高自身层次,以适应时代和社会的需要,为社会的进步和人类卫生事业的发展作出贡献。

在各国的全科医学专业训练项目中,均将加强培养医学人文素养、人际沟通与交往的能力与社区常见病的临床诊疗能力、长期提供综合性照顾的能力、预防保健能力、服务管理能力等全科医疗服务能力放在同等重要的位置,要求全科医生在临床服务中能够更好地履行全科医学的基本原则,体现全科医学这一临床专业学科服务的科学性,和以病人为中心照顾的高度人文关怀特征,为当地群众提供安全、有效、方便、经济的基本医疗卫生服务。全科医生在其工作实践中也能深刻地领会全科医学在国家卫生保健体系中的重要作用和自身的职业价值。

（佟 菁）

思考题

1. 什么是医学人文精神?
2. 如何理解生物医学模式与人文精神的弱化?
3. 浅谈全科医生的人文素质。
4. 医学人文精神对全科医生更好地坚持全科医学基本原则的意义。

思考题解题思路

本章目标测试

本章思维导图

第四章 | 全科医生的临床诊疗思维

学习提要

● 扎实的医学知识和丰富的临床实践是全科医生临床诊疗思维的基础。
● 临床思维包括临床收集资料过程、分析资料作出诊断的过程和通过观察病情的发展及治疗对诊断的检验和修正的过程。
● 以病人为中心的系统思维模式、以问题为导向的诊疗思维模式、以证据为基础的临床思维模式构成了全科医生临床思维特征。

全科医生主要是在基层开展全科医疗服务的临床医生,为社区居民提供以病人为中心、家庭为单位、社区为基础、预防为导向的连续性、综合性、协调性、整体性、个体化、人性化及一体化的医疗保健服务。一名优秀的全科医生不仅需要扎实的医学理论和丰富的临床经验,其职业特点更要求其必须掌握系统整体性的思维方式,在实践中整合各临床专科以及行为科学、自然科学和社会科学等学科的知识、技术,为居民提供全面、合理的全科医疗服务。

第一节 | 概 述

一、临床思维的概念

思维(thinking)是指在表象(感知过的客观事物在人脑中重现的形象)和概念基础上进行分析、综合、判断、推理等认识活动的过程。临床思维(clinical thinking)是临床医生利用医学科学、自然科学、人文社会科学和行为科学的知识,对临床资料进行综合分析、逻辑推理,从错综复杂的线索中找出主要矛盾并加以解决的过程。临床思维贯穿于疾病诊断与处理的全过程。

临床思维不是脱离实际的凭空猜想,必须具备两个基本条件,即扎实的医学知识和丰富的临床实践,两者缺一不可。所谓医学知识,是指基础医学知识和临床医学知识。作为一名全科医生,除医学知识,还应主动了解自然科学和社会科学知识、生活知识等。这些知识看似与诊断疾病并没有直接关系,但实际上随时可能有助于拓宽全科医生的诊断思路。所谓临床实践,包括直接和间接实践。直接实践即深入临床接触患者,通过问诊、体检和诊疗操作等参与患者的诊治,细致而周密地观察病情,发现问题、分析问题和解决问题;而间接实践则通过阅读医学文献、参加临床病例讨论会等,从他人的临床实践中获取经验或教训。临床实践离不开仔细的临床观察、经验的积累和理论的补充。临床医生通过实践获得的资料越翔实、知识越广博、经验越丰富,临床思维过程就越快捷,也就越能快速作出正确的诊断与合理的处置。没有大量的临床实践不可能积累丰富的经验,也无法进行科学的临床思维。

二、临床思维的要素

临床思维一般可分为三个阶段,即临床收集资料过程、分析资料作出诊断的过程和通过观察病情的发展及治疗对诊断的检验和修正的过程。获取真实、系统、完整、准确的临床资料是临床思维的必备要素。临床资料收集过程包括病史采集、体格检查及获得实验室和辅助检查资料。

（一）病史采集技巧

病史是从患者那里直接获得的第一手资料,也是医生进行临床思维的依据。医生收集病史的过程是其充分运用自己所学的知识,调动全部感知能力,筛取各种可能有意义的病史资料,进行即时分析、思考的过程。在全科医疗中,病史对于明确诊断至关重要,可根据病史对 80% 的问题作出诊断。全科医生采集病史不是简单地听患者讲述和记录,也不仅仅是按照某种表格的顺序进行询问和填写,而是应该充分运用所有知识,调动全部感知能力,注意患者的面部表情、语气语调及姿势等变化,梳理出对诊断有意义的重要线索,进行即时分析、思考。采集病史的过程,医生不仅要了解疾病,还要了解患者本身,包括社会特性和个人性格,这个过程也为建立理想的医患关系奠定基础。

（二）认真细致的体格检查

通过采集病史,全科医生对病情有了一定了解,并有了初步的诊断设想,但对这些诊断是否能成立还难以确定,而体格检查则是对病史资料遗漏或不足的补充。通过体格检查,从患者身上寻找阳性或阴性体征,可使诊断思维更加接近实际病情。

体格检查的要求是既要全面系统又要有重点。所谓重点,是指在收集病史过程中发现的疑点要重点检查,对与疑点有关的体征作出有把握的肯定结论,无论是阳性还是阴性,都对诊断有重要的意义;而全面系统检查则可以避免重要部位的遗漏。如直肠肿瘤是临床上容易通过直肠指检就能进行诊断的疾病,但是临床医生往往对直肠指检的重要性认识不足,导致了直肠肿瘤的漏诊和误诊。需要注意的是在临床上由于体格检查结果受疾病变化的影响,因此当病情有变化时应再次进行体检。

（三）正确判断实验室和辅助检查的意义

实验室和辅助检查是病史和体格检查的延伸。虽然有些疾病可通过病史及体格检查作出诊断,但选择合适的实验室和辅助检查有助于进一步支持诊断,使诊断更加可靠、完善和客观。对于诊断困难的病例,也需要相应的实验室和特殊检查来协助诊断。全科医生要对各种常规检查的灵敏度和特异度有充分的了解,在判读检查结果的临床意义时,须同时考虑患者和实验室两方面的因素。如血清淀粉酶的升高对于急性胰腺炎的诊断有较高的灵敏度,但并不具备特异性,其测定值的大小与起病时间有关,如果全科医生缺乏这方面的知识,有可能会导致错误诊断。同时由于各种检查都存在一定的局限性,不能代替医生对患者的细心观察、体格检查和思考,因此既要全面理解和分析各种检查结果,也要注意与临床实际相结合。

由于某些疾病的病情是动态发展的,因此作出临床诊断后,还要不断验证。对于诊断不明确、治疗效果欠佳者,需要不断地思考,寻找可能的原因,并且注意动态观察病情变化,通过补充问诊、仔细反复体检及必要的辅助检查来验证诊断。临床思维不是一次完成的,而是一个反复观察、不断思考、充分验证的动态过程。

三、临床思维方法

一个正确诊断或治疗方案的确立除了要求全科医生掌握诊疗疾病的基本理论、基本技能并且具备临床经验外,还必须具备正确的临床思维方法。临床思维虽然有许多方法,但没有固定的模式,在临床工作中通常是几种方法一起使用,互相补充。

（一）推理法

推理是临床医师获得临床资料或诊断信息之后到形成结论的中间思维过程,包括假设演绎推理、归纳推理和类比推理。

1. 假设演绎推理　是指在观察和分析的基础上提出问题以后,通过推理和想象提出解释问题的假说,根据假说进行演绎推理,再通过实验验证演绎推理的结论,从而比较患者的临床表现是否符合诊断标准。这是临床上最常用的一种临床思维方法。

假设演绎推理法通常先将患者的临床资料进行整合,找出主要问题,通过推理和想象提出可能的诊断假设。如患者有渐进性的活动后胸闷、气促伴少尿及双下肢水肿,推理出其患有右心功能不全的可能性诊断假设;如果在体格检查的时候发现颈静脉怒张、肝肿大、肝颈静脉回流征阳性的体征,那么患者诊断为右心功能不全的假设就获得了更多的证据支持,诊断也就更为可靠。而患者的辅助检查如心脏超声提示右心室扩大,N-末端脑钠肽前体(NT-proBNP)明显升高,则该诊断假设的概率就高。如果再经过治疗试验,按照右心功能不全治疗后患者症状、体征明显好转,就说明诊断假设是正确的;反之,则说明诊断假设是错误的。假设演绎推理的诊断程序见图 4-1。

尽管假设演绎推理法是一种高效的临床诊断策略,但因其对于假设和检查项目的数目不加限制,有可能导致医疗资源的过度使用。为了适应社区居民健康"守门人"角色的要求,全科医生的临床思维应该是一种有限制的假设演绎过程,即利用低成本的诊疗手段获取最佳的健康效果和最大的经济效益。因此,更强调物理诊断、临床思维或判断能力,并在其中渗透生物-心理-社会医学模式。

2. **归纳推理** 是一种从个别和特殊的临床表现推导出一般性或普遍性结论的推理方法。医生所搜集的每个诊断依据都是个别的,根据这些诊断依据提出临床初步诊断,就是由个别上升到一般,由特殊性上升到普遍性的过程和结果。如弗莱明在一次意外中发现了青霉素,而经过弗洛里和钱恩的一系列临床试验,发现使用青霉素后不同患者的炎症均被消除了,于是得出结论:这种后来被命名为盘尼西林的药物,对链球菌、白喉棒状杆菌等多种细菌感染有显著疗效。

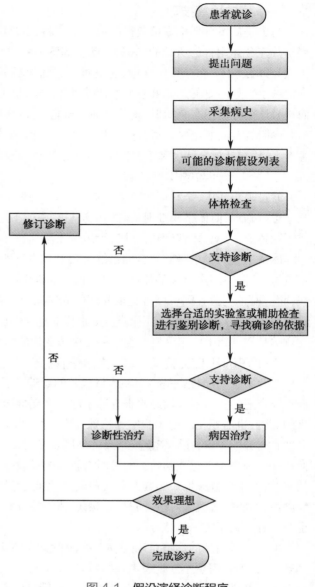

图 4-1 假设演绎诊断程序

3. **类比推理** 两个或两个以上疾病在临床表现上有某些相同或相似之处,但也有不同之处,经过比较、鉴别、推理而确定其中一个疾病,这种方法就是类比推理。类比推理是临床医生认识疾病的重要方法之一,临床上常常应用该方法来进行鉴别诊断。如实验医学的开拓者哈维,通过对人体心脏与水泵的类比分析,揭示了血液循环的奥秘。而18世纪奥地利的奥恩布鲁格运用类比推理法,将"酒桶和装酒量"与人的"胸腔和胸腔积液"进行类比,反复探索胸部疾病与叩击声音之间变化的关系,最终发明了叩诊这一方法。

(二)横向列举法

横向列举是根据临床表现及实验室等检查结果考虑各种可能的疾病,通过查找诊断依据或进一步选择其他检查,逐步将思维引导到正确的方向,或逐步缩小诊断范围,直到明确诊断。如先确定是哪一系统的疾病,再推测是该系统中哪个器官的疾病,然后再确定病变的范围和性质,最后通过进一步检查明确诊断。横向列举是一种横向的、向空间发展、向四面八方扩散的思维,是对问题本身不断地提出问题、重构问题,并且不断探究、观察事物的不同方面的思维。如患者因咯血而就诊,而咯血的原因很多,如支气管扩张症、结核、肺肿瘤、肺脓肿、肺部炎症等,再通过仔细询问病史得知其有反复咳嗽伴咳黄脓痰病史 20 余年,推测其咯血的原因可能为支气管扩张,进一步行影像学检查后证实诊断。

(三) 模型识别法

模型识别就是典型患者的识别,是对与已知疾病的图像或模型相符合的患者问题的即刻辨认。这种诊断方法仅靠观察患者便可得出,但只有在患者症状典型、符合唯一的疾病模型时,才能使用此种方法,如临床上典型的甲状腺功能亢进的患者,可以采用模型识别法进行诊断。但是临床上大部分患者的症状并不典型,因此模型识别法的应用非常有限。

第二节 ｜ 全科医学临床思维特征

全科医学临床思维的基本特征主要体现在以下几方面:以病人为中心、以问题为导向、以证据为基础的临床思维;体现生物-心理-社会医学模式;遵循辩证思维、逻辑思维的基本认识规律;坚持科学的批判性思维。

(一) 以病人为中心的系统思维模式

以病人为中心的照顾是全科医疗的基本特征,与专科医疗的以疾病为中心的诊疗模式有着根本的区别。而以病人为中心的临床思维方式也是与以疾病为中心的临床思维方式相对应的。以疾病为中心的临床思维是一种集中思维,相当于用显微镜去观察物体;而以病人为中心的临床思维却是一种发散思维,相当于用望远镜去观察物体。前者更注重实质,而后者更注重背景和关联。以病人为中心的诊疗思维模式是以人的整体健康为最终目标,患者的需求和期望与生理疾病同等重要。实际上,专科医生与全科医生之间非常需要合作,在专科医生对疾病进行深入、细致的分析之后,就需要全科医生对各种问题进行全面、系统的整合。以病人为中心的系统思维具有以下特点。

1. **充分了解患者**　希波克拉底曾说过:"了解你的患者是什么样的人,比了解他们患了什么病要重要得多。"以病人为中心的系统思维基本特点是进入患者的世界、了解患者的个性。当面对一个患者时,专科医生首先想到的是其所患的疾病,而全科医生以病人为中心的系统思维则使其首先考虑的是了解患者。全科医生可以使用系统整体性的问诊来了解患者的背景,包括个人背景、家庭背景、社会背景、疾病背景等。当患者的问题无法用生物医学的原理来解释时,或当患者因轻微的症状而反复就诊时,更应仔细询问患者的背景。因为在进行许多决策过程中,与患者健康相关的价值观和情境可以与生理资料同等甚至更加重要;而且心理、社会和情境问题显然会影响到患者的生物学疾病,对心理社会问题的探查也会为以病人为中心的全科医生提供许多潜在的线索。

2. **关注患者的就医背景**　全科医生使用的模式有别于生物医学模式之处,在于其不仅追求生物学问题的诊断,还要回答另外一种问题,即患者为什么要来看病,也就是关注患者的就医背景。在就医背景中,全科医生需要了解以下几方面内容:患者就医的原因、患者就诊的期望、患者的需要、患者的疾病因果观、患者的健康信念模式、患者的患病体验和患病对患者生活的影响或意义。全科医生只有充分了解患者的就医背景,才能更深入地了解患者,与其建立一种持续的密切的医患关系;为其制订个性化的长期的健康管理计划,并在实施计划过程中不断提高其遵医性。

3. **以生物-心理-社会的医学模式确认现存问题**　生物-心理-社会医学模式是以人的整体健康为最终目标,疾病是患者的一部分而并非全部,患者的需求和期望与生理疾病同等重要。全科医生通常采用生物-心理-社会的医学模式来确认现存问题。首先从生物医学的角度跨学科、全面、综合地考虑服务对象的健康问题与疾病的诊疗,考虑有问题的器官系统与其他相关器官系统间的相互关系、局部与全身的临床表现及相互影响。其次从生物医学领域延伸到患者领域,了解患者的患病体验、患病行为等,深刻理解患者。如一位高血压患者因近期血压控制不佳而来就医,全科医生除了要给予降压治疗,还要深层次地探索血压控制不良背后是否隐藏着其他的原因,如是否有什么其他诱因导致血压升高、有无生活压力、情绪如何、是否坚持服药、该疾病对其生活有多少影响、有无顾虑、希望医生给予什么样的帮助等,即从心理层面、社会层面分析(图 4-2)。

4. **体现全人照顾的特点** 以病人为中心的系统性思维体现了全科医学全人照顾的要求,即照顾完整的人、全面的家庭照顾、连续性的照顾和多学科的全面照顾。全科医生不仅服务于来就诊的

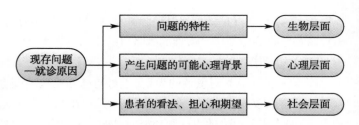

图 4-2 以生物-心理-社会医学模式确认现存问题

患者,也服务于未就诊的患者,同时服务于患者和健康人,还服务于家庭和社区;全科医生不仅负责疾病的诊疗,也负责疾病的预防、保健和康复;不仅治疗疾病,也治疗患者;不仅关心躯体的疾病或疾患,也关心心理、社会、道德、伦理等方面的问题;不仅关心现存的问题,更关心未来的问题,注重防患于未然。因此全科医生不能只局限于医学领域,而是应将社会学和人文学等相关领域的内容纳入到全科医生临床思维体系中,对患者的社会、经济、文化、心理各个方面的因素加以考虑,帮助患者解决实际的问题。

总之,全科医师要以病人为中心的系统思维去了解患者所患的疾病,更要了解所患疾病的人。在健康服务的过程中,全科医师不是旁观者和指挥者,而是与患者处于平等地位,作为医患互动共事的一部分而发挥作用,是维护人的整体健康和提高人的生命质量的艺术家。

(二)以问题为导向的诊疗思维模式

以问题为导向的诊疗思维是以发现和解决个人、家庭、社区的疾病与健康问题为导向,综合运用临床医学、预防医学、心理学与社会学等学科的相关方法,对各种问题进行诊断,了解其产生的原因及影响因素,确定健康需要,制订和实施相应的诊疗措施,以实现对各种疾病与健康问题的有效治疗和照顾。是一种以问题的发现、分析、诊断和处理为主线的疾病诊疗和健康照顾过程,强调以疾病与健康问题的发现和诊断为出发点,以问题的妥善处理、以个体和群体的健康维护和健康促进为目标,并将以问题为导向的思维贯穿于整个服务过程中。全科医学涉及的内容中,常见病多于少见病及罕见病;健康维护问题多于疾病诊治;研究整体重于研究细胞,因此以问题为导向的诊疗思维非常重要。

在基层医疗卫生保健服务中,大部分疾病尚处于早期未分化阶段,绝大多数患者都是因症状或健康问题而不是因疾病就诊。有些症状是一过性的症状,往往无须也不可能作出病理和病因学诊断;有些症状则可能是由心理社会因素引起的;而有些症状仅属于健康问题,尚不属于疾病的范畴;但也有许多症状可能是一些慢性病和严重疾病的早期症状。全科医生最重要的工作就是对产生症状的最可能病因作出诊断,同时排除严重的疾病。因此对于全科医生来说,在临床诊疗中应更强调患者的症状、体征、诊断性试验等检查结果,以及与疾病和健康有关的心理、社会、经济、文化等方面的问题。从主诉、症状、体征和问题入手来进行诊疗思维是全科医生的工作特征,也是其认识和处理未知疾病的基本思路。同时全科医生必须掌握各种疾病的诱因、流行病学、自然过程和临床表现方面的知识,以确保问题的及时发现和准确诊断。

以问题为导向的诊疗思维模式,要求全科医生始终围绕疾病与健康问题,准确分析和识别常见病的一般性症状和特异性症状,并善于从患者主诉的一系列问题中分清主要问题和次要问题,善于把握问题的实质,从系统的角度全面分析各种症状信息,从而避免可能发生的误诊。此外,由于疾病的发生、发展往往要经历一个相对漫长的自然进程,疾病症状表现的多样性使得人们很难在初期找到疾病的特异性症状并作出准确的诊断,因此全科医生在疾病处理过程中应遵循全面性、联系性和系统性的原则,充分利用与患者之间形成的相对稳定的医患关系,动态、渐进地观察、跟踪疾病和健康问题的变化,及时收集各种相关信息,以调整和修正自己的最初判断和对疾病的处理方案。

（三）以证据为基础的临床思维模式

以证据为基础的临床思维模式是一种科学的思维模式和临床决策方法。临床医学是证据科学和经验科学的结合，全科医生通过从众多的医学资源中寻找最佳的证据，从而为患者提供更好的诊疗和健康照顾。

以证据为基础的临床思维模式可以分为 5 个步骤，概括起来称为"5A 程序"，即提出问题（ask）、寻找证据（acquire）、评价证据（appraise）、应用证据（apply）和评价结果（assess）。第一步是从临床工作中提出问题，如患者的治疗措施、治疗效果都可以作为问题提出来；第二步，寻找证据，书籍、文献、网络通常都是寻找证据的途径，可以充分利用循证医学的证据；第三步，评价证据，对证据的可信度、重要性和实用性进行评价；第四步，应用证据，将目前获得的最佳、最新的证据应用于工作中；第五步，评价结果，对最佳证据应用于临床后的结果进行评价。以上 5 个步骤不断循环，从而促进科学临床思维的形成与发展，提高全科医生的临床诊治水平。

第三节 ┃ 全科医疗中常见的健康问题及特点

一、社区常见健康问题

社区居民的健康问题种类繁多，但常见的问题却相对集中。全科医疗中临床常见的问题有：呼吸系统、消化系统、泌尿系统等的常见感染；高血压、糖尿病、慢性阻塞性肺疾病等慢性非传染性疾病；吸烟、酗酒问题；超重与肥胖问题；营养不良问题；记忆力减退问题；优生优育问题；青少年妊娠问题；计划免疫问题；各种预防保健问题和各种健康教育问题；经济、社会、家庭的其他问题等。此外，全科医生还要面对大量常见症状、疾病的诊断、治疗和干预等问题。

全科医疗中常见的 30 种症状占所有常见症状的 85% 左右，分别是：咳嗽或咳痰、流涕、咽痛、发热、耳鸣、消化不良、腹痛、腹泻、便秘、肩部疼痛、腿疼或痉挛、腰背痛、胸痛、皮疹、皮肤瘙痒、白带增多或瘙痒、月经异常、眼部疼痛或不适、心悸、失眠、头晕或眩晕、头痛、便血、气短、视力障碍、泌尿道症状、疲劳（乏力）、体重减轻、指/趾甲问题、局部肿块。

全科医生所遇到的疾病的种类和分布取决于其服务的人口特征和社区环境。下面列出了全科医疗中最常见的各系统的疾病，覆盖了基层医疗保健中诊断的前 80% 的疾病。全科医生应能够很好地诊断和处理这些疾病。

1. **呼吸和耳鼻喉系统**　上呼吸道感染（病毒性或细菌性）、过敏性鼻炎、哮喘、慢性阻塞性肺疾病、耳道炎（急性、慢性）、鼻窦炎。

2. **心脑血管系统**　高血压、冠心病、心力衰竭、脑血管意外。

3. **消化系统**　胃肠炎（病毒性、细菌性，急性、慢性）、便秘、肠易激综合征、消化不良、结肠炎（溃疡性或非溃疡性）、痔。

4. **泌尿生殖系统**　尿道感染、阴道炎（真菌性、萎缩性阴道炎等）、功能性子宫出血、绝经综合征、良性前列腺增生。

5. **神经系统**　头痛（偏头痛、紧张性头痛等）、头晕或眩晕、压迫综合征（如腕管综合征）。

6. **肌肉骨骼系统**　肌肉及软组织损伤、关节炎（骨关节炎、类风湿关节炎、痛风）、脊柱退行性疾病（颈椎病、腰椎病）、肩部综合征（如肩周炎、疼痛性弧综合征）、腱鞘炎（如扳机指）。

7. **内分泌系统**　糖尿病、甲状腺疾病、骨质疏松症。

8. **精神心理问题**　抑郁、焦虑、依赖（包括烟草依赖，酒精依赖、药物依赖、互联网依赖等）、精神病等。

9. **恶性肿瘤**　胃癌、结肠癌、乳腺癌等。

10. **皮肤**　皮肤感染（细菌性、病毒性、真菌性）、湿疹、过敏性（如荨麻疹、药物反应等）、痤疮。

二、社区常见健康问题的临床特点

全科医生在社区中要面对各种健康问题,与专科医生相比,全科医生面对的常见健康问题有如下特点。

1. **大部分健康问题处于疾病的早期和未分化阶段** 在疾病和健康问题的早期,多数患者只是感觉不适,或者只有一些症状和不典型的体征,但还未出现明确的疾病证据;或仅表现为情绪低落、性情暴躁、记忆力减退等。这时,患者极少主动就医,更不可能去专科医生那里就医。但这一阶段往往是全科医生进行干预的最佳时期,所花费的成本最小,收效却最大。因此,全科医生应特别关注对早期未分化健康问题的及时发现和处理,并努力掌握相关的知识和基本技能。

2. **常伴随大量的心理、社会问题** 躯体疾病可以伴随大量的心理、社会问题,精神疾患也可以伴随许多躯体症状,两者常互为因果。许多患者有明显的躯体症状,却没有明显的阳性体征和实验室检查结果,难以作出明确的躯体疾病诊断。心理、社会问题既可以是躯体疾病的原因,又可以是躯体疾病的表现,反之亦然。因此全科医生必须善于识别和处理这一类问题,并且具备从生理、心理、社会维度对疾病或健康问题进行诊断的知识和技能,能够从问题的生物源性、心理及社会源性着手,对问题进行分析、鉴别及有效的干预。

3. **疾病和健康问题具有很大的变异性和隐蔽性** 专科医生诊治的通常是一类疾病,往往相对固定,变异性不大。而全科医生则面对的是其所服务社区所有居民的疾病和健康问题,涵盖了不同年龄、性别、不同部位的疾病,以及各种生理、心理、社会原因导致的健康问题和疾病。因此,其面对的疾病和健康问题具有很大的变异性。此外,受个人健康意识、对疾病的重视程度以及症状轻微等多种因素的影响,在疾病的早期和未分化阶段人们很少主动就医,其健康和疾病问题很容易被忽视,使得其健康问题具有很大的隐蔽性。因此,要求全科医生不断追踪和动态了解其服务社区中的个人、家庭的健康档案和信息,了解各种疾病和健康危险因素的流行状态,掌握各种疾病的诱因、流行病学、自然过程和不同的临床表现等方面的知识,通过对多方面知识和技能的掌握,有效应对潜伏隐匿、充满变异和不确定性的健康问题。

4. **慢性疾病多见,就诊频率高** 慢性疾病占据了社区常见疾病谱的前几位,其往往需要全科医生提供连续性、综合性的医疗保健服务。慢性疾病患者就诊频率高,因此是全科医生日常服务的主要对象。对于这些患者而言,重要的不是治愈疾病,而是如何预防疾病的发生、发展,并且适应环境的变化。

5. **健康问题的成因和影响常是多维度和错综复杂的** 现代疾病谱中的很多疾病既不是纯生物性的,也不是纯心理或社会性的,而是生物、心理、社会诸因素不断交叉累积、相互作用的结果。社区中健康问题的原因和影响可能涉及生物、躯体、心理、个人、人际关系、家庭、社区、社会文化、宗教、政治、经济等多种因素和多个方面,以上因素之间又存在错综复杂的相互作用。如果不了解这些因素之间的相互关系和作用,就难以把握疾病问题的整体特性,也难以全面、有效地解决这些问题。全科医生对健康问题的关注,不仅仅局限于某一器官和系统疾病,而是重视各系统之间,身体与精神之间,生理、心理、社会问题之间的相互关联,以及个人的疾病与其家庭、工作单位、社区环境之间的密切联系。

6. **健康问题多于疾病、常见病多于罕见病** 虽然全科医生面对的疾病和健康问题具有广而杂的特点,但是,由于现代社会中导致疾病的危险因素(如吸烟,饮酒,高热量、高脂肪膳食,肥胖,缺乏运动等各种不良行为和生活方式等危险因素)的广泛流行及大量积聚,使得大量健康危险因素以及健康相关问题的处理成为全科医生日常工作的重要内容。总体上讲,全科医生面对的疾病和问题中,常见病多于少见病及罕见病,健康问题多于疾病。因此全科医生不仅要掌握处理各种常见病、多发病的知识和技能,还要学会社会学、心理学、行为学、人际沟通和传播学等各种相关知识和技能,善于寻找和摸索改善人们长期以来的各种不良生活和行为方式的有效策略,从而真正将各种疾病的危险因素及时消除,实现主动预防和干预的目标。

三、社区常见健康问题的诊断策略

全科医生在社区中所接触的健康问题大多处于未分化的早期阶段,而且社区中多缺乏高级的辅助检查设备,因此,及时作出明确的疾病诊断有时可能较为困难,这就要求全科医生在鉴别健康问题的性质或诊断疾病时,采取独特的临床诊断策略,运用逻辑思维和辩证思维,全面系统地认识和处理各种健康问题,运用动态、联系和发展的眼光来看待各种疾病与问题的发生、发展和相互转化的过程。

(一)全科医生的诊断方法

1. 病因的初步诊断方法　全科医生作为基层医生,最重要的作用就是对产生症状的最可能的病因作出初步诊断,同时排除严重的疾病。基本步骤是:①耐心倾听患者陈述症状;②了解症状的性质(特点、加重和缓解的因素)和病程特点(急性、反复发作或慢性);③判断患者的症状是否提示其正处于危及生命的紧急情况,如是否存在呼吸困难、休克等严重情况,是否需要正确处理后紧急转诊;④根据患者的症状和个人信息,如年龄、性别、既往史和家庭背景等,列出一系列可能会导致该症状的鉴别诊断(通常 2~5 个);⑤根据对所列举的鉴别诊断的特定症状和体征的了解,进一步收集病史,进行适当的体格检查,以确认最可能的诊断,并排除其他诊断;⑥当诊断不明或需要排除潜在的严重疾病时,须进一步选择实验室和辅助检查,必要时转诊。

2. 掌握基本的临床诊断思维方法　基本的临床诊断思维方法包括从症状入手的诊断思维方法、从疾病入手的诊断思维方法和从系统入手的诊断思维方法,其中最常用的是以症状入手的诊断方法。症状是患者就诊的主要原因,同时也是疾病的基本信号和线索,因此,从患者主诉的症状、体征着手进行疾病诊断是最为常用的诊断思维方法,也最符合临床认知规律。该方法包括刻画诊断法、归缩诊断法、菱形诊断法和诊断三联征(diagnostic triad)等多种方法。其中诊断三联征主要由具有疾病识别特征的 3 个关键症状和体征构成,是全科医生基于症状和体征对疾病快速识别和诊断的常用方法之一。

典型的诊断三联征举例如下。

发热 + 头痛 + 颈项强直 → 脑膜炎

腹痛 + 寒战高热 + 黄疸 → 急性胆管炎

腹痛 + 停经 + 阴道异常出血 → 异位妊娠

月经失调 + 肥胖 + 多毛症 → 多囊卵巢综合征

3. 实施临床推理的基本方法　包括穷极推理法和假设演绎推理等方法。穷极推理法是在全面询问病史、完整的体格检查以及常规的实验室检查等系统回顾后,进行归纳推理,以得出可能的诊断,而在得出推理之前不做任何假设;假设演绎推理是根据患者的最初线索快速形成诊断假设,然后根据诊断假设选择并实施各项临床检查和实验室检查项目,进而依据检查结果对诊断假设进行归纳与逐一排除,包括诊断与鉴别诊断,最后得出最可能的诊断结果(见图 4-1)。

4. 学会运用疾病概率的方法来进行推理和判断　概率是指一个特定事件(疾病)将要发生的可能性大小。疾病的诊断与鉴别诊断过程实质上是肯定疾病与排除疾病的过程,也是对患病可能性大小即患病概率的判断。概率诊断基于医生对患病率、发病率和自然病史的了解和经验。如果患病可能性为 100%,则肯定患病,单从诊断角度无须再进一步检查;如果患病可能性为 0,则可排除患病,也无须进一步检查。临床上患病概率一般介于两者之间,往往通过病史、症状、体征等进行推断。

概率推断举例:如一位 65 岁女性患者前来就诊。

患者:咳嗽很厉害。

医生:感冒的可能=80%,慢性支气管炎=15%,肺癌=5%。

患者:咳嗽时有痰,且有时带血丝;15 岁起吸烟,每天 2 包。

医生:感冒的可能=20%,慢性支气管炎=70%,肺癌=10%。

患者:近 3 个月来,咳嗽日益加重,且体重减少了 15kg。

医生:感冒的可能=1%,慢性支气管炎=19%,肺癌=80%。

5. 掌握对诊断假设进行验证的基本方法 全科医生的工作场所主要在社区,缺乏综合性医院的高级检查设备,因此,全科医生应努力从以下几方面着手验证诊断假设:①进一步询问病史,特别应针对几种需要鉴别的疾病假设,有目的、系统而深入地收集有助于鉴别诊断的相关信息,特别是疾病自然史和症状出现的规律或特征等方面的信息。此外,还应了解个人的完整背景、既往的健康状况、家庭成员的主要疾患及所在社区的疾病情况。②针对需要鉴别的疾病假设,有针对性地开展体检,以便发现一些隐藏的体征。③适当开展一些试验性治疗并对其干预效果进行追踪观察。④继续密切观察患者,等待发现更有价值的临床表现。⑤必要时可将患者转诊至上级医院行进一步检查,但应考虑这些检查的灵敏度、特异度、预测价值,尽量选择无创性、费用少而预测价值高的检查项目。⑥如有可能,寻求专科医生会诊。

6. 安全的诊断策略 全科医生应对的疾病错综复杂,不仅需要整体性的临床思维方式,还需要结合安全诊断策略。莫塔的临床诊断模型可以帮助全科医生解决临床常见问题,尽快识别急危重症疾病,并判断是否存在容易被忽略的问题。莫塔的诊断模型包括 5 个问题。

(1)具有这种症状或体征的常见疾病有哪些? 全科医生长期在社区工作,对于社区的流行病学情况及患者病史非常熟悉,这是相较于其他专科医生的优势,可以更快地明确导致这种症状或体征的常见疾病,体现了"首先考虑常见病"的临床思维。

(2)有什么重要的不能被忽略的严重疾病吗? 全科医生在诊疗中需要识别急危重症患者,尤其是那些易被忽略的严重和危及生命的疾病。如,急性心肌梗死是一种严重的具有潜在致命性的疾病,但当患者症状不典型(不表现为典型的心前区压榨样疼痛,而呈现出多部位不同程度和性质的疼痛,如下颌、颈部、上腹部疼痛等)时,易被医生忽视而造成严重后果。为了早期识别严重疾病,全科医生在诊疗中须建立"高度怀疑"意识,牢记首先排查急危重症疾病,这也体现了"严重疾病优先"的临床思维。

(3)有什么容易被遗漏的病因吗? 全科医生在社区诊疗中有时面对的患者症状多,在临床上不易识别和诊断;或者因患者紧张、焦虑等,病史讲述不完整,导致存在漏诊的疾病。这就需要全科医生仔细询问患者病史,注意全身体检,根据整体性临床思维,结合病情,分析病案资料,寻找不易被识别的疾病或病因。

(4)患者是否患有潜在的常被掩盖的疾病? 有些患者在讲述病史时因各种原因而隐藏一些信息,尤其是一些诊断不明确的未分化疾病,或者与精神心理、家庭等相关的问题。这需要全科医生加强临床实践,积累经验,关注疾病以外的问题;同时要善于倾听、富于关怀、有同理心,给患者提供恰当的能自由表达的机会。

(5)患者是否试图告诉我什么? 作为一名全科医生,应与患者建立良好的医患关系,同时具备能敏锐察觉患者的需要和感受的能力,在面对患者,尤其是未分化疾病患者时,需要考虑患者此次就诊是否有"隐藏的目的"。在与患者进行有效沟通并取得其信任后,才能了解到患者内心的想法,这也体现出全科医生的职业素养和人文精神。

(二)全科医生的诊疗流程

诊疗流程图是疾病诊断过程中常用的工具,通过构建诊断流程图可以帮助人们简明扼要地勾画出临床预防、诊断、治疗等关键环节与基本工作框架,为其提供思路清晰、逻辑性强、程序明确的临床工作流程和工具。

流程图(flowchart)在数学中有运算法则的内涵。区别于一般意义上的工作流程图(flow sheet 或 flow chart),全科医生诊疗流程图强调每前进一步都要求医生根据患者的具体情况加以认真地思考、"运算",从而作出判断,而不是简单地依据流程与步骤依次行事、照方抓药。其特点是有明确的开始与结束,而中间是一系列过程及重要决策点,全科医生需要在关键决策点作出重要的决策判断(图4-3)。在该流程图中,确定是否是急重患者是其关键步骤,这是全科医生在工作中必须首先作出判断的重要环节。确定为非急重患者后,仍需要根据流程图所示,进一步检查后再慎重地进行一次重复判断。在判断是否需要进行转诊时,应制订明确的转诊指征,做好转诊前的必要准备工作。总之,全科医生的诊疗工作流程中应注意以下几方面内容。

1. 注意识别或排除可能会威胁患者生命的关键问题 在医疗卫生服务中,患者安全是第一要务。由于全科医生面对的大部分健康问题尚处于疾病的早期或未分化阶段,因此必须具备在疾病的早期阶段将严重的、威胁生命的关键问题识别出来,并及时进行转诊的技能。

2. 诊断鉴别分类和危险问题标识法 在接诊患者时,一定要在得出正确的诊断假设之前,根据病史和查体的结果判断患者病情的轻重缓急,特别要判断出是否为危、急、重患者,并随即进行相应处理(图4-4)。对危急重患者可以利用危险问题标识法(red-flag approach),即在疾病鉴别诊断时,根据一定的症状、主诉、病史和其他临床线索,判断患者有无重要危险问题,这是一种很有效的方法。如,对于主诉乏力的患者,应用"red flags"提示乏力患者患有进行性或危及生命的疾病,如表4-1所示。

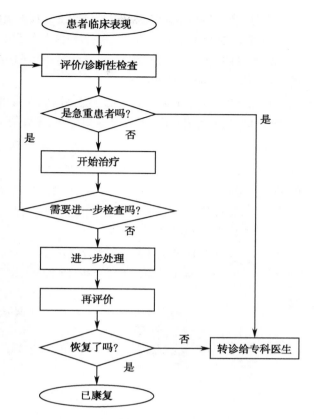

图 4-3 全科医生诊疗流程图

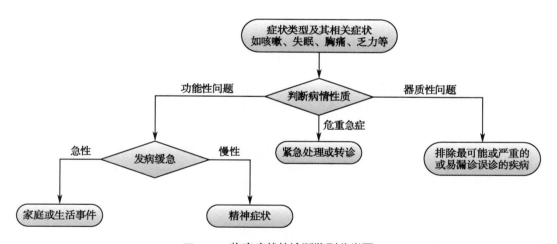

图 4-4 临床症状的诊断鉴别分类图

表 4-1 应用"red flags"提示乏力患者患有进行性或危及生命的疾病

诊断	"red flags"
重度抑郁症	出现自杀念头,社会活动减少、退缩
戒断综合征	有长期酒精、烟草或精神药物滥用史,最近突然停用
重症感染	体温 >39.5℃、脑膜炎、休克
严重心衰	端坐呼吸、心脏扩大、心脏杂音
控制不良的糖尿病	烦渴、多尿、体重下降

3. 其他问题的相关要求 对于已明确或怀疑有危险问题的患者应该及时进行转诊;对于留下来继续观察和治疗的患者,需要告知患者可能的结果。再确认患者明白后,为了进一步确定诊断,要连续观察患者的病情。在此过程中,一定注意不可漏掉重要的检查项目或拖延宝贵的时间,防止患者的健康甚至生命受到损害和威胁。

总之,全科医生在诊疗中应充分应用以病人为中心、以问题为导向、以证据为基础的临床思维模式,发挥优势,使患者、家庭及社会获得更多、更好的医学照顾。

(江孙芳)

思考题

1. 临床思维的要素有哪些?

2. 全科医学临床思维特征有哪些?

3. 社区常见健康问题的诊断策略是什么?

思考题解题思路　　　　本章目标测试　　　　本章思维导图

学习提要

- 医患关系是在医学实践中产生的人际关系,具有人际关系的通用属性,又有其特殊之处。对医患关系概念、内容、特征及不同类型医患关系特点的学习,能使医学生深入了解医患关系的深层次内涵,为其将来从事医务工作提供帮助和指导。
- 建立并维系良好的医患关系对全科医学服务至关重要,掌握其方法和策略能够帮助医学生更好、更快地适应未来工作环境。
- 通过对沟通的概念、要素、原则、影响因素的学习,医学生能更加深刻地理解医患沟通的意义;熟练掌握并运用语言性沟通和非语言性沟通技巧是全科医生应当具备的素质。
- 医患双方的权利与义务是从法律层面对医患"为"或"不为"的具体规定,熟练掌握该内容是医学生学法、知法、用法的体现,是维护医患双方合法权益的基础。作为一名合格的全科医生,要懂得依法执业,规范自己的诊疗行为,有效应对常见的法律问题。

第一节 | 全科医学中的医患关系

一、医患关系概述

(一)医患关系的概念

医患关系(doctor-patient relationship)是指在医学实践活动中所产生的人际关系。医患关系的概念有广义和狭义之分。广义的医患关系是指以医生为主体的与从事医学活动有关的"医方"群体,同以患者为主体的与就医行为有关的"患方"群体之间的人际关系。"医方"既包括医生、护士、药师、技师等医务人员,又包括医疗机构及其行政、后勤等管理工作人员;"患方"不仅包括患者本人,还包括患者的亲属、监护人等关系人。狭义的医患关系是指医生与患者及其关系人之间形成的人际关系。本章中的医患关系是指狭义的医患关系。

(二)医患关系的内容

根据是否与医学技术实施有关,医患关系可分为技术关系和非技术关系。

1. 技术关系 指医生运用医学技术向患者提供诊断、治疗、预防、保健、康复等具体医疗服务过程中形成的互动关系。技术关系是医患关系最基本和最主要的表现形式,是非技术关系产生和形成的基础。

2. 非技术关系 指医生与患者及其关系人在诊疗过程中因情感、思想、心理、社会、伦理、法律等诸多非技术因素而构成的互动关系。非技术关系主要包括以下几个方面。

(1)道德关系:人际关系需要用一定的道德原则和规范来约束。医患关系属于一种特殊的人际关系,更需要医患双方遵循一定的道德规范。作为医生,应具有高尚的道德修养和崇高的敬业精神,关心、爱护和尊重患者;作为患方,应如实向医生提供病情,配合医生的诊疗工作,遵守医院规章制度,尊重医务人员及其劳动,自觉维护医疗机构的正常工作秩序。

(2)价值关系:医患双方通过诊疗活动体现或实现各自的价值诉求,从而形成一定的价值关系。

医生通过医学知识和技术为患者提供医疗服务,得到患方和社会的认可与尊重,实现自身价值;患者通过接受诊疗而减轻痛苦、恢复健康、延长生命,从而更好地承担社会角色。

（3）情感关系:医患双方围绕诊疗活动实现各自价值的过程中,也会形成一定的情感关系。患者因疾病带来的不适导致情绪低落,甚至产生心理负担,在情感上希望得到医生的关心和帮助,以增强战胜疾病的信心。医生希望在情感上得到患方的理解与支持,从而为更好地服务患者提供精神动力。

（4）经济关系:医疗活动是一种特殊的经济活动。医患关系是在医疗活动中产生的,为满足医患双方各自需求而形成的一种利益关系。在这种关系中,医生通过诊疗活动付出一定的体力和脑力劳动,从而获得劳动报酬;患者通过接受诊疗服务而恢复健康,或延长生命、减轻痛苦、提高生存质量,并为此支付诊疗费用。

（5）法律关系:随着社会发展和医学进步,医患关系不仅需要道德的约束和规范,更需要法律的调解。医患双方必须在法律法规和制度约束的范围内行使自身的权利,并履行相应的义务。就患者而言,从挂号开始,便与医方建立起了契约关系,受相应的法律法规和制度的保护与监督,如果患者权益受到损害,可依法追究医疗机构及医务人员的责任;就医生而言,其权利和义务同样受法律法规和制度的保护与制约,如果其权益受到损害,也同样可以通过法律途径解决。

（三）医患关系的特征

1. 双方目的的同一性　医患关系是围绕患者健康和诊疗活动建立起来的人际关系,因此,医患双方的目的是一致的,即最大限度地解除或减轻患者痛苦、恢复健康、延长生命。

2. 双方利益的一致性　在诊疗过程中,医生通过提供良好的诊疗服务而获得合理经济收入,并满足心理和精神需求,实现人生价值;患者通过接受医生的服务而减轻痛苦、重获健康,进而恢复其一定的家庭和社会角色。

3. 双方信息的不对称性　医学是一门专业性强、技术含量高、知识更新快、风险程度高,且广泛涉及社会人文的学科。医生需要经过长期不断的专业学习和临床实践,并通过国家统一组织的医师资格考试,进行执业医师注册,这一过程客观上使医生掌握了大量的、专业的医学知识。而对于寻求医疗服务的患者而言,即使通过读书、网络或专家咨询获得相关医学信息,仍与医生掌握的相关科学技术和实践经验不相匹配,是信息劣势方,一般只能被动地接受信息。

4. 医疗过程的互动性　要达到良好的疾病诊疗效果或健康恢复效果,需要医患双方共同努力,仅依靠一方难以实现这一目标。医生开具的物理检查、实验室检验或实施的相关技术操作,需要得到患方的认同与配合,以确保患者健康利益的最大化。反之,如医生不积极对患者疾病进行全面系统诊疗,或患者拒绝执行医生的合理诊疗方案,就难以实现良好的诊疗效果。

（四）医患关系模式类型

医患关系模式（doctor-patient relationship model）是指在历史和现实中存在的具有一定普遍性和代表性的医患关系样式。目前,国内外学者广泛认可的是 1956 年美国学者萨斯（Szasz）和荷伦德（Hollender）在《内科学成就》中发表的《医患关系的基本模式》中提出的医患关系模式,即主动-被动型、指导-合作型和共同参与型（表 5-1）。

表 5-1　萨斯-荷伦德医患关系模式表

模式	医生地位	患者地位	适用对象	类似关系
主动-被动型	绝对权威	被动接受诊疗	休克昏迷、急诊重度外伤及意识丧失患者	父母与婴儿
指导-合作型	指导作用	积极配合诊疗	意识清醒的急性期、感染期患者	父母与青少年子女
共同参与型	帮助作用	积极协助诊疗	慢性病、心理疾病及有一定医学知识的患者	成人与成人

1. 主动-被动型　是一种传统的医患关系模式。其特征是医生在诊疗过程中起主导作用,患者被动接受医生的诊疗行为和方式。这种模式适用于无关系人照护的休克昏迷、急诊重度外伤及意识

丧失患者。

2. 指导-合作型　是现代医患关系的一种基本模式。医生起指导作用,患者在接受医生诊疗方案和意见的情况下发挥自身的积极性,从而提高疗效、恢复健康。此种模式的应用对象主要是意识清醒的急性期或感染期患者。

3. 共同参与型　是现代医患关系模式的一种发展趋势。其特点为患者不是被动接受诊疗,而是主动的参与者,包括积极协助医生作出正确诊断、制订和实施诊疗方案、密切跟踪反馈治疗效果等。慢性病、心理疾病以及具有一定医学知识的患者一般适用这种模式。

(五) 全科医学中的医患关系特点

全科医学中的医患关系不仅具备其他专科医患关系的基本属性,还具有其自身的特点和优势。

1. 共同参与的互动关系　全科医学强调以人为本、以健康为中心,将患者置于其家庭背景和社区环境中,运用家庭力量、社会人际关系等协同解决其健康问题。全科医生与服务对象进行沟通时,要鼓励其积极主动参与交流,通过开放式提问等沟通技巧尽可能多地了解其性格特点、生活习惯、家庭结构、人际关系、经济状况、工作性质等情况,与其共同分析存在的健康危险因素,并提供个体化建议。此外,寻求全科医学服务的多数就诊者为慢性病患者,他们在长期的诊疗过程中积累了很多经验,对疾病形成了一定的认识和理解,能够更好地与全科医生进行互动。

2. 全面照护的协同关系　全科医生提供的是基本医疗服务,面对的患者很多处于疾病未能明确诊断的早期,或共病患者,因此全科医生提供的医疗服务应主要定位在照护上,并且是全生命周期的照护。全科医生应努力调动各种积极因素,帮助他们制订诊疗方案、预防并发症、疏解负向情绪、指导合理饮食和养成良好生活习惯。全科医生要让服务对象客观地认识自身的健康危险因素及所患疾病的特点,使其善于与自己的疾病"相处",并能调动一切积极因素促进健康。

二、全科医学中良好医患关系的建立与维护

(一) 建立与维护良好的医患关系的重要意义

全科医疗的医患关系有别于其他专科医疗的医患关系。从形成动机的角度看,其他专科医疗的医患关系是随着患者就诊而形成的,对医生而言,医患关系的形成是被动的;而对于全科医生,只要居民在全科医疗服务的签约范围内,就有义务积极了解居民健康状况,建立居民健康档案,因此医患关系的形成是主动的。从患者管理周期的角度看,专科医疗的医患关系一般是一过性的人际关系,在门诊及住院诊疗接触过程中形成和建立,随着患者健康问题的解决或疾病的恢复而结束;全科医疗是面对社区居民全生命周期的健康管理和照护,其医患关系长期且持久。从病种管理的角度看,其他专科医疗医患关系往往建立在针对某一种或几种疾病的诊疗基础上;而全科医生要以居民个体为对象,负责居民的疾病预防、诊断、治疗、控制,健康教育,生活指导乃至临终关怀等全方位的全生命周期服务。

因此,对于全科医生而言,良好医患关系的建立与维护至关重要,体现在以下几方面。

1. 是做好全科医疗工作的基础　全科医疗服务具有基础性、持续性、个体化、综合性和协调性的特点,其服务内容贯穿于全生命周期,并着重关注特定阶段的特殊生理、心理、家庭和社会方面的健康问题。这一特点决定了全科医疗服务不同于其他专科医疗服务,全科医生不仅要解决患者当前的健康问题,还要注重探寻当前健康问题与既往疾病和生活习惯的联系,调动患者和其家庭成员的主观能动性,主动参与到疾病的预防和诊疗过程中,从而找到更为恰当的干预措施。因此,全科医疗服务目标的实现,必须建立在长久的良好医患关系的基础上。

2. 是提高医疗工作质量的前提　良好医患关系是全科医生与患者形成积极互动的催化剂。全科医生对患者的关心、对病情的重视、对注意事项的详细告知、对患方疑虑的耐心解答等本身就是一种治疗方式,能够缓解患者的焦虑情绪,减轻患者的身心痛苦,增强患者战胜疾病的信心,提高患者的依从性,使医患双方能够更好地配合,从而产生更强的"治疗合力",不断提高全科医疗服务质量。

3. 是全科医生可以调动的资源　全科医生在社区医疗工作中往往扮演着一个"多面手"的角

色,既是负责疾病诊疗、健康维护、病患照护和全方位健康管理的医生,又是进行疾病危险因素早期筛查、促进健康生活方式形成的教育者;既是社区医疗卫生资源的"守门人",又是社区医疗卫生保健工作的管理者;既是实现社区与各级各类医疗卫生机构双向转诊的沟通者,又是建立社区健康档案与社区健康网络的组织协调者。这些角色的实现,都需要全科医生调动其良好的医患关系资源,带动大家参与到健康维护与健康促进的工作中,从而提高人群整体健康水平。

4. 是促进全科医学发展的催化剂 良好的医患关系能够促使全科医生关心患者,热爱本职工作,给自己带来积极的成就感和满足感,有效激发全科医生的内在动力,不断提高全科医疗的服务水平和能力,进而促进全科医学事业的健康发展。同时,良好医患关系也能促使广大服务对象关注全科医生的学习、生活和工作,关心全科医生的职业发展,为全科医学工作的不断改进和完善建立坚实的群众基础。

(二)建立与维护良好医患关系的有效策略

全科医学中良好医患关系的建立与维护要以人际信任为基础。人际信任在人类交往和社会生活中至关重要,是人与人之间建立稳定和持久关系的基石,也是社会运行的润滑剂。在推进分级诊疗制度落实过程中,患者对基层医疗卫生服务缺乏信任是制度落实的瓶颈之一。全科医生良好的职业素养、优质高效的医疗服务、以患者为本的理念、充分有效的沟通,以及自身的良好形象都是人际信任构成的必要因素,也是打破这一瓶颈、建立和维护良好医患关系的有效策略。

1. 培养良好的职业素养 全科医生的职业素养与其世界观、人生观、价值观、道德修养、医疗能力以及对职业和生活的态度等因素密切相关。全科医生应重视生命,尊重生命,并富有同情心和爱心,对待患者存在的健康问题持亲切、关怀、真诚与负责的态度,善于理解患者的愿望并尽可能地给予帮助,在工作、学习、生活中培养良好的职业素养和道德情操,从而建立良好的医患关系。相反,全科医生如果对患者的健康问题漠不关心、得过且过,则会降低患者的信任度,甚至引发医患矛盾。

2. 提供优质高效的服务 全科医生工作的"产出"是通过服务对象的满意度来体现的,而其满意度是通过全科医疗工作过程实现的。全科医生要以不断满足患者日益增长的健康需求为导向,在学校教育的基础上尽可能多地参加继续教育、专业培训和学术研讨等活动,加强与国内外同行的交流学习,不断提升自身的医德修养、业务知识、技术水平和工作能力,同时要做好社区居民健康需求调研。只有这样,全科医生才能为服务对象提供更为优质高效的诊疗服务,通过满足诊疗需求而获得患者的信任,使其乐于得到全科医生的帮助与指导,从而有效促进和谐医患关系的维护。

3. 坚持以患者为本的理念 时刻把患者利益放在首位是全科医学"以患者为本"这一理念的最佳体现。全科医生通过提供与健康相关的医疗服务来获得报酬,但不能为了获得更高的经济利益而损害患者的利益。此外,除健康服务,在进行需要患者或居民配合的社区工作时,也要尊重对方的意愿,并在其知情同意的基础上开展。只有树立以患者为本的服务理念,才能使全科医疗中的医患关系更加良好而长久。

4. 建立充分有效的沟通 良好医患关系的建立与全科医生的沟通能力和沟通技巧密切相关。全科医生要注重沟通能力的培养,平等对待患者,尊重患者的人格,更多地站在患者角度理解其痛苦和不适,真诚帮助患者解决问题。在沟通的过程中,全科医生应尽可能地听取患者对健康问题的叙述,并尽量使用关心、支持、安慰、鼓励和劝导性语言,增强患者战胜疾病的勇气和信心。同时,全科医生也要注意沟通技巧的学习和使用,针对不同的对象、不同的健康问题采用不同的语言性和非语言性沟通技巧,以达到事半功倍的效果。

5. 身体力行树立良好形象 全科医生自身的良好形象能起到榜样的作用,运用自身生动事例来教育人、影响人,能够弘扬正确价值取向,增强教育的感染力和实效性。全科医生要身体力行,养成良好的生活方式和习惯,为患者起到榜样的作用,增强患者对全科医生的信任与尊重,从而有利于良好医患关系的建立和维护。

除此之外,在互联网时代,社交媒体因具有连接关系网络的属性和即时通信的功能,已成为人际关系维护与拓展的重要媒介,全科医生可以通过科学合理地应用新媒体手段,加强与维护良好的医患关系。如利用社交软件群、社区就诊 APP 等推送健康指导、疾病预防、康复常识、急诊急救等相关信息,不受时间、地域的限制,并将其作为医患及时、有效、持久交流健康信息的必要补充形式。

第二节 ｜ 全科医学中的医患沟通

一、沟通概述

(一)相关概念

沟通(communication)一词,在西方是由拉丁文 communis 演变而来,原意是“分享和建立共同的看法”;在我国,沟通原指开沟以使两水相通,后泛指使两方相通连,也指交流彼此的意见。虽然东西方对沟通的释义不尽相同,但其核心都是指双方之间信息传递和理解互动的过程。

人际沟通(interpersonal communication)是指人们为达到一定的目的,通过一定渠道,交流思想、感情和知识等信息的过程。简单地说,人际沟通就是交流信息的过程,就是人与人之间信息的传递与互动。

(二)沟通的要素

根据 Hein 于 1973 年提出的理论,沟通的基本要素包括信息背景、信息发出者、信息、信息传递渠道、信息接收者、反馈六个要素。

1. **信息背景**(information background)　是指沟通过程所在的环境,包括地点、周围条件、沟通的时间,以及沟通参与者的个人特征(包括知识水平、经历、文化背景及心理特征等)。

2. **信息发出者**(message sender)　是把自己的思想、情感、知识等信息传递出去的一方。

3. **信息**(message)　是沟通的具体内容,是个体思想、背景、态度、个性、知识、行为模式、价值观等的表现形式,包括语言性信息和非语言性信息。

4. **信息传递渠道**(route of message transmission)　是指信息传递的手段、方式、途径、通道,是信息由一方传递给另一方所经过的路径。

5. **信息接收者**(message receiver)　是指接收信息的一方。只有当信息接收者接收到信息发出者发出的信息,才能形成有效沟通。信息接受过程包括接收、解码和理解三个步骤。在一定的条件下,信息接收者和发出者常常互换角色。

6. **反馈**(feed back)　是指信息接收者接到信息后的反应和回馈,是信息发出者和信息接收者之间相互反应的过程。反馈是沟通的重要组成部分,通过反馈可以评价沟通的有效性。

在全科医学的医患沟通中,无论是医生作为信息发出者,患者作为信息接收者(如健康指导、健康讲座等);还是患者作为信息发出者,医生作为信息接收者(如患者主诉病史等),医患双方都需要在发出信息后注意接收对方的反馈,不断实现沟通角色的互换,最终达到解决健康问题的目的。以社区健康咨询过程为例,图 5-1 展现了沟通构成的要素。

(三)沟通的基本原则

1. **诚信**(sincerity)　是建立良好人际沟通的前提和基础。全科医生在工作中一定要抱着真诚的态度与对方沟通,对自己许诺或已与对方达成共识的事情,做到言必信、行必果,为良好有效的沟通奠定基础。

2. **平等**(equality)　在全科医疗中,平等包含两方面含义,一方面是全科医生与社区居民地位和关系上的平等;另一方面是全科医生对待不同的服务对象时要一视同仁、平等相待。

3. **尊重**(respect)　尊重分为自尊和他尊,在尊重自己的同时,也要尊重他人。沟通过程中充分尊重对方,自然会得到对方的尊重,使双方产生共鸣,建立融洽的关系。

4. **移情**(empathy)　即沟通双方设身处地站在对方的角度,通过认真地倾听和提问,理解对方的

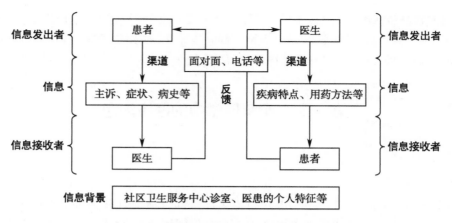

图 5-1 社区健康咨询过程中的沟通要素示意图

感受,并以正确的方式把这种感受传递给对方。

5. 理性(reason) 是指沟通双方能够客观、理智地了解、认识和分析沟通的内容,避免情绪化和非正常思维带来的干扰。全科医生要学会调整自己的情绪,清醒地思考问题,以便达到充分有效的沟通效果。

6. 慎言(cautious) 沟通的语言既可"治病",也可"致病"。沟通过程中,要出言谨慎,避免使用自大、夸张、批评、责备、抱怨、攻击性的语言,避免触及对方隐私,避免口无遮拦、喋喋不休。

(四)影响沟通的因素

影响沟通的因素既包括沟通方式、沟通地点、沟通环境等外在因素,又包括沟通者表达能力、理解能力、身体状况、心理特征、情绪状态、个人修养等内在因素,这些因素的条件、状况往往决定沟通的成败。

1. 沟通方式 也就是前面所叙述的信息传递渠道,其形式多样,而且不同的沟通方式往往解决不同的问题。以全科医疗中医患沟通方式为例,其优缺点和适用范围见表 5-2。

表 5-2 全科医疗中常见的沟通方式、优缺点及适用范围

沟通方式	优点	缺点	适用范围
大众传媒(如电视、广播、报纸等)	覆盖面广,易解决居民"知"的问题	缺少居民"信"和"行"的反馈	指导或解决人群间共性健康问题
面对面交谈	可实现一对一交流,利于信息的传递,易达到完全互动	对沟通双方时间要求严格,效率低	解决所有全科医疗对象的个性化健康问题
电话沟通	可实现一对一交流,实现互动,方便快捷	不能传递眼神、表情等非语言信息	无听力障碍人群的个性化健康指导
健康讲座	易实现居民健康知识的宣教和普及	居民反馈少,难以解决个性化的健康问题	某特定区域有共同健康需求的人群
社交媒体	兼具大众传媒和个体沟通两种功能	在对网络、智能手机等不熟悉的人群中难以实行	指导或解决人群间共性及个性健康问题

2. 沟通地点与环境 在进行人际沟通时,不同的沟通地点往往会产生不同的沟通效果。沟通环境指沟通双方所处地点周围状况和情境,往往与沟通地点密切相关。如全科医生在诊室对居民进行问诊时,场合比较正式,空间相对封闭,有利于患者表述自己的真实感受、个体隐私;在社区街道,流动人群较多,不宜谈及过多私密话题;在对社区居民进行家庭访视时,环境相对安静,氛围融洽,容易与受访者拉近心理距离,可就居民存在的健康问题进行较为细致的沟通和探讨,有利于唤起其他家庭成员对其健康状况的关注;在社区举办健康讲座时,能够促使社区居民对普遍和共性的健康问题产生共鸣。

3. 沟通双方的表达和理解能力　与沟通者的家庭环境、成长环境、受教育程度、社会接触情况、个人努力程度等密切相关。一般来说，家庭氛围融洽、成长环境和谐、受教育程度高、社会接触面广，并有意识不断完善自我的沟通者，具有较强的表达能力和理解能力，更容易获得良好的沟通效果；反之，对于单亲或家庭氛围长期紧张、成长环境封闭、接受教育贫乏、社会接触面窄且对自我要求低的沟通者，表达能力和理解能力相对欠缺。

4. 沟通双方的身心及情绪状态　双方身心放松、情绪稳定，使表达内容更加系统、清晰和明确，有利于信息的有效交流；如果沟通的一方或双方身体不适或存在焦躁、不安、愤怒等负面情绪时，沟通效果会大打折扣。

5. 沟通者的修养　是基于个体心理特征的人的综合素质的体现。一个人的能力、气质、性格、品德修养等对沟通效果起着举足轻重的作用。性格乐观、态度积极、心胸豁达的人往往能够结交更多的朋友，赢得更多的信任，也更容易与他人进行充分有效的沟通。而品质恶劣、性格孤僻、多疑、自卑、嫉妒等都会阻碍人际沟通的有效进行。

二、全科医学中医患沟通的技巧

医患沟通（doctor-patient communication）是指在医疗卫生保健工作中，医患双方围绕疾病预防、诊疗、保健、康复等主题，以患者为本，以医生为主导，对各种信息进行全方位分析和多途径交流的过程。全科医疗服务中，良好有效的医患沟通有利于为患者提供优质的医疗卫生和保健服务。

全科医学中的医患沟通技巧可分为语言沟通技巧和非语言沟通技巧。

（一）全科医学中的语言沟通技巧

1. 运用得体的称呼语　称呼语是语言沟通的开始，全科医生恰当地使用称呼语会给患者留下良好的第一印象，为后续的沟通奠定相互尊重和信任的基础。医生要根据患者性别、年龄、身份、职业等特征的不同而使用不同的称谓，力求尊重为先、恰当自然。可使用叔叔、阿姨、先生、女士、小朋友等，避免使用诊号、床号取代称谓。对经常接触或长期接受全科医生健康照护的患者，可以直接称呼为老李、小王等，以拉近双方之间的距离。

2. 营造和谐的沟通氛围　全科医生接待患者应面带微笑，温和招呼，请其落座，以示尊重，使患者处于放松状态，融洽就医氛围。可以"言他式"开场，避免直入主题。如以小区最近关注的话题入手，过渡到对患者病情的询问。此外，全科医生应尽量保持诊室环境的整洁、安静，避免接打电话、随意走动及闲杂人员出入，干扰沟通过程。

3. 主动倾听积极反馈　倾听是实现良好有效医患沟通的重要手段，可以使患者感受到医生的尊重和理解，便于患者向医生传递自身的健康信息和真实感受。全科医生与患者沟通时应与对方保持适当的目光接触，集中精力倾听其叙述，观察其面部表情和肢体语言，正确"阅读"所传递的信息，并给予适时反馈。在倾听的过程中，医生一方面要善于采用认同的语言鼓励对方叙述；另一方面也要以"是这样啊""接下来呢"等话语积极回应对方，并根据需要重复对方所叙述的重要信息，避免信息的缺失。

4. 形象化表达医学术语　全科医生的语言既要准确、简练、条理分明，又要使患者容易理解和接受。因为医患双方存在着掌握医学信息的程度、理解能力、受教育程度等因素的差异，所以在双方沟通过程中，应该尽量使用通俗易懂的语言，避免产生误解，影响沟通效果。在不得不使用深奥难懂的医学术语时，医生可以借助图片、模型、影像等资料加以释疑，必要时可以采用比喻、类比等修辞手法进行形象化说明，使对方充分理解和接受所要表达的内容。

5. 从患者角度看待问题　根据不同患者的特点，采用不同的沟通方式，其核心就是换位思考。全科医生面对的患者各异，每个患者的健康问题千差万别，即使是同一患者、同样的健康问题，也会因时间的不同而需要采取不同的方式、方法。这就要求全科医生须站在患者的立场来看待其陈述的健康问题，从根本上采取有效的针对性措施加以解决。

6. **开放式与封闭式提问相结合** 开放式提问的回答范围没有限制,有利于患者开拓思路,充分、主动、自由地表达自己的观点和真实想法,如,您最近身体有什么不舒服吗? 封闭式提问将应答限制在特定范围内,患者回答的选择性小,甚至只能用简单的"是""不是""有""没有"来回答。此外,全科医生是交谈的主导者,在让患者充分表达自己的想法和要求的同时,也要注意引导交谈的方向,使交谈流畅有效。

7. **适宜的语气、语调和语速** ①语气有肯定、陈述、疑问、感叹等,能够体现交谈者的情感和态度,全科医生的语气应该亲切自然,充满关爱;②语调即说话的腔调,就是声调高低、抑扬轻重的配合和变化,对同一事情的阐述,语调不同,往往传递的情感也不同,全科医生应该善于使用、控制和转换不同的语调;③语速是指说话的速度,沟通时语速应该急缓适宜、停顿适当,以更好地吸引患者的注意力,使其更易接受和吸收全科医生所表达的信息。

(二) 全科医学中的非语言沟通技巧

1. **衣着得体** 衣着是指人的穿衣打扮,可以展现一个人的整体精神面貌。全科医生的穿衣原则是干净、整洁、得体。当与患者初次接触时,如果医生的衣着符合患者的心理预期,会降低患者的焦虑情绪,给患者留下良好的印象。反之,则会降低患者对全科医生的信任和期待,影响沟通质量。

2. **正确理解和表达面部表情** 面部表情是人类情绪、情感的外在表现。全科医生一方面要善于"读懂"患者面部表情所传递出的信息;另一方面也要以合适的面部表情反馈给患者。

3. **善于运用眼神传递信息** 眼神是非语言沟通的重要组成部分,正确理解患者眼神传递的信息并以恰当眼神及时反馈,对医患沟通尤为重要。全科医生与患者保持适当的目光接触,有利于鼓励患者继续讲述病情。目光坦诚,充满仁爱,能够增强患者对医生的信任,拉近医患心理距离。应该注意,不宜一直盯着患者的眼睛,也不要目光游离或斜视患者,而应注视患者面颊下部,以示尊重和重视。

4. **运用恰当的身体姿势** 身体姿势能够反映双方的心理及情绪状态,可以体现双方的态度和意愿。在患者叙述时,全科医生可以适当与对方缩小距离,上身微微前倾,以表示愿意倾听;在患者讲话迟疑有顾虑时,可以和其握手或拍肩以表示关怀,并愿意为其保密。

5. **保持合适的交谈距离** 全科医疗服务中,医患双方的交谈距离因医患关系及场合的不同而不同。一般来说,全科医生与患者应该呈一定角度而坐,间隔 0.5~1.0m,并避免面对面直视,从而便于双方目光自由接触和分离,而不致尴尬和有压迫感。此外,全科医生也要根据文化、地区、民族和风俗习惯的不同,而采取不同的交谈距离,使对方易于接受。

6. **营造和谐的沟通环境** 沟通环境会影响全科医疗服务中双方的心理及情绪状态,甚至决定沟通的成败。沟通环境要通风良好、光线柔和、整洁安静,并做到一医一患,以更好地保护患者隐私,达到良好的沟通效果。

第三节 | 全科医学中的法律问题

一、全科医学中的医患权利与义务

医患关系是一种合同或契约关系,属于民事法律关系范畴。医疗合同关系是医患关系的基本形态。

医疗合同(medical service contract)是指医方为患者提供医疗服务,患方为此支付费用的合同。医疗合同为诺成合同,双务有偿合同,其主要内容由医患双方彼此的权利和义务构成。

需要指出的是由于医生职业的特殊性,其权利义务不仅是针对患者的权利义务,也可能是针对医疗机构、卫生行政部门或国家和社会的权利义务。本节将根据《中华人民共和国民法典》《中华人民共和国基本医疗卫生与健康促进法》《中华人民共和国医师法》《中华人民共和国传染病防治法》《医疗纠纷预防和处理条例》《医疗机构管理条例》等主要法律法规的相关规定,对医患双方的权利和义务进行梳理,以更好地指导全科医学的实践活动。

(一)法律权利与法律义务

法律权利(legal right)是指国家通过法律规定,对法律关系主体可以自主决定为或不为某种行为的许可和保障手段。

法律义务(legal obligation)是指法律关系主体依法承担的某种必须履行的责任。

法律权利和法律义务具有如下关系。

1. 法律关系中的对应关系　指法律权利对应着相应的法律义务而存在,二者相互关联、对立统一。主要体现在:①在任何法律关系中,一方主体有法律权利,对方主体就必然承担相应的法律义务,反之亦然;②在特定的法律关系中,每一主体在享有权利之时都对应承担一定义务。

2. 社会生活中的对等关系　权利总量和义务总量是对等的。主要表现在:①如社会生活中权利总量大于义务总量,有些权利就形同虚设,反之,社会将产生特权;②在某种具体法律关系中,权利总量与义务总量也是对等的。

3. 功能发挥中的互动关系　法律功能常常通过其设定的权利与义务表现出来。主要体现在:①法律义务的履行促进法律权利的实现;②法律权利的享有也有助于法律义务的履行。

4. 价值选择中的主从关系　由于国家本质和社会制度的不同,决定了有些国家的法律体系以权利为本位,有些国家的法律体系以义务为本位。我国由于市场经济模式的建立以及对人权的普遍关注,现代立法总体上讲是以权利为本位的。

(二)医生的权利与义务

1. 医生的权利

(1)对患者进行诊疗:医生在注册的执业地点、执业范围内,具有进行疾病调查、医学诊查、医学处置以及选择合理医疗、预防和保健等方案的权利。

(2)出具相关医疗证明:在法律法规规定的范围内,医生具有开具与自己诊疗活动相关的各种业务证明的权利。

(3)获得基本工作条件:按照国务院卫生行政部门规定的标准,医生有获得与其执业活动相当的基本工作条件的权利。

(4)参加科研学术活动:医生有从事医学研究、学术交流和参加专业学术团体的权利。

(5)接受培训学习:医生有参加专业培训、接受继续医学教育的权利。

(6)人身权利:在执业活动中,医生享有人格尊严和人身安全不受侵犯的权利。

(7)获取合理报酬:医生有获取工资报酬和津贴以及享受国家规定的福利待遇的权利。

(8)参与权:医生有对所在机构的医疗、预防、保健等工作和卫生行政部门的工作提出意见和建议的权利,以及依法参与所在机构民主管理的权利。

(9)医疗费用支付请求:医生有为患者提供诊疗服务而获得报酬的权利,患者有为此支付医疗费用的义务。因此,医生有权要求患者缴纳费用。

(10)特殊干预:在特殊情况下,为保证患者自身、他人和社会的权益,医生可以采取限制患者自主权利的措施。但是,这种限制措施不是任意行使的,必须要满足一定条件,包括:①需要进行隔离的传染病患者或疑似传染病患者;②严重精神病患者和自杀未遂或有自杀倾向患者拒绝治疗时,可采取约束和控制措施;③当进行试验性治疗的患者出现危险情况时,医生必须及时终止治疗。

以上医生的权利受法律保护。干扰医疗秩序,妨碍医务人员工作、生活,侵害医务人员合法权益的,应当依法承担法律责任。

2. 医生的义务

(1)提高医德修养,关爱患者:医生应当具备良好的职业道德和医疗技术水平,发扬人道主义精神,履行防病治病、救死扶伤和保护人民健康的职责。

(2)规范执业行为,提高业务水平:医学是一门具有不确定性且不断动态发展的科学。医生既应当遵守法律、法规和技术操作规范、常规,不断规范自己的执业行为,又应当努力钻研业务,更新知识,提高专业技术水平。

（3）亲自诊查患者,规范书写医学文书:医生实施医疗、预防、保健等措施,签署有关医学证明文件,必须亲自诊查、调查,并按照规定及时填写医学文书,不得隐匿、伪造或销毁医学文书及有关资料;医生不得出具与自己执业范围无关或者与执业类别不相符的医学证明文件。未经医生亲自诊查,医疗机构不得出具疾病诊断书、健康证明书或者死亡证明书等证明文件;未经医生、助产人员亲自接产,医疗机构不得出具出生证明书或者死产报告书。医疗机构及其医务人员应当按照规定填写并妥善保管住院志、医嘱单、检验报告、手术及麻醉记录、病理资料、护理记录等病历资料。

（4）应招义务:又称应诊义务、应需义务,即在特殊的情况下,医生必须进行诊治、采取措施或服从调遣的义务。对急危患者,医生应当采取紧急措施及时进行诊治,不得拒绝急救处置;遇有自然灾害、传染病流行、突发重大伤亡事故及其他严重威胁人民生命健康的紧急情况时,医生应当服从县级以上人民政府卫生行政部门的调遣。

（5）履行知情同意:医生在诊疗活动中应当向患者说明病情、医疗措施和其他需要告知的事项。需要实施手术、特殊检查、特殊治疗的,医生应当及时向患者具体说明医疗风险、替代医疗方案等情况,并取得其明确同意;不能或者不宜向患者说明的,应当向患者的近亲属说明,并取得其明确同意。无法取得患者意见又无家属或者关系人在场,或者遇到其他特殊情况时,经治医生应当提出医疗处置方案,在取得医疗机构负责人或者被授权负责人的批准后实施。

（6）开展预防保健及健康教育:宣传卫生保健知识,对患者进行健康教育是医生应当履行的义务之一。

（7）保护患者隐私:患者的隐私包括信息的隐私、身体的隐私和疾病的隐私。医务人员应当关心、爱护、尊重患者,保护患者的隐私。医疗机构及其医务人员应当对患者的隐私和个人信息保密。泄露患者的隐私和个人信息,或者未经患者同意公开其病历资料,并造成患者损害的,应当承担侵权责任。

（8）合理检查、使用药品和医疗器械:医生应当使用经国家有关部门批准使用的药品、消毒药剂和医疗器械。除正当治疗外,不得使用麻醉药品、医疗用毒性药品、精神药品和放射性药品。医疗机构及其医务人员不得违反诊疗规范实施不必要的检查。

（9）不收受患者财物:医生不得利用职务之便,索取、非法收受患者财物或者牟取其他不正当利益。

（10）报告义务:医生发生医疗事故或者发现传染病疫情时,应当依照有关规定及时向所在机构或者卫生行政部门报告;医生发现患者涉嫌伤害事件或者非正常死亡时,应当按照有关规定向有关部门报告。

（三）患者的权利与义务

1. 患者的权利

（1）生命权（right of life）:是指公民的生命安全不受侵犯,任何人均无权剥夺、危害他人生命。

（2）健康权（right of health）:是指自然人以其器官乃至整体功能利益为内容的人格权,其客体是人体器官及各系统乃至身心整体的安全运行,以及功能的正常发挥。

生命权和健康权是公民最基本人权。体现在医疗活动中,要求医务人员注意履行义务,谨慎地开展医疗活动,最大限度避免医疗缺陷、不良医疗事件或医疗事故的发生。

（3）身体权（bodily right）:是自然人所具有的依法维护其身体完整,对其身体组织和器官具有支配权的具体人格权。身体权是以身体为客体,强调的是保持身体的完整性、完全性。身体权禁止医生擅自摘取尸体组织、器官;禁止医生非法保留、占有患者身体组织;禁止医生过度实施外科手术,侵害患者的身体。

（4）知情同意权（the right of informed consent）:是在医生充分告知患者病情及诊疗方案的基础上,

患者或其代理人所作出的同意或拒绝的选择。

（5）决定权（right to determination）：是指患者对自己的生命和健康相关利益具有自主决定的权利。在医疗活动中，患者享有充分了解自己所患疾病、治疗方案、存在风险等信息，以及按照自己意愿进行选择的权利。患者自主决定权主要包括：①有权自主选择医疗机构、医疗服务方式和医务人员；②有权自主决定接受或不接受任何一项医疗服务，特殊情况如患者生命垂危、神志不清不能自主表达意见时，可由患者的关系人决定；③有权拒绝非医疗性活动；④有权决定出院时间，但患者只能在医疗终结前行使此项权利，且必须签署书面声明，说明出院是自愿行为，医方已尽到了告知义务，对可能出现的危害已知情，发生任何问题与医疗机构无关；⑤有权决定转院治疗，但在病情极不稳定或随时有危及生命可能的情况下，应签署一份书面文书，说明是在医方的充分告知和沟通的基础上患方自行作出的决定；⑥有权根据自主原则自付费用与其指定的专家讨论病情；⑦有权拒绝或接受任何指定的药物、检查、处理或治疗，并有权知道相应的后果；⑧有权自主决定其遗体或器官如何处置；⑨有权享受来访及与外界联系，但应在遵守医院规章制度的基础之上；⑩其他依法应当由患者自主决定的事项。

（6）隐私权（right of privacy）：是指患者在诊疗过程中向医方公开的，不愿让他人知道的个人信息、空间和活动。一般来讲，患者的隐私包括：①基本信息，如姓名、身份证号、家庭住址、单位信息、经济状况等；②既往病史、家族史、婚姻史、生育史等；③隐私部位，如身体存在的生理缺陷、生殖系统信息等；④通过诊疗查明的精神和心理疾病；⑤乙型肝炎、丙型肝炎、血型、血液、精液等检查检验信息；⑥特殊经历或遭遇等其他信息。

（7）平等基本医疗权（right of the medical treatment）：患者不因男女、老幼、种族、贫富而有所差别，具有一律平等地享有基本医疗的权利。平等基本医疗权可以从实质上及形式上加以理解。实质上平等基本医疗权是指全体社会成员都具有平等享受基本医疗的权利，不因男女、党派、阶级、贫富等因素的不同而区别对待。形式上平等基本医疗权是指相同个案的医疗处理应该采用相同医疗方案和医疗准则，不同个案则采用不同方式。

（8）免责权（privilege of immunity）：是指患者因疾病处于身体、心理及精神方面的不适状态，不能像正常人一样完全履行职责和义务，可以凭医疗机构开具的证明，免除或部分免除一定的社会责任。同时，按照国家有关法律法规的规定，患者还具有得到休息和各种福利保障的权利。

2. 患者的义务

（1）积极配合诊疗：在诊疗过程中，患方应当充分尊重医务人员的劳动，信任并积极配合医生，按照选定的方案积极治疗，以达到早日康复的目的。

（2）如实提供信息：患者所提供的病史、症状、发病过程、诊疗经过等信息对医生的诊疗至关重要，所以患者应当全力配合医生，做到既不夸大其词，也不加以隐瞒。

（3）尊重医生：包括患方在内的全体社会成员应当尊重医生，医生享有在执业活动中，人格尊严、人身安全不受侵犯的权利。如果患者或家属对医务人员诊疗过程有异议，可以通过医疗机构、卫生行政部门或法院依法维护自身权益，不得"阻碍医师依法执业，侮辱、诽谤、威胁、殴打医师或者侵犯医师人身自由、干扰医师正常工作和生活"，否则将受到法律的制裁。

（4）遵守医院相关制度：医院的规章制度是医疗机构正常运行的基础，是切实保障患者权利、落实"以患者为本"理念的具体体现。患方应当自觉遵守医院的诊疗秩序和管理规定，以便更好地保障自身权利的实现和正常诊疗工作的顺利进行。

（5）支付诊疗费用：医生利用专业知识和技能为患者提供诊疗服务，付出了一定体力和脑力劳动，有获取正当劳动报酬的权利；而患者通过接受医疗服务而减轻痛苦、延长生命、恢复健康，有承担为此支付费用的义务。

（6）配合医学教学和研究："没有全民健康，就没有全面小康。"卫生与健康事业与每一名社会成员都息息相关。因此，应该主动增强健康意识，自觉参加促进健康的事业，在不损害本人利益和健康的前提下，积极参与医学教学和研究工作，贡献自己的力量。

（7）特殊情况下接受强制医疗：严重精神病或法定传染病患者可能会对他人和社会构成严重危害，因而我国法律法规规定这样的患者必须按相关规定接受强制检查、强制隔离或治疗。

二、全科医学中常见的法律问题

全科医学服务对象通常是固定区域的固定人群，工作内容涵盖疾病预防、诊断、治疗、控制、康复及健康教育等各个方面，医患之间沟通相对频繁，彼此了解相对深入，信任程度相对较高，所以医患关系总体上是和谐融洽的。但是，随着经济社会的发展，法治建设的不断完善，人们维权意识逐步增强，对医疗服务水平的要求也逐步提高，加上全科医生在医德修养、技术水平、沟通能力等方面的差异，如有不慎就可能引发医患纠纷，甚至医患双方对簿公堂。因此，一名合格全科医生不仅要追求医德修养、技术水平、沟通能力等各项素质的提升，还要把法治思维融入自己的价值观与思维模式之中，自觉地学法、知法、用法，尊重患者的权利，规范诊疗行为，用法律思维来看待医疗行为与医患关系。

（一）与诊断相关的法律问题

与诊断相关的法律问题主要包括误诊和出具诊断证明两个方面。

1. **误诊**（misdiagnosis） 误诊是指当确诊的客观条件具备时，医者的诊断努力结束时，未能得出正确诊断。寻求全科医疗服务的患者，首次就诊时通常具有不典型症状和处于疾病未分化期，疾病的不确定性较大。澳大利亚一项针对全科医生的调查表明，97%的全科医生认为自己会犯错误，诊断不清、误诊、漏诊在全科医疗中时有发生。误诊的影响因素是多方面的，包括患者对病情的表述、个体差异、病情复杂程度、症状是否典型、医疗机构诊疗设备、医务人员诊疗经验和技术水平以及责任心等。如果因为责任心欠缺而导致误诊，或者因为医务人员明知会发生诊断错误，却未采取措施，任由误诊发生，那么医务人员将承担误诊法律责任。但发生无过失误诊时，医疗机构及其医务人员是免责的。《中华人民共和国民法典》规定，有下列情形之一的，医疗机构不承担法律责任：①患者或者其近亲属不配合医疗机构进行符合诊疗规范的诊疗；②医务人员在抢救生命垂危的患者等紧急情况下已经尽到合理诊疗义务；③限于当时的医疗水平难以诊疗。

2. **诊断证明**（diagnostic proof） 是医疗卫生机构出具给患者或其家属的具有法律效力的证明文件，包括出生证明、健康证明、疾病证明、伤残证明、功能鉴定书、医学死亡证明等证明文件。医学诊断证明可以作为司法鉴定、因病休假、办理病退、工伤认定、残疾鉴定、保险理赔、交通事故赔偿等的重要依据。医生在注册的执业范围内出具相应的诊断证明文件是其法定权利，也是其应履行的法定义务。被诊断为某种疾病有时意味着可以免除或部分免除一定的社会职责，如休学、休假等。因此，全科医生要意识到自己所出具的诊断证明的重要性。按照《中华人民共和国医师法》与《医疗机构管理条例》的规定，"医师出具证明文件，必须亲自诊查、调查，不得出具与自己执业范围无关或者与执业类别不相符的医学证明文件"。

针对以上问题，全科医生在出具诊断证明时须注意：①疾病诊断一定要根据患者的病情，本着实事求是的原则；②应优先排除急危重症疾病，如果不能排除，应建议患者及时转诊至上级医院进一步诊治；③出具诊断证明是医生应尽的义务，不得附加任何额外要求；④诊断证明仅记载疾病名称、住院时间、处置意见等内容，不得记录如诊疗费用等与诊断无关内容；⑤诊断书只能由经治医生出具，未经亲自诊查不得出具。

（二）与住院管理相关的法律问题

1. **患者民事行为能力的判断** 住院管理是围绕患者住院过程中，为使患者尽早康复，避免不利因素影响，保证医疗质量而制定的一系列管理制度。全科医生要对住院患者的民事行为能力作出正确判断。《中华人民共和国民法典》规定根据自然人的不同情况，将自然人的民事行为能力分为三种：①十八周岁以上的公民，或以自己劳动收入为主要生活来源的十六周岁以上不满十八周岁的公民，是完全民事行为能力人；②八周岁以上的未成年人，或不能完全辨认自己行为的成年人是限制民事行为能力人；③不满八周岁的未成年人、八周岁以上的未成年人不能辨认自己行为的，以及不能辨认自己行为的成年人是无民事行为能力人。限制民事行为能力人和无民事行为能力人的监护人是其法定代理人。因此,全科医生在进行病情告知,签署特殊治疗、特殊检查同意书,强调诊疗注意事项等医疗活动时,应对具有完全民事行为能力患者本人(或其代理人)、限制民事行为能力或无民事行为能力患者的代理人进行如实、客观、全面的告知,取得其明确同意,并签署医疗文书。

2. 患者外出发生意外伤害　住院患者外出发生意外伤害事件的法律问题取决于外出情况、受伤害情况及与医务人员的责任关系。全科医生要重视对住院患者外出情况的管理,原则上住院患者尽量不要外出或减少外出。但全科医生管理的住院患者往往为社区居民,离家较近,对周边环境较熟悉,常常会发生外出的情况。此时,全科医生应当告知患者或其代理人患者目前的病情是否适合外出,如外出须告知患者和其关系人注意事项。当患者外出发生意外伤害时,医务人员如果已尽到告知义务,则没有过失,不需要承担法律责任;反之,则要承担法律责任。

(三)与急救、转诊相关的法律问题

1. 急救与转诊相关的法律规定　社区医疗卫生服务机构与居民家庭距离近,全科医生与居民关系友好,所以居民在家中发生急症时,往往所在社区的社区医疗卫生服务机构就是首选的就医机构。《医疗机构管理条例》规定:"医疗机构对危重病人应当立即抢救。对限于设备或者技术条件不能诊治的病人,应当及时转诊。"《中华人民共和国医师法》规定:"对需要紧急救治的患者,医师应当采取紧急措施进行诊治,不得拒绝急救处置。因抢救生命垂危的患者等紧急情况,不能取得患者或者其近亲属意见的,经医疗机构负责人或者授权的负责人批准,可以立即实施相应的医疗措施。国家鼓励医师积极参与公共交通工具等公共场所急救服务;医师因自愿实施急救造成受助人损害的,不承担民事责任。"2006 年,国家卫生行政部门印发的《城市社区卫生服务机构管理办法(试行)》规定,"社区现场应急救护"是社区卫生服务机构应提供的基本医疗服务内容之一。全科医生在工作过程中,不得拒绝接诊急诊者,尤其是生命垂危、需要立即给予抢救的患者,因故意拖延、推诿造成急诊患者损害的,将承担相应的法律责任。

2. 急救与转诊的注意事项　①在经治医生通过诊查、判断后,发现因本机构设备、技术条件限制不能诊治的患者,应当及时转诊。但全科医生如果根据现有条件能够判断出患者病情可能在转诊过程中加重或死亡时,应就地对患者进行紧急处置,待病情相对稳定或度过危险期后,再行转诊。急诊患者应当转诊而病情又允许的,全科医生应与拟转诊机构取得联系,通知有关人员做好相应准备。同时,协调患者关系人或 120 急救人员,对患者病情、途中注意事项、所需物品和药品、护理等做好交代和安排。如有病历,应将病历摘要、检查检验单据交给对方。②在决定患者是否需要转诊时,全科医生判断的原则主要基于"安全性"考虑,既要有利于患者的科学治疗,又要考虑拟转诊机构在距离、时间上的可及性。③在全科医生已经尽到告知义务,患者仍然拒绝转诊,或者患者病情不具备转诊条件(如病情危急,且路途遥远,转诊很容易发生危险),但患者或其关系人仍然坚持转诊而产生不良后果时,全科医生不承担相应法律责任。

(四)与健康档案相关的法律问题

健康档案(health record)是居民疾病防治、健康保护、健康促进等健康管理过程的规范、科学的记录,是以居民健康为核心,贯穿全生命过程,涵盖各种健康相关因素,实现多渠道信息动态收集,满足居民自我保健、健康管理和健康决策需要的信息资源。建立起覆盖城乡居民的、符合基层实际的统一、科学、规范的健康档案,已经被国家纳入 14 项国家基本公共卫生服务项目之一,所需资金主要由政府承担,城乡居民可直接受益。一方面,由于居民健康档案记录了大量公民基本信息和健康记录,涉及公民的隐私内容,需要全科医生妥善保管,避免档案损坏、丢失,防止信息泄露。《中华人民共和国民法典》规定"医疗机构及其医务人员应当对患者的隐私和个人信息保密,泄露患者隐私和个人信息,或者未经患者同意公开其病历资料的,应当承担侵权责任"。另一方面,居民对个人健康信息具有知情权,当居民本人需要时,全科医生应当予以提供。所以,在全科医学实践中,全科医生应当注意对居民隐私权和知情权的维护,以避免侵权行为的发生。

(五) 与家庭医疗服务相关的法律问题

家庭医疗服务 (family medical service) 是社区医疗卫生服务的特色,具有缓解医院床位紧张、减轻经济压力、方便患者家属陪护、保持患者心情舒畅、避免医院内感染等优势,经济和社会效益显著。2006 年,国家卫生行政部门印发的《城市社区卫生服务机构管理办法(试行)》规定"家庭出诊、家庭护理、家庭病床等家庭医疗服务"是社区卫生服务机构基本医疗服务内容。家庭医疗服务在为居民提供便利的同时,也不可避免地增加了医疗卫生机构的风险,需要引起全科医生的高度重视。一般情况,家庭医疗卫生服务存在的法律问题包括三个方面。

1. **疾病的医源性传播及医疗废物处理** 《中华人民共和国传染病防治法》规定,医疗机构必须严格执行相关管理制度、操作规范,防止传染病的医源性感染;《消毒管理办法》规定,医务人员应当接受消毒技术培训、掌握消毒知识,并按规定严格执行消毒隔离制度;《医疗废物管理条例》规定,医疗机构应当及时收集产生的医疗废物,并按照类别分置于防渗漏、防锐器穿透的专用包装物或者密闭的容器内。由于家庭诊疗环境特殊,空间和布局受限,所以全科医生在提供家庭医疗服务时,一定要严格执行消毒隔离制度,处理好废弃物,避免家庭成员、医务人员和社区人群受到服务对象的感染和交叉感染。

2. **家庭医疗服务的规范化管理** 1984 年,国家卫生行政部门下发了《家庭病床暂行工作条例》,对任务和收治范围、制度和纪律、器械装备、组织领导等内容都作出了规定,但经过多年的发展,该制度对当前家庭医疗服务的约束已远远不足。所以,社区医疗卫生机构在提供家庭医疗服务之前,一定要细化相应的管理规定,包括家庭病床建立标准、医护准入资质要求、三级医生查房制度、值班交接班制度、病历书写制度及查房、转诊、会诊、抢救、护理、药品管理等有关规定,以保证管理科学化,工作制度化,操作规范化。

3. **医疗纠纷的防范** 家庭病床条件相对简陋,不具备独立的治疗、护理单元,缺乏相应的抢救药品、医疗器械等,必然会存在着医疗安全隐患和风险。所以,社区医疗卫生服务机构要定期加强承担家庭医疗服务的人员的法律法规、医德医风、患者权利与义务、诊疗护理规范常规等方面的培训与教育,切实规范医务人员的行为,提高医务人员的法律意识。

(王永晨)

思考题

1. 全科医疗中的医患关系与其他专科医疗中的医患关系有何区别? 建立并维护良好医患关系的途径有哪些?

2. 全科医学中的医患沟通有哪些语言性沟通技巧及非语言性沟通技巧?

3. 请概述医患权利与义务的主要内容。

4. 除了本章谈到的全科医学常见法律问题,还有哪些法律问题? 你认为应该如何应对?

思考题解题思路

本章目标测试

本章思维导图

第六章 | 以人为中心的健康照顾

学习提要

- 全科医学和全科医疗的基本特征之一是以人为中心的健康照顾,这就要求全科医生采用生物-心理-社会医学模式来开展全科的医疗、预防、保健、康复等卫生服务工作。
- 在诊疗工作中,全科医生首先要确认和解决病人的现患问题,同时对其健康问题进行管理,并为病人及其家庭提供疾病预防和健康促进的建议。
- 全科医生在开展卫生服务工作时应了解就诊者的健康信念,从而更好地维护和改善病人的健康。
- 以人为中心的健康照顾,又称为以病人为中心的照顾,与专科医疗以疾病为中心的诊疗模式相比,有着根本的区别。

全科医疗的照顾目标是维护服务对象的整体健康。为达成这一目标,全科医生在提供临床服务过程中须遵守以病人为中心的照顾这一原则,把病人看作有生命、有感情、有权利、有个性的人,遵循生物-心理-社会医学模式,在尊重和理解病人的基础上,正确认识和评价病人的健康问题,与病人及其家属共同商定处理方案,动员和利用各种资源为病人提供综合性、连续性、可及性、协调性和个体化的健康照顾。

第一节 | 病人与疾病——两个不同医学模式的关注中心

一、社会的进展与医生关注中心的演变

疾病和病人是两个完全不同而又密切相关的概念,是医生职责的两个中心范畴。病人是疾病的载体,但又不仅仅如此,病人除了具有疾病的生物学特征,还具有"人"的社会学特征。纵观医学发展史,随着医疗科技的发展,不同历史时期的医生对疾病和病人的认识不同,医生的关注中心也有明显的不同。

古希腊的先哲希波克拉底曾说过"了解你的病人是什么样的人,比了解他们患了什么病要重要得多",可见古代的医生已经意识到关心患病的人比关心疾病本身更重要。事实上无论西方还是东方,古代医生都很注意对病人的全面观察,包括他们的出身、籍贯、经历、体质状况、人格特征、生活方式、家庭与社会环境、职业与经济情况等。我国的传统医学更是注重人的整体观察,整体观是中医的理论基础和临床实践的指导思想。整体观认为,人体是一个多层次的整体,构成人体的各个组成部分之间在结构上是不可分割的,在病理上是相互影响的,在功能上是相互协同的。人生活在自然和社会环境中,人体的生理功能和病理变化必然受自然环境、社会条件和精神因素的影响。整体观是古代唯物论和辩证法思想在中医学中的体现,要求人们在观察、分析、认识和处理有关生命、健康和疾病等问题时,注重人体自身、人与周围环境之间的统一性、完整性和关联性。

为什么古代医学家能采用这种朴素的整体观的哲学方法来指导他们的医学实践呢?这是由于古代医学无法用实验手段或先进的检查设备探知疾病的本质,只能借助于朴素的自然哲学来解释人体

和疾病。如中医的"阴阳五行学说",其中阴阳学说是对自然界中相互关联而又对立的某些事物和现象的概括,是古代朴素的对立统一观;五行学说将事物和现象归为木、火、土、金、水五类,是古代原始的系统论。古人以此来阐述人的组织结构,概括人体的生理功能,说明疾病的病理变化并指导临床疾病的诊治。与此类似的有古希腊的"四元素学说""四体液学说"和"体质学说"等。

自 16 世纪文艺复兴时代开始的一系列科学革命,包括人体解剖学、生物学、化学等学科的发展及显微镜的发明,使人们对人体和疾病的本质从系统、组织、细胞,甚至分子等不同层次加以认识,揭开了古代医学笼统模糊的面纱,显露出精确而清晰的现代医学的面目。医生们用大量的临床研究和科学实验去探索疾病的微观机制,医学的分支越来越细,医生的关注中心也自然而然地从病人转移到疾病。应当说这是科学发展的结果,医学进步的必然。

二、生物医学模式——以疾病为中心

医学模式是指医学整体的思维方式,即解释和处理医学问题的方式。文艺复兴时代发展起来的生物医学模式(biomedical model)把人作为生物体进行解剖分析,力图寻求每一种疾病特定的生理、病理变化,研究相应的生物学治疗方法,因此疾病是这一模式的关注中心。

建立在生物科学基础上的生物医学模式认为:每一种疾病都应从器官组织或细胞,甚至从分子水平寻找到可以测量的形态学或化学改变,都能够确定特定的病因。因此形成了以疾病为中心的健康照顾。生物医学模式运用定量研究方法,具有客观性及科学性,该模式的理论方法简单直观,易于推广。医生的关注点集中在疾病,力求利用高科技的检查方法和大量客观实验数据来诊断疾病,通过药物、手术等方法治疗疾病。在医学发展史上作出了巨大的贡献,推动了整个医学历史的发展。然而随着医学科学发展和疾病谱改变,以疾病为中心的健康照顾逐渐暴露出明显缺陷。①以疾病为中心,忽视病人的需求:只关注就诊者的症状和体征,并以有无生物学疾病作为评价病人健康状况的标准,对于病人心理和社会方面的问题(如生命质量),则不予评价,造成医生只重视疾病的诊治,却忽略了病人的主观感受和需求,致使诊疗过程机械化和失人性化。②医患关系疏远,病人依从性降低:在生物医学模式中,医生忽视了病人的主观能动性。病人不能参与诊疗方案的选择,也不被告知所患疾病的原因和接受治疗措施的理由,仅仅被动地接受医生的检查和处理。医生的关注重点在于疾病的病理、生理变化,而对于疾患和诊疗措施给病人带来的主观感受,以及病人自身的心理、情绪变化对疾病的影响则有所忽略。这种对疾病的热衷和对病人本身的忽略,致使医患关系疏远,也必然导致病人依从性降低。③医生思维的局限和封闭:生物医学模式中,医生的思维局限于生理疾病,强调症状、体征和实验室检查的客观意义,而忽略了与病人密切相关的人格、个人经历、经济情况、家庭和社会支持等因素。这种局限封闭的思维方式忽视了心理、社会因素对疾病的影响,必然导致促进健康的干预措施收效甚微。

在人类历史发展的长河中,生物医学模式的确对促进人类健康作出了不可磨灭的贡献,但其无法解释没有疾病时的种种身心不适,无法解释生物学与行为学的相关性,也无法解决慢性病病人身心疾患和生活质量降低等问题。由于自身的缺陷、社会发展和疾病谱的改变,生物医学模式不再适应公众对健康的需求。因此人们更需要一种人性化的、能使人的健康得到全面照顾的医学模式。

三、生物-心理-社会医学模式——以人为中心

(一)生物-心理-社会医学模式是人类医学发展的必然趋势

人类社会发展初期,严重的急性传染性疾病横行,直到 20 世纪中期以前,影响人类健康的主要疾病仍是各种传染病和营养不良。随着经济的发展、生物医学防治手段及公共卫生的普及,在现代工业化社会中,早期主要由传染病和营养不良所导致的死亡明显减少,而慢性非传染性疾病愈来愈常见。再后期,由于现代经济社会的建立,心理和社会压力开始成为疾病及就诊的主要原因,生活方式不良和疾病行为成为人类健康的突出问题。全球死因三大主要疾病,缺血性心脏病、脑卒中和慢性阻塞性

肺疾病,均包含一定的心理和社会因素,如生活压力、心理紧张、环境污染、不良生活方式等。至于公害、交通事故、酗酒、饮食过度、自杀、吸毒、犯罪率升高和家庭瓦解,则更是许多心因性疾病的心理社会因素。人们逐渐认识到仅以解剖学、生理学、生物化学和微生物学等生物科学和器官、组织、细胞乃至基因等的改变来解释疾病、防治疾病已远远不够,必须把人作为包括自然环境和社会环境在内的生态系统的组成部分,从生物、心理、社会的水平综合考察人类的健康和疾病,并采取综合性措施防治疾病,促进人类健康。19世纪以来,随着预防医学、流行病学、心理学、医学哲学和医学社会学等研究领域的发展,新的医学模式——生物-心理-社会医学模式(bio-psycho-social medical model)应运而生。

(二)病人的宏观和微观世界

病人不仅是指患某种疾病的人,还包括有健康问题而需要医务人员帮助的社会成员。病人首先是人,是在特定环境中从事物质生产活动和精神文化活动并能表现自己独特个性的存在物。自然性和社会性是人的两种根本属性:人首先具有自然性,由自然物质如蛋白质、脂肪、碳水化合物、矿物质等分子组成的细胞、组织、器官和系统等构成,最终又被分解成这些物质回归自然,这些自然物质构成了人的微观世界(microworld),是生物医学可以采用自然科学的方法加以研究、量化和精确测定的;其次,人有其社会性,即作为社会存在的人具有特定的背景,包括个人背景、家庭背景、社区背景,乃至社会背景等,每个人还有特定的社会关系,包括人与人,人与家庭、社区、社会、国家,人与生态环境等诸多关系,人的社会性受法律、道德、文化、宗教、经济等诸多因素影响。人的特定背景和各种关系构成了人的宏观世界(macroworld),属于心理学、社会学、经济学、伦理学、法学和人类学等许多社会科学的研究范畴,是一个复杂的、多元的、难以量化的世界。人存在于自然和社会所组成的生态系统之中,处于宏观世界和微观世界的焦点。人所处的宏观世界与其自身的微观世界是相互联系、相互作用的,任何世界中的变化都会对人的健康产生重大的影响。生物-心理-社会医学模式认为,人的生命是一个开放系统,其健康状况是由与周围环境(包括自然环境和社会环境,即宏观世界)的相互作用,以及系统内部(微观世界)的调控能力决定的。医学的目的是维护人类健康,提高人类生命质量,因此,医学除了要关注疾病这一生命科学领域所研究的微观世界,还要关注人文社会科学等领域所研究的人的宏观世界。病人是既具有疾病特征(微观世界),又具有社会文化背景(宏观世界)的个体,是具有其独特个性的人(图6-1)。

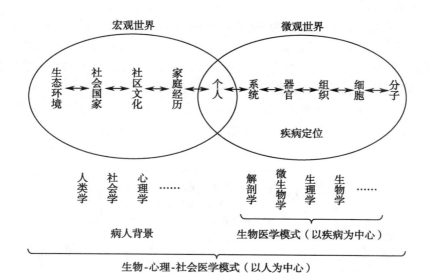

图6-1 病人的宏观世界和微观世界

因此,医学和作为医学研究者、实施者的医生应该立体、完整地看待健康问题,在生物医学知识基础上,将病人看作是一个有思想和情感的社会人,为其提供以人为中心的健康照顾(person-centered care)。

（三）以人为中心的健康照顾的基本点——进入病人的世界，了解人的个性

在生物医学模式中，病人是一架待修理的机器，疾病是这架机器上损坏的零件，医生是负责修理各种零部件的工程师。在这种医学模式下，与病人相脱离的疾病成为医生关注的重点，医生以是否有生物医学的疾病来评价与病人有关的健康问题以及问题是否严重。生物-心理-社会医学模式则是以人的整体健康为最终目标，疾病是病人的一部分而非全部，病人的需求和期望与生理疾病同等重要。全科医生在提供以人为中心的健康照顾时需要进入病人的世界，了解病人的宏观和微观世界，同时了解病人的个性。病人是一个身心统一的整体，是具有生理功能和心理活动的生物体，病人的精神和躯体是不可分割的，是生命活动中相互依赖、相互影响的两个方面，共同作用于机体的健康。因此，全科医生不仅需要了解病人的病理、生理过程，还需要了解病人的心理过程。另外，每个人都有其独特的个性和社会背景，这些也将对健康产生影响。如果不了解病人的个性、背景和关系，就不可能完整地认识病人，也就无法全面了解和理解病人的健康问题，更不用说解决这些问题了。进入病人的世界、了解病人的个性是以人为中心的健康照顾的基础。全科医生应采取以病人为中心的态度，通过对话与交流，了解病人的背景，进入病人的宏观世界，发挥其主动性，从而达到促进健康、提高生命质量的目的。在这一过程中，全科医生不是作为一个旁观者或指挥者，而是作为与病人处于平等地位的医患互动模式的一部分而发挥作用。

（四）全科医生的"病人"范畴

1. "疾病""病患"和"患病"的不同　英语中与疾病有关的词汇很多，其中"disease""illness"和"sickness"最为常用。在英汉辞典中多译为"疾病"，然而现代医学心理学和医学社会学等学科通过对与人类疾病相关的各种情况的研究，将这3个词的词义区分开来，用以描述3种不同的情况，表达3种不同的状态。

"disease"译为"疾病"，是医学术语，指可以判明的人体生物学上的异常情况，可以根据体格检查、化验或其他特殊检查加以确定。

"illness"译为"病患"（有病的感觉），指一个人的自我感觉和判断，认为自己有病。可能确实患有躯体疾病，也可仅仅是一种心理或社会方面的失调。

"sickness"译为"患病"，指一种社会承认，即他人（社会）知道此人现处于不健康状态。

一个人可能有明显的"病患"，如胸闷、心悸，但却查不出什么"疾病"，他如果因此就医或告诉他人，就会被认为是"患病"了，被别人视为"病人"。而一个人可以有严重的"疾病"，如早期肝癌的病人，他未觉得有什么不适，即并无"病患"，因而未就医，别人也不知情，因此没有人知道他"患病"，他也不被别人视为"病人"。一旦癌症进展，出现症状（病患）而就医，确诊为肝癌（疾病），那么他就"患病"了。由此可见，这3种情况可以单独、同时或交替存在（图6-2）。

"以疾病为中心"的生物医学模式仅强调"疾病"的地位，忽视了"病患"和"患病"这2种情况，而"以病人为中心"的生物-心理-社会医学模式则强调对这3种情况同等对待。全科医生应当从3

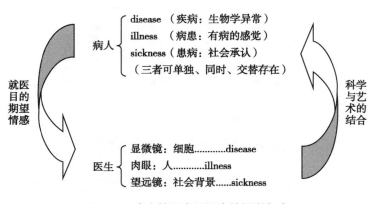

图 6-2　病人的需求和医生的视觉角度

种视觉角度来看病人:用显微镜检查病人身体、器官上可能的病灶;用肉眼审视病人,了解其病患的体验;还要用望远镜观察病人的身后,了解与其患病有关的社会背景情况。这样,全科医生就具备了"立体的"或"全方位"的思维方式,并将其与病人的 3 种情况联系在一起。全科医生在日常诊疗过程中只有提供高度科学性和艺术性的负责式服务,才能胜任自己的工作而赢得服务对象的信任。

2. **全科医生的责任和面临的挑战**　在以专科为主的综合性医院中,专科医生接收、处理的多为疑难、危重病人,而在基层工作的全科医生面对的是常见病、慢性病、轻症病人以及健康人群。服务对象的不同决定了全科医生不仅是对病种或知识技术负责,更必须对人负责。全科医生所要处理的并不局限于健康问题的类型,甚至不局限于严格定义上的健康问题。全科医生不会因为疾病的治愈、疗程的结束或疾病的不可治性而中止服务。因此,全科医生必须与服务对象建立互动式的医患关系,提供个性化的服务或称个性化的照顾(personalized care)。疾病作为一种病理、生理现象,有其自身的发生、发展和转归过程,在这个过程中病人的人格、经历、心理、家庭、社会关系,乃至生态环境都与疾病息息相关。全科医生应当了解疾病和病人的全部,熟悉服务人群的生活习惯、环境因素和人文地理等,从而能够有的放矢地开展工作。全科医生的责任在于维护其服务人群的健康、提高其服务人群的生命质量,这就更要求全科医生有群体观念,其实践应着眼于人群,而不仅仅是病人个体。举例来说,全科医生不仅要关注前来治疗高血压的病人,同时还要关注未做过血压检查的人。生物医学模式采用客观和实证主义方法,而生物-心理-社会医学模式则要求全科医生不但要重视这种客观现象,更要重视服务对象的主观感受,重视病人的生命质量。基层医疗保健是社会医疗保健体系的门户和基础,全科医生就是这一门户的"守门人",也是卫生资源的管理者。因此,全科医生应具有预防医学观念和卫生经济学观念,通过预防疾病和杜绝浪费,使有限的卫生资源得到合理的使用。

在基层工作的全科医生所服务的对象包括病人、所谓"亚健康"人群和健康人群,不同群体有着不同的医疗保健需要。全科医生必须根据服务对象的不同需要提供相应的预防、保健、医疗、康复等服务。

(1)无疾病时(发病前期):提供预防保健,包括特异性疾病的预防措施和非特异性的健康促进,如健康咨询、生活方式指导、关系协调等整体性照顾,防止疾病的发生(一级预防)。

(2)症状早期,疾病尚未分化(临床前期或发病早期):医生应具有较高的警惕性,能识别问题,早查早治,提供适当干预措施,以控制疾病的发展和恶化(二级预防)。

(3)疾病确诊时(临床期或发病后期):减少并发症和后遗症,避免残障,提供康复和临终关怀服务。特别对于一些不可治愈的慢性病,医生应充分理解病人的患病体验,了解其社会背景、人生观和价值观;建立互动协作式的医患关系,提高病人依从性,制订长期管理计划、提高管理质量(三级预防)。

由此可见,全科医生面临的是建立和发展一种综合的、整体的、持续的和个性化的卫生服务模式,此类服务要求全科医生既要了解疾病,更要理解病人。

第二节 ｜ 以人为中心的健康照顾

一、全科医生应诊的主要任务

Stott 和 Davis 于 1979 年提出全科医生在应诊中的 4 项主要任务,包括:①确认和处理现患问题;②管理连续性问题;③适时提供预防性照顾;④改善病人的就医遵医行为。其充分体现了全科医疗的主旨,即为人们提供基本的、个体化的、持续的、全面综合的医疗服务。

(一)确认和处理现患问题

确认和处理现患问题(present problem)是全科医生应诊时的核心任务(图 6-3)。病人大多因近期感觉身体某一部位不适或由此怀疑患上某种疾病而到诊所就医,全科医生在详细采集病史后应分析其就诊原因。如糖尿病病人,因近期出现口干、体重下降而前来就医,全科医生首先要通过血糖检测判断病人的症状是否由血糖升高引起,并给予适当处理。如果仅从糖尿病专科角度来看,给予或加强糖尿病药物治疗就可以了。全科医生除了处理高血糖这个问题,还要探索在血糖升高背

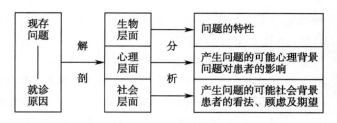

图6-3　以生物-心理-社会医学模式确认现患问题

后潜藏的其他原因,如是否有生活中的压力,最近情绪如何,是否坚持服药等,病人对这一问题的顾虑是什么,希望医生给予什么样的帮助等。

全科医生必须具备在应诊中体现出这种从疾病本身出发,同时从心理、社会的多角度和多层面解剖、分析病人就诊原因的思维方式,对病人进行全方位的关怀和照顾。

(二) 连续性问题的管理

社区常见慢性疾病如糖尿病、高血压等,与遗传、情绪及生活方式有着密切关系,不仅需要长期使用药物以及非药物的方法予以控制,同时需要关注这类疾病对病人远期健康的不良影响,如糖尿病并发症、高血压靶器官损害等。因此,全科医生除在应诊时处理病人的现患问题,还应对连续性问题如慢性疾病等进行长期管理,与病人一起制订长期管理目标,指导病人改变生活方式,定期随访血糖、血压,定期进行糖尿病并发症和高血压靶器官损害的筛查等。社区中类似糖尿病、高血压这样的慢性疾病很多,严重威胁着人们的健康,而每一次短暂的应诊是不可能妥善解决这些问题的。因此,全科医生需要给予病人全面的、持续性的照顾,这种持续性的医疗照顾涵盖人生的各个时期、疾病的各个阶段及各种急性或慢性的健康问题。

(三) 适当的预防性照顾

糖尿病、高血压等慢性疾病若得不到有效控制,将导致冠心病、脑卒中、肾衰竭等严重并发症,吸烟、高脂肪摄入、生活不规律等不良生活方式可促使这些并发症的发生。全科医生对出于不同原因来就诊的病人,应充分体现预防观念,将预防措施视作日常诊疗中应执行的工作,主动评估危害健康的各种因素并加以处置。这种预防性照顾(preventive care)在全科医疗中占有相当重要的地位,包括计划免疫、健康促进、发病前期乃至发病期的诊断与治疗。只有防患于未然,才能给人们带来真正的健康。

(四) 改善就医遵医行为

在利用医疗服务的问题上,病人往往存在不恰当的行为方式。就医过多反映了病人敏感紧张或依赖的心理;就医过少可能是因为病人健康意识不够或经济条件有限;缺乏良好的遵医行为更使得医生的医嘱形同虚设。因此,教育、启发病人何时就医,寻求何种层次、类型的医疗机构,如何加强自我管理也是全科医生的重要任务。

二、以病人为中心的接诊模式

1983年Berlin和Fowkes共同提出LEARN模式,目的在于避免由于文化背景及社会地位不同导致医生与病人对于疾病及其症状的解释模式存在差异而无法建立良好的医患沟通,进而影响疾病的诊断、治疗效果及依从性,或引发医疗纠纷等。此模式更加尊重病人本身对疾病的认知与理解,重视病人的表达与对疾病处置的看法,将其应用于全科医疗的接诊过程中更能体现以病人为中心的健康照顾理念。

所谓LEARN模式,就是整个接诊过程经历5个步骤:①全科医生要先站在病人的角度倾听(listen),收集病人所有的健康问题及其对健康问题的认知或理解;②详细收集所有可供疾病诊治的资料后,医生须向病人及其家属解释(explain)对上述健康问题的诊断或看法;③在说明病情后,要容许(acknowledge)病人有机会参与讨论,沟通彼此对病情的看法,使医患双方对健康问题的看法趋于一致;④医生按所达成的共识向病人提出最佳或最合适的健康教育、检查及治疗建议(recommend);⑤如病人对检查及治疗建议存在疑惑,医生需要与病人进一步协商(negotiate),最后确定医患双方皆

可接受的方案（表 6-1）。

表6-1　以病人为中心的接诊五步骤（LEARN 模式）

英文 字头	英文 字义	中文 字义	定义与内容
L	listen	倾听	• 倾听不仅是传统意义上所指的专心听、用心听、不插话及与病人要有目光接触等，最重要的是以开放式的问句形式询问病史，让病人有机会表达疾病发生的始末，从而收集到病人未说清楚或一时忘记的症状，并发现症状背后的问题所在 • 要"会问问题"，有好的问题引导，病人才能提供医生所需的病情资料，表述自身对所患疾病的症状、原因、过程及预后的看法；医生也才能收集到有助于正确诊断与治疗的完整信息 • 若病人有相关就诊经历，还要询问就医的经验、就医的动机和过程，以及曾接受过的检查、治疗方法与疗效，作为本次诊断及治疗的参考 • 从广义角度来说，体格检查的发现、病人的初步检验结果与病人既往的病史记录等信息资料都是诊断病情所需要的，均可归为倾听的范围
E	explain	解释	• 收集到完整的病史资料后，医生应遵循生物-心理-社会医学模式，采用病人可以接受的通俗用语，解释说明疾病可能的诊断及病因
A	acknowledge	容许	• 医生解释病情后，应询问病人有无疑问，以了解彼此对病情的看法是否存在差异 • 当医患双方的看法存在不同时，须进行必要的处理或解释说明，消除彼此间的认知差距；病人有误解时，应进一步寻找例证，说服其接受医生的看法；若病人的看法无碍治疗方向，就应尽量尊重病人的想法，据此处理问题
R	recommend	建议	• 在了解彼此对疾病的认知后，医生应兼顾病人的主观看法及疾病医疗的合理性，提出具体的检查及治疗计划并详细告知病人；让病人参与制订治疗计划是疾病处理中非常重要的一环，可增加病人对治疗计划的依从性
N	negotiate	协商	• 最后须询问病人对医生建议的检查及治疗计划有无疑问，以便医患双方进一步协商，让病人充分理解并接受疾病的诊疗过程

在 LEARN 模式的 5 个接诊步骤中，第一个步骤"listen"、第三个步骤"acknowledge"及第五个步骤"negotiate"，都能让病人充分表达自身意见，而第二个步骤"explain"与第四个步骤"recommend"也都参考病人的意见而提出解释或处置，因此这 5 个步骤充分体现了以病人为中心的接诊过程。

三、全科医疗的问诊方式

我国社区卫生服务中心的任务是集医疗、预防、保健、康复、健康教育及优生优育为一体的，而作为团队核心的全科医生，工作十分繁忙，在接诊生理、心理和社会背景均不同的病人时，亟须一个简明且系统的问诊方式，以便迅速掌握病人生理、心理、社会问题的核心。1986 年，Stuart 和 Lieberman 首次推出 BATHE 和 SOAP 两种开放式的问诊及记录格式。

（一）BATHE 问诊方法，强调从背景、情感、烦恼、处理、移情五个方面收集病人信息。

B（background）——背景，了解可能导致病人患病的心理或社会因素。

A（affect）——情感，了解病人的情绪状态。

T（trouble）——烦恼，了解问题对病人的影响程度。

H（handling）——处理，了解病人的自我管理能力。

E（empathy）——移情，对病人的问题表示理解，从而使其感受到医生的支持。

（二）SOAP 问诊方式，从病人就诊的原因、想法、顾虑、期望四个方面了解病人的问题及需求。

S（support）——支持，把问题尽量正常化、普通化，避免引起病人的恐惧。

O（objectivity）——客观性，以科学、客观的态度对待病人的问题，以及鼓励病人辨清问题的现实性，引导其客观对待现实问题，并给予其希望。

A（acceptance）——接受，鼓励病人接受现患和其他情况，帮助其树立乐观态度。

P（present focus）——关注现在，鼓励病人关注当下，做好现在要做的每一件事。

第三节 ｜ 健康信念模式与健康照顾

一、健康的概念

世界卫生组织关于健康的定义为："健康是一种在身体上、精神上的完满状态，以及良好的适应力，而不仅仅是没有疾病和衰弱的状态"。一个人在躯体健康、心理健康、社会适应良好和道德健康四方面都健全，才称得上是一个完全健康的人，简而言之就是身心健康。①躯体健康：一般指人体生理的健康。②心理健康：首先指具备健康心理的人，其人格完整、自我感觉良好、情绪稳定，积极情绪优于消极情绪，有较好的自控能力，能保持心理上的平衡，有自尊、自爱、自信及自知之明；其次，在自己所处的环境中有充分的安全感，能保持正常的人际关系和进行人际交往；再者，对未来有明确的生活目标，能切合实际、不断进取，有理想和事业的追求。③社会适应良好：指一个人的心理活动和行为，能适应当时复杂的环境变化，为他人所理解和接受。④道德健康：不通过损害他人利益来满足自己的需要，有辨别真伪、善恶、荣辱、美丑的是非观念，能按社会道德规范的准则约束、支配自己的行为，能为他人的幸福作贡献。

二、健康信念模式在健康照顾中的运用

（一）健康信念模式

不同的人对健康的认识不同，因而对健康的关注程度也不同。大多数人只有在患病或患重病（如心肌梗死、恶性肿瘤等）、即将失去健康时才认识到健康是第一位的，这就涉及人们的健康信念模式问题。

健康信念模式（health belief model）是运用社会心理学方法解释健康相关行为的理论模式。此模式在 20 世纪 50 年代提出，主要用于预测人的预防性健康行为和实施健康教育。健康信念，即人如何看待健康与疾病、如何认识疾病的严重程度和易感性、如何认识采取预防措施后的效果和采取措施所遇到的障碍，其在人们是否会采取疾病预防措施中起着十分重要的作用。

健康信念模式提出，针对某种临床疾病，影响人们采取相应预防保健措施或消除危害健康行为的因素如下。

1. **对疾病的严重程度和易感性的认识**　对疾病严重程度的认识是指个体对罹患某种疾病的严重性的看法，包括人们对疾病引起的临床后果的判断，如死亡、伤残、疼痛等；对疾病引起的社会后果的判断，如工作烦恼、失业、家庭矛盾等。认识到某种疾病的严重性关系到一个人是否采取预防保健措施。一名罹患大肠癌的病人，如果他意识到大便不成形是个危险信号，并且大肠癌会产生非常严重的后果，他就可能因为这个症状而去就医；另一名病人认为大便不成形是非常轻微的症状，没什么关系，那他就不会去就医。人们认识到如果不采取健康保健行动就可能会患严重疾病，那便会选择采取相应的积极行动。对疾病易感性的认识是指个体对罹患某种疾病可能性的认识，包括对医生判断的接受程度和自身对疾病发生、复发可能性的判断等。病人对某种疾病易感性的认识程度是指针对某一疾病，个人感觉自己可能患上该病的可能性有多大。人们对疾病易感性的认识常常和他们患该病的实际风险不完全一致。如，吸烟者可能自己意识不到患肺癌的危险；实际上与非吸烟者相比，吸烟者罹患肺癌的风险显著增高。事实上，人们对某个健康问题越感觉自己易感，就越有可能采取保护行动。

2. **采取相应预防措施的利弊得失以及采取行动所存在的障碍**　这是指如果采取了健康保健的行为，能获得什么样的益处。人们在面对健康问题做抉择的时候，经常会衡量该决定可能的益处和可

能不利的方面。人们只有认识到所采取的行动能够成功保护自己,而不受所担忧的健康问题的困扰,才会去行动。如,糖尿病病人在选择治疗措施时就会考虑到,饮食控制和药物治疗都可使血糖下降,这是两种治疗措施所带来的共同的益处。但饮食控制意味着需要放弃很多品尝美味的机会,药物治疗将会带来药物的副作用,这是不同治疗措施各自的弊端,也是选择治疗方式时的障碍所在。人们会权衡两者的轻重,从而作出选择。正面的益处,对于接受一项预防措施是非常重要的;同样,行动的阻碍对于人们是否会采取某种行为也有巨大的影响。

3. 病人采取行动的可能性　这是指病人认为自己采取某项预防保健行动的能力,或认为自己采取该行动的可能性。如果病人在考虑医生提出的健康建议前就认为自己不可能遵循这样的意见,当然就不会采取相应的行动。这种对自己能力或采取行动的可能性的低估是采纳健康保健意见并付诸行动的主要障碍之一。

4. 将思想转化为实际行动的触发因素　尽管病人对某个健康问题已经具备了一定的认识,但在真正付诸行动前常常有一个触发因素。如病人某一天突然前来就医,希望就戒烟等改变自己生活方式的行为求助于医生。原来他的一个好朋友与他情况类似,数日前突发心肌梗死住院抢救。该实例就是这位病人要求采取预防保健措施的触发因素。

媒体的宣传、亲友患病、医生的告诫、他人的建议等,都可能成为改变行为的触发因素。这些触发因素可提高病人对自己罹患疾病易感性的认识、对疾病严重程度的认识以及对采取行动获益的认识,降低所存在的不利因素和行动障碍对行动的影响,增强病人改变自己行为的自信心。

从病人角度更加简单地说就是:

（1）我会得这个病吗?

（2）这个病会严重到何种程度?

（3）采取某种行动是否容易或很难? 采取行动我将付出什么代价?

（4）我的行动能否使我的健康有所改变?

（5）那好吧,现在我开始采取行动了!

（二）健康照顾

社会各阶层的群众因其社会角色、经济状况、文化水平、受教育程度以及来自家庭、社会的不同影响,对健康有着不同理解。现阶段有一种普遍错误的观点,认为没有疾病就是健康,即使患病但没有相应症状就是健康。全科医生在接诊时,除了诊治疾病,还需要了解病人的健康信念、就医行为和遵医嘱性。

【案例】　男性,38 岁,农村进城务工人员,在酒店做厨师工作 12 年。吸烟史 20 年,30 支/天。因反复头晕 2 个月来就诊,检查结果为血压 160/100mmHg,体重指数（BMI）29kg/m²,有高胆固醇和高甘油三酯血症,空腹血糖 6.6mmol/L。下面是他与医生之间的对话。

医生:“您的检查结果出来了,您有高血压和高血脂,血糖也偏高,需要治疗。”

病人:“我的头晕和高血压有关吗? ”

医生:“我认为是的。”

病人:“那您给我开点药吧。”

医生:“药物治疗是需要的,但首先是需要改变您的生活方式,因为健康的生活方式是控制血压的先决条件;此外,您还有其他的问题需要关注,包括‘高血脂、高血糖、肥胖’等,患糖尿病的风险比一般人高,因此要增加运动、控制饮食、减轻体重,菜不要吃得太咸,要戒烟,生活起居要正常。”

病人:“血脂高是什么意思? 您说我可能得糖尿病,不可能! 我爸爸有高血压,我听说高血压有遗传,我现在也有高血压了,高血压我得好好治疗,我爸就是高血压脑卒中去世的。可我家没有人患糖尿病,我怎么可能会得糖尿病呢! ”

医生:“血脂高是指您血液中的脂肪成分高于正常人,血脂增高的人容易发生动脉粥样硬化,也就容易发生心肌梗死和脑卒中,导致多器官受累,因此需要控制血脂水平。另外,尽管糖尿病和高血压一样有遗传倾向,但没有家族史的人也可能得糖尿病。您目前的血糖已高于正常水平,虽然尚未达到糖尿病诊断标准,但您已经处于糖尿病前期状态,也就是说如果不采取措施,以后发生糖尿病的概率大大增加,而且血糖高的人也容易发生冠心病和脑卒中。"

病人:"除了头晕,我吃得下、睡得着、能工作,挺健康的。再说我做这个工作,上午开始忙到半夜,回去就想睡觉,根本不想动了。我知道抽烟不好,但和我一起工作的人,从老板到伙计都抽烟,不抽烟好像有点另类。说到减轻体重,我来这工作后体重增加了很多,也试过减肥,但是没用!"

医生:"我很理解您的处境,但吃得下、睡得着并不等于您是健康的,要是等到吃不下、睡不着那问题就严重了。我们再商量一下您的治疗方案吧……"

围绕上述案例,全科医生将健康信念模式运用于以人为中心的健康照顾需要解决几个问题。

1. 人们是否知道自己有罹患某种疾病的风险?或者人们是否对该病的严重性缺乏认识?

案例中的病人,他并不认为自己会得高脂血症和糖尿病,也不知道这两种疾病会对他的健康带来什么样的不良后果,因此他并不认为采取医生的健康建议有多重要。但是他知道因为他父亲有高血压,自己也很有可能患高血压,而且也了解到高血压会引起脑卒中,便对血压控制采取了积极的应对方式。因此,全科医生首先应当根据人们发生健康问题的可能性和严重性给予有针对性的健康照顾。

2. 人们是否感到采取某一健康保健行动有困难,或者要付出的代价太大?

案例中的病人虽然知道吸烟有害,但他感到戒烟有困难,因为戒烟有可能影响他的人际关系,甚至影响工作,因此觉得自己戒烟的可能性很小。全科医生在进行健康照顾时,需要感知人们在采取相应预防保健措施或消除危害健康行为的过程中所面临的困难,帮助人们克服困难、战胜困难。

3. 人们是否缺乏兴趣?或者人们认为即便采取行动也不会有什么改变?

案例中的病人由于曾尝试减肥但未获得成功,因此对医生提出的减轻体重建议没有兴趣。全科医生在提出健康建议时,需要把这些健康行动的可能获益告诉病人。这种获益可以是近期的,如血压、血糖的下降;也可能是远期的,如心血管事件发生风险的降低,并以病人能感受到的近期获益来鼓励其坚持健康行动,以获得远期的良好效果。

4. 是否缺乏触发因素促使人们采取行动?

案例中病人的父亲死于高血压脑卒中,这就成为他一旦发现自己高血压就愿意积极治疗的触发因素。全科医生常常可以遇到这样的病人,他们由于媒体的宣传,或亲友患病而前来就医,以明确自己是否有类似的健康问题。不管其就医动机是否恰当,但媒体的宣传或亲友患病的确成为其采取行动的触发因素。全科医生可适当寻找和运用这样的触发因素,指导人们将健康的信念最终付诸促进健康的行动。

因此,全科医生在以人为本、以病人为中心的照顾中,需要了解、探究病人的健康信念;根据病人的具体情况,理解他们的客观需要和主观愿望,通过协商制订医患双方都能接受的健康目标;帮助、鼓励、引导病人采取最有利于其健康的行动,以达到真正的、全面的健康照顾。

(陈　红)

思考题

1. 举例说明全科医生在应诊时的主要任务是什么,全科医生的问诊有什么特点。

2. 体现以病人为中心的接诊过程,应包括哪些具体步骤?

3. 全科医生应如何提供以人为本的健康照顾?

思考题解题思路

本章目标测试

本章思维导图

第七章 以家庭为单位的健康照顾

本章数字资源

学习提要

- 理解家庭结构、家庭角色、家庭功能、家庭生活周期的特点及各阶段的照顾重心。
- 认识家庭资源、家庭危机及其重要性。
- 知悉家庭评估的意义和方法。
- 了解家庭对健康和疾病的影响。
- 了解家庭照顾的意义和方法,领悟临终关怀的人文精神。
- 树立以家庭为单位照顾的学科知识和思想。
- 转变医学观,以新的观念审视疾病和健康。

全科医学的理念是"将医疗保健引入家庭,为家庭提供一个完整的照顾"。而"以家庭为单位的健康照顾"是这一学科的核心和总体价值观。全科医生在评价健康问题时,除了考虑患者的生理疾病,也应该考虑家庭因素,了解家庭对健康和疾病的影响。实施这一人性化的基层医疗,应该熟悉家庭医生服务的内容,包括提供以家庭为背景的健康照顾;在家庭生活周期的不同时段,主动提供可预测性的健康照顾;处理家庭事件及家庭危机,实施家庭评估及家庭治疗;提供生命末期的体恤及团队式的临终服务。形成以家庭理念为指导的医疗方式和态度,围绕家庭单位开展健康照顾,这是全科医学有别于其他专科医学的特征,全科医学始终贯彻三级预防和浓厚的人文精神。

第一节 │ 家 庭

一、家庭的定义

家庭(family)是人在社会中生存而产生的普遍而特殊的社会团体。人类总是以家庭的形式生存,因此,我们对家庭这一名词并不陌生,但要为家庭下一个确切的定义却并不容易。

(一)传统的家庭

"在同一处居住的,靠血缘、婚姻或收养关系联系在一起的,两个或更多人组成的单位。"传统家庭依靠法律的认可和保护,一般能维持终生的关系,家庭上下辈多有血缘关系,极少部分为领养关系,主要是指以一对男女为核心繁衍的家庭系统。

(二)广义的家庭

"一对在一起生活了6个月以上的男女核心组合单位。"强调只要家庭的稳定关系维持在6个月以上,即视为"家庭"。此种概念适合于西方的习俗,包含了更广泛的具有家庭性质的男女组成单位。

(三)演化的家庭

"成员在遭受躯体或感情危机时,能提供帮助和支持的一些亲密者组成的社会团体。"其定义将不具备传统家庭结构的团体也包含其内,比如像同性恋家庭、群居体等类型的团体。

(四)较完善的家庭

"家庭是通过情感关系、法律关系和生物学关系连接在一起的社会团体。"这一定义涵盖了现代

NOTES

79

的各种类型家庭,突出了法律婚姻、血缘和情感三大要素。

从社会学角度来看,关系健全的家庭应包含8种家庭关系,即婚姻关系、血缘关系、亲缘关系、感情关系、伙伴关系、经济关系、人口生产与再生产关系、社会化关系。随着时代的发展,出现了变异的家庭组合,如单身、单亲、同居等。人们的目标是建立一个幸福和睦的健康家庭,而家庭的离合与变异,带来的却是复杂的心理行为和健康问题。因此,提供以家庭为单位的健康照顾不仅行之有效,也更显得人性化。

二、家庭的结构

家庭结构(family structure)是指家庭组成、类型及各成员间的相互关系,包括家庭的外在结构和内在结构。外在结构即家庭的类型。内在结构包括家庭的角色、权力结构、沟通形式(相互作用模式)和家庭的价值观。

(一)家庭的类型

1. **核心家庭**(nuclear family)　是指父母及未婚子女组成的家庭,也包括无子女夫妇和养父母及养子女组成的家庭。现代社会中,核心家庭逐渐成为主要类型。核心家庭的特征主要体现在:规模小、家庭人数少、结构简单、关系单纯、只有一个权力和活动中心,其利益及资源易于分配,便于作出决策等。从医疗保健的角度考虑,核心家庭的家庭资源较其他家庭类型少,家庭关系存在着亲密和脆弱的两重性,温馨的家庭给成员带来幸福,促进学习和工作,且适应于快节奏的社会;但同时也导致了离婚率增高、留守儿童等家庭问题,给家庭保健带来了新的任务。

2. **扩展家庭**(extended family)　指由两对或两对以上夫妇与其未婚子女组成的家庭。根据成员结构不同,扩展家庭又可分为主干家庭和联合家庭。

(1)主干家庭(linear family):是指由一对已婚子女同其父母、未婚子女或未婚兄弟姐妹构成的家庭,包括父母和一对已婚子女及其孩子所组成的家庭,以及一对夫妇同其未婚兄弟姐妹所组成的家庭。主干家庭是核心家庭的扩大,有一个权力中心,或者还有一个次中心。因其具有直系血缘关系和婚姻关系,也称为"直系家庭"。

(2)联合家庭(composite family):主要指至少两对或两对以上的同代夫妇及其未婚子女组成的家庭。联合家庭结构复杂、人员庞大,因此又称为"复式家庭"或"大家庭"。

扩展家庭同时存在一个或一个以上的权力中心和次中心,其结构复杂、关系错综,家庭功能受各方影响,出现问题常引起连锁反应,人际关系不易处理。但家庭内外资源丰富,易于应对压力事件。这类传统的大家庭已经越来越少,现代社会从大家庭到小家庭的变化已成趋势。

3. **其他类型家庭**　包括单亲家庭、单身家庭、丁克家庭、同居家庭、独居家庭、群居体家庭、同性恋家庭、少年家庭(即由18岁以下的少年及其子女组成的家庭)等。这些非传统形式的家庭形态有其特殊的心理行为及健康问题。面对时代的客观现实,研究和照顾这些特殊家庭也是全科医学的范畴。

(二)家庭的内在结构

家庭的内在结构是指家庭内部的运作机制,是对内部运动关系的描述,反映家庭成员之间的相互作用和相互关系。家庭的权力结构、家庭角色、家庭成员的沟通方式和家庭的价值观形成了家庭的内动力。每个家庭都有其传统和特点,构成了不重复的家庭。

1. **家庭的权力结构**(family authority structure)　家庭的权力结构是全科医生进行家庭评估和家庭干预时的重要参考资料,反映了谁是家庭的决策者,以及作出决定时家庭成员之间的相互作用方式。社会变迁,家庭权力结构除了受到家庭所在社会传统习俗影响,其形成还受感情和经济等因素的影响。专制的家庭权力形式正在向自由、民主的家庭权力形式转变。家庭的权力结构可分为以下四种类型。

(1)传统权威型:以社会传统确认家庭的权威。如传统公认的父亲、长子,而不考虑其社会地位、职业、收入、健康、能力等。

（2）工具权威型：负责供养家庭、掌握经济大权的人。如长兄、长姐，供养家庭的主角。

（3）感情权威型：在家庭感情生活中起决定作用的人主宰大权，其他的家庭成员因对他（她）的感情而承认其权威。如母亲、妻子。

（4）分享权威型：家庭成员均可分享权力，共同决策、共同承担家庭义务，以个人的兴趣和能力为家庭贡献力量。这是理想的家庭权力类型，民主平等的氛围有利于个人的健康成长和家庭的发展。

2. 家庭角色（family role） 是家庭成员在家庭中的特定身份，代表着他（她）在家庭中所应承担的职能，反映出他（她）在家庭中的相对位置及与其他成员之间的相互关系。在家庭中，每个成员都扮演着各自的家庭角色，这种身份是社会客观赋予的，而不是自己认定的。每一角色都代表着一套行为和社会标准。由此，人们也依其标准和行为模式去衡量和辨认角色。每个人都可能同时有几种不同的角色，如一个人可以是儿子、学生、班长。且随着时间的推移，角色也在不断变化，如女儿→母亲→奶奶。由于角色的变换，产生了角色期待、角色学习、角色认知、角色冲突的内涵与机制。对角色的认识可以帮助全科医生科学地评价家庭角色的扮演是否成功，了解家庭成员如何调适不成功的角色，如何适应角色的变换。

（1）角色期待：是指家庭对成员应表现出特定行为的期待。角色期待包含了复杂的综合转变，如对家庭、社会的认知，实践体验、情感态度的转变等。家庭对每一成员的角色期待都有传统的规范，如母亲的传统角色被赋予情感和慈爱的形象，她的职责是生育和抚养子女，做"女性"行为的典范；"丈夫"的传统角色被认为是养家糊口、负责作出家庭重要决策等；"儿童"的角色被认为是被动和服从，包括孝敬父母、完成学业、实现父母愿望等。不同家庭对成员的角色期待并不相同，因此，形成了不重复的角色。角色期待也会因时代不同而有所改变，儿童的健康成长与家庭的角色期待是分不开的，健康的角色期待对个体起到关心和促进成长的积极作用，是自我实现的动力；异常的角色期待，会使人出现病态人格。家庭的角色期待对成员社会化至关重要。既符合家庭期待，又符合社会规范，才是理想的期待角色。

（2）角色学习：角色学习是一种综合性的学习角色的情感、态度及拥有的权利和责任的行为。角色学习在人与人的互动和角色互补中进行，传统的角色模式也树立了效仿的榜样。因此，角色学习是一个变化发展的过程，人生的角色学习是无止境的，并要不断适应变化的角色（图7-1）。角色的规范也随社会文化背景的变化而有所改变，如传统操持家务的女性，现在也是养家糊口的主力军。传统被动角色的儿童，现已成为家庭平等的一员，享受与父母同等的评价。

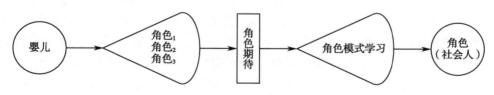

图 7-1 角色学习与发展过程

（3）角色认知：根据一个人的言行举止识别其地位和身份，称为角色认知，如"他像个干部""她像个教师"。角色认知的同时伴随着角色评价。家庭中常常进行角色评价，良好的角色评价对家庭成员是一个鞭策，如母亲告诉哥姐应谦让弟妹、多做家务；父亲教育子女要好好学习、努力工作等。家庭角色的不断学习和评价，是进入合格角色和家庭成员社会化的重要过程。

（4）角色冲突：当个体不能适应其角色期待或角色转变时，便会在内心产生矛盾和冲突，称为角色冲突。角色冲突可在扮演一种或几种角色时发生。

1）不同的期待对同一角色：如母亲和老师向孩子灌输不同的是非标准，使其茫然、不知所措。

2）实际人格与角色不符。

3）同一个体扮演几个角色：如母亲的儿子、妻子的丈夫，夹在母亲和妻子之间，如缺乏角色的弹性,会导致心理的困惑。

4）新旧角色转换:如从女儿转换为儿媳,常会发生心理不适。

角色冲突会导致个人心理功能紊乱,严重时出现躯体功能障碍,甚至影响家庭正常功能。因此,家庭中健康的角色期待极为重要。其需要建立在良好的家庭功能上,表现为:①家庭对某一成员的角色期待的一致性;②角色期待能满足成员的心理需要;③角色期待符合社会规范和自我个性发展;④对角色的转变富有弹性;⑤家庭成员都能适应自己的角色模式。家庭的内在动力极为复杂,应该认识到家庭角色良好是健康的保障。足够重视家庭角色,帮助家庭成员认识角色的转换,调适不良的角色,可早期预防心理伤害和家庭功能不良。

3. 家庭沟通(family communication)　沟通是家庭成员间相互交换信息、沟通感情、调控行为和维持家庭稳定的有效手段,也是评价家庭功能状态的重要指标。家庭沟通通过发送者(S)、信息(M)和接受者(R)完成,即 S-M-R 传递轴。这 3 个环节中任一环节出现问题,都会影响沟通的效果。发送者信息表达不清、缺乏信息、表达错误、信息模棱两可、含沙射影;信息活跃(增多、灵敏、超前)、信息减少、信息中断;接受者对信息不能理解、不愿接受、心不在焉、理解错误,都不能达到良好的沟通效果而产生负面影响。

Epstein 描述了家庭沟通的内容与方式。

(1)沟通的内容:属于情感性的内容称为情感沟通,如"我爱你""我非常高兴"等;属于一般信息或与居家生活动作有关的内容称为机械性沟通,如"去端饭""明天换休"等,为家庭的一般用语。

(2)沟通的信息:信息是清楚的,还是经过掩饰的;是直接坦率的,还是模棱两可、含糊其辞的。如"这本书不适合小孩看",表达得很清楚;"电视看多了对眼睛不好",是经过掩饰的信息,藏有不支持看电视的含义;"去不去都行",是模棱两可的信息,无法认定去还是不去。

(3)沟通的信息是否直接指向接受者:是直接的,称为直接沟通,比如"我晚上不回来了";是间接的或影射的,称为掩饰或替代性沟通。

家庭功能良好时,成员间亲密和睦、彼此知心,语言不加遮掩、不拐弯抹角。当家庭功能不良时,出现成员间的沟通异常,语言掩饰、交流不顺畅。一般来讲:①家庭功能早期不良表现为情感沟通受损;②家庭功能中度不良表现为替代性或掩饰性沟通;③家庭功能严重障碍表现为机械性沟通中断,缺少相互合作。温暖和睦的家庭沟通良好,人人向往;直接明快的沟通,应该为社会所提倡。

4. 家庭价值观(family value)　家庭价值观是指家庭判断是非的标准,以及对某件事情的价值所持的态度。家庭是社会的基本单位,也是个人人生第一次教育历程的场所,许多人格、观念的养成都是在家庭中奠定基础的。同时,家庭还是人类发展互动关系中的第一个社会世界,家庭价值观在与父母的人际互动中潜移默化地被传递着,影响着个体日后的观念、态度和行为。如果一个家庭认为生死由天,那么很难说服他们施行促进健康的行动。因此,全科医生必须了解家庭的价值观,特别是家庭的疾病观、健康观,才能确认健康问题在家庭中的地位,进而与家庭成员一起制订控制健康问题的具体方案。

三、家庭的功能

家庭功能(family function)指的是家庭在人类生活和社会发展中的作用。家庭作为人和社会的主要连接点,同时与两个方面发生联系,具有满足家庭成员个人和社会最基本需要的功能。家庭功能可分为许多方面,并且会随着社会文化的发展而变化,有些功能退化直至消失,有些则得到强化。但某些最基本的功能始终存在,其满足了家庭成员在生理、心理及社会各个层次的最基本的需要。这些功能可归纳为六个方面。

1. 感情需求　家庭成员以血缘和情感为纽带维系彼此间的亲密关系,通过彼此的关爱和支持来满足爱和被爱的需要,以形成共同的感情基础。

2. 性和生殖的需求　生育子女、延续种族,家庭满足夫妻性的需要。

3. 抚养和赡养 抚养孩子、赡养老人是家庭不可推卸的责任与义务,同时也是人类和社会延续的保证。

4. 社会化功能 家庭具有把其成员培养成合格社会成员的社会化功能,是家庭成员社会化的主要场所。在日常生活中向家庭成员传授社会技巧和知识,发展其建立人际关系的能力,使其学会如何与同代和异代人相处,胜任自己的社会角色等。同其他具有社会化功能的场所,如学校、夏令营、社区等相比,家庭是完成社会化功能的最佳场所。人的身心发育特别是心理发育的关键时期,主要在家庭中度过。这个时期如果缺失了家庭应提供的支持和关爱,会对成年后的个体产生多方面的影响。

5. 经济功能 家庭是一个经济联合体,首先要满足家庭成员生存的基本需求,其次家庭成员也离不开家庭的经济支持,包括学习、深造、医疗等,以及对各种困难的帮助。

6. 赋予成员地位 合法而健全的婚姻家庭能够给予子女合法的地位。

四、家庭生活周期

家庭生活周期(family life cycle)是指家庭遵循社会与自然的规律所经历的产生、发展与消亡的过程。Duvall(1997)根据家庭在各个发展时期的结构和功能将家庭生活周期分为 8 个阶段,即新婚期、第一个孩子出生期、学龄前儿童期、学龄儿童期、青少年期、孩子离家期、空巢期和退休期。根据家庭生活周期的不同阶段(表 7-1),提供周全的可预测性的服务,已成为全科医疗有别于专科医疗的特色。

表 7-1 家庭生活周期

阶段	定义	主要面临的问题	保健服务重点
新婚期	男女结合	适应人际关系 预备做父母 性生活协调和优生优育	沟通与咨询 性生活与生育指导
第一个孩子出生期	最大的孩子介于0~2.5 岁	妊娠与围产期 角色适应与压力 婴幼儿哺育与产后健康 婴幼儿异常与疾病	孕期检查与健康指导 哺乳、喂养指导及妇科处置 早发现、处理与转介,预防接种
学龄前儿童期	最大的孩子介于2.5~6 岁	儿童身心发展问题 安全保护问题 传染病及呼吸道感染	发育指导与成长咨询 安全健康教育 预防、及时治疗
学龄儿童期	最大的孩子介于6~13 岁	上学、学业问题与心理成长 听力、视力障碍与感染 营养与运动问题	心理辅导与家庭宣教 及早发现、处理与处置 健康宣教与疾病预防
青少年期	最大的孩子介于13~30 岁	青少年心理问题 社会化与性问题	心理咨询与家庭辅导 青春期教育、性教育
孩子离家期	最大孩子离家至最小孩子离家	父母与子女间为成人间的关系 孤独感 慢性病来临 围绝经期	不宜过多约束成年子女,宜以精神支持辅助子女 心理健康咨询,发展自己的社交及多种兴趣 宣教及预防、定期体检 围绝经期保健
空巢期	父母独处至退休	心理问题 慢性病多发 经济与保健	健康与心理辅导 健康教育、预防与治疗、转介 规划与告诫、沟通技巧
退休期	退休至死亡	疾病及残障 安全与治疗问题 丧偶、死亡	家庭病床与慢性病管理 随访安全看护、与子女联系 团队合作与临终照顾

　　实际上,并非每个家庭都要经历上述 8 个阶段,家庭可以在任何一个阶段开始或结束,如一个人离婚后再婚。在家庭生活周期各阶段中出现任何重大生活事件,如乔迁新居、生子、患病等,都会对家庭成员的身心健康产生影响。因此,全科医生在为患者提供健康照顾时,除掌握人体正常的发育过程,还要了解患者所在家庭的发展过程和生活周期,根据家庭的不同发展阶段,预测和识别家庭在特定阶段可能或已经出现的问题,及时地提供咨询和健康教育,采取必要的预防和干预措施。

第二节 ｜ 家庭资源与家庭危机

一、家庭资源

　　个人和家庭在发展过程中总会遇到各种困难、压力事件,严重时可导致家庭危机。此时家庭和个人将会寻求帮助,以应对困难、渡过危机。这种家庭为维持其基本功能,应对紧张事件和危机状态所需要的物质和精神上的支持被称作家庭资源(family resource)。家庭资源可分为家庭内资源(FAMLIS)和家庭外资源(SCEEEM)(表 7-2)。家庭资源充足与否,直接关系到家庭及其成员对压力和危机的适应能力,家庭资源可通过 ECO-MAP 图进行评估(详见第四节家庭评估)。

表 7-2　家庭资源

家庭内资源（FAMLIS）	家庭外资源（SCEEEM）
1. 经济支持（financial support）:家庭对成员提供的各种金钱、财物的支持	1. 社会资源（social resource）:亲朋好友及社会团体的关怀和支持
2. 维护支持（advocacy）:家庭对其成员名誉、地位、权利和健康的维护和支持	2. 文化资源（cultural resource）:文化、传统、习俗教育等方面的支持
3. 医疗处理（medical management）:为家人提供和安排医疗照顾的能力	3. 经济资源（economic resource）:来自家庭之外的收入、赞助、保险、福利等支持
4. 情感支持（love support）:家庭对成员的关爱及精神支持	4. 教育资源（educational resource）:教育制度、方式、水平、机会等
5. 信息和教育（information and education）:为家人提供医疗信息及建议,家庭内部的健康教育	5. 环境资源（environmental resource）:所居住社区的医疗设施、居家环境、公共环境等
6. 结构支持（structural support）:家庭住所或设施的改变,以适应患病成员的需求	6. 医疗资源（medical resource）:医疗保健机构、卫生保健制度及卫生服务的可及性、可用性

二、家庭生活压力事件

　　家庭成员在遇到问题时可以从其家庭获得支持,但同时家庭成员也可能会从其家庭遭遇很多的压力。生活压力事件会对成员造成强烈的心理刺激和伤害,甚至难以愈合,严重影响家庭的内动力。主要包括家庭生活压力事件、个人生活压力事件、工作生活压力事件、经济生活压力事件四类。压力是很难测量和研究的,目前最好的办法是通过观察重要生活事件对人的影响及其在疾病发生、发展中的作用来判定压力的程度。令人高兴的生活事件同样也可以产生压力。Holmes 和 Rahe(1967)在其研究中,让被调查者将 42 个最常见的生活事件按压力感的大小和调适的难易排序(表 7-3)。结果发现,15 个最具压力的生活事件中有 9 个是家庭生活压力事件,说明家庭成员绝大多数压力来源于其家庭内部。该表中的评分反映的是西方社会文化背景中各种生活事件的压力大小,在不同的社会文化背景下,评分必然会有所不同。

表 7-3 生活压力事件评分 单位:分

家庭生活事件	评分	个人生活事件	评分	工作生活事件	评分	经济生活事件	评分
配偶死亡	100	入狱	63	被开除	47	经济状况的较大变化	38
离婚	73	较重的伤病	53	退休	45	抵押贷款在 1 万美元以上	31
分居	65	性功能障碍	39	较大的工作变化	39	抵押品赎回权被取消	30
亲密家属死亡	63	好友死亡	37	换职业	36	抵押贷款在 1 万美元以下	17
结婚	50	杰出的个人成就	28	职责的较大变化	29		
夫妻和解	45	开始/停止上学	26	与上司有矛盾	23		
家庭健康的重大变化	44	生活条件的较大变化	25	工作条件较大变动	20		
妊娠	40	生活习惯的大变化	24				
新家庭成员加入	39	转学	20				
与妻子大吵	35	搬家	20				
子女离家	29	娱乐的较大变化	19				
姻亲矛盾	29	宗教活动的较大变化	19				
妻子开始/停止外出工作	26	睡眠习惯的较大变化	16				
家庭团聚的变化	15	饮食习惯的较大变化	15				
		放假	13				
		圣诞节	12				
		轻微的违法行为	11				

我国家庭生活压力事件大体分为以下几种。

1. **地位改变** 突然贫穷或富有、失业、领不到工资、失掉耕地或房屋等。

2. **失落** 离婚、出走、被抛弃、分居、孩子或配偶死亡、私奔、不停变换工作等。失落是一种不但失去而且无望的感觉,使人心理退缩。

3. **家庭负担加重** 长期或严重疾病、经济压力(上学、买房、看病)、意外妊娠、收养、继父母带来的兄弟姊妹、长期外出打工、留学、老人照顾等。

4. **道德行为问题** 家庭暴力、少年犯罪、酗酒、吸毒、成员犯罪、通奸、亲子鉴定、辍学、病态人格等。

三、家庭危机

家庭危机(family crisis)能否发生,取决于生活压力事件的性质、大小,资源的多寡,决定因素则是事件的性质。小的生活压力事件,通过家庭的努力而摆脱,家庭功能尚可保持正常,恢复良性机制。严重的生活压力事件,则可能导致家庭中枢失助、失衡,使家庭功能处于瘫痪状态,产生家庭危机。

当一些慢性的生活压力事件逐渐积累到超过个人和家庭的承受限度时,家庭便会出现耗竭性危机,家庭功能将会进入彻底的失衡状态,影响家庭的和谐稳定,家庭功能失衡主要表现在以下方面:

①婚姻或性困境,如分居、离婚等;②一个家庭成员出现多重异常表现,又称为"厚病历综合征",表现为某个家庭成员反复就医,但无法确诊的现象;③多个家庭成员出现多重异常表现;④孩子出现异常行为,如突然中断同家人的正常交流、说谎、逃学、离家出走等;⑤患者不易相处,如遵医嘱性很差、难以管理;⑥妊娠期间或产后出现异常行为;⑦家庭成员有药物或酒精成瘾现象;⑧有对妻子或孩子实行性虐待或家庭暴力的迹象;⑨精神失常;⑩易患疾病;⑪不断增加的紧张或焦虑情绪;⑫主诉有慢性疲劳或失眠。

家庭危机产生的原因各不相同:①家庭生活压力事件常引发家庭危机,但家庭危机并非都来自家庭生活压力事件;②家庭的异常互动模式、不成功的角色、不完整的结构、病态人格等,也可导致家庭危机;③家庭危机的概率与社会因素相关,情感、经济、价值观的突变,导致家庭危机事件增多;④亚婚姻灰色地带,使爱情忠贞成为泡影;⑤稳定家庭在市场经济中也面临受到冲击的风险。引起家庭危机的常见原因如表7-4所示。

表7-4　引起家庭危机的常见原因

原因	一般情况	异常情况
1. 家庭成员增加	结婚、孩子出生、领养幼儿 亲友搬来同住	意外妊娠 继父、继母、继兄弟姐妹搬入
2. 家庭成员减少	老年家人或朋友去世 家人按计划离家(如孩子外出工作等) 同龄伙伴搬走	子女离家出走 家人从事危险活动(如战争) 家人或朋友住院 夫妻离婚、分居或被抛弃 家人猝死或暴力型死亡
3. 不道德事件	违反社会/社区/家庭的规范	酗酒、吸毒 对配偶不忠 被开除或入狱
4. 社会地位改变	家庭生活周期进入新阶段 加薪、提升职位 搬家、换工作、转学 事业的成败 政治及其他地位的变化 退休	代表社会地位的生活条件改变 失去自由(如入狱) 失业、失学 突然出名或发财 患严重疾病,失去工作能力 没有收入

丰富充足的家庭资源可对家庭成员的健康起到一个很好的支持作用。全科医生可与患者及其家属通过访谈等方式,了解患者的家庭资源状况,并对其能利用的家庭内外资源作出评估和判断。当家庭内资源不足时,应充分发挥自身协调能力,帮助患者及其家庭积极寻找、利用家庭外资源,以应对家庭生活压力事件或度过危机。

第三节 ｜ 家庭对健康和疾病的影响

全科医生日常所照顾的有各种生理、心理症状及表现的病人,并不是孤立存在的,而是生活在与其息息相关的家庭背景中的。家庭对个人健康和疾病的发生、发展有着重要的作用;反过来任何家庭成员的疾病也会影响其他家庭成员的健康,甚至影响整个家庭的功能。因此,要提供周全的家庭照顾,全科医生必须了解家庭,剖析家庭的文化、功能和其内在的机制,引导"家庭健康"。

一、家庭系统理论

家庭系统理论是一种能较好地解释家庭对健康和疾病作用机制的学说。其发展过程大致分为三个阶段。第一阶段:医生(尤其是精神科医生)及其他研究者(特别是社会学家和流行病学家)开始认识并研究家庭因素,如家庭结构、婚姻、沟通类型及丧偶等是如何影响个体的心理和生理健康的;第二阶段:在一些家庭治疗专家的理论实践基础上,初步形成了关于家庭问题的产生、个体治疗与家庭整体治疗的区别的理论框架和知识体系;第三阶段:在医学学科内产生并发展了家庭系统理论,这也是家庭医学产生的起点。

家庭生活周期是循序渐进的过程,起自男女的结合,终止于夫妻衰老死亡。家庭除进行生物及行为的正常传递,还会出现不可预测的躯体、心理、社会问题及危机。全科医生应关注家庭对个体健康的影响及个体健康问题对家庭的冲击,把家庭看作一个整体,提供以家庭为单位的照顾。

二、家庭与健康和疾病

(一)家庭与健康

1. **家庭饮食、生活、行为习惯与健康** 慢性病的诱因多与不良的生活方式、饮食习惯、行为和心理相关,而这些诱因多来自家庭,如高盐饮食、高脂饮食、大炖大煮、鲜炒生食、缺乏运动、缺乏良好的卫生习惯、紧张行为等。不良行为与习惯在慢慢蚕食着人的健康。

2. **婚姻与健康** 夫妻相亲相爱、家庭稳定,使家庭具有凝聚力,良好的家庭氛围能促使机体的生理、心理平衡,子女健康成长。不幸的婚姻、离婚、分居或寡居,对家庭成员都有冲击,带来负面情绪。高度负面情绪常会越过生理阈值导致疾病危机,如焦虑、疲劳、睡眠困难、偏头痛甚至是溃疡病、心理退缩等。重建的双核心家庭,往往带来角色的压力,情绪耗尽、透支健康。在针对离婚、寡居、丧偶家庭的调查中发现,此类家庭死亡率比婚姻家庭高很多。家庭破裂是健康的重要危机,且对孩子有广泛影响,导致倒退、发育迟缓、学校问题、行为问题、学习失败,焦虑、抑郁、厌倦、犯罪、性乱、自杀等。

3. **家庭与成长** 患儿非发作性惊厥与低社会阶层、精神疾病、父母亲情剥夺和不良保健有关;意外事件及安全伤害的发生明显与父母防范意识薄弱相关;儿童尿床与低社会阶层、父母照顾不良有关;神经质母亲的孩子也有可能神经质;人格障碍也多与家庭环境及家庭教养有关;富足家庭能满足儿童所需的营养及关爱,长期营养缺乏会影响发育成长。

4. **家庭对儿童社会化的影响** 儿童的躯体和行为异常与家庭病理有密切的关系。父母亲情的长期剥夺与自杀、抑郁相关。人在3~5岁时奠定人格基础,可以说父母造就了儿童的人格。家庭不良的互动模式是家庭病理的起因,人际沟通不良常在家庭的互动中形成。

5. **家庭经济与健康** 经济社会形成了富有与贫穷两极分化的家庭,经济对健康的影响与年龄有关,年龄越小,相关性越大。肥胖儿童是糖尿病、动脉硬化、心血管病等"慢性病"人群的"后备军"。成人脂肪肝、胰腺炎等常是饮食不节的后果。而营养供给不足使儿童发育迟缓,导致营养不良症。因病致贫、贫病交加,导致家庭挫败,不利于家庭成员的发展。

6. **家庭关系不良与健康** 国外研究发现,父母长期高应激状态对子女智力和行为都有影响。家庭暴力对躯体和精神有严重影响,可留有心理创伤,恶性循环使子女精神紧张、思维减退、表现异常。家庭照顾及心理支持缺乏或丧失,子女的安全感、感受到的关爱等也发生相应变化,会使子女身心憔悴、自尊心下降,出现多动、说谎、逃学、偷窃、攻击、酗酒、滥用药物、离家出走、过早性行为、犯罪、自杀等行为。

(二)家庭与疾病

1. **家庭与遗传病** 每个人都是其基因型与环境相互作用的产物,某些疾病就是受到家族遗传因素和母亲孕期各种因素的影响而产生的。遗传病的获得不仅仅是生物遗传,还有心理、精神的遗传。家族性遗传病有血友病、β-地中海贫血、克汀病等;许多慢性病也都有家族遗传倾向,如高血压、动脉粥样硬化、糖尿病等;家庭病理也可通过母亲的情绪-神经-内分泌轴对胎儿产生影响,持续焦虑的母亲所生的孩子有神经系统不稳定倾向,神经质人格在家庭重复出现,人格品质常遗传至下一代。一个家族的素质,上下代际常具有相似性。

2. **家庭与感染** 传染性疾病及呼吸道疾病在家庭中更易传播。如肝炎、艾滋病呈家庭聚集现象;0~5 岁孩子下呼吸道感染及其严重程度与不利的家庭因素有关;3~7 岁儿童发生哮喘与父母的抑郁、焦虑相关;孩子发生链球菌、葡萄球菌感染及肠道感染,与不良居家环境、过分拥挤、缺乏家庭照顾相关。

3. 家庭与慢性病　慢性病的长期照顾多依靠家庭,患者的生活质量及预后与家庭照顾相关。据调查,获得足够家庭关注的糖尿病患儿,病情能得到更有效控制,发育正常;而家庭关注不足的患儿,并发症多、容易中途夭折。就慢性病的病情控制和提高患者生活质量而言,家庭照顾极为关键。

4. 家庭与疾病预防　科学研究认为,动脉脂质沉积从两三岁就已经开始出现,到成年出现症状时已是不可逆的变化,可见疾病预防应从家庭做起,从生活方式、健康心理行为方面着手,方能保障家庭成员的健康。家庭功能良好、相互作用模式正常,可有效预防心理疾病。

5. 家庭与疾病康复　家庭的支持对各种疾病,尤其是慢性病的治疗和康复有很大的影响。Anderson 等人(1981)发现,糖尿病控制不良与低家庭凝聚度和高冲突度有关。家长的漠不关心可导致最严重的糖尿病失控和患儿患抑郁症(Khurana & White,1970)。

第四节 ｜ 家庭评估

家庭评估(family assessment)是完整家庭照顾的重要组成部分,其目的是了解家庭的结构、家庭所处的家庭生活周期阶段、家庭资源和家庭功能等,进一步分析家庭存在的健康问题/疾病,以及在照顾患者健康问题/疾病过程中可以利用的家庭资源。

全科医疗中广泛应用的家庭评估方法有:家庭基本资料收集、家系图、家庭圈、家庭功能 APGAR 量表、生态图、家庭凝聚度和适应度等。家庭评估是对家庭资料的综合分析,以得出个体或家庭问题的解决途径。

一、家庭基本资料

家庭基本资料包括:家庭环境、家庭各成员的基本情况(姓名、性别、年龄、家庭角色、职业、教育、文化、婚姻及主要健康问题等)、家庭经济状况(经济来源、年均收入、人均收入、消费观念等)、家庭健康生活(家庭生活周期、家庭生活事件、生活方式、健康信念等)等。收集家庭基本资料是全科医生做家庭评估最为常用、最为简便的方法。

二、家系图

家系图(genogram,family tree)可用来描述家庭结构、医疗史、家庭成员的疾病有无遗传、家庭关系及家庭重要事件等。利用家系图可迅速了解被评估家庭的整体情况,提供连续性和综合性的照顾,识别家庭成员中的危险因素、筛查高危患者,有针对性地促进生活方式的改变并加强患者教育,与被评估家庭建立和谐的关系。家系图可作为家庭档案的基本资料存于病历中。家系图的画法应遵循以下原则。

1. 内容一般包括三代人。

2. 可以从最年轻的一代开始往上追溯,也可以从患者这一代开始上下展开。

3. 不同性别、角色和关系用不同的结构符号来表示。

4. 同代人中年龄大的排在左边,年龄小的排在右边,并在每个人的符号旁边注上年龄、出生或死亡日期、遗传病或慢性病等资料。还可以根据需要,在家系图上标明家庭成员的基本情况和家庭中的重要事件。

5. 标出在同一处居住的成员。

6. 家系图中的符号要简明扼要。

家系图一般可在 10~15 分钟内完成,其内容可不断积累和完善。在全科医疗中有较高的实用价值。家系图范例和符号如图 7-2。

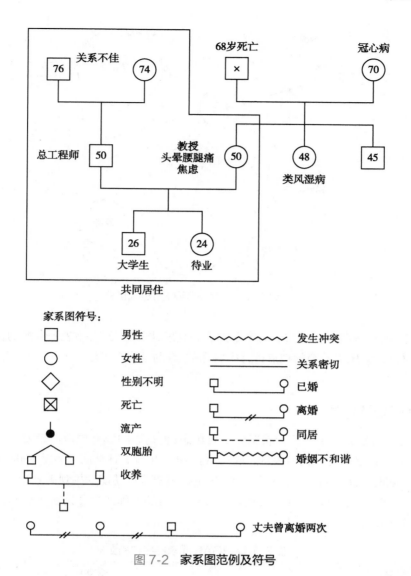

图 7-2　家系图范例及符号

三、家庭圈

家庭圈（family circle）是患者从自己的角度看待家庭成员与自己的关系，自绘的圈形图，是一种患者主观评价的方法。在图中，家庭以大圈表示，成员以小圈表示，小圈的距离代表其亲密度，绘图者将自己绘于大圈的中心位置，其他成员按亲密程度绘于周围。也可将自己生活中的重要宠物绘于图中，如狗、猫等。家庭圈随着个人观点的改变而变化，因此，情况变化后需要重绘，以便医生获得新的资料及进行下一步咨询。家庭圈有利于医生探讨家庭的互动关系及家庭的动态表征。家庭圈范例如图 7-3。

四、ECO-MAP 图

ECO-MAP 图，即生态图（图 7-4），是评估家庭外资源的一种方法。把家庭作为对象，调查家庭外资源有关成

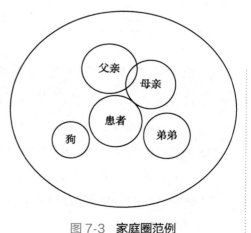

图 7-3　家庭圈范例

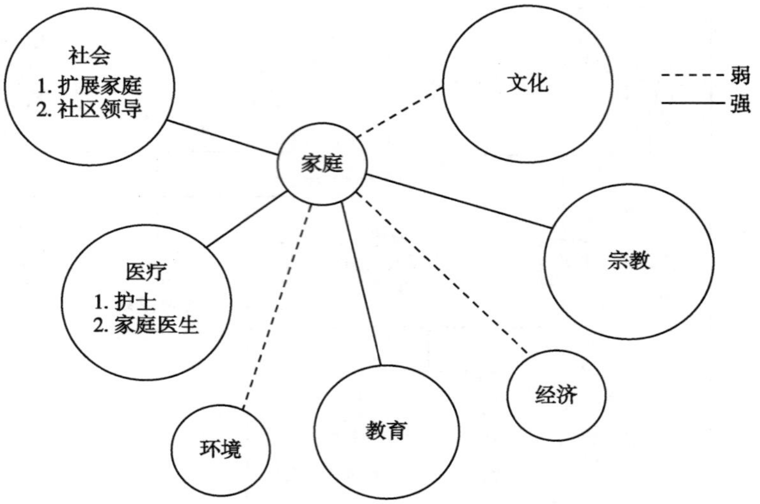

图 7-4　家庭外资源 ECO-MAP

分的有无及多少,记录各种资源成分与家庭的联系强度,图中圈的大小表示资源的多少,不同的连线表示联系的强度。该图以社会的观点进行家庭评估,有助于指出家庭所处社会环境的基本特质,亦可用于治疗。

五、家庭功能评估

家庭功能是衡量家庭系统运行状况的重要标志,也是影响家庭成员心理发展的深层变量之一。家庭功能是否良好,是家庭评估中很重要的一项。APGAR 家庭评估问题表是 Smilkstein 于 1978 年研究设计的检测家庭功能的问卷,主要用来测量家庭成员对家庭功能的主观满意度。因为问题较少,评分容易,因而比较适宜在基层工作中使用。APGAR 量表的名称和含义如表 7-5 所示,APGAR 量表的具体内容如表 7-6 所示。

表 7-5　APGAR 量表的名称和含义

名称	含义
1. 适应度(adaptation)	家庭遭遇危机时,利用家庭内、外资源解决问题的能力
2. 合作度(partnership)	家庭成员分担责任和共同作出决定的程度
3. 成长度(growth)	家庭成员通过互相支持所达到的身心成熟程度和自我实现的程度
4. 情感度(affection)	家庭成员间相爱的程度
5. 亲密度(resolve)	家庭成员间共享相聚时光、金钱和空间的程度

表 7-6　APGAR 量表

内容	2分	1分	0分
	经常	有时	很少
1. 当我遭遇困难时,可以从家人那里得到满意的帮助			
2. 我很满意家人与我讨论各种事情,以及分析问题的方式			
3. 当我希望从事新的活动或发展时,家人都能接受且给予支持			
4. 我很满意家人对我表达感情的方式,以及对我的情绪反应			
5. 我很满意家人与我共度时光的方式			

该量表共分为两个部分。第一部分为 APGAR 评估量表,主要用于测量个人对家庭的满意度。本表采用封闭式问答,共 5 个题目,每个题目设 3 个答案"经常""有时"和"很少",分别记分 2 分、1 分和 0 分。将 5 个问题的得分相加,总分 7~10 分表示家庭功能良好,4~6 分表示家庭功能中度障碍,0~3 分表示家庭功能严重障碍。另外,通过分析每个问题的得分情况,可以粗略了解家庭功能障碍的基本原因,即哪一方面的家庭功能出了问题。第二部分较为复杂,是了解测试者与家庭其他成员的个别关系,采用开放式的问答,能获得更多的资料,测试者将与每位家人相处的亲密关系及程度,分为良好、普通、不好 3 个等级回答。第二部分不在此叙述。

在使用 APGAR 评估量表时,应注意两个问题,首先是需要将本量表通俗化和本土化,但又不能失其精髓;其次是正确对待该表的测评结果,注意其时效性和主观性的特点。

六、家庭凝聚度和适应度

家庭凝聚度(family cohesion)是反映家庭成员之间的亲密及自主性程度。家庭的凝聚力是家庭的动力,凝聚度异常往往是家庭功能不良的原因。异常凝聚度家庭包括:缠结型(enmeshed)、联结型(connected)、分离型(separated)、破碎型(disengaged)。家庭适应度(family adaptability),即成员的适应力及家庭对生活压力事件的反应和调适能力。可分为:混乱型(chaotic)、灵活型(flexible)、有序型(structured)、僵硬型(rigid)。

家庭适应度和凝聚度评估量表(Family Adaptability and Cohesion Evaluation Scale,FACES)分为三种,分别用于成人家庭、有青少年的家庭和年轻夫妇双人家庭。每种问卷都由 30 个问题组成。每个问题的答案为"从不""很少""有时""经常"和"总是",分别记 1、2、3、4、5 分。在此仅列出 FACES Ⅱ成人问卷(表 7-7),供学习者研究和使用。

评价的步骤为:先将受试者所答各题的分数用表 7-8 的方法算出凝聚度和适应度得分;然后根据表 7-9 找出得分对应的凝聚度和适应度的性质;最后可判断出所评估家庭的凝聚度和适应度。也可以按照 circumplex 模型(图 7-5)判断该家庭所属的家庭类型。

表 7-7 FACES Ⅱ成人问卷

问题	从不	很少	有时	经常	总是
	1	2	3	4	5
1. 遇到困难时,家人能互相帮助	☐	☐	☐	☐	☐
2. 在家里,每个人能自由发表意见	☐	☐	☐	☐	☐
3. 同外人讨论问题比同家人容易	☐	☐	☐	☐	☐
4. 作出重大的家庭决定时,每个家庭成员都能参与	☐	☐	☐	☐	☐
5. 家庭成员能融洽地相聚在一起	☐	☐	☐	☐	☐
6. 在为孩子定规矩时,孩子也有发言权	☐	☐	☐	☐	☐
7. 家人能一起做事	☐	☐	☐	☐	☐
8. 家人能一起讨论问题,并对作出的决定感到满意	☐	☐	☐	☐	☐
9. 在家里,每个人都各行其是	☐	☐	☐	☐	☐
10. 家务活由各家庭成员轮流承担	☐	☐	☐	☐	☐
11. 家庭成员互相了解各自的好友	☐	☐	☐	☐	☐
12. 不清楚家里有哪些家规	☐	☐	☐	☐	☐
13. 家庭成员在做决定时同其他家人商量	☐	☐	☐	☐	☐

续表

问题	从不	很少	有时	经常	总是
	1	2	3	4	5
14. 家庭成员能畅所欲言	☐	☐	☐	☐	☐
15. 我们不太容易像一家人那样共同做事	☐	☐	☐	☐	☐
16. 解决问题时，孩子的建议也予以考虑	☐	☐	☐	☐	☐
17. 家人觉得彼此很亲密	☐	☐	☐	☐	☐
18. 家规很公正	☐	☐	☐	☐	☐
19. 家庭成员觉得同外人比同家人更亲密	☐	☐	☐	☐	☐
20. 解决问题时，家庭成员愿意尝试新途径	☐	☐	☐	☐	☐
21. 各家庭成员都尊重全家共同作出的决定	☐	☐	☐	☐	☐
22. 在家里，家人一同分担责任	☐	☐	☐	☐	☐
23. 家人愿意共同度过业余时间	☐	☐	☐	☐	☐
24. 要改变某项家规极其困难	☐	☐	☐	☐	☐
25. 在家里，各家庭成员之间互相回避	☐	☐	☐	☐	☐
26. 出现问题时，我们彼此让步	☐	☐	☐	☐	☐
27. 我们认同各自的朋友	☐	☐	☐	☐	☐
28. 家庭成员害怕说出心里的想法	☐	☐	☐	☐	☐
29. 做事时，家人喜欢结对而不是形成一个家庭群体	☐	☐	☐	☐	☐
30. 家庭成员有共同的兴趣和爱好	☐	☐	☐	☐	☐

表 7-8　计算凝聚度和适应度的方法

凝聚度	适应度
① 第 3、9、15、19、25、29 题得分之和	① 第 24、28 题得分之和
② 用数字 36 减去步骤①的结果	② 用数字 12 减去步骤①的结果
③ 其余所有奇数题及第 30 题得分之和	③ 其余偶数题得分之和（除外第 30 题）
④ 步骤②和③的结果之和	④ 步骤②和③的结果之和

表 7-9　凝聚度和适应度得分转换表

凝聚度	0~50	51~59	60~70	71~80
	破碎	分离	联结	缠结
适应度	0~39	40~45	46~54	55~70
	僵硬	有序	灵活	混乱

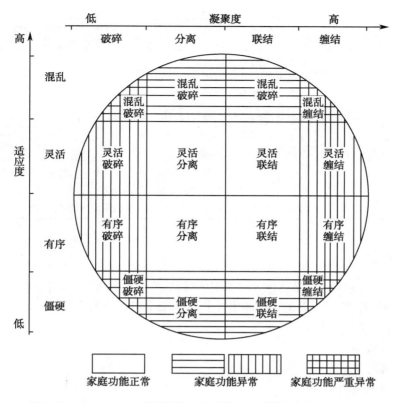

图 7-5　circumplex 模型（将家庭分为 16 种类型，Olson，1979）

第五节 | 家庭照顾

全面的患者照顾应考虑到患者的社会、家庭背景，考虑到家庭对患者疾病和治疗的作用。由于全科医生业务水平、时间、兴趣的差异以及患者期望的不同等原因，全科医生/家庭医生在行医中与家庭联系的程度也不同。Doherty 和 Baird（1986）将家庭医生的服务分为 5 个等级（表 7-10）。

表 7-10　家庭照顾的服务等级（Doherty 和 Barid，1986）

级别	内容
1. 对家庭的考虑最少	与家庭只讨论生物学方面的问题
2. 提供医疗信息和咨询	诊治中考虑家庭因素，能简单地识别家庭功能紊乱并转诊
3. 同情和支持	同家庭的讨论中，强调压力和情感对疾病和治疗的作用
4. 评估和干预	同家庭讨论，帮助他们改变角色和相互作用模式，以便更有效地适应压力、疾病和治疗
5. 家庭治疗	定期同家庭会面，改变家庭内与身心疾病有关的不良相互作用模式

许多西方国家初出茅庐的家庭医生，仅提供 1、2 级水平的家庭医疗；大多数家庭或全科医生，提供 3、4 级水平家庭医疗保健；而接受家庭治疗专门训练的家庭或全科医生，可提供 5 级服务。

一、家庭照顾中的三级预防

家庭是重要的压力来源，也是重要的资源。全科医生也应认识到家庭是预防疾病的重要资源，是实施预防措施的良好场所。对家庭的照顾，始终贯穿三级预防，并在家庭的参与下实施（表 7-11）。

NOTES

93

表 7-11 家庭三级预防的实施

预防等级	内容
一级预防	生活方式相关问题指导 健康维护 家庭生活教育
二级预防	医患共同监测健康,心理咨询 鼓励及时就医,早发现、早治疗 监督遵医性,治疗及管理
三级预防	对慢性病成员持续性管理,督促遵医性,指导适当的活动能力 对慢性病患者带给家庭的变化,指导全体成员参与并作出相应调整 对重病或临终家庭,提供团队合作家庭照顾和临终关怀

二、家庭访视

家庭访视(home-visiting)是指在服务对象的环境里,全科医生利用其专业知识、技能为社区居民提供健康信息和健康咨询,从而达到促进和维持个体、家庭和社区的健康的目的。

(一)家庭访视的适用范围

1. 某些急症患者。
2. 行动不便者。
3. 有心理社会问题的患者。
4. 不明原因的不遵医嘱的患者。
5. 初次接诊的新患者。
6. 患多种慢性病的老人。
7. 临终的患者及其家庭。
8. 有新生儿的家庭。
9. 需要做家庭结构和功能评价者。
10. 需要实施家庭咨询与治疗者。

(二)家庭访视的种类

1. **评估性家访** 对家庭进行评估。常用于有家庭问题或心理问题的患者及对老年患者家庭环境的考察。
2. **连续性家访** 对慢性病患者或家庭病床提供连续性的照顾,或需要定期随访。
3. **急诊性家访** 处理紧急事件。
4. **随机性随访** 医生的意向及追踪。

三、家庭治疗

家庭治疗(family therapy)是指对家庭的功能、角色、互动模式的调适,涉及心理、行为问题的治疗。家庭治疗以家庭为对象,通过对家庭所有成员的协调,达到家庭和谐、功能运转正常的目的。

专业人员把家族视为一个整体,整个家庭是一个个案,其中可能有一个特定的案主,但治疗是对全家,而不是仅对案主。疏通家庭内部机制会改变整个家庭系统,而改变家庭可能是改变个人最有效的途径。一个家庭是一个系统,家庭发展则是一个系统的途径,家庭存在系统内部的相互制约与调整。"不改变家庭内部的相互作用模式而企图改变某成员的行为是极为困难的。"所以,实施家庭治疗,需要医生与家庭达成协议,动员所有家庭成员参与,了解家庭问题的来龙去脉、成员的角色状况、家庭相互作用模式以及成员的认知和行为,逐步改变家庭机制。这里提到的动员家庭成员参与可以理解为与家庭成员合作。从家庭治疗的观点出发,与家庭成员合作是指避免全科医生提供太多的指令性服务,为家庭的幸福负太多责任,这样会导致家庭将其健康和发展完全依赖于全科医生。从家庭教育的观点出发,与家庭成员合作是指提高预先指导的能力,帮助家庭成员做好准备,不仅要准备好如何面对家庭成长过程中发生的正常变化,还要准备好家庭系统如何面对疾病带来的影响。与家庭成员合作是家庭医疗的基础,家庭生活和谐不仅是家庭成员心理健康的基础,也是社会稳定的基础。

日常诊疗活动中,不可避免地会遇到因家庭问题引起的就医行为,全科医生应发挥自身优势,应用特有的家庭医学理论,适时提供帮助。家庭治疗,又被称为家庭心理治疗,是指针对家庭(成员)的心理问题而施行的团体心理治疗。然而,家庭治疗并非所有的全科医生都能做得很好,从事家庭治疗需要专业的训练。因此,全科医生应该审慎,认识到自我的不足,以自身能力为基础实施相应干预,保持与家庭的密切关系。值得注意的是,约定与家庭的会晤,如同临床的治疗方案,须一步一步调整,方可使家庭逐渐康复。

许多证据表明,21世纪精神和心理问题将成为人群健康的主要问题,发病率增长迅速,多为社会原因所致。参与家庭治疗,需要拥有资深的心理学阅历并掌握精神分析的方法。治疗应该营造有益于精神放松的环境,为家庭治疗构建良好的家庭氛围。全科医生方便进行家庭照顾,也只有全科医生更懂得家庭。

1. 家庭治疗是全科医生介入复杂的家庭领域,调整家庭发展变化中的动态平衡过程,其内容只能在实践中增长经验。

2. 家庭治疗多为医生与来访者公开讨论对家庭事件的反应。

3. 家庭治疗所采用的方式应与事件的性质吻合。

4. 家庭治疗对身体健康及保健有积极的效果。

四、临终关怀

全科医学注重于研究生命周期,而临终是生命的最后里程,也是一种家庭危机。临终表明患者即将永远离开世界,传统指老人的死亡,实际上可发生在任何年龄甚至儿童。人类对死亡充满了恐惧,尤其是非正常死亡。医学界中甚至有人把死亡看作敌人,产生了强化及侵袭性的治疗,社会的进步提出了临终关怀。

临终关怀(hospice)的原意是济贫院、旅客招待所,产生于中世纪。到1967年,桑德斯博士(Dr. Dame Cicely Saunders)创办了英国第一家圣克里斯多佛临终关怀医院(St.Christopher's Hospice),此后,临终关怀在这所医院的起始下得以发展和推崇。它体现了人类的仁爱、同情和奉献精神,并使生命的照顾得以完满。临终关怀以综合、人性化、居家式的服务及提高临终生命质量为宗旨,提供身心一体的照顾,使临终者安然度过最后的时光。我国于1988年在天津医学院成立了第一所临终关怀研究中心,并逐步开展临终关怀事业。当前,面对我国社会人口的老龄化,社区医疗也将承担临终关怀服务的功能。

(一) 总疼痛

桑德斯博士深感临终患者复杂的身心痛苦绝非仅限于肉体,她打破了传统的疼痛概念,从社会角度审视生命末期的感受,提出了“总疼痛”(total pain)的概念。总疼痛是指躯体疼痛(骨浸润痛、呼吸困难、便秘等)、心理疼痛(死亡恐惧、再见不到亲人等)、社会疼痛(离婚、失业、亲人早逝等)、灵魂疼痛(自责、内疚、悔过等)和经济疼痛(谁来养活孩子、偿还债务等)等多种疼痛的总体感受。

总疼痛诠释了躯体和心灵交织于一起的折磨,因此,缓解临终者的疼痛需要的不仅是单一的止痛药物,还包含对心理社会的支持及与止痛药的联合应用。应采用综合的措施,减轻肉体和心灵的折磨。

(二) 联合止痛

联合止痛指实施治疗、心理看护、社会支持的综合措施,临床大体包括止痛药物、神经封闭、麻醉、医护呵护、居家团队合作及支持。

1. 止痛

（1）疼痛的因素：止痛效果与医护成熟的思考和分析能力密切相关，因此，对疼痛应进行如下分析：①引起、加剧或缓解疼痛的因素；②疼痛的特征和性质；③疼痛涉及的部位；④疼痛的时间与规律；⑤疼痛对患者生活、情绪的影响，以及患者对疼痛的反应；⑥伴随或并发的症状。

（2）止痛药分类及 WHO 提出的三阶梯止痛原则见表 7-12。

表 7-12　WHO 三阶梯止痛原则

阶梯	药物
一阶梯，非阿片类药物，治疗轻度疼痛	阿司匹林、布洛芬、对乙酰氨基酚等
二阶梯，弱阿片类药物，治疗中度疼痛	可待因、曲马多等
三阶梯，强阿片类药物，治疗重度疼痛	吗啡、羟考酮等
辅助止痛药物	抗抑郁药、抗惊厥药、镇静剂、皮质类固醇等

2. 心理社会支持

临终关怀服务需要一支多学科的专业队伍，包括医生、护士、药剂师、法律顾问、协调人员、志愿者等。他们齐心协力满足临终者及家人的生理、心理、社会和经济的需要。临终关怀服务，应做到以下几点。

（1）耐心倾听、彻底实施：对于生物医学无法治疗的患者，心理、社会支持极其重要。耐心倾听患者意愿并彻底去做，会给他们的心灵带来无限安慰，明显提高其生命质量。①耐心倾听：耐心倾听患者的诉说，方能知其心声、进行理解与情感的沟通。接受患者的感受与体验，充分满足其临终前的要求，是最重要的心理支持。②减少孤独：尽量减少患者的孤独感。因临终者对亲人的无限留恋，希望有人陪伴，怕刹那间再也见不到亲人，所以避免临终者与家人隔离是医学界的进步与醒悟。③保持尊严、避免侵袭治疗：临终患者希望得到休息、平静和尊严，需要心灵呵护，应避免侵袭性、墨守成规的治疗。

（2）尊重患者的权利：临终关怀是一种姑息性治疗和照顾，在家中或医院环境中的服务都有效，重要的是尊重患者的选择。患者需要医生了解自己的心意，也需要从医生那里了解病情。美国精神科专家 Elisabeth Kubler-Ross 认为，大多数临终患者都会经受感性适应和死亡过程反应的 5 个阶段：否认期、愤怒期、商讨期、抑郁期、接受期，也有的只经过两三个阶段。因此，应根据患者的意愿如实告知病情，但要注意策略：①随病情发展慢慢告知实情，像脱敏注射一样实施心理脱敏，逐步增加患者的承受力。②通过对治疗预后的乐观态度，给予心理支持，唤起其战胜疾病的希望和毅力。③以语言和情感交流，对病情提供保守的推测。

（3）尊重生命质量胜于数量：临终关怀是为改变短暂的生命质量，而不是盲目地延长生命时间。临终关怀旨在为患者营造一个舒适、有意义、有尊严、有希望和温暖的生活空间，使其在有限的时间里没有痛苦折磨、与家人共度温暖时光，得到无微不至的关怀，平静安详地迎接死亡。国外多采用消极疗法，强调其精神护理：①让患者舒服：因为没有痛苦，才有生命质量；②灵性：耐心倾听，用肢体语言与心灵沟通；③细心体察：认真对待细小的环节与要求，悉心看护患者；④宁静：过日常平静的生活，包括与家人相处。

（三）帮助临终患者的家庭

临终关怀除围绕临终者的服务外，还包括对其家庭的照顾。

1. 团队人员为家庭提供支持，如对家人的治疗、帮助和指导。

2. 了解谁是最悲痛者、谁是竭力照顾者，他们是否也有健康问题，为其提供帮助，尤其是丧偶、丧子者。

3. 提醒家庭应为患者做些什么，比如满足最后遗愿，选择最后度过地点，安排居丧等。

4. 鼓励家人发泄，在长期的压抑下哭出内心的伤痛。

5. 安排邻居、亲友中有相同体验的人与难以解脱的成员进行交流。

6. 暂时脱离原来的环境,避免睹物思人。

人生有些伤害不可能依靠医治,有的需要情感的弥补,有的需要社会性治疗,有的需要通过时间的流逝来淡化。美国 1976 年立法《自然死亡法案》,对末期临终者不施以增加痛苦且拖延死期的治疗,即消极治疗。这些为临终关怀的社会和社区服务提供了思路和建议。

（肖　雪）

思考题

1. 如何理解以家庭为单位的健康照顾?

2. 家庭的内在结构及外在结构主要包括哪些内容?

3. 家庭生活周期及其划分的意义。

4. 如何充分利用和调动家庭资源来避免和应对家庭危机?

5. 举例说明家庭对健康和疾病的影响。

6. 家庭评估在全科医生诊疗过程中的作用和意义。

7. 请谈谈您对家庭照顾中三级预防的理解,您的家庭是否重视并做到了呢?

思考题解题思路

本章目标测试

本章思维导图

第八章 | 以社区为范围的健康照顾

学习提要

- 培养以社区为范围健康照顾的思维和基本能力。
- 理解社区的史源与概念及发展社区医学的深远意义。
- 知悉以社区为导向的基层医疗,把纯粹的医疗方式扩大到对社区人群的管理。
- 重视群体健康及普遍的公共卫生问题,懂得使用社区调查及社区诊断手段,以有效、群体参与的方式促进社区康复。

人体与环境息息相通,机体随时与外界进行空气、物质、信息的交换。因生活的需要,人群居住在一定的地域,形成了活动的范围——社区(图8-1)。人类数个世纪遭受疾病和瘟疫的侵袭之后,反思社区卫生的重要,为了保护生存的环境不受疫疠肆虐,由此产生了社区医学。其理念是社区也像人一样,会有这样那样的健康问题,需要像对患者一样进行分析、诊断和治疗,以消除影响人群健康的隐患,营造良好的社区环境,使人们在这里心情舒畅、免受伤害、享有保健和健康,让社区成为友谊和温暖的大家庭。

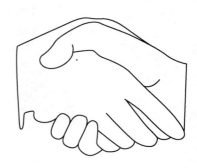

图 8-1 社区充满了友谊

第一节 | 社区医学

1977年第30届世界卫生大会提出了"人人享有卫生保健"的目标,1978年阿拉木图宣言确定了推进初级卫生保健是其实现的唯一途径,使得社区医学得以发展。

一、社区

(一)定义

社区(community)伴随着人类的出现而产生,在上古氏族社会就有了社区的雏形,人群是构成社区的重要元素。社区由德国社会学家滕尼斯(F. Tonnies)1881年首次提出,定义为"以家庭为基础的历史共同体,是血缘共同体和地缘共同体的结合"。英文 community 的原意是公社、团体、共同体、同一地区的全体居民。"社区"一词是由社会学家费孝通等于1933年引入我国。费孝通定义社区为,"若干社会群体(家庭、氏族)或社会组织(机关、团体),聚集在某一地域里所形成的一个生活上相互关联的大集体"。社区不同于行政区域划分,更趋于一组共同生活、具有共同特征和共同需求的区域人群组成的社会。聚集在这一地域的社会群体,生活上互相关联,从事文化、经济、政治等社会实体活动。不同的学者、不同学科对社区定义的理解有不同定位和倾向,比较权威的是世界卫生组织提出的社区定义:社区是因某种经济的、文化的、种族的或某种社会凝聚力,使人们生活在一起的一种社会组织或团体。

(二)社区的类型

社区分为地域型社区和功能型社区。地域型社区以一定的地理范围为基础,生活在此范围的居民享受共同的基础设施服务,由区域内的机构和制度所管理。功能型社区以共同的特征为基础,如有共同的兴趣、爱好、价值观等,由此而聚集在一起,形成相互联系的机构或组织。

(三)社区的要素

(1)一定的人口构成:人口约为10万~30万。

(2)一定的地域空间:面积5 000~50 000km²。

(3)相应的经济活动:社区居民的生产、交换、分配和消费等经济活动。

(4)区域内的各种服务设施:分为面向全体居民的服务和面向特殊群体的服务。面向全体居民的服务包括医疗卫生服务、家居生活服务、综合环境治理服务等;面向特殊群体的服务包括老年人服务、残疾人服务等。

(5)心理认同感、归属感:共同的文化背景、生活方式和认同的意识。

(6)相应的管理机构和制度:街道委员会、居民委员会、居民自治性组织等。

二、社区医学概述

(一)社区医学概念

20世纪60年代不少学者提出,社区医学(community medicine)是确认和解决有关社区群众健康照顾问题的一门科学。通常采用流行病学、医学统计学方法进行社区调查,作出社区诊断(community diagnosis),确定社区群众健康问题及其医疗保健照顾的需求,并拟订出社区健康计划,动用社区资源,改善群体的健康问题,且对实施的健康计划进行评估,以达到预防疾病促进健康的目的。社区医学是一门充分发掘利用社区资源,满足社区卫生需求,富有卫生政策和管理机制的宏观公共医学。社区医学的特点是把人群中个体的普遍卫生问题,归纳到群体的机制,并与他们的家庭、社区和社会联系起来,去认识、分析和处理卫生问题。

(二)社区医学的产生

社区医学伴随着社区的形成而产生。16世纪文艺复兴时期工业迅猛发展,大批手工业者纷纷涌入城市或聚集在工厂、矿山周围,形成了许多社区,由于生产生活条件极差,厂房住房简陋拥挤,通风不良,生产废水、生活污水、粪便垃圾四处排放,导致了各种传染病的流行和职业病的发生,对人群健康造成了极大危害。当时有远见卓识的医生发现了这些具有社会性的问题,纷纷进入社区进行调查研究,如1493—1541年,瑞士医生帕拉塞尔苏斯(Paracelsus)对矿山"水银病"的研究;1669—1714年,意大利拉马兹尼(Benardins Ramazzini)对"手工业者疾病"的研究;1840年,法国医生路易斯·里纳·菲勒米(Louis Rena Villermi)对纱厂工人的卫生条件进行研究;1848年,鲁道夫·魏尔肖(Rudolf L K.Virchow)对西里西亚斑疹伤寒流行环境卫生的调查等,都强调了环境和社会因素对健康的影响。19世纪英国的霍乱猖獗流行,人们从事实看清楚了单靠医院或某一位医生的努力已经不能控制疾病的发生,单纯的治疗不能解决面临的难题,必须从个体防治转到社区的防治,当初称为"公共卫生";到20世纪初叶,公共卫生逐渐进入以社区为服务单位的趋势,强调不同社区的不同需求及自主性,改称"社区保健";随着社会进步及学科发展,社区保健与流行病学、社会医学等结合,产生了社区医学,20世纪60年代英国率先使用"社区医学"这一名词,并进行一系列以社区为范围的研究。

(三)社区医学教育

20世纪70年代中期,社区医学教育(community medical education)在国外形成了完整的教学体系,根据社区卫生保健的需求和可利用的资源,为社区培养新型医师。是以个人、家庭和人群的健康促进、疾病预防、治疗和康复为重点,以培养从事社区卫生人才为目标的教育活动。

1. 社区医学教育围绕社区卫生保健需求设计培养目标。

2. 选择与社区卫生有关的预防医学、流行病学、卫生统计学、妇幼保健、优生优育、卫生宣教、卫生政策等方面的基本理论知识和技能,作为必修课程。

3. 深入社区实习基地,体验熟悉社区情况,包括人口结构、地理、社会环境、文化、民俗等。

4. 训练社区调查、社区诊断的能力,能提出干预措施,有处理实际问题的能力。

5. 掌握社区常见病、多发病的诊断治疗技能。

社区医学教育是突出社区大卫生的管理和人群疾病防治的定向教育,培养从事初级医疗保健的专门人才。因此,有许多发展中国家及发达国家的偏远地区仍延续社区医学的照顾模式。而发达国家的环境卫生、传染病等问题已基本解决,服务已转向以个人和家庭的心身问题为主的家庭/全科医疗模式。但对于我国的社区医生,必须兼顾社区医学及家庭医学知识和以社区为范围的基层服务。社区卫生服务,是以家庭/全科医生为依托,实施可及、经济、公正、高质量的基层卫生保健服务。其特点有:①符合社会效益、成本效益和经济效益;②社区人人参与;③形成卫生服务网络;④防、治、保、康一体化,政府、医疗、居委会共同参与;⑤重视发掘利用社区资源。成功的社区卫生服务可解决居民80% 以上的健康问题。

三、以社区为导向的基层医疗

以社区为导向的基层医疗(community oriented primary care,COPC)最初是在 20 世纪 30 年代由以色列 Sidney L.Kark 提出,是其在以色列屯垦区多年实践经验的总结并推荐的基层医疗模式。Kark 医生强调健康问题与社区的生物性、文化性、社会性特征密切相关,没有理由把初级保健局限于个体疾病的治疗,应该把服务的范围从单一的临床治疗扩大到社区,以流行病学的观点提供完整的照顾。此举后来为许多国外的社区所采用,成为同时解决个体医疗和社区保健问题的基层医疗模式,被称为"以社区为导向的基层医疗"。COPC 是对社区医学和家庭医学在社区实践中的优化组合,以社区医学为指导,基层医疗为基地,以家庭/全科医疗的形式实施照顾。

(一) COPC 的基本要素

COPC 超越了医疗为患者的模式,以积极的健康观及防治为一体的过程,提供社区导向的连续性综合医疗。其 3 个要素为:基层医疗、社区人群、解决问题的过程。

(二) COPC 的基本特征

以社区为导向的基层医疗服务一般具有以下特征。

1. 将社区医学的基本理论与临床医学的实践相结合。

2. 通过社区诊断确定社区的主要健康问题及危害健康的因素。

3. 制订可行的解决问题的干预方案。

4. 合理配置社区内的人力、物力、财力、组织等资源,实施健康项目,提供保障措施并进行效果评价。

5. 提供连续性、可及性的医疗卫生服务。

(三) 以社区为导向的意义

以社区为导向的服务,其意义有以下几点。

1. 通过以社区为范围的服务,了解人群健康问题的缘由。仅从医院、诊所的疾病去研究健康,无法获得影响健康问题的完整因素。因此,维护个人、家庭的健康必须以社区为导向。

2. 社区里的健康隐患。以社区背景观察健康问题,以系统论将健康问题还原,暴露涉及的全部因素。忽视社区背景因素,疾病观狭隘,则不能科学地诊治慢性病和提供合理的照顾。

3. 以社区为范围,医生关心健康人群、求助者和患者,这样方能完整地维护居民健康,将预防、病患、传播方式包含其中。社区预防相比个体诊治对人群更具意义。

4. 以社区为范围的服务,能合理利用有限的卫生资源,动员群防群治,最大限度满足居民的健康需求。维护社区人群健康,是整个社区及社会的责任,社区积极参与可弥补卫生资源的不足,使维护健康的活动在政策、制度、行政干预下,成为全体居民参与的群众行为,达到以纯粹医疗无法取得的效果;也能更有效地控制疾病在社区的流行。

(四) COPC 分级

0 级:以传统的医疗模式,只对就诊者提供非连续性的医疗,没有社区的概念,不关注社区的健康问题。

1级:对所在社区的健康资料有所了解,缺乏第一手资料,以医生的主观印象推断解决健康问题的方案。

2级:对所在社区的健康问题有一定了解,有间接的二手资料,有计划和评价的能力。

3级:通过社区调查或社区健康档案资料掌握90%以上居民的健康状况,针对健康问题采取解决方案,但缺乏有效的预防措施。

4级:建立了社区居民的健康档案,掌握所有健康问题,具有有效预防和治疗的措施,建立了社区健康问题资料收集和评价系统,具有解决问题和管理社区资源的能力。

第二节 │ 影响社区人群健康的因素

谈到健康问题,人们不仅考虑到疾病和伤害,而且关心所在社区可能威胁到自身健康的各种因素。一切生物总是通过调节自身,以适应不断变化的环境,同时也在不断改变着环境的状态,这种动态平衡称为生态平衡。人类不同于其他生物,能够不断地认识自然,并能动地改造自然,因而使社区的环境改变。20世纪中期之前,影响人类健康的突出问题是传染病。生物医学模式使传染病得到基本控制,今天,科技发展使人们生活水平提高的同时,疾病谱也发生了转变。慢性病往往在人们还未觉察时就已对人体健康造成侵犯。因此,重新认识健康,认识社区生态环境的隐患及影响健康的因素,有利于对慢性病的预防。

一、影响人体健康的因素

20世纪70年代末,拉隆达和德威尔提出综合健康医学模式,认为影响人类健康的因素主要有四大类:生物遗传因素、环境因素、行为生活方式因素、医疗卫生服务因素。1992年,世界卫生组织报告指出,在人类死亡因素中,有60%与生活方式有关。不良生活方式和行为致死的在美国占48.9%,我国的调查是37.3%(表8-1)。根据2022年中国卫生统计年鉴,城市居民主要疾病死因构成排前四位的有心脏病、恶性肿瘤、脑血管病、呼吸系统疾病;农村居民主要疾病死因构成排前四位的有心脏病、脑血管病、恶性肿瘤、呼吸系统疾病。由此可以看出影响居民死亡的疾病,已经由单纯生物因素导致的传染性疾病,转变为由生物、心理、社会等综合作用所导致的慢性非传染性疾病。

表8-1 中美两国影响健康的4个主要因素占比 单位:%

因素	生活方式和行为	人类生物学因素	环境因素	保健服务
中国(1981—1982年)	37.3	32.1	19.7	10.9
美国(1977年)	48.9	23.2	17.6	10.3

注:中国为19个城乡点,美国为全国资料。

二、环境因素对健康的影响

社会的发展越来越彰显出环境因素与社区人群健康息息相关,包含自然环境和社会环境因素两个层面。

(一)自然环境因素对健康的影响

自然环境因素主要指地理和气候因素。某些传染及自然疫源性疾病,都有较严格的地域性和季节性,形成了疾病的流行。如血吸虫病、钩端螺旋体病、出血热的流行等,皆因其自然环境适合于病原体的繁殖或传播媒介的生存。又如布鲁菌病、棘球蚴病流行于畜牧社区,是因为中间宿主牛羊的存在。蛔虫病、蛲虫病流行于卫生环境差的农村社区。地方病是在特定的社区流行。近些年气候变化对中国乃至全球影响突出,据WHO保守估计,由于气候变化导致的营养不良、疟疾、腹泻和热应力等影响,预计每年超额死亡人数将高达约25万人。据估计,到2030年,每年气候变化对健康的影响造成的直接损失(不包括在诸如农业及饮用水和环境卫生等健康相关领域造成的损失)为20亿至40亿美元,因此,全球气候变化给全球人类健康带来巨大的挑战。

现代的城市社区,环境污染已成为影响健康的重大问题。近几年,我国北方多地区出现重度污染的雾霾天气,给居民健康带来严重影响。另外人们在改造环境的同时,也制造出诸多危害人们健康的因素。如,在城市社区中,废气、污水、噪声、生活垃圾、食品污染、工业粉尘、复杂的化学原料,甚至杀虫剂等,已造成极大的公害,使疾病复杂化。据世界卫生组织2016年报道,世界上大约有30亿人仍然在明火和开放式炉灶中使用固体燃料在家进行烹饪和取暖,这种方式会造成高度室内空气污染,产生大量对健康有害的污染物,包括会渗透到肺部深处的微细颗粒。据统计,每年我国由于室内空气污染引起的死亡人数超过10万,同时,严重的室内环境污染也造成了我国每年超过100亿美元的经济损失。环境对健康的影响是不容忽视的,提高人们对环境的关注度以及预防与治理能力,刻不容缓。

(二)社会环境因素对健康的影响

社会环境因素是一个博大而空间化的概念,主要涵盖社区的文化背景、教育水平、经济因素和社会心理因素。

1. 文化背景　社区的文化背景,决定着人群的健康信念、就医行为和对健康维护的态度,影响着群体的生活行为方式和自我保健的态度。社区的社会文化,包含了思想意识、风俗习惯、道德法律、宗教以及文化教育等。社区文化主要从环境文化、制度文化、行为文化、精神文化等层面对居民健康产生影响。风俗习惯是特定社会文化区域内人们历代传承、共同遵守的行为模式或规范,贯穿于人们的衣、食、住、行、娱乐、体育、卫生等各个环节,每个国家都有固定的风俗习惯,对人群健康产生不同的影响。对于不利于人们健康的风俗除了采用法律法规等强制性措施,更应该采取说服教育的方式,使人们自觉摒弃不良风俗,维护自身健康。

2. 教育水平　除医疗卫生对健康产生影响,健康还受到行为与生活方式、饮食习惯、教育环境、遗传等因素的影响,而行为与生活方式、饮食习惯等与受到的教育程度有关。一方面,教育会提高人们对健康的认识,自觉选择有利于健康的生活方式,并且会通过体育锻炼、戒烟戒酒、食用绿色健康食品等保持身体健康。在意识到自身患病时会积极寻求卫生服务。另一方面,受教育程度提高,人们获得的就业机会相对较多,劳动收入增加,从而可以投入更多的经济、精力以改善自身健康。

3. 经济因素　经济因素是重要的社会因素,经济发展对健康的影响既有有利的一面,也有不利的一面。一方面,经济发展与医疗卫生事业的发展是相互关联的,经济发展能够增加对医疗卫生事业的投入,提高居民物质生活水平,使人群健康改善、人均寿命延长;同时,居民健康水平的提高,可以增加劳动力供给,提高劳动生产率,推动经济持续发展、促使人们丰衣足食。另一方面,若人群自我保健意识滞后,经济发展也带来新的健康问题。如今经济的发展、科技的发达,极大地改变了人们的生活方式和生活习惯,心脑血管病、肥胖、糖尿病、电视综合征、交通车祸、运动缺乏症等严重地影响群体健康。相反,经济欠发达社区,营养不良、贫血、佝偻病、维生素缺乏等疾病,也严重威胁着人群健康,因病致贫、贫病交加,又制约了社区劳动力及经济的发展。

4. 社会心理因素　根据世界卫生组织的定义,心理健康不仅是没有心理方面的疾病,而且是指一种良好的自我状态,即个体能够认识自身潜能、应对生活压力、富有成效地进行工作,并对社会有所贡献。社会心理因素对人群健康至关重要,是招致心理和躯体疾病的重要原因。心理因素常与社会环境联系在一起,环境的不良刺激影响人的情绪,生活节奏快、人际关系复杂、工作竞争给人们带来紧张和压力,产生心理失衡、焦虑、抑郁等,甚或精神疾病、自杀。长期的不良刺激招致心因性疾病,如溃疡病、高血压、心脑血管病等。心理因素也是癌症的致病原因,研究表明癌症发生前患者多有焦虑、失望、抑郁或压抑愤怒等情绪。

我国政府高度重视社会环境因素对居民健康的影响,并将文化、教育、经济、社会心理上升为国家健康战略,如"健康中国2030"明确指出:在文化方面,要加强居民的精神文明建设,大力发展健康文化,使居民自觉地移风易俗,形成良好的生活习惯。在教育方面,把健康教育纳入国民教育体系,让健

NOTES

康教育贯穿所有教育阶段,使其成为素质教育的重要内容。在经济方面,推动健康领域基本公共服务均等化,维护基本医疗卫生服务的公益性,促进社会公平公正,减少因经济的不平等造成的健康不平等。在社会心理方面,加强对抑郁症、焦虑症等精神障碍性疾病的干预,加大对重点人群心理问题的健康管理,做到及早发现,及时提供帮助。

三、生物因素对健康的影响

(一)传染性疾病对健康的影响

随着医疗技术的发展,传染病的防治取得突破,烈性传染病得到控制,但有些地区仍时有发生,如肝炎,导致慢性肝炎—肝硬化—肝癌,严重危害居民的健康。近年结核病也呈上升趋势,多发于青少年及老人,农村地区最为严重。细菌性痢疾、流行性感冒、血吸虫病、疟疾、狂犬病、出血热、感染性腹泻等时有发生;风疹、水痘、流行性腮腺炎、炭疽、布鲁菌病亦有发病;烈性传染病霍乱、鼠疫也有报道;新生的严重急性呼吸综合征(SARS)、新型冠状病毒感染、H5N1禽流感及疯牛病等,依然威胁着世界不同地区人们的健康。1996年乙类传染病增加新生儿破伤风和肺结核;2002年增加HIV感染;2003年增加SARS;2005年增加血吸虫病和人禽流感;2009年增加甲型H1N1流感;2013年增加人感染H7N9禽流感;2020年新型冠状病毒感染纳入乙类传染病管理。现今传染病至少有30余种,威胁着世界1/2的人口。传染病的预防和管理,是社区医生不可忽视的责任。

(二)慢性疾病对健康的影响

慢性非传染性疾病和退行性疾病,成为当代人群的主要疾病谱。目前,慢性病是造成世界范围内死亡和伤残的最主要原因,据世界卫生组织估算,每年约3 800万人死于慢性病。在我国,80%的死亡和70%的伤残调整生命年损失是由慢性病造成的。慢性病具有病程长、病因复杂、很难治愈、发病率高、死亡率高、致残率高等特点。慢性病是由不良的生活方式和行为引起的疾病,慢性病的发病与吸烟、酗酒、膳食不合理、体力活动不足、心理因素等密切相关。高血压、心脑血管病、肿瘤、糖尿病、慢性阻塞性肺疾病、风湿病、红斑狼疮等慢性疾病,使人们长期遭受疾病折磨,严重地影响生活质量,降低人们的幸福感。但是此类疾病缺乏有效的治疗方法,更有利的途径是及早预防。因此,如何提高人们对疾病预防的认识,做到早发现、早诊断、早治疗,成为预防慢性疾病的关键。

(三)年龄、性别、遗传性疾病对健康的影响

年龄、性别和遗传因素对个体健康状况产生重要影响。随着年龄的增长,对于一些疾病的患病风险会增加,并且不同年龄组易患疾病的种类不同。由于男女生理结构上的差异,对一些疾病的患病情况也不同。2010年《柳叶刀》刊登一篇关于性别对健康的影响的文章,指出心脏病、癌症、慢性呼吸道疾病、糖尿病等疾病的发生与预后均存在男女性别差异。随着医学技术的发展,对遗传因素的认识越来越多,其中遗传性疾病给健康带来严重危害,据估计人群中约有25%~30%受遗传病的危害,单基因遗传病占10%,多基因遗传病占14%~20%,染色体有关的疾病约占1%,造成了严重的疾病或畸形。V.A.Mckusick编著的《人类孟德尔遗传》一书指出,1966年认识的单基因病有1 487种,至今已达4 023种。遗传疾病造成智力障碍儿童,给家庭和社会带来了沉重负担。许多常见病如精神病、糖尿病、动脉粥样硬化、恶性肿瘤都与遗传相关。近亲繁衍导致遗传病,在偏远地区并未完全消失。社区卫生服务中心应宣传婚前检查、生育指导、围产期保健、宫内诊断等知识,预防遗传病的发生。

四、生活方式及行为对健康的影响

生活方式是在维持生存、延续种族和适应环境的变化过程中形成的行为模式,因此,传统的生活习惯是较难改变的,但不是不能改变。社会进步使人们逐渐认识到,不良的生活方式是影响健康的重要因素。世界卫生组织曾列举了18种最不健康的生活方式,包括吸烟、高脂高热量饮食、过量饮酒、缺乏运动、长期过劳、情绪不佳、酒驾、不洁饮食、药物依赖或药物成瘾、对有毒废物不处理、失眠、有病不就医、不遵医嘱服药、高糖高盐饮食、家庭或婚姻生活不和谐、纵欲、社会行业适应不良和迷信及赌

博行为。"生活方式疾病"被世界卫生组织列为21世纪威胁人类健康的"头号杀手"。大量研究表明，许多慢性疾病发病率增高，与不良的生活方式及不健康行为密切关联。因此，应采取全人群策略和高危人群策略促进健康。慢性病重在一级预防，这是赋予社区医疗的艰巨任务。据统计，改变人们的生活方式可起到70%的作用，而医疗技术只起到30%的作用。全科医生应重视矫正群体的偏离行为，目前我国社区居民主要存在以下的不良行为。

（一）吸烟

吸烟是当今世界人类健康的最大威胁。世界卫生组织指出，全球每年因吸烟导致的死亡人数高达600万，超过因疟疾、艾滋病、结核导致的死亡人数之和。到2030年，预计每年死亡人数将上升到800多万。我国是世界上最大的烟草生产和消费国，目前我国每年死于与吸烟有关疾病的人数达100万，如对吸烟流行状况不加以控制，预计到2050年死亡人数将突破300万。烟草成分对肺、血管、脑组织有严重危害，一些成分是致癌物质。吸烟者患癌症的相对危险度是不吸烟者的10~15倍，约80%以上的肺癌与吸烟(包括被动吸烟)有关。通过控烟，可以预防肺癌、食管癌、口腔癌及喉癌、膀胱癌、胰腺癌，以及支气管炎、肺气肿、冠心病等。吸烟已成为我国的公共卫生问题，然而戒烟是一项漫长而艰巨的工作，应综合运用价格、税收、法律等手段提高控烟成效。可通过进行各种戒烟相关的卫生宣教，创造不利于吸烟的环境，禁止青少年及孕妇吸烟，禁止公共场所吸烟，张贴吸烟有害的警告，提供戒烟帮助，禁止烟草广告、促销和赞助，增加烟税和提高烟价等措施。尤其应对中小学生加强教育，通过他们制约家庭吸烟，阻断下一代吸烟行为。对于二手烟，通过控烟知识宣传和控烟政策实施，提高人们对二手烟暴露危害的认识，通过全社会的力量，减少二手烟危害的发生。

（二）酗酒

2022年世界卫生组织报告指出，全球每年共有300万人因有害使用酒精而丧生，占所有死亡人数的5.3%。大量饮酒对身心危害极大，可诱发急性重症肝炎、胃肠出血、脑出血、冠心病等疾病，从而危及生命;酒精可通过胎盘影响胎儿发育。酒后引发车祸、打架斗殴、犯罪、破坏家庭等一系列社会问题。长期大量饮酒是脂肪肝、酒精性肝硬化的重要原因。因此，应通过社区健康教育，使人们认识酒精的危害，避免酗酒带来的健康隐患和不良后果。

（三）膳食不合理

因一些社区人群缺乏合理饮食的认识，造成营养不良与营养过剩，已成为全球营养失衡的双重负担。一方面一味追求营养，使肥胖儿童明显增多，他们将成为未来心血管病、高血压、糖尿病的后备军。另一方面，一些人群饮食以咸菜、腌菜、辛辣食物及粮食为主，是贫血、维生素缺乏、佝偻病、高血压等和体质虚弱的原因。江南地区，居民喜食熏烤、油炸食品，使得胃癌、肝癌等消化系统恶性肿瘤成为当地居民健康的威胁。膳食不均衡及不良饮食习惯是慢性病高发的诱因，社区卫生服务中心应根据当地社区的饮食弊端进行针对性的宣教，帮助人们建立健康的饮食习惯。提倡饮食合理，不暴饮暴食、偏食和忌食，以合理膳食去除隐患、确保健康。

（四）体力活动不足

运动能调节神经系统、促进血液循环、维持肌肉骨骼功能;能促进胃肠功能、增加食欲和帮助消化;消耗多余热量、防止肥胖。研究证明，肥胖、冠心病、高血压都与缺乏运动有关。同时静坐或体力活动不足是引起残疾和死亡的重要原因之一。2020年世界卫生组织《关于身体活动和久坐行为指南》指出:身体活动对成年人健康的好处包括:降低全因死亡率、心血管疾病死亡率，减少高血压、2型糖尿病、癌症、精神异常(减轻焦虑和抑郁症状)，提高认知能力、改善睡眠以及预防肥胖。

（五）药物滥用

医疗需求增高及缺乏秩序化，使药物滥用较为普遍。在双向转诊尚未完善之际，人们求治于各种渠道，得到品种繁多的药品。滥用药品，造成了药物的依赖以及副作用的影响增多，甚至导致疾病。

其中吸毒则是更严峻的问题,鸦片、海洛因、可卡因、摇头丸等易成瘾的麻醉剂,不仅使人丧志、丧德、丧失生命,而且容易传播梅毒、乙型肝炎等传染性疾病,给个人、社会造成严重的消极影响。

(六)不端性行为

不端性行为可引起艾滋病、梅毒、淋病、性病性淋巴肉芽肿等疾病,严重损毁人的健康。根据疾控部门权威数据统计,目前性传播已成为中国艾滋病传播的主要途径。艾滋病不仅对个体的身心健康造成威胁,影响感染者的工作生活,而且会引起社会恐慌,使感染者受社会歧视。

(七)网络成瘾及过度使用手机

随着科学技术的发展,互联网已成为人们了解信息、沟通、学习、娱乐的重要平台,通过网络实现多种功能的智能手机,更是成为人们生活中不可缺少的一部分。据中国互联网络信息中心(CNNIC)发布的第51次《中国互联网络发展状况统计报告》显示,截至2022年12月,我国网民规模达10.67亿,互联网普及率达到75.6%。其中,手机网民规模达10.65亿,手机网民占整体网民的99.8%。越来越多的人过度使用手机,甚至有手机成瘾的倾向。研究表明,手机成瘾不仅对个人学习和人际关系造成负面影响,还会降低个体对生活的满意度,产生抑郁、焦虑甚至自杀的倾向。因此,在日常生活中,我们在享受网络提供便捷服务的同时,要正确地对待网络,充分发挥网络的积极作用,避免网络成瘾。

不良的生活方式严重影响居民的健康,已引起政府的高度关注,将控制吸烟、酗酒,加强体育锻炼等措施上升为国家战略,"健康中国2030"规划纲要提出明确要求:①吸烟:到2030年15岁以上人群吸烟率降低到20%;②饮酒:加强对居民限酒的健康教育,减少酗酒;③体育锻炼:加强居民健身公共设施建设,大力发展居民喜闻乐见的运动项目,鼓励开发民间传统运动项目,以此提高全民身体素质。

五、健康照顾系统对健康的影响

人群的健康状况与社区的健康照顾系统密切相关,社区的健康照顾系统是指社区的卫生、医疗和卫生人力的统筹安排。人群能否得到有效的健康照顾,与社区有无高水平的全科医生及医疗的可及性大小极为相关,是常见病多发病能否在社区得到合理防治的关键。

社区健康照顾机构对人群健康影响主要体现在人们在那里是否能够得到及时有效的治疗或及时转诊,且治疗措施的花费是否与患者的经济承受能力相适应。当前我国社区健康照顾的瓶颈,是缺乏高品质的家庭/全科医生和有效的廉价药物。对此"健康中国2030"规划纲要提出:到2030年15分钟基本医疗卫生服务圈基本形成,每千常住人口注册护士数达到4.7人,使社区照顾更便捷。

第三节 | 社区诊断

自从有了以社区为范围服务的理念后,社区诊断显得十分必要。要不断消除社区内疾病的共同危险因素、维护社区群体的健康,只有进行社区诊断才能实现。因此,社区诊断是为减少疾病、为临床服务,并不等同于纯粹的流行病学调查,两者目的虽同,但侧重不同。

一、社区诊断概述

(一)社区诊断的概念

社区诊断(community diagnosis)最早出现于1950年,由于其将疾病的诊断从个体扩展到群体(表8-2),因此具有革命性的意义。社区诊断以流行病学为基础,关注与社区人群相关的发病因素和环境因素对健康的影响,目的是探明群体的发病机制。其基本的目标与传统的公共卫生相似,即预防、控制和消除疾病。

NOTES

表 8-2 社区诊断与临床诊断比较

项目	社区诊断	临床诊断
对象	群体	个体
症状	患病率、死亡率、十大死因、环境污染	头痛、发热、腹泻、出疹
检查	社区资料、社区调查	病史、体格检查、实验室检查
诊断	为健康问题制订社区卫生计划	病名 1、2、3……罗列
治疗	干预计划、评估效果	治疗计划

以社区为范围的服务,其一是社区医疗;其二是社区诊断。以社区诊断评估社区的健康问题,制订卫生计划,实施群体干预的措施,有目的、有针对性地改善社区人群的健康状况,提升整体的健康水平。实施社区诊断,应熟知整个社区的概况,掌握社区的人口结构、人口动态、居住分布、文化、职业结构等,以及社区的地理位置、气候条件、历史文化背景等环境资料,人们的健康意识、行为方式、疾病状况、危险因素及高危人群的分布,即整个社区的人文地理环境,综合分析判断社区常见突出的健康问题和所需的卫生服务,并设定解决问题的顺序。

（二）社区诊断的目的

1. 发现社区的健康问题,辨明社区的需要与需求。

2. 判断造成社区健康问题的原因,了解解决问题的程度和能力。

3. 提供符合社区需求的卫生计划资料。

（三）社区诊断所需的资料

做社区诊断之前,需要收集所需的资料及所用指标,主要包括以下方面。

1. **社区人群健康状况**　主要反映在社区的人口学特征、疾病发生情况、死亡情况、居民生活习惯和行为方式等方面。

（1）人口学指标:包括人口数、人口年龄性别结构、人口增长率、平均期望寿命等。

（2）疾病指标:各种疾病的发病率、患病率,社区疾病谱的变化及影响因素等。

（3）死亡指标:包括死亡率、年龄别死亡率、疾病别死亡率、死因构成比及死因顺位等。常用的有慢性病死亡率、婴儿死亡率、孕产妇死亡率等。

（4）反映居民生活习惯和行为方式的指标:如吸烟率、吸烟量、饮酒率、饮酒量及食盐消耗情况等。

（5）反映居民健康意识、求医行为的指标:如体育锻炼情况、刷牙率、定期体检率等。

2. **社区环境状况**

（1）自然环境:包括地理位置、气候、地貌、矿产资源、江河湖泊、耕地、病媒昆虫密度等,地理条件和安全饮用水普及率,卫生厕所使用率,空气、水、土壤污染情况,家庭及工作、学习环境的卫生状况等。

（2）社会环境:包括社区风俗习惯、文化教育、政治、宗教、公众道德修养、经济水平和产业结构,人群的消费观念,家庭结构及功能,人口流动、社会秩序、社团活动及其影响等。

（四）社区诊断的步骤

1. **收集整理资料**　收集原有的相关统计资料、社区调查资料、健康筛查资料,社区访谈资料,常规上报的数据等。关键是根据社区的需求,有目的地收集有关的资料。将本社区突出的健康问题,与权威机构的信息及其他信息做比较,沉淀出真正的健康问题。

2. **确定社区主要健康问题及优先解决问题的顺序**　依据以上收集、调查的结果,根据本社区当前的需求,社区资源状况的可行性,设定卫生计划及目标。以急需、可行及易行的具体情况,做出先后次序的安排,制订可实施的"社区干预计划"。

3. **实施社区计划** 一旦计划确定,应制订切实可行的实施方案,并付诸行动。在实际操作中,要准备好实施中使用的表格,并进行详细记录,以便后续统计。要有清晰的思路和明确的目标,才能有序地进行。工作进展中,需要使用调查表格、统计表格、综合及分析表格。

4. **计划效果评估** 将在人群中实施的真实记录(表格),经过系统的整理及统计分析,得出本次行动的效果,并进行效果评估。其中,包括计划进行中评估及计划结束后评估。计划进行中评估,是对计划进行阶段性评估,以及了解计划与推进情况,并对计划做必要的修正。比如对难以实施的细节作调整,以便计划顺利进行。计划结束后评估,是对整个计划的效果进行评估,并提出改进意见,作为下一次社区诊断计划的参考。

根据上一次社区诊断结果,再进行下一次诊断,周而复始地解决社区群体的健康问题,从而不断提高人群的健康水平。

社区诊断关注其定向的目标——社区,其干预的是人群中的危险因素,而不是单一的病因。社区诊断的步骤见图8-2。传统的流行病学,最早用于传染病预防,而当今社区的健康,涉及广泛的环境、社会和人的生活行为心理因素,因此,社区诊断是从生物、心理、社会环境的角度,审视并治理群体的健康问题。

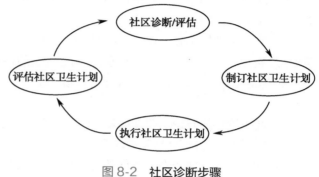

图8-2 社区诊断步骤

二、社区调查

社区诊断是防治社区疾病的重要方法,但社区诊断的资料来源于社区调查,如何做好社区调查呢? 全面的社区调查范围包括人群健康状况、社区环境状况、资源的可动员潜力,以及居民的健康意识、对卫生事业的关心程度、居民素质、政策倾向等。因此,社区调查应具有真实及实用性。

(一) 社区调查的步骤

1. **设计** 社区调查之前,首先进行调查设计,即制订调查计划、明确调查目的、调查对象和调查方法及如何组织开展调查和分析收集到的资料等。调查设计是调查研究过程的全面设想,保证调查研究有的放矢,以较少的人力物力取得较好的效果。

2. **实施** 实施阶段包括调查员的培训、调查表的准备、资料的收集等。人员的培训包括调查的内容、人员的业务知识及沟通技巧。调查表格,应按不同需求设计调查表、统计整理表、综合分析表等,以便系统地总结和分析。

3. **分析** 主要是对收集到的资料进行整理分析,并结合专业知识统计推断,揭示社区人群健康状况的规律及致病危险因素。写出调查报告,总结通过本次调查得到了哪些资料,发现了什么问题,说明了什么问题,以及调查过程中存在什么问题、应如何改进等。

(二) 调查计划的制订

一个科学严谨的调查计划,包括以下内容。

1. **确定调查目的和调查指标** 首先根据社区卫生工作的需要,明确调查目的。如,了解居民患某病与环境污染的关系等。明确调查目的后,根据相关知识把调查目的具体化到调查指标。

2. **确定调查对象和观察单位** 根据调查目的和调查指标确定调查对象,划定调查的范围。包括空间范围、时间范围、人群范围等。

3. **选择合适的调查方法** 根据不同目的选用调查方法,了解总体参数,可用普查或抽样调查;拟说明事物的典型特征,可用典型调查;研究事物的相关关系,如病因研究中了解某病的发生与个人的某些特征、习惯、既往经历、生活或生产环境有无联系,可采用病例对照研究或队列研究。在实际工作中,常须结合各种调查方法。

4. **搜集资料的方法**　原始资料,常采用直接观察法和采访法进行搜集。前者是调查员到现场对观察对象直接观察、检查、测量或计数取得资料;后者是根据被调查者的回答搜集资料,往往采用访问、开会、信访等方式。

5. **确定调查项目和调查表**　调查项目是根据调查指标确定的,分为分析项目和备查项目。分析项目,是直接用于计算调查指标及分析排除混杂因素所必须的内容。备查项目,是为保证分析项目填写完整正确,便于核查、补填和更正而设置的,不直接用于分析。项目的定义要明确,如疾病分型,正常和异常的界限应明确规定。项目的答案有两种设计,包括:①固定选择答案,如高血压的调查列出"是、否、可疑"可选答案;②自由选择答案,即不限制答案范围,让调查对象谈自己的意见。

把调查项目按提问的逻辑顺序列成调查表格,调查表的格式可分为一览表和卡片。一览表填写方便,每张表可填写多个观察单位,适用于项目较少的调查。卡片每张只填写一个观察单位,适用于观察单位和项目较多时。

6. **制订调查的实施计划**　包括调查的组织领导、宣传动员、时间进度、调查员培训、任务分工与联系、经费预算、调查表、宣传资料准备、调查资料的检查制度(完整性、正确性检查)等内容。调查方案一经确定不得擅自改动,需要修改时应统一进行。应编制详细的填表说明,以保证统一的理解与执行。

7. **调查资料的整理**　调查搜集到的资料必须经过整理、分析,去粗取精、去伪存真,才能提示事物的本质和规律。整理计划包括以下几方面。

(1)设计分组:即将性质相同的观察单位集中到一起,使组内的共性、组间的差异性显示出来。分组方法有两种:①质量分组,按观察单位的某种属性或特征分组,如按性别、职业、病种等分组;②数量分组,按观察单位被研究特征的数量大小分组,如按年龄大小、血压高低等分组。

(2)归组方法:将原始资料归入各组的方法有:①划计法,归组采用划"正"字或"+++"来计数;②分卡法,将原始资料直接归入各组,清点卡数,计算出各组的观察单位数。

(3)设计整理表:整理表是用于原始资料整理归组的表格,是提供分析用资料的过渡性表格。常用频数分布表等。

8. **调查资料的分析**　主要说明指标内涵和计算方法,消除混杂因素的方法及预期要做哪些统计描述和推断等。

三、社区诊断案例

(一)案例

(1)社区的基本情况

某地域社区常住居民 52 260 人,其中户籍人口 33 269 人(63.66%),非户籍人口 18 991 人(36.34%);男性 27 160 人(51.97%),女性 25 100 人(48.03%),男女比为 1.082∶1;18 岁以下 9 557 人(18.29%),18 岁及以上 42 703 人(81.71%),其中 18 岁以上人口中 60~69 岁 2 737 人(5.23%),70~79岁 2 762 人(5.29%),80 岁及以上 1 139 人(2.18%)。该区的年死亡率为 2.60%,疾病死因顺位为:脑血管疾病、心血管疾病、恶性肿瘤、呼吸系统疾病、内分泌疾病、泌尿系统疾病、意外身亡。社区卫生服务中心 2022 年 1—8 月开展了辖区居民健康抽样调查,调查方法为问卷调查结合一般体格检查,问卷内容包括居民个人基本情况,健康状况,家庭一般情况,体育锻炼、吸烟、饮酒等生活方式与行为习惯等情况。本次共调查了 13 590 位居民,健康问题主要是高血压、糖尿病、冠心病、脑卒中、慢性阻塞性肺疾病等慢性病,共计 6 383 人(46.97%),同时合并两种或以上慢性病人数 1 268 人(9.33%),主要分布在 60 岁以上老年人群中。调查显示 4 436 人(32.64%)缺乏体育运动,27 86 人(20.50%)超重,636人(4.68%)饮酒,511 人(3.76%)吸烟。

综合分析后得出以下结论:慢性病防控是本社区需要优先解决的卫生问题,主要行为危险因素依次为体力活动不足、超重、吸烟、饮酒。根据以上情况,着手逐步改善社区的健康状况。

（2）解决卫生问题的次序

1）体力活动不足。

2）不良的生活习惯问题。

3）慢性病预防管理问题。

4）合并多种慢性病的问题。

（3）卫生行动计划（立即付诸行动）：把慢性病干预、综合防治体系纳入社区整体规划中，在这个基础上，积极进行社区干预。

1）依据患者的具体情况，完善健康体检以及健康档案。

2）开展责任医师制度，通过日常门诊和随访，从行为改变到服药规范、自我管理倡导，加强社区慢性病的三级预防。

3）开展健康教育，提高慢性病患者对慢性疾病的知晓率、服药率及控制率。开展合理膳食、控制体重、适当运动、心理平衡、改善睡眠、限盐、戒烟、限酒、科学就医、合理用药等健康生活方式和可干预危险因素的健康教育。

（4）执行和评估卫生计划：包括卫生计划落实如何，执行的效果如何，下一步计划的修改。

1）卫生宣教力度如何？知识讲解水平怎样？群众是否听懂或乐于接受？

2）是否充分挖掘了社区资源，其他医疗机构包括儿童保健、妇女保健、防疫配合情况，镇、村委会的支持情况。

3）慢性病诊断水平及治疗效果，群众的经济承受能力。

4）各类慢性病患病率是否降低，卫生常识水平是否提高。

（5）下一步社区诊断：通过以上实施后的效果评估，结合当前社区的突出健康问题，制订下一轮社区卫生计划。

以上是一个社区诊断过程的案例，从中可以发现，调查的疾病与实施的卫生计划是完全不同的内容。疾病是指社区主要面临的疾病或死因；卫生计划，是将要付诸的实际行动，目的是从社区的主要疾病中寻找出其发病的危险因素及预防途径和措施。

社区诊断是通过一定的方法和手段收集社区相关资料，用科学、客观的方法对社区主要的公共卫生问题及其影响因素进行分析，以了解所辖社区居民健康状况，制订和实施社区综合防治计划，提升社区健康水平，且上一次的社区诊断将作为下一步社区诊断的依据和基础，形成周而复始的运作过程。

（二）社区诊断的实际意义

1. **适合社区**　居民如有不良生活方式和生活习惯，社区医生能够及时纠正、随时处理。

2. **便捷经济**　社区诊断操作不需要先进设备及高级技术，适合基层卫生服务。

3. **公共卫生管理**　社区中与疾病和健康相关的公共卫生问题是经常发生的，产生于人群与生活之中，走进人群、辨明群体的发病机制，是社区医学的创意和有效的公共卫生管理。

4. **适合慢性病**　当今人类已进入慢性病时代，疾病的发生源自日常的生活行为与危险因素。因此，常抓不懈的社区诊断将是今后早期预防、减少患病的途径。

5. **辨明社区表证**　在社区诊断的实施过程中，逐渐查出社区的主要疾病及死因，即社区的"表证"；而以其表证寻求本社区的预防目标，制订行动计划和防治重心，成为科学有序的社区卫生管理机制。

6. **提升健康水平**　不断地发现隐患，持续的健康管理，周而复始的社区诊断，最终必然促进整体人群健康水平的提升——社区康复。

社区诊断是围绕社区医疗的工作，有明确的目的性。比如一个社区高血压患病率比其他社区高，经社区诊断调查后，发现这一社区人们习惯腌咸菜，得出群体的发病机制"摄盐过多"，通过健康教育、改善旧的生活习惯，使疾病得以控制。因此，社区诊断强调了不同的社区有不同的特征及卫生问题,即前面谈到的"强调不同社区的不同需求及自主性"。当然,社区诊断的执行,应考虑社区医疗的范围及能力。

(李洁华)

思考题

1. 阐述社区医学的重要意义。社区医学分几个发展阶段?

2. 影响社区人群健康的主要因素有哪些?

3. 阐述社区诊断的步骤、方法及实际意义。

思考题解题思路

本章目标测试

本章思维导图

第九章 | 以预防为导向的健康照顾

学习提要

- 培养全科医生大卫生大健康的观念,将预防保健措施应用于诊疗服务中,体现全科医生开展以预防为导向健康照顾的可行性和优势。
- 掌握全科医学预防服务的主要内容和方法。
- 熟悉全科医学预防服务的概念、意义、原则和服务指南。
- 熟悉全科医生如何引导社区居民开展自我保健。
- 了解社区全人群和高危人群预防策略的特点。

最早的"预防为主"的医学思想可以追溯到中国古代医学经典《黄帝内经》中提出的"圣人不治已病治未病"。"治未病"涵盖了未病防病、既病防变、病后防复三个层面,是三级预防最早的体现。全科医生作为居民健康"守门人",应树立预防为先观念,采用以预防为导向的医疗保健原则,针对个体和群体开展预防医学服务,并引导社区居民开展自我保健,激发广大居民主动解决健康问题的潜能,将健康促进、预防、医疗与康复有机结合,把全面、协调、便捷和可持续的照顾模式融入医学服务中。

第一节 | 概 述

一、全科医生提供预防服务的优势

在以疾病为中心的医学服务模式下,专科医疗普遍追求高度精准的诊断,将不可避免地存在利用先进设备和检查较多等问题,不仅造成医疗成本急剧增加,还导致学科越分越细、排队越来越长、应诊时间越来越短等不良循环,使得医生可能无暇顾及患者的感受和提供预防保健指导。而全科医学是以病人为中心的医学服务模式,将健康促进和预防保健融入每一次诊疗服务中,能够最大限度地减少健康相关问题的发生、控制健康问题的恶化、提高医疗卫生服务的有效性,在提供预防服务方面具有明显优势,有利于实现"以人民健康为中心"的健康中国战略目标。全科医生提供预防服务的优势具体体现在以下几方面。

1. 利用地域优势提供预防服务 全科医生立足于社区,与社区居民接触机会多,有提供预防服务的便利性。随着社区卫生服务制度尤其是家庭医师签约服务制度的不断落实,每位居民主动求助全科医生的机会增加,为全科医生主动提供预防服务创造了条件。此外,家庭医生服务团队每年在与签约对象进行不同形式的互动时,也增加了与家庭其他成员的接触。这种地域优势为向更广泛的人群提供预防服务奠定了基础。

2. 基于连续性服务提供预防服务 全科医生在提供连续性服务的过程中,有机会了解个人、家庭和社区的背景信息,结合健康维护计划,可以更全面地开展健康危险因素评价,从而实施个体化健康干预。基于健康档案和连续性健康照顾,全科医生对于在什么时间、什么场合,对哪些人,利用什么资源,提供什么样的预防服务等方面具有明显的优势。

3. **基于相对固定的人群提供预防服务** 全科医生通过居民签约,服务相对固定的人群,在社区中能同时接触到处于疾病发生和发展不同阶段的健康人、亚健康人群、未就诊和就诊的患者,有条件同时提供三级预防服务,在节省卫生资源的同时产生理想的预防医学整体效应。

4. **基于全科医学独特的教育理念提供预防服务** 全科医生所接受的教育使他们有能力在社区中提供连续性、综合性、协调性和个体化的医学服务,以问题和预防为导向的病史档案和照顾模式,将基本医疗与慢性病管理等工作相融合,为提供规划性预防服务以及实现"促、防、诊、控、治、康"六位一体的健康照顾打下良好基础。

5. **利用全科医生的特殊角色提供预防服务** 全科医生与居民及其家庭成员的融洽关系,最有利于激励个人、家庭改变不良的行为方式和生活习惯,建立正确的健康信念模式和健康消费观念,并促使个人及其家庭为自己的健康负责;同时能够通过健康宣教,普及健康相关知识,提高患者健康素养,平衡医患之间的信息不对等,帮助加强医生与患者之间的有效沟通和交流。

6. **利用全科医生的协调能力提供预防服务** 全科医生是医疗保健系统和健康保险系统的"守门人",其服务目标与预防医学的目的相一致。全科医生有较强的社会工作能力,能充分利用各种资源,提供协调性的预防服务。

二、全科医生提供预防服务的策略

全科医生在应诊中处理现患问题时采取了以健康为中心的全人照顾模式。在以预防为导向的疾病管理中,全科医生可以采取基于疾病自然史的预防策略、基于社区全人群和高危人群的预防策略。

1. **基于疾病自然史的预防策略** 疾病的自然史是指不给予任何治疗或干预措施情况下,疾病从发生、发展到结局的整个过程,包括生物学发病期、亚临床期、临床期和结局四个时期。而从危险因素作用于机体到临床症状的出现,通常都有一个时间过程,在这个过程中,根据危险因素的性质和接触量不同,疾病发生的时间有长有短,这就给预防保健提供了机会,称为疾病预防的"机会窗"。全科医生可以抓住这个"机会窗",以消除健康危险因素为主要内容,以整体促进健康为目标,利用基本医疗和公共卫生服务途径对个体或群体在疾病的各个阶段实行全方位的预防。

一级预防亦称病因预防、发病前期预防,即采取各种措施控制或消除致病因素对健康人群的危害,是最积极的预防。全科医生在社区卫生服务中的一级预防必须以个体预防和社区预防并重。前者可通过健康宣教来促进自我保健,具体措施包括:①建立和培养良好的生活方式;②保持良好的社会心理状态;③合理营养、平衡膳食;④创造良好的生活环境;⑤适量的体育锻炼等。针对后者可采取特殊措施包括:①健康教育;②预防接种和计划免疫;③妇女保健;④儿童保健;⑤高危人群的保护;⑥婚前卫生检查;⑦职业人群健康监护;⑧环境保护,防治空气、水、土壤的环境污染;执行生活环境卫生标准,保护居民健康等。

二级预防亦称临床前期预防、发病期预防,即在疾病的临床前期做到早发现、早诊断、早治疗,从而使疾病能够得到早治愈而不致加重和发展。尤其是慢性非传染性疾病,多为复杂致病因素长期作用的结果,如能早发现,可有效阻止其向临床期发展。早发现的手段包括:筛检试验、高危人群重点项目检查、周期性健康检查、专科门诊、自我检查等;全科医生可根据患者年龄、性别、行为生活方式及危险因素决定个体化筛检方案,及时发现可疑病患。

三级预防亦称临床期预防、发病后期预防,即对患者采取及时的治疗措施,防止疾病恶化,预防并发症和病残。对丧失劳动力或残疾者,全科医生通过家庭护理指导、功能性康复、心理康复等方式,促进其身心康复,提高生命质量并延长寿命。

2. **社区慢性病的预防策略** 慢性病是一类起病隐匿、病因和发病机制复杂、进展缓慢、可防可控、难以治愈的疾病的统称,主要指慢性非传染性疾病(non-communicable disease,NCD),如心血管疾病、脑卒中、肿瘤、呼吸系统疾病和糖尿病等。我国居民的死因构成中,排在前五位的分别是脑卒中、缺血性心脏病、呼吸系统癌症、慢性阻塞性肺疾病、肝癌。吸烟、缺乏锻炼、酗酒和不合理膳食构成我国慢性病发病的四大类危险因素。

慢性病的社区预防策略包括高危人群策略和全人群策略。

（1）高危人群策略：主要是对疾病风险高的个体或者已患病的个体，针对致病危险因素采取干预措施，降低其未来疾病或者并发症发生风险。可以采取的措施包括：①建立并利用健康档案及家庭医生签约服务；②个体化的药物治疗、监测反馈、细化管理，提高慢性病控制率；③非药物的心理、饮食、运动等指导，辅助慢性病达标；④防治并发症、康复治疗、控制病死率；⑤积极双向转诊等。

（2）全人群策略：针对人群中危险暴露的决定因素采取措施，降低整个人群危险因素的暴露水平。如，某地区氟斑牙的发生率明显高于全国平均水平，与居民饮用水中氟含量过高有关。相关部门对饮用水进行去氟处理后，居民氟斑牙发生率明显下降。全人群策略可以使大多数人受益，虽然个体因预防而获得的收益微不足道，但给整个人群带来的累积收益非常可观。与此同时，整个人群的暴露分布向着疾病低风险的方向移动，促使某些高危个体移出危险区域，使这些慢性病的患病率相应降低。

在实际工作中，这两种策略相辅相成，作用于病因链的不同环节。高危人群策略关注的主要是病因链近端的环节，针对性强，效果明确，易被理解和接受，可操作性强，针对近期的疾病负担可解燃眉之急。而全人群策略主要关注的是病因链远端的环节，涉及的因素通常是很多疾病共同的根本原因，覆盖的人群广，干预措施更具根本性且往往成本低廉，是实现持久的全人群健康的必经之路。具体方法分为两类，传统线下健康教育及利用多媒体的线上健康教育。包括健康讲座及通过社交媒体公众号、音频、小视频等创作或录制相关健康教育内容等。

第二节 ｜ 全科医学预防服务

全科医学预防服务是对健康人和无症状"患者"采取的个体化预防措施，是预防医学的重要组成部分，有效地弥合了临床医学与预防医学间的裂痕。通过评估和干预疾病的发病危险因素、降低危险因素的强度来达到维护与促进人群健康的目的，其服务内容主要包括健康咨询、疾病筛检、免疫预防、化学预防、健康教育与促进等。

一、全科医学预防服务意义

1. **贯彻执行国家卫生工作的方针政策**　国家卫生工作方针的核心是以预防为主，坚持以基层为重点，创新医防协同、医防融合机制，在全面提高社区居民身心健康水平方面有重要作用，并带来了极大的社会效益和经济效益。

2. **降低人群疾病的发病率和死亡率、有效提高生命质量**　在人群中进行健康咨询、筛检试验和健康检查，通过早发现、早诊断和早治疗，以及改变不良生活方式和行为，能有效地控制慢性病的发生和发展，降低人群疾病的发病率和死亡率，显著提高患者生命质量并延长寿命。

3. **提升专科医生的预防意识**　全科医学预防服务的开展可以加强临床医生的预防意识，使专科医生直接感受到预防工作的价值，有利于促进双向转诊，合理利用卫生资源。

4. **提高社区卫生服务的质量和水平**　社区卫生服务要求服务的区域化、系统化和综合化，在具体的工作方法上需要临床和预防的紧密结合。全科医生为主导的临床预防服务是一种有效的预防服务模式，有助于社区卫生服务的开展。

二、全科医学预防服务一般原则

1. **选择适宜措施降低人群发病率、伤残率及死亡率**　应积极采取有效的预防措施进行一级和二级预防，以提高居民健康水平和降低疾病发病率为目标，其预防更具积极性和主动性。

2. **选择适合干预的危险因素**　危险因素的选择取决于危险因素在人群中的流行情况和对疾病

影响的大小。须综合考虑两者,如,一个相对弱的危险因素如果流行范围广,则比一个相对强但流行范围小的危险因素更值得关注。

3. 选择适当的疾病开展临床预防工作 在选择疾病进行预防时,应优先考虑疾病的严重性和危害性,罕见病、早期发现方法尚不成熟且发现后疗效不佳的疾病一般不宜列入优先考虑的范围;预防服务是否具有确切效果也应作为参考指标。

4. 遵循个体化的原则 全科医生应综合考虑患者的年龄、性别、行为生活方式和存在的危险因素,选用适宜的临床预防方法。不宜选择可能使服务对象承受过大精神压力和经济负担的方法。

5. 健康咨询与健康教育优先的原则 健康咨询和健康教育是发现可疑病患、提高疾病筛检效果的重要手段。可以使亚健康人群意识到存在的健康问题,有助于早期发现疾病线索,提高疾病的早期诊断率。

6. 医患双方共同决策的原则 开展临床医学预防服务,要强调患者的作用。全科医生可以通过健康咨询和健康教育的方法提高患者的自觉性,鼓励患者自觉地承担自身健康责任。

7. 效果与效益兼顾的原则 运用循证医学方法对全科预防服务效果与效益、副作用(如是否带来了其他疾病的发生及经济影响、医源性损伤、时间消耗和伦理道德上的问题等)和干预措施的特征(如操作的难易、费用、安全性和可接受性等)进行评价,不断优化预防服务项目,提高社会效益和经济效益。

8. 综合性和连续性原则 有了医患双方综合性、连续性的服务关系,才能不间断地收集资料,总结经验,对个体健康维护方案进行不断地修正和完善。

三、全科医学预防服务的内容与方法

预防服务能力是全科医生胜任力之一,在基层主要体现为基本公共卫生服务(即城乡基本医疗卫生服务机构向全体居民提供的公共卫生干预措施)能力。最新《国家基本公共服务标准(2023年版)》表明服务内容包括建立城乡居民健康档案、健康教育、传染病及突发公共卫生事件的报告与处理、卫生监督协管、慢性病患者健康管理、儿童健康管理、孕产妇健康管理、老年人健康管理、中医药健康管理、预防接种、重要精神疾病患者管理和结核病患者管理12个方面。需要强调的是,实施基层全科医学预防服务的首要步骤是评估患者的健康状况和疾病风险状况,然后为患者提供健康咨询。患者和家属有知情选择权,在充分了解临床预防服务利弊的基础上,与患者协商制订个体化的临床预防方案。服务内容主要包括健康咨询、疾病筛检、免疫预防、化学预防、健康教育与促进等。

(一)健康咨询

健康咨询(health counseling)是对咨询对象就健康和疾病相关问题提供的医学服务指导。健康咨询是全科医生在开展以预防为导向的健康照顾时最常用的方法之一,通过与咨询对象建立和谐的咨询关系、确定与评估所涉及的问题、共同商讨并制订解决问题的行动计划,并持续跟进咨询对象对计划的落实情况,以达到形成健康的行为和生活方式、消除或减轻影响健康的危险因素的目的,从而促进健康、预防疾病、提高生活质量。健康咨询不仅面向患者,更主要面向健康人,咨询的内容不仅仅是向咨询对象传授知识,还要关注其对健康与疾病关系的认知和态度,以及采取行动落实计划的能力。

1. 咨询的原则

(1)根据咨询对象的健康观念和态度确定咨询的内容和方式:全科医生说服咨询对象改变行为的前提是了解其健康信念、期望和担忧。健康信念与其健康行为密切相关,对健康的关注程度、对疾病严重性的认识程度以及对行为改变利弊的预期等,都会影响其寻求帮助、就医行为和遵医行为。当然,健康信念也受种族、宗教信仰、习俗、年龄、性别、受教育程度和社会阶层等因素的影响。因此,全科医生需要针对咨询对象的观念和态度,确定个性化咨询内容和方式,而非固定模式的说教。

(2)充分告知干预措施的目的、预期效果以及产生效果的时间:如果干预措施不能很快见效,需

要告知咨询对象什么时候可以看到行为改变对健康的益处,避免其失去信心而影响遵医行为。此外,也应充分估计干预措施本身的有效性和负面影响,如果可能出现副作用,不但要让咨询对象知情,而且要有防范预案。

(3)短期目标与长期目标相结合,逐步推进:从实现短期目标开始,制订具有可行性的实施方案。一旦获得成功的体验,就会提高其主观能动性,增强其改变不良行为的信心,从而达成长期目标。

(4)行动方案具体化:为咨询对象提供具体行为指导,可以改善其依从性。如在制订运动方案时,首先建议咨询对象尽可能利用社区资源(健身器材或者健身场所等),选择喜爱和能坚持的运动类型,循序渐进。如先从散步做起,再向快走、慢跑过渡,运动频次可以先从每周 2~3 次开始,每周增加10%~25% 的运动量,直至达到理想的运动水平。全科医生可以把详细而具体的指导方案做成运动处方,让家属督促完成。

(5)开展健康教育,建立新的健康行为:通常建立新的行为比消除已有的行为更容易,帮助咨询对象选择不良行为的替代方案也是行之有效的手段之一。如控制体重,往往建议咨询对象先从适度增加身体运动水平开始,之后才是改变现有的饮食习惯,减少能量的摄入。

(6)营造建立健康行为的环境:全科医生在对咨询对象落实计划的随访中,须注意营造建立健康行为改变的环境,将行为改变融入日常生活中。如,全科医生可以建议高血压患者在床头放置温开水,每天早晨起床后空腹喝水时服用抗高血压药等。

(7)恰当运用医生的权威性:咨询对象往往认为医生是健康专家,对医生比较信任。因此,可以采用简单、具体的方式告诉他应该做什么、不应该做什么、目标是什么、如何做、多长时间能取得效果等。有些咨询对象对成功改变行为缺乏信心,需要医生适时地提供同情、支持和帮助。这种新建的伙伴关系,更能促使咨询对象接受医生的建议,并付诸行动。

(8)获得咨询对象明确的承诺:询问咨询对象如何实施健康促进计划,并鼓励其将措施融入日常生活中,要求其作出明确承诺,如什么时候开始实施运动计划、如何做、什么时候达到什么目标等。医生还要询问咨询对象实现预期目标的把握有多大,如果咨询对象表示难以确定,医生需要和他共同评估行为改变中可能遇到的障碍,并寻求解决办法。

(9)体现人性化的咨询方案:综合运用多种教育、咨询的形式与方法,往往是收效高的必要条件。如面对面个体咨询、小组学习、播放录像、提供阅读材料、网络互动、发送手机短信和参加社区健康教育活动等。咨询的形式和方法应根据患者的需求进行个性化的定制,用于咨询的健康教育材料也要适合不同文化和教育背景的咨询对象。全科医生需要不断地与其沟通,因人而异地开展咨询,才能达到最佳的咨询效果。

(10)团队协作的工作方式:温馨的环境和融洽的团队有利于获得咨询对象的信任。咨询是一个团队的责任,需要全科医生、护士、专科医师、公共卫生医师、营养师、接待员和其他医疗人员的共同努力。健康咨询和诊疗活动需要更为丰富的资源,全科医生恰当利用团队资源为患者提供服务显得十分重要。

(11)随访与监测:一旦咨询对象启动行为改变计划,全科医生需要通过预约就诊、电话随访、网络互动等方式了解其计划执行情况,监测相关指标,评价进展情况,及时处理可能出现的问题,调整方案。对已经取得的进步应及时给予鼓励,从而提高咨询对象的依从性和咨询效果。

2. 健康咨询的方法　开展健康咨询是一个经验积累的过程,常用的方法包括:①个体教育法,通过与个体谈话,给予个别指导;②群体教育法,根据社区特殊人群,定期组织开展专题讲座及小组讨论等;③文字教育法,以报刊、书籍、宣传册、宣传栏等为载体,传播健康知识;④形象化教育法,采用实物、示范表演等方式;⑤电子化教育法,利用现代化的多媒体设备如制作短视频等进行教学。

3. 健康咨询的内容　全科医生应重点关注如何建立健康的行为与生活方式,识别各种疾病的症状,预防和控制常见心脑血管病、恶性肿瘤、呼吸系统疾病、糖尿病等慢性非传染性疾病以及传染病、意外伤害等。建立健康行为的咨询内容主要包括合理饮食、适量运动、戒烟限酒、疫苗接种、日常卫生、合理用药等。预防常见慢性非传染性疾病的咨询内容见表 9-1。

表 9-1　常见慢性非传染性疾病的预防咨询内容

项目	预防咨询内容
超重肥胖	合理饮食;适量运动;经常测量体重、腰围;预防妇女产后肥胖;老年人预防体重持续增长等
高血压	合理饮食,特别是低盐饮食;坚持适量运动;戒烟限酒;减轻体重;定期监测血压;避免情绪过于激动等
糖尿病	帮助判断是否为糖尿病高危人群;监测血糖;合理饮食;适量运动;保持健康体重,BMI 控制在 24kg/m² 以下等
血脂异常	预防和控制高血压;预防和控制高血糖;合理饮食;戒烟限酒;规律运动;减轻体重;缓解生活压力;定期健康维护等
心血管疾病	预防和控制高血压;预防和控制高血糖;合理饮食;戒烟限酒;适度运动,避免过度劳累;注意气温变化与身体保暖;避免情绪过于激动;定期健康维护;识别突发症状,及时就医等
脑卒中	预防和控制高血压;预防和治疗各种心血管疾病;预防和治疗糖尿病;预防和控制血脂异常;戒烟限酒;控制体重;定期健康维护;识别突发症状,及时就医等
骨质疏松	合理饮食;均衡膳食;戒烟限酒;避免摄入过多咖啡因;适度户外运动和日照;儿童期开始注意补充足够的钙量,青春期每天应该摄入 1 000mg 以上的钙;绝经后妇女加强钙的补充等
癌症	健康的饮食;戒烟限酒;适量运动;保持正常体重;改善居室通风条件;预防和治疗人乳头瘤病毒、乙型肝炎病毒、丙型肝炎病毒、幽门螺杆菌等有关病毒和细菌感染;职业防护;避免长时间强烈阳光照射;保持周围环境卫生;定期健康维护;识别可疑症状,及时就医;采取针对性预防措施等
精神心理障碍	支持性心理治疗;缓解压力;信念矫正;对家庭成员进行干预;心理辅导;规律作息等

(二) 筛检试验

筛检试验(screening test)是运用快速简便的试验检查,从人群中筛选出处于早期或亚临床阶段的缺陷者及高危个体。筛检试验不是诊断试验,对筛检试验阳性或可疑阳性者必须进一步确诊。

1. 筛检试验的原则

(1) 慎重考虑拟筛检疾病的严重性和发病率:通常选择发病率高、死亡率高、致残率高、疾病负担重的疾病进行筛检。

(2) 拟筛检疾病需自然史明确:选择的疾病要有足够长的易感期、发病前期或潜伏期,以达到早发现、早诊断、早治疗的目的。

(3) 要有适宜的筛检技术:对拟筛检的疾病要有安全、经济、方便、有效的筛检方法,同时该方法要有较高的灵敏度、特异度和阳性预测值,患者易于接受。选择筛检方法要充分考虑负面影响,包括躯体、精神上的损伤和经济上的损失,实施筛检前要权衡利弊,并确定该筛检方法的有效性、可行性和推广性。

(4) 要有明确的筛检效益:通过筛检早期发现患者后,要有确切的治疗和预防方法来阻止或延缓疾病的发生、发展,否则筛检就失去了意义。

2. 常见慢性非传染性疾病的筛检举例

(1) 高血压筛检:依据《国家基本公共服务标准(2023 年版)》,对辖区内 35 岁及以上常住居民,每年第一次到乡镇卫生院、村卫生室、社区卫生服务中心(站)就诊时,需要为其测量血压。对第一次发现收缩压≥140mmHg 和/或舒张压≥90mmHg 的居民在排除可能引起血压升高的因素后预约其复查,非同日 3 次测量血压均高于正常,可初步诊断为高血压;如有必要,建议转诊到上级医院确诊,2 周内随访转诊结果;对已确诊的原发性高血压患者,纳入高血压患者健康管理;对可疑继发性高血压患者,应及时转诊。建议高危人群每半年至少测量 1 次血压,并接受医务人员的生活方式指导。高血压高危人群包括:①血压高值(收缩压 130~139mmHg 和/或舒张压 85~89mmHg);②超重(BMI 24~27.9kg/m²)或肥胖(BMI≥28kg/m²),和/或腹型肥胖(男性腰围≥90cm,女性腰围≥85cm);③高血压家族史(一、二级亲属);④长期高盐膳食;⑤长期过量饮酒(每日饮白酒≥100ml)、吸烟或被动吸烟;⑥年龄≥55岁;⑦存在靶器官损害或并存临床疾病(心脑血管疾病、糖尿病或肾脏疾病等)。

(2)2型糖尿病(type 2 diabetes mellitus,T2DM)筛检:最新《国家基层糖尿病防治管理指南(2022)》指出对辖区内35岁以上常住居民进行筛查,建议其每年至少检测1次空腹血糖,并接受医务人员的健康指导。其中糖尿病前期患者,建议其每半年检测1次血糖,每年到医院进行1次评估。同时指出在糖尿病高危人群中开展空腹血糖筛查是简便易行的糖尿病筛查方法,宜作为常规的筛查方法,但有漏诊的可能。条件允许时,应行口服葡萄糖耐量试验(OGTT)测空腹血糖和糖负荷后2小时血糖。针对高危人群,如果筛查结果正常,3年后重复检查。T2DM发生的风险主要取决于不可改变危险因素和可改变危险因素的数目和严重度。在我国主要依靠机会性筛检(如在健康体检中或在进行其他疾病的诊疗时)发现高危人群。T2DM高危人群包括:①有糖尿病前期史;②年龄≥40岁;③超重或肥胖,和/或腹型肥胖;④T2DM患者的一级亲属;⑤缺乏体力活动者;⑥有巨大儿(出生体重≥4kg)生产史,妊娠期糖尿病史;⑦高血压(血压≥140/90mmHg)或正在接受降压治疗;⑧血脂异常[高密度脂蛋白胆固醇(HDL-C)≤0.90mmol/L及甘油三酯(TG)≥2.22mmol/L(200mg/dl)],或正在接受调脂治疗;⑨心脑血管疾病患者;⑩有类固醇药物使用史;⑪有多囊卵巢综合征者;⑫长期接受抗精神病药物或抗抑郁药治疗的患者;⑬有黑棘皮病者。此外,健康中国糖尿病防治行动提出以持续提高糖尿病并发症筛查率为目标,推荐基层医疗卫生机构为所有T2DM患者每年至少进行1次肾脏病变筛查,应当包含尿白蛋白/肌酐比值(UACR)检测,没有能力开展此项检查的,应转至上级医院检测;新增对糖尿病性视网膜病变筛查,推荐有条件的基层医疗卫生机构为T2DM患者每年至少进行1次视网膜病变筛查,包括视力检查、眼底检查等。

(3)血脂异常筛检:《血脂异常基层诊疗指南(2019年)》指出对早期检出血脂异常个体,监测其血脂水平变化,是有效实施动脉粥样硬化性心血管疾病(ASCVD)防治措施的重要基础。建议20~40岁成年人至少每5年测量1次空腹血脂,包括总胆固醇(TC)、低密度脂蛋白胆固醇(LDL-C)、HDL-C和TG测定;40岁以上男性和绝经期后女性每年检测血脂;对于ASCVD及其高危人群,建议每3~6个月测定1次血脂;对于因ASCVD住院治疗的患者应在入院时或24小时内检测血脂。血脂检查的重点对象为:①有ASCVD病史者;②存在多项ASCVD危险因素(如高血压、糖尿病、肥胖、吸烟)的人群;③有早发性心血管病家族史者(指男性一级直系亲属在55岁前或女性一级直系亲属在65岁前患缺血性心血管病),或有家族性高脂血症者;④有皮肤或肌腱黄色瘤者及跟腱增厚者。

(4)骨质疏松症筛检:目前公认且适合全科医生在社区初筛骨质疏松症的方法有:国际骨质疏松症基金会(International Osteoporosis Foundation,IOF)骨质疏松症风险一分钟测试题、亚洲人骨质疏松症自我筛查工具(osteoporosis self-assessment tool for Asians,OSTA)、超声骨密度检测、X线片。公认的骨质疏松症诊断的金标准是双能X线吸收法测量骨密度值。根据我国《原发性骨质疏松症基层诊疗指南(2019年)》,建议对以下人群进行骨密度检测:①女性65岁及65岁以上和男性70岁及70岁以上,无论是否有其他骨质疏松危险因素;②女性65岁以下和男性70岁以下,有一个或多个骨质疏松危险因素;③有脆性骨折史和/或脆性骨折家族史的男、女成年人;④各种原因引起的性激素水平低下的男、女成年人;⑤有影响骨代谢疾病或使用影响骨代谢药物史;⑥X线影像已有骨质疏松改变者;⑦接受骨质疏松症治疗、进行疗效监测者;⑧IOF骨质疏松症风险一分钟测试题回答结果阳性者;⑨OSTA结果≤-1者。骨质疏松的危险因素包括不可控因素和可控因素。不可控因素包括种族、高龄、女性绝经、脆性骨折家族史。可控因素包括:①不健康生活方式:低体重、吸烟、过度饮酒、饮过多咖啡、体力活动少、饮食中营养失衡、蛋白质摄入过多或不足、高钠饮食、钙和/或维生素D缺乏等;②有影响骨代谢的疾病(甲状腺功能亢进、性腺功能减退、糖尿病、类风湿关节炎、慢性腹泻、吸收不良等)和使用影响骨代谢的药物(糖皮质激素、抗癫痫药、肿瘤化疗药等)。

(5)肺癌筛检:吸烟、二手烟暴露、慢性阻塞性肺疾病史、职业和煤烟尘暴露史,一级亲属肺癌家族史及遗传因素等均是肺癌的危险因素。《中国肺癌筛查与早诊早治指南(2021,北京)》及《NCCN

肿瘤临床实践指南:肺癌筛查(2023 年第 2 版)》建议在 50~74 岁的高风险人群中开展肺癌筛查,该人群包括:①吸烟:吸烟包年数≥30,包括曾经吸烟包年数≥30,但戒烟不足 15 年[吸烟包年数=每天吸烟的包数(每包 20 支)×吸烟年数];②被动吸烟:与吸烟者共同生活或同室工作≥20 年;③患有慢性阻塞性肺疾病;④有职业暴露史(石棉、氡、铍、铬、镉、镍、硅、煤烟和煤烟尘)至少 1 年;⑤有父母、子女及兄弟姐妹确诊肺癌。推荐采用低剂量 CT(low-dose computed tomography,LDCT)进行肺癌筛查,对筛查结果阴性的高危人群推荐每年进行 1 次 LDCT 筛查(年度筛查)。对于筛查结果阳性的患者,基于结节大小和成分(实性、部分实性或非实性)采取下一步管理措施。风险较低结节(如直径较小、生长缓慢结节),可延长 LDCT 筛查间隔,筛查结果降为阴性时行年度筛查;而风险较高结节(如直径大、有增大或其他影像学表现)则考虑行正电子发射计算机断层成像(PET-CT)或组织取样。

3. 筛检途径

(1)周期性健康检查(periodic health examination):是运用格式化的健康筛选表格,针对不同年龄、性别、职业等健康危险因素设计项目和检查时点而进行的健康检查。一般以无症状的个体为对象,以早期发现病患及危险因素,达到早诊断和早治疗的目的。周期性健康检查的优点包括:①有针对性和个性化设计,效率高、效果好;②患者就诊时实施,省时、省力,节约医疗费用;③普及性强,能应用到社区的每一位居民;④问题处理及时,全科医生对发现的问题可以最快的速度和最适当的方式与患者联络;⑤健康检查的结果可以丰富患者的病史资料,特别适用于慢性病的防治。

我国成年人周期性健康检查的主要内容(推荐)包括:身高、体重、血压、血糖、血脂、甲胎蛋白+腹部 B 超、直肠指检+隐血试验、乳房触诊+摄片、胸透或摄片、眼底检查、甲状腺检查、HBsAg、肝肾功能检查、心电图、内科学物理检查。

(2)病例发现(case finding):是对就诊患者实施的一种检查、测试或问卷形式的调查,目的是发现患者就诊原因以外的其他疾病。如为咨询或者任何原因就诊的老年患者测血压,以发现该患者是否患有高血压。病例发现是医生在门诊中易于执行的早期诊断措施,对疾病的预防可以起到事半功倍的效果。随着全科医疗活动的深入,以家庭为单位的诊疗模式和病例发现,甚至可以早期发现患者家庭成员中的潜在患者。

(三)免疫预防

免疫系统是人体自愈系统中最重要的一部分,免疫预防(immunoprophylaxis)是一种已证实的可以控制甚至消灭疾病的一级预防措施,通过将疫苗、免疫血清、γ 球蛋白等接种于人体,使后者产生主动免疫或被动免疫,从而获得对某种传染病的特异性免疫力,提高个体或群体的免疫水平,预防和控制传染性疾病的发生和流行。免疫预防可分为药物干预方式和非药物干预方式。药物干预方式最为常见的是疫苗接种;非药物干预方式则主要是改变生活方式和习惯。

1. **药物干预方式** 疫苗(vaccine)是指为预防、控制传染病的发生、流行,用于人体预防接种,使机体产生对某种疾病的特异性免疫力的生物制品。接种疫苗是一种有效的一级预防措施,被世界卫生组织广泛认可,通过免疫预防,目前全球范围内已经消灭了天花的自然流行;脊髓灰质炎的发病率下降 99%,使大约 500 万人避免瘫痪带来的痛苦;2000—2008 年间,全球麻疹死亡率也因此下降 78%。

(1)儿童免疫预防:目前儿童接种的疫苗分一类疫苗和二类疫苗。一类疫苗是在国家免疫规划中的疫苗,包括乙肝疫苗、卡介苗、脊髓灰质炎疫苗、百白破联合疫苗、白破疫苗、麻风疫苗、麻腮风疫苗、乙脑疫苗、流脑 A 群多糖菌苗、流脑 A、C 群多糖菌苗、甲肝疫苗共 11 种,可预防乙型肝炎、结核病、脊髓灰质炎、白喉、百日咳、破伤风、麻疹、风疹、流行性腮腺炎、流行性乙型脑炎、流行性脑脊髓膜炎、甲型肝炎 12 种传染病。至 2010 年上述 11 种疫苗的接种率以乡镇为单位达到 90% 以上。常见的二类疫苗包括水痘疫苗、流感疫苗、肺炎疫苗、狂犬病疫苗、轮状病毒疫苗等,以预防相应的疾病。

(2)成人免疫预防:成人免疫预防可减少疾病感染、疾病发生、重症及死亡,可降低慢性病患者、老年人等高危人群合并传染性疾病的风险,从而降低全人群疾病负担。但国内尚未制定有关成人免疫接种的政策和法规,目前仅在《中华人民共和国药典》内对每种疫苗进行说明,如该疫苗适用于成人,会提及适用人群及剂量。成人群体中由于老年人免疫功能逐渐下降,感染性疾病风险增加,2001年美国疾病控制与预防中心(Centers for Disease Control and Prevention,CDC)提出一项关于健康老龄化"十个关键"的核心示范项目,免疫接种是健康老龄化的十个关键(控制收缩压 <140mmHg、戒烟、参与癌症筛检、免疫接种、控制血糖 <6.1mmol/L、低密度脂蛋白胆固醇 <2.6mmol/L、每周至少锻炼 2.5 小时、防止骨质流失和肌肉无力、保持每周至少一次社交、防止抑郁)之一。中国疾控中心和国内公共卫生专家推荐老年人接种流感疫苗、肺炎球菌疫苗及带状疱疹疫苗,预防感染可以帮助延缓老年人伴发的慢性病的进展。

1)流感疫苗:《中国流感疫苗预防接种技术指南(2022—2023)》指出流感疫苗适用于≥6 月龄无接种禁忌的人群。60 岁以上老年人、慢性病患者、孕妇及医务人员等优先推荐接种。≥9 岁儿童和成人仅须接种 1 剂次。

2)肺炎球菌疫苗:适用于婴幼儿或 2 岁以上感染肺炎球菌风险增加的人群,老年人群、患有心血管疾病、慢性肺病或糖尿病及免疫功能受损人群等优先推荐接种。

3)带状疱疹疫苗:多个权威指南及我国多项政策推荐 50 岁以上慢性病人群在病情稳定时接种带状疱疹疫苗。2022 年《社区老年人常见感染性疾病疫苗应用专家共识》中指出既往患过带状疱疹的人群可接种重组带状疱疹疫苗以防止复发。免疫功能低下的人群作为带状疱疹病毒感染的高风险人群,推荐接种重组带状疱疹疫苗预防带状疱疹。

2. 非药物干预方式　健康生活方式是实现主动健康的另一重要因素,包括饮食、运动、睡眠和情绪四大方面。具体是指:①合理饮食:调整食物营养结构和摄入量,低盐、低糖、高膳食纤维饮食;②合理运动:选择合理运动时间及适当的中等强度运动,参考《运动处方中国专家共识(2023)》,运动方式可选择快走、跑步、广场舞、太极拳、骑自行车和游泳等有氧运动,以及弹力带、杠铃、哑铃或固定器械等抗阻运动,运动时间可连续完成,也可分数次累计完成,推荐每次有氧运动时间在 30 分钟以上;③充足睡眠:矫正睡眠障碍,保证睡眠质量;④积极情绪:调节自身心态情绪。

(四)化学预防

化学预防(chemoprevention)指对无症状的人使用药物、营养素(包括矿物质)、生物制剂或其他天然物质,提高人群抵抗疾病能力以防止某些疾病的发生。对有既往病史者使用预防性化学物质不属于化学预防。目前,常见的化学预防项目有妊娠前及妊娠早期服用叶酸预防胎儿神经管缺陷,使用小剂量阿司匹林预防心脑血管疾病,绝经后妇女使用雌激素预防骨质疏松和心脏病,以及食用富含铁或强化铁剂的食物预防缺铁性贫血等。

近 50 年来,化学预防逐渐成为肿瘤学研究的一个重要领域。癌症化学预防是指利用天然的或合成的化学物质来阻止、延缓或逆转癌症的发生、发展或者复发,以降低癌症发病率和死亡率的预防策略。由于癌症的发生发展是一个多步骤、多阶段以及多基因参与的过程,从基因突变到癌变的推进,需要较长的时间,为癌症的化学预防提供了可能。尽管目前在乳腺癌、前列腺癌和结肠癌等方面的化学预防取得了显著成果,但利弊争议一直存在。如,他莫昔芬在乳腺癌的预防试验中能减少发生浸润性和非浸润性乳腺癌的风险,但也能导致子宫内膜癌和静脉血栓栓塞发病率的增加。塞来昔布等环氧化酶-2 抑制剂能够降低结直肠癌发病风险,但这类药物可能有发生心血管疾病的副作用。因此,癌症的化学预防研究面临着挑战,个体化化学预防十分重要。

(五)健康教育与促进

提高全民健康素养,普及健康生活方式是"健康中国 2030"目标之一,因此开展以社区为基本单位、以辖区内常住居民为对象、以促进居民健康为目标的社区健康教育活动尤为重要。从原则上讲,健康教育最适于可以改变行为的人群,而健康促进是在组织、政策、经济、法律上提供环境支持,其对行为的改变有支持性或约束性。全科医生作为社区健康教育最直接、最有效的实践者,可以配合有关部门开展公民健康素养促进行动,对青少年、妇女、老年人、残疾人、0~6 岁儿童家长等人群进行健康教育。通过设置健康教育宣传栏、开展公众健康咨询活动、举办健康知识讲座及个体化健康教育等方式,也可以利用互联网进行线上类似活动,帮助居民塑造自主自律的健康行为,促进健康,提高生活质量。

第三节 | 以预防为导向的社区居民自我保健

自我保健(self-health care)是指个体发挥能动作用,保护自己健康的行为,是个体决定自己健康权利和义务的体现。其内容包括健康行为的培养、预防疾病、自我诊断、自我治疗以及在医疗机构诊治后的继续治疗和康复活动等。

自我保健作为社区卫生服务的补充形式,发挥着越来越重要的作用。首先,自我保健能充分发挥个体在保健活动中的主观能动性,能自觉地为改变周围环境而努力,为达到最高的健康境界创造条件;而且有些危害健康的生活方式和行为因素,只有依靠自我保健才能真正解决。其次,开展自我保健具有巨大的经济效益,自我保健不仅把每个个体看作是卫生资源的消费者,而且是卫生资源的创造者,可以有效地克服现有保健系统制度设计上的缺陷,使每个人都成为卫生事业建设的主体。

一、社区居民自我保健的组织与发动

1. **推进社区卫生队伍建设,加强监督和指导** 社区居民开展自我保健需要丰富的保健知识,应充分发挥全科团队的作用,为居民提供实用、有效的自我保健知识。

2. **有针对性地开展自我保健知识宣传** 不同人群在不同的生活、工作阶段往往面临着不同的健康问题,因此自我保健的内容也需因人而异,而且在广泛开展大众自我保健活动的同时,还应增加特殊人群的自我保健内容的宣传。如,儿童、孕产妇、老年人、残障者及慢性病患者等就是需要关注的重点。

3. **多渠道综合开展** 以社区为依托,以多种形式向社区居民宣教自我保健知识。倡导居委会及社区工作者组建自我保健小组,邀请专家深入社区做专题讲座等;也可通过电视、手机社交媒体等网络平台把自我保健信息传递给社区居民;提供相关书刊或组织竞赛活动;通过宣传栏、展板等宣传健康知识,做到形式多样、内容丰富。

4. **循序渐进、持之以恒** 社区居民自我保健应坚持循序渐进、持之以恒的原则,持续开展自我保健活动。以全科医生为主导的社区医务人员应随时了解社区居民自我保健需求的变化,及时给予指导;并建立定期随访的提醒机制,与社区居民形成良好互动。

二、社区居民自我保健的内容与方法

(一)个体自我保健

1. **生理调节** ①坚持运动:以自己身体状况为主要依据,综合考虑性别、年龄和重要生理参数,制订适宜的体育锻炼计划并实施。②规律生活:人的生命活动是有节律的,应养成良好的生活习惯、形成规律的生活节奏、保证充足睡眠,从而适应身体生物周期变化,保持身心健康。③合理营养:摄入的热量必须满足人体的需要;各营养素的供给不但数量上要充足、质量要有保证,而且各营养素要有合理的比例;食物要新鲜、卫生、种类多样,不含任何形式的有害物质,以量适、质优、卫生为原则。④保护生态环境:机体每时每刻都与周围环境进行着物质和能量交换,保护人们赖以生存的环境,不仅是维护自身健康的需要,也是生命质量可持续发展的前提。

2. **心理调节** 具有良好的社会适应能力,保持良好的心态和控制紧张情绪。紧张是人们对刺激物或环境变化表现出的生理和心理反应。适度紧张可使人充满活力,提高效率;过度紧张则会危及人的心身健康。因此控制紧张情绪首先应树立正确的人生观;其次要培养乐观健康的性格,保持心理健康;培养广泛的兴趣、积极参加各种娱乐活动等,以利于控制紧张。

3. **行为矫正** 行为矫正包括促进健康行为的培养和消除或控制危害健康的行为,将其结合在健

康教育和健康促进活动中更为有效。如鼓励在静坐 30~60 分钟后起身活动以逐步改变静坐少动的生活方式等。

4. 自我诊断　自我诊断指根据自己对医药卫生知识掌握程度和对自己身体状况的了解,对自己身体出现的异常感觉和变化所做的判断。自我诊断需要个体掌握自我诊断必备的医学知识和技能,如测量身高、体重、血压、脉搏、心率,并了解其正常范围和出现异常的临床意义;成年妇女应学会乳房自我检查,并了解乳腺癌的早期信号等。最终需要医务人员指导和利用医疗机构检查帮助诊断。

5. 自我治疗　自我治疗是指诊断明确后,在没有监护的条件下根据医嘱或医患共同决策选择治疗方法并自行实施的治疗。自我治疗经济、方便。全科医生应因势利导地进行自我治疗知识教育和技能传授,使患者熟悉所用药物的适应证、禁忌证和不良反应,掌握消毒、注射和换药技术及过敏反应的处理方法。

6. 自我预防　自我预防指在疾病或意外事故出现之前,个体所做的心理上、知识上和物质上的准备。如在全科医生的指导下学会一般的急救知识、培养自己和家庭成员的良好生活行为及习惯、备有家庭药箱、记录重要生活事件和个体健康状况、定期参加健康检查等。全科医生也应经常采取适当方式开展有关自我预防知识的宣传教育。

(二)家庭保健

家庭是社会的基本功能单位,家庭有维护其成员(尤其是妇女、儿童、老人)健康的职责和义务。家庭状况直接决定着生活事件出现的频率和性质,进而影响人的健康,家庭是自我保健的重要社会基础。家庭保健包括以下内容。

1. 培养健康的生活方式　家庭是培养健康生活方式,并对其成员进行健康管理的重要场所。个体的生活方式和行为很大程度上是在家庭中形成的,家庭成员要注意养成健康的生活习惯,合理饮食,避免和纠正不健康的生活方式和行为。

2. 保持家庭心理健康　家庭关系往往比较复杂,易产生各种矛盾和冲突。这就要求各成员冷静、心平气和地处理各种生活事件,保持温暖、宁静、温馨、和谐的家庭气氛。

3. 开展家庭健康教育　在家庭健康教育中,应重视儿童的生理和心理教育,从小培养儿童的卫生习惯,养成健康的生活方式。还应重视对青年子女的婚前教育,提供婚姻生活的相关知识,培养共处、合作及共同行动的能力。

三、全科医生在社区居民自我保健中的作用

1. 了解影响患者选择自我保健的因素　影响患者选择自我保健的因素是多种多样的,一般包括:①健康问题的严重和复杂程度;②患者对健康问题的认识和经验;③患者的自我保健观念和能力;④健康信念以及对症状的反应;⑤家庭可用于自我保健的资源;⑥医疗服务的可用性和可得性;⑦个人的某些特征如性格、文化程度、职业、经济水平、性别、年龄等。全科医生深入了解影响社区患者自我保健的主要因素,对开展有针对性的自我保健指导十分必要。

2. 开展自我保健教育　患者选择的自我保健措施往往针对症状,对问题的来龙去脉缺乏全面认识,对自我保健效果没有把握,常常是抱着试试看的心理。正确选择自我保健措施的前提是自身具有相关的知识储备。不适当的自我保健措施可能会延误病情或掩盖问题的严重性,以致引起严重后果。全科医生必须在日常工作中,针对影响自我保健的主要因素,开展自我保健教育,使患者对其健康问题有正确的认识和评价,提高自我保健能力,避免采取不适当的自我保健措施。自我保健教育不仅适用于常见急性疾患的预防和早期治疗,还能对慢性病的控制发挥积极作用,可显著降低患者对医疗保健服务的需求,减少个人医疗费用。

3. 加强自我保健信息传播　自我保健的信息来源通常有:①家庭、亲戚、朋友或同事对类似健康问题的经验;②书籍、报刊、科普读物等出版物中有关健康的知识;③电视、广播、广告、药物说明书等;④非医务人员提供的民间偏方、秘方等。与这些信息来源相比,全科医生提供的自我保健信息无疑更

具有权威性和实用性。全科医生应利用一切可利用的资源,经常性提供具有科学性和实用性的自我保健信息,并开展居民自我保健技能培训。

4. 组织、领导和指导社区自我保健活动 全科医生是居民自我保健的倡导者、组织者和引导者,通过开展自我保健教育,提供自我保健的知识和基本技能培训;针对社区主要健康问题制订自我保健组织计划;组织、领导、指导社区患者成立针对某些慢性病防治的"自助小组",成员可交流各自的保健经验,相互鼓励、相互帮助,培养患者的自我责任感,把有问题的人转变为解决问题的人。

5. 创建家庭医生团队医防融合一体化模式 将"治病"和"防病"结合起来,即医疗、预防相互渗透,融为一体,通过医疗服务与预防服务有效衔接、同时提供、相互协同等形式,最大限度地减少健康问题的发生,针对性地控制健康问题的恶化,提高医疗卫生服务的适宜性和有效性,实现"以健康为中心"的目标。以家庭医生签约服务为载体和抓手,落实医防融合工作;根据个体的具体健康状况,同时提供医疗与预防服务,既有疾病诊疗,又有相关健康知识和技能的宣传教育;医疗与预防有效协同,根据患者的不同状况和疾病的不同阶段,采取不同的预防和治疗措施,将三级预防的思想真正融入健康服务的全过程。

(茹晋丽)

? 思考题

1. 全科医生团队开展以预防为导向的健康照顾具有哪些优势,通常采取哪些策略?
2. 举例说明全科医学预防服务的主要内容。
3. 作为社区居民的你在自我保健中希望全科医生提供怎样的服务?

思考题解题思路

本章目标测试

本章思维导图

本章数字资源

学习提要

- 健康管理具有相应的内涵,体现出全科医学思维。
- 健康管理的实施策略包含:收集健康信息、评估健康危险因素、开展健康指导、干预健康危险因素以及监测健康状况。
- 开展健康管理须关注到亚健康状态和各类重点人群。
- 主动健康管理强调个体的主观能动性以及主动获得持续健康的能力,是一种更加积极、全面和科学的健康管理理念。
- 开展健康管理是全科医生的重要工作职能和岗位职责,在维护群体健康和开展社区慢性病管理中发挥着重要作用。通过整合社区相关资源开展更多健康管理相关服务。
- 健康管理在过程环节、供需协同、技术发展、市场监管和人才建设等方面都面临挑战,同时也具备更多发展前景。

健康管理(health management)兴起于 20 世纪 80 年代,发展至今已作为国家或国际组织全民健康促进战略规划的重要项目。全科医学与健康管理具有密切的相关性,在全科医学思维引导下开展健康管理服务是全科医生需要具备的重要能力。

第一节 | 健康管理概述

一、健康管理的概念和内涵

(一) 健康管理的定义

健康管理是指以不同健康状态下人们的健康需要为导向,通过对个人和群体的健康状况及影响健康的危险因素进行全面检测、分析、评估及预测,向人们提供有针对性的健康咨询和指导服务,并制订健康管理计划,协调社会、组织和个人的行为,针对所有健康相关危险因素进行系统性的干预和管理的全过程。

健康管理是对个体或群体健康相关危险因素的全面性管理,其宗旨是要调动个人以及群体的积极性,对有限的资源进行充分有效的利用以达到最大的健康效果。

(二) 全科医学思维与健康管理

全科医学是一门以人为中心、家庭为单位、社区为范围,整合了临床医学、预防医学、康复医学及人文社会学等多学科,并提供连续、综合、协调和个性化医疗服务的综合性医学学科。全科医学思维包含以人为中心、整体观和系统论等要素。基于全科医学学科特点及思维要素,全科医生要注重对健康和疾病相关现象和问题的总体认识,强调人的躯体、心理和社会三个方面的相互作用;对个体及人群的医疗服务要涵盖系统性的疾病预防、诊疗和康复,开展健康和疾病的管理要涵盖全生命周期,并考虑个体及人群的意愿和需求,实行共同决策。

健康管理与个人、家庭和社区之间有着密切的关系。在社区开展健康管理服务,其对象既可以是个体,也可以包括社区内全体居民,或是需要重点关注的慢性病患者、老年人、妇女、儿童等特定人群。在具体开展健康危险因素评估及干预方面,需要注意到家庭和社区的因素。

基于全科医学思维的健康管理,具有以下特点。

1. **以人为中心** 全科医生不仅要关注个体及人群的躯体症状,还须关注其心理状况、社会背景、文化倾向,以及价值观、期望和偏好等,尊重个体及人群的自主权和选择权,并建立互相信任和良好合作的关系。

2. **关注全人** 全科医生对个体及人群的评估和干预不是针对单一系统或问题,而是以整体观角度关注其躯体和心理健康状况,以及在家庭和社区中的角色和功能。

3. **提供连续性服务** 全科医生在个体及人群的不同生命周期阶段,提供持续的健康管理服务,倡导医防融合。

4. **实施系统性、综合性服务** 全科医生根据个体及人群的个体差异和多样化的需求,综合运用多种方法和资源,提供适宜的健康管理方案,包括生活方式干预、心理和社会支持等。

5. **协作与协调** 全科医生与专科医生、护士、社工等协作沟通,协调健康管理相关的各方资源,如学校、街道社区、乡镇及社会机构组织等,为居民提供优质、高效的服务。

6. **个性化** 全科医生根据个体的具体情况,制订个性化的健康管理计划,将其能力、动机、障碍等因素纳入综合考量,帮助个体设定可实现和可测量的健康目标,并定期评估和调整。

基于全科医学思维的健康管理,有利于提高个体及人群的健康素养和自我管理能力,增强其对自身健康的责任感和主动性,促进其与医生之间的共同决策和良好合作,从而实现个人、家庭和社会层面的健康促进。

(三) 健康管理主要内容

健康管理是指通过科学的方法和手段,针对个人或群体的健康状况收集信息、开展评估、进行指导和干预,并动态监测,以期发现健康危险因素,采取有效干预手段,减少疾病发生,从而提高个人或群体的健康水平和生活质量。健康管理主要包括以下主要内容。

1. **收集健康信息** 通过询问、体检以及实验室检查等方式,针对个人或群体的健康风险因素、生活方式、心理状态、生理功能等收集信息。

2. **开展健康评估** 对健康信息进行全面分析,确定健康状况、健康危险因素或健康问题,以制订个性化的健康管理计划。

3. **实施健康指导和干预** 通过健康教育、行为改变、药物治疗、营养调节、运动指导等方式,增强自我管理能力,纠正个人或群体的不良生活习惯、减少或避免健康危险因素的影响,有效改善亚健康状态,提高慢性病的治疗和康复效果。

4. **开展健康监测** 通过定期的体检、检测、追踪等方式,对个人或群体的健康状况和健康管理计划的执行情况进行动态观察,及时发现和处理异常情况,调整和优化健康管理计划。

收集健康信息、健康评估、健康指导和干预以及健康监测,是不断循环的、动态的健康管理过程,从而实现对不同年龄阶段、不同健康及疾病状态采取有针对性的连续性的健康管理。

健康管理的关键环节包括:①对个人或群体的健康状况和疾病风险因素进行充分分析与评价,让其能够准确了解自身的健康状况以及潜在的隐患,积极地参与到自身的健康管理中,并且采取相应行动以改善其健康状况。②制订有针对性的健康管理计划,并实行追踪与干预。③通过有计划、有组织、有系统的健康教育和健康促进活动,促使人们能自愿地改变不健康的行为和生活方式。

(四) 健康管理意义

健康管理体现出医学模式的转变和医疗服务内涵及功能的不断发展。生物-心理-社会医学模式要求从关注疾病状态前移到关注健康人群、亚健康状态、高风险人群等;从关注疾病的致病因素拓宽到关注可导致疾病产生的社会、环境综合因素以及各种健康相关的危险因素。这意味着医疗服务系统不仅要关注患病人群,更要重视健康危险因素对人群造成的损害,并对健康进行管理。

健康管理具有多重意义。

1. 从个人角度　健康管理可以帮助人们了解自己的身体状况,发现潜在的健康风险,及时采取措施改善生活习惯,从而预防或延缓疾病的发生;健康管理可以提供个性化的健康指导和建议,根据每个人的年龄、性别、基因、体质、环境等因素,制订合理的健康目标和计划,帮助人们养成健康的生活方式;健康管理还可以增强人们的健康意识和责任感,让人们认识到健康不仅是个人的权利,也是个人的义务,鼓励人们积极参与健康管理,主动关爱自己和他人的健康。

2. 从社会角度　科学的健康管理可以提升群体健康水平和健康素养,促进医疗资源的合理利用;通过定期的健康检查和评估,及时发现并处理健康问题,减少不必要的医疗费用和医疗负担,降低社会保障的支出,促进社会和谐和稳定,提升国民素质和竞争力。

3. 从经济角度　健康管理可以节省医疗费用,增加劳动生产率,创造更多的经济价值,推动社会经济的发展和进步。

二、健康管理的主要应用场景

1. 在医疗机构中的应用　目前,医疗机构开展健康管理的做法多是通过健康体检收集信息、开展健康评估、实施健康指导和干预、追踪随访等。医生通过收集健康信息,从中发现可能危害健康的不良因素,对个体进行健康分析,从医学和健康管理角度开展生活方式指导,并对重要的危险因素提供干预建议;后续通过建立档案和追踪随访进行持续健康管理。医疗机构开展健康管理有利于完善医疗服务的流程,满足不同人群的健康和疾病管理需求。如针对健康或亚健康人群开展健康教育,提升其自我健康管理能力,纠正其不良生活方式;针对慢性病人群制订减少其健康危险因素的健康促进计划,调动患者的能动性,并连续追踪干预。

需要强调的是,社区卫生服务在我国的医疗卫生体系建设中发挥着重要的作用,全科医生是居民健康的“守门人”。作为健康管理实施的重要载体,社区卫生服务中心如何优化社区卫生资源的分配和利用,有计划和组织地开展科学健康管理是目前研究和关注的重点。不少社区卫生服务中心积极探索新的健康管理方式,如建设健康管理单元、结合家庭医生签约制度开展社区健康管理以及针对特殊人群的跨界、跨学科协作的健康管理服务等。

2. 在企事业单位中的应用　企事业单位开展健康管理可以帮助员工预防和控制职业病和慢性病,降低医疗费用,减少缺勤率,增强员工的身心健康,提高工作满意度,从而提升单位的核心竞争力。企事业单位可以在工作场所创建与健康生活方式相关的良好工作环境,包括在工作场所实施禁烟、提供运动器械或健身房、改善食堂餐饮、聘请心理专业人员进行减压辅导等。企事业单位可以通过自主或服务外包的方式来开展健康管理。企事业单位和一些健康服务单位或独立的健康管理公司签约,健康管理公司设置健康督导专员负责健康跟踪服务,通过电话或在线随访,和客户一起实施保健计划。

3. 在健康保险领域中的应用　健康保险公司可以通过提供健康评估、健康教育、疾病管理、健康咨询等服务,帮助客户了解自己的健康状况,改善不良的生活习惯,预防和控制慢性病,减少医疗费用和医疗风险。健康管理在健康保险领域中的应用,可以用于控制投保人群的健康风险、预测投保人群的健康费用,帮助保险公司降低赔付成本,提高客户满意度和忠诚度,增强市场竞争力。

第二节 ｜ 健康管理的实施策略

一、收集健康信息

通常情况下,居民的健康和疾病信息在卫生服务过程中会被发现和记录,包括各类就诊记录、健康体检和专题健康调查记录等。常见的信息及来源主要包括以下方面。

1. **基本信息**　包括性别、年龄、职业、家庭成员情况等一般信息。

2. **儿童保健信息**　包括出生医学证明、新生儿疾病筛查记录、儿童健康体检记录以及体弱儿童管理记录等。

3. **妇女保健信息**　包括婚前医学检查、妇女健康检查、产前检查记录、分娩记录、产后访视记录、孕产妇高危管理记录等。

4. **疾病控制信息**　包括个人预防接种记录、各类传染病报告、职业病报告、农药中毒报告、行为危险因素监测报告和居民死亡医学证明书等。

5. **疾病管理信息**　如高血压、糖尿病、肿瘤、精神病等疾病管理随访记录。

6. **医疗服务信息**　如门诊病历、住院病历及病案首页、健康体检记录等。

个体或群体的健康信息需要通过一定的渠道,按照一定的程序,采用科学的方法进行有组织、有目的、有计划的采集。除了调取各类健康服务记录,还需要通过以下三种主要方法来获取资料信息。

1. **访谈法**　通过谈话了解家庭健康背景、个人生活方式、身心状况以及对健康管理的态度等。常见的访谈法主要有:面对面访谈、电话访谈、个别访谈、集体访谈等。访谈法具有准确且灵活、能进行深层次调查等特点,但也有成本花费高、影响因素多等不足。

2. **问卷法**　通过由一系列问题构成的调查表收集资料信息,也称为"书面调查法"或"填表法",是采用书面的形式进行间接收集所研究材料的一种调查方法。其优点是可以大规模地收集数据,节省时间和成本,也可以保证被调查者的匿名性。缺点是真实性和调查质量不一定能得到保障。

3. **实地观察法**　分析人员借用人的感觉器官、观察仪器或计算机辅助系统在现场对观察对象进行直接观察、检查、测量或计数而取得资料。其优点是取得的资料较为真实可靠,缺点是需要花费较多的人力、物力和财力。

二、评估健康危险因素

(一) 健康危险因素的含义

健康危险因素是指在机体内外环境中所存在的,与疾病的发生、发展以及死亡相关的诱发因素,即能使疾病或者死亡发生的可能性增加的因素。健康危险因素有些是先天存在的,有些是后天形成的;有些是自然的,有些是人为的;有些是稳定的,有些是变化的。健康危险因素类别多样,其本身性质以及对健康的作用也各有差别。

(二) 健康危险因素的类别

1. **生活方式因素**　生活方式是个人或群体在一定的历史时期与社会条件下形成的一种行为倾向或行为模式,包括人们的衣、食、住、行、劳动工作、休息娱乐、社会交往、待人接物等物质生活和精神生活的价值观、道德观、审美观,以及与这些方式相关的方面。常见的不良生活方式包括吸烟、缺乏运动、酗酒以及不健康饮食等。

2. **环境因素**　环境因素包括自然环境因素和社会环境因素。自然环境包括地理位置、气候条件以及资源状况等。社会环境是指人类生存及活动范围内的社会物质、精神条件的总和,包括政治、经济收入、文化教育、职业、居住条件、家庭关系、心理刺激、工作紧张程度及各类生活事件等。

3. **生物学因素**　生物学因素包括病原微生物、遗传、生长发育、衰老等。人体的基本生物学特征是健康的基本决定因素,与环境因素、行为生活方式等综合作用对健康造成影响。

4. **卫生服务因素**　卫生服务因素包括对居民所提供的疾病预防、诊断、治疗、护理和康复等服务质量、技术水平及服务的覆盖面;居民所能获得卫生服务的公平性、经济承担程度。

(三) 健康危险因素的评估内容

通过对健康信息进行分析来鉴别健康危险因素和判断健康风险的大小,可以帮助人们了解自己的健康状况,并采取相应的措施降低危险因素对健康的危害。

健康危险评估一般分为一般健康状况评估、疾病风险评估、生命质量评估。

1. 一般健康状况评估 一般健康状况评估主要是根据健康信息,对身体总体状况、存在的主要问题以及生活方式做出评价,要注重分析生活方式对健康的影响。

2. 疾病风险评估 疾病风险评估能直观地反映个体所存在的患病危险因素,加强警示作用,从而采取针对性措施对疾病做出预防。如,对有咀嚼槟榔习惯的人群,要评估罹患口腔癌的风险。随着医学科技手段的发展,目前疾病风险评估可以根据与疾病相关的危险因素,选取适合的疾病预测模型来进行量化测算。

3. 生命质量评估 生命质量,又称生存质量、生活质量,是人们对于自己身体状态、心理功能、社会能力以及个人整体情形的一种感觉体验,常用的评估量表包括国家标准生活质量测定量表,健康调查量表以及各种特殊行为功能量表;内容包括躯体健康、心理健康、社会功能、疾病状况和对健康的总体感受等。这种评估多以社会经济、文化背景和价值取向为基础,因此生命质量评估的目的是比较个体或人群健康状况及变化,评价疾病带来的负担和对生活质量造成的影响,并进行临床和经济学评价,为卫生政策制定和卫生资源的合理利用提供依据。

(四)健康危险因素的评估方式

健康危险因素的评估主要包括三个基本方式:问卷调查、风险计算和评估报告。

1. 问卷调查 问卷调查是人们通过收集信息而进行健康风险评估的一个重要工具。根据评估的重点与目的不同,所需的信息会有所差别。常见的问卷调查信息包括:生理和生化数据、生活方式、个人或家族健康史、自然和社会环境因素、健康相关态度和知识方面的信息等。问卷在内容设置上要求与调查主题紧密相关,问题设置具备逻辑性、规范性和非诱导性,还要注意问卷调查的实际可操作性,尽量保证采集信息的真实有效。

2. 风险计算 健康风险计算主要以疾病为基础对危险因素进行评价,是研究危险因素和疾病发病率以及死亡率之间数量依存关系和规律的一种技术方法。目前常用的有单因素加权法和多因素模型法。①单因素加权法建立在评估单一的健康危险因素和发病率的基础上,用相对危险度来表示这些单一因素与疾病的关联强度,得出的各种相关因素的加权分数即为患病的危险性。单因素加权法特点是方法较为简单实用,不需要对大量的数据进行分析,是健康管理在早期发展中就应用的主要健康风险评价方法。②多因素模型法是建立在多因素数理分析的基础上,即采用统计学概率论的方法来得出疾病与危险因素之间的关系模型。多因素模型法特点是包括更多的危险因素,提高了评价的准确性。

采用风险计算评价健康危险因素,常用的有如下几种方法。

(1)绝对危险性(发病率):绝对危险性是以发病率的方式来表示未来若干年内发生某种疾病的可能性。

(2)相对危险性(风险等级):相对危险性是相对于一般人群危险度的增加量。如果把一般人群的相对危险性定成1,被评估个体的相对危险性就是大于1或小于1的值。

(3)人群10年死亡概率:将年死亡率转换为1年死亡概率,再根据寿命比的方法将1年死亡概率转换为10年死亡概率。

(4)健康年龄:健康年龄是指具有相同评估总分值的男性或女性人群的平均年龄,也是健康风险评估中常用的一个结果表述指标。其反映了由于受到生活方式和其他危险因素的影响,被评估对象的健康状况和实际年龄的偏离程度。

(5)可达到年龄:可达到年龄是根据存在的危险因素,提出可降低危险因素的措施,进而计算得到的新评价年龄。

3. 评估报告 通过健康风险评估可以获得包括个人健康信息汇总、生活方式评估、慢性病风险评估、健康改善指导等健康评估报告。这些报告主要用于帮助被评估者系统地了解潜在的健康风险、未来5到10年发生慢性疾病的概率。基于这些信息,可以开展有针对性的自我健康管理,或通过专业的健康管理服务机构进行专项的健康管理,通过早发现、早预防,控制各类疾病危险因素,以降低疾病风险和维护健康。

三、健康指导及健康危险因素干预

健康指导是指根据个体或群体的健康需求,有针对性地指导个人或群体掌握卫生保健知识,实行有利于健康的生活方式。健康指导的形式有面对面、电话、网络、移动应用等。健康指导的效果取决于指导者的专业水平、指导对象的参与度、指导过程的质量和持续性等因素。

健康危险因素干预是指通过改变个人或群体的健康危险因素,来预防或减少疾病的发生和发展。健康危险因素干预的目的是提高人们的健康水平和生活质量,降低医疗费用和社会负担。健康危险因素干预的方法有多种,可以分为个体干预和群体干预。个体干预是针对具有某种或某些健康危险因素的个人,通过健康教育、咨询、指导、监测等方式,帮助他们改善不良的生活习惯,增强自我保健能力,减少或消除健康风险因素。群体干预是针对具有共同的健康危险因素的人群,通过制定和实施相关的政策、法规、标准、规范等方式,改善社会和环境条件,促进人们形成健康的生活方式,提高整体的健康水平。

健康危险因素干预的效果取决于多方面的因素,如干预的内容、方式、时间、频率、强度、持续性等。一般来说,越早进行干预,越能有效地阻断或延缓疾病的发生和发展。同时,干预也需要根据不同的对象、场合和需求,采用适合的方法和策略,以提高干预的针对性和可行性。此外,干预还需要有良好的监测和评估机制,以及及时的反馈和调整机制,以保证干预的质量和效果。

健康指导和健康危险因素干预虽然各有重点和侧重方式,但两者之间并非割裂,而是从不同角度实施健康管理举措。积极开展健康指导,能够增强干预效果;两者往往同时进行,共同实施。

常见的健康指导和健康危险因素干预包含以下几方面状况。

1. 减少或停止使用烟草 烟草中含有较多致癌物质,烟雾对呼吸道、心血管、胃肠道等各脏器都可造成不同程度损害。烟草使用是导致癌症、心血管病、肺部疾病及糖尿病等全球非传染病疾病流行的主要危险因素之一,烟草依赖本身也是一种慢性疾病。目前常用"5R"法增强吸烟者的戒烟动机,包括相关(relevance)、风险(risk)、益处(reward)、障碍(roadblock)、重复(repetition)。用"5A"法帮助吸烟者戒烟,包括询问(ask)、建议(advice)、评估(assess)、帮助(assist)和安排随访(arrange follow-up)。

2. 控制过量饮酒 酒精可导致躯体、心理和社会多层面损害,如癫痫、肝硬化、人格改变、交通事故等。饮酒的时间以及量达到了一定的程度,饮酒者对自己的饮酒行为无法控制,并且出现了躯体化和戒断的症状,即酒精依赖。健康管理对酗酒者的指导和干预重点包括改变酗酒者的动机,了解酗酒的危害,以减少其饮酒量。

3. 提供心理支持 心理健康是一个人的生理、心理与社会相互协调的和谐状态,包括智力正常、情绪稳定和愉快、良好的人际关系和适应能力。常见的心理问题可包括严重情绪失控、焦虑、抑郁、恐惧、强迫症、疑病等。常用的心理支持指导和心理干预方法是心理咨询,这是心理咨询师为达到预定目标所采取的一种特殊的交流方式,通过言语和非言语的形式,如共情、倾听、提问、表达等进行心理干预。对属于临床诊疗范畴的心理问题,要有效识别并及时转诊至专业精神卫生机构。

4. 纠正不健康饮食 不健康饮食是常见的健康危险因素:食品过度精细化、饮食种类不均衡、烹制方式过多追求味觉的满足而导致营养成分流失甚至产生有害物质,以及食品加工、运输、烹饪等食品安全问题等。健康饮食指导包括膳食的平衡、对保健食品选用的甄别以及食品安全问题。膳食的平衡意味着要摄入适量的各种营养素,如碳水化合物、蛋白质、脂肪、维生素和矿物质,以满足身体的需要。对保健食品选用的甄别要根据自己的身体状况和需求,选择合适的保健食品,并注意鉴别真伪,避免过量或不必要的摄入。食品安全问题意味着要注意食品的来源、加工、储存和烹饪方式,避免食品受到污染或变质,造成食物中毒或其他疾病。

5. 科学运动 缺乏必要运动和盲目甚至过度运动,是目前比较常见的现象,需要进行指导。身体活动是指由骨骼肌收缩所致的机体能量消耗增加的活动,如日常生活中的步行、骑车、劳动、上下楼梯、跳舞、游泳、球类运动等。身体活动按照生理功能分类可分为有氧运动、无氧运动和灵活性及柔韧性锻炼。个体身体活动干预包括在干预计划中制订运动目标、运动计划、运动内容和运动进度,并在执行过程中给予督促和指导。对人群的身体活动指导,应根据其所处的不同生理阶段,以及运动耐受力的不同,选择不同的运动方式和强度。

四、健康监测

健康监测是指通过定期的体检、检测、追踪等方式,对个人或群体的健康状况和健康管理计划的执行情况进行动态观察,及时发现和处理异常情况,调整和优化健康管理计划。

健康监测是健康管理的重要组成部分,与收集健康信息、评估健康危险因素、健康指导及健康危险因素干预环节共同组成健康管理动态循环的过程。在对个体或人群的健康监测方面也须注意不同年龄阶段、不同健康状态等差异性,以采取针对性的监测和干预措施。

健康监测不仅要关注身体状态和生活方式,同时还要鼓励居民提升健康素养,对自身健康进行长期连续的动态监测,主动发现问题,及时对疾病作出预防和干预措施。健康管理的相关技术发展和智能产品研发,如通过穿戴式设备记录健康数据、应用远程医疗提供健康服务等,有利于开展健康监测。

第三节 │ 亚健康状态管理及重点人群的健康管理

一、亚健康状态管理

亚健康,指处于健康和疾病之间的一种状态,也被称为次优健康状态(suboptimal health status,SHS),包括持续 3 个月以上的慢性疲劳、生理功能减退(如心血管系统、消化系统、免疫系统和神经精神系统等),以及对外界的适应能力下降。亚健康状态常表现为身体不适、精神状态不佳、免疫力下降等症状,但尚未达到严重的疾病状态。亚健康状态常受多种因素的综合影响,如生活方式不良、工作压力大、营养失衡、缺乏锻炼等。亚健康的预后大多良好,及时给予适当的干预,一般可恢复正常,回归到健康状态。但是如果不能科学有效地进行健康管理,一直任由亚健康状态长期发展下去,就会演变成疾病,甚至带来难以逆转的伤害。

针对亚健康状态,健康管理尤为重要,旨在通过调整生活方式、有效管理压力、评估和分析健康状况、社会支持和医学专业指导等措施来改善身体和心理状况,从而避免进一步恶化成为临床疾病。有关亚健康状态的健康管理建议如下。

(1)培养良好的生活方式:采用均衡的饮食,增加蔬菜、水果、全谷物和蛋白质的摄入,限制高糖、高盐和高脂食物的摄入;适度运动,如跑步、散步、游泳、球类等有氧运动,帮助提高心肺功能、增加代谢率和改善体脂肪分布;戒烟和限制饮酒;建立规律的作息时间,优化睡眠环境,这有助于恢复身体功能。

(2)压力管理:学会有效的应对压力的方法,如冥想、深呼吸、放松技巧等,减轻焦虑和紧张情绪;与亲友保持一定联系,必要时交流自己的困惑;积极参与社交活动,能够感受到社会支持,有助于纾解心理压力。

(3)定期体检:定期进行健康检查,了解自身健康状况,及早发现潜在的健康问题;根据自身情况,制订明确的健康目标和计划。

(4)寻求心理健康支持:如存在心理压力大、睡眠障碍、经常焦虑、长期心情低落等问题,要及时寻求心理健康专业人员的帮助。

(5)获得专业指导:对亚健康状态,无须讳疾忌医或逃避,要积极咨询医疗专业人员,如医生、营养师、心理咨询师等,获取专业的健康管理建议和指导。

二、重点人群健康管理

重点人群健康管理是为特定人群,如儿童、老年人、孕产妇、残障人群等,制订有针对性的健康管理计划。这些人群的生理和心理特点不同,健康需求有其特点,因此健康管理需要综合考虑身体、心理和社会因素,体现个性化。

1. 儿童健康管理

(1)注意保证充足的营养摄入,尤其是蛋白质、维生素和矿物质。鼓励适量的体育锻炼,促进骨骼和肌肉发育。

(2)确保充足的睡眠时间,有助于生长和认知发展。

(3)避免长时间使用电子设备,保护眼睛健康。

2. 老年人健康管理

(1)保持适度的身体活动,一定程度的有氧运动和力量训练有助于保持肌肉质量和心肺功能。

(2)均衡饮食,摄入足够的蛋白质、钙和维生素 D,维护骨骼健康。

(3)定期进行健康检查,如监测血压、血糖、胆固醇等健康指标。

(4)确保充足的社交互动,预防孤独和情绪问题。

3. 孕产妇健康管理

(1)均衡饮食,摄入足够的营养,特别是叶酸、铁和蛋白质。

(2)适度的孕期体育锻炼,如散步,有助于缓解不适和维持健康。

(3)定期产前检查,确保母婴的健康状况。

(4)孕期情绪管理,减轻焦虑和压力。

4. 残障人群健康管理

(1)适当的康复训练,恢复功能和提高生活质量。

(2)确保医疗设备和辅助工具的适当使用。

(3)提供社会支持和融入机会,避免社会孤立。

5. 免疫系统受损人群健康管理

(1)遵循医生的建议,接受免疫系统支持治疗。

(2)避免接触可能导致感染的环境,保持个人卫生。

(3)注意预防传染病,接种合适的疫苗,避免交叉感染。

6. 职业暴露人群健康管理

(1)采取适当的防护措施,减少职业暴露对健康的影响。

(2)定期体检,监测可能受到影响的健康指标。

(3)学习正确的职业健康保护知识,预防职业病。

7. 跨国移民人群健康管理

(1)适应新的生活环境,寻求社会支持和社交互动。

(2)确保接受当地医疗服务,了解当地医疗制度和保险政策。

(3)维持原有的健康管理计划,尤其是慢性疾病患者。

第四节 │ 健康管理中的主动健康观念与行为

主动健康是一种基于整体医学观和生物-心理-社会的医学模式,通过政府、社会、家庭及个体的协同作用,发挥人的主观能动性,构建积极的健康素养体系和行为方式的健康观念。

主动健康管理强调个体的主观能动性,增强主动获得持续健康的能力,拥有健康的生活品质和良好的社会适应能力。主动健康理念倡导对健康进行长期连续的动态监测,强调主动发现、科学评估和积极调整。主动健康的目标是让个体主动学习健康知识和技能并养成健康习惯,通过预防、监测及干预减少疾病的发生,提高全民的健康水平。

主动健康管理与传统医疗模式的不同在于:①个体主动参与:医疗过程通常由医生决定治疗方案;而主动健康管理强调每个人是自己的健康第一责任人,应参与对自身的健康决策,对自身健康进行主动管理。②预防优于治疗:与通过药物和手术对已经出现的疾病进行治疗相比较,主动健康管理强调通过实施预防措施来避免疾病的发生。③综合健康管理:医疗行为以疾病为中心,而主动健康管理的理念和行为则以人为中心,关注个体的全面健康,包括生理健康、心理健康和社会适应能力。④科技和大数据的应用:主动健康管理模式强调借助先进的科学技术,对个体的健康信息进行连续动态监测,进行精确的健康评估和个性化的健康管理。

因此,主动健康管理是一种更加积极、全面和科学的健康管理理念,也是对传统医疗模式的重要补充和发展。

一、主动健康的内涵

主动健康的内涵包括主观能动性、可及性、智能化、协调融合性四个方面,以政府为主导,以现代科技为媒介,充分发挥社会和个人的主观能动性,通过在各层次实施主动健康策略,提高全民健康水平。

1. **主观能动性** 主动健康的主观能动性主要体现在个体维护健康的主动性和积极性,主动地掌握维护健康的知识与技能,选择符合自身特点与家庭特色的健康生活方式,识别疾病危险因素并及时作出适当的决策,以及自觉利用科技手段监控自我健康状态等方面。个体作为主动健康管理的实施主体和受益方,应明确自己是自身健康的第一责任人,主动参与健康决策,自觉养成健康行为,在不同生命周期采取相应的健康干预措施,通过去除危险因素降低患病的风险,降低未来可能的治疗成本,以提高生活质量。

2. **可及性** 可及性是指各种机构及资源向目标人群开放并满足其需要的能力,即卫生服务和健康资源的可获取性、地理可达性和经济可负担性,主动健康倡导通过提高健康资源和健康服务的可及性,使每个人都能够获得全面、公平、合格和高效的卫生服务。

主动健康的可及性包括卫生服务的可及性和健康信息的可及性两个方面。卫生服务的可及性主要通过医疗机构实施主动健康管理,建立区域分级诊疗模式,实现优势医疗资源下沉,保证公共卫生服务的可及性和均等性;通过家庭医生签约服务,构建多种形态的主动健康管理项目,提供个性化医疗服务。健康信息的可及性则是通过现代信息技术搭建信息平台,整合健康资源,提高健康信息的真实性、完整性和权威性,借助知识讲座或新媒体等多种方式积极宣传健康的生活理念,提升居民健康素养,促进居民健康行为习惯的养成。

3. **智能化** 在实施主动健康管理的过程中,智能技术和产品的开发和应用是其中重要的推动因素。大数据能够进行风险评估和疾病预警;穿戴式设备和移动应用能够进行个体健康行为的连续动态跟踪、收集和健康数据分析;人工智能技术能够在健康咨询中提供帮助;远程医疗技术能够更加便捷地提供医疗服务等。这些智能技术和产品能够深度分析健康数据,有效地提高预防和治疗的精确性及服务的便捷性,为个体提供精准的健康评估和个性化的健康计划。主动健康管理需要依靠不断发展的智能化设备和信息技术,开展健康监测、健康评估、健康干预等,以提升主动健康管理的水平。

4. **协调融合性** 主动健康的协调融合性强调各种健康资源的相互配套和支持。实施主动健康管理需要全社会各部门的协调推进以及卫生健康系统相关机构的资源统筹,以实现对健康服务的全面融合。如,优化环境保护,强化公共卫生体系建设,促进各级健康机构整合医疗、预防、康复等各类健康服务,探索并实现常规医学与运动医学的融合、西医和中医结合的健康服务模式等。

综上,主观能动性、可及性、智能化和协调融合性四个方面构成了主动健康的核心内涵。在此范畴中,相关主体不仅需要关注疾病的诊疗,更要注重疾病预防和健康促进,倡导个体、社区和全社会的共同参与,同时利用现代科技手段进行精准的健康管理,实现健康服务的全面覆盖和个性化提供。通过实施主动健康管理,可以达到更为有效和全面的健康管理。

二、开展主动健康管理的意义

实施主动健康管理具有深远的现实意义,可影响微观的个体健康状态和宏观的社会健康水平。主动健康管理的开展对于增强公众健康意识、提高人民健康水平、推动医疗技术创新、改变医疗保健模式、推进健康中国建设都具有重要作用。

1. 增强个人的健康意识和行为 主动健康管理模式鼓励个人积极参与自身的健康管理,为自身的健康负责,倡导健康的生活方式,提高个人健康素养,从而增强个人的健康意识和行为。

2. 开展疾病预防和早期干预 主动健康管理强调对个体健康状况进行持续、系统的监测和评估,对存在的健康问题进行及时干预,不仅可以提高治疗的有效性,还有助于降低长期的医疗费用。

3. 推动医疗技术和服务创新 实现主动健康管理的目标需要借助大数据、人工智能、可穿戴设备等前沿技术,推动医疗技术的创新。同时,主动健康也倡导个性化、精细化的医疗服务,提高医疗服务的满意度和效率。

4. 改变医疗保健模式 主动健康管理模式强调预防优于治疗,将重心从传统的疾病治疗转向预防疾病和维护健康,这是医疗保健模式的重大转变。

5. 推进健康中国建设 主动健康理念鼓励社区和公众参与健康管理,改善公共卫生状况,提高社区整体的健康水平。通过主动健康的推进,个体的健康意识将会得到增强,健康水平将会得到提升,进而降低社会医疗资源的压力,对实现"预防为主、人人参与"的健康中国战略目标具有积极作用。

三、主动健康管理相关主体的职责及工作策略

主动健康管理是以公众多元健康需求为导向,是促进全民健康的重要实践探索,其关键在于从供给侧和需求侧两端共同发力。

实施主动健康管理,需要多主体(政府及有关部门、医疗机构、社区、社会组织以及家庭等)协同推进,承担相关职责,实施相关的主动健康管理策略,共同构成完整的主动健康管理系统。

(一)政府职责及工作策略

政府部门应承担起积极引导健康促进和统筹资源的责任,制定政策和法规,提供资金和资源支持,有效动员和赋权社会和个体参与,并在实践过程中实现协作配合和整体联动,开展多方位、多层次的合作,建立主动健康管理的公共服务体系,打造一个包括医疗、医保、教育、农业、自然资源、工业在内的社会健康生态系统。

1. 制定政策 政府应通过立法和政策制定来推动主动健康管理,如预防疾病、发展公共健康和健康教育相关政策等,以鼓励和引导各主体形成主动健康管理行为并限制不良健康行为。通过制定和执行健康相关法律、标准及规范,明确各主体责任,保护公民健康权利,维护大众健康,为主动健康管理提供制度保障。

2. 提供资源支持 投入资金和人力资源来支持主动健康管理,使公共健康基础设施、医疗服务、健康教育等方面的指导政策与资源配套。

3. 强化健康教育 通过公众教育、学校教育、媒体宣传等方式增加公众的健康知识和技能,增强健康意识,鼓励健康行为。

4. 开发维护或促进健康的科学技术 如推动电子健康记录、远程医疗、健康应用等技术的使用,以提高健康服务的效率和效果。如开发应用穿戴式设备和移动应用实时监测个人的健康数据(如心率、血压、运动量、饮食、睡眠等),并提供个性化的健康建议和提醒;应用远程医疗为患者提供咨询、诊断和治疗服务,提高了医疗服务的便利性和可及性;应用电子健康记录系统可以帮助医生和患者有效

管理健康信息;人工智能通过分析健康数据可以预测疾病风险、发现健康趋势、优化健康策略;人工智能还可以辅助医生进行诊断和治疗,提高医疗的精度和效率。

5. **推动社区参与** 通过社区健康项目、志愿服务等方式鼓励社区组织和个人参与健康管理。

6. **建立监测和评估系统** 通过对公众健康状况、健康服务的使用情况、健康行为等进行持续的监测和评估,了解主动健康管理的实施情况,并为政策决策提供数据支持。

这些策略需要政府在制度设计、资源分配、公众教育等方面发挥主导作用,以推动主动健康管理系统的建立和发展。同时,政府也需要与医疗机构、社区、学校等各方协同合作,共同促进主动健康管理的实施。

(二)医疗机构的职责及工作策略

医疗机构提供基于医防融合的综合性健康服务,建立以健康为中心、跨学科的健康服务系统。

1. **提供疾病预防服务** 医疗机构提供预防性的医疗服务,包括健康检查、疫苗接种、疾病筛查等。预防性服务能提前发现和处理健康问题,避免疾病的发展和恶化。

2. **开展健康教育** 医疗机构可以通过公众教育、媒体宣传、健康课程等健康教育活动,以及咨询服务等方式提供健康知识,帮助患者了解疾病预防和健康管理的重要性,提高个人的健康素养,使其具备自我管理健康的知识和技能。

3. **使用健康技术** 医疗机构可以使用电子健康记录、远程医疗、移动健康应用等技术,提高健康服务的效率和效果,为健康决策提供数据支持。

4. **推动多部门合作** 医疗机构可以与政府、社区、学校、企业等其他部门合作,开展社区健康项目,共同促进主动健康管理的实施。

5. **加强科学研究** 深入研究主动健康管理的理论基础,包括内涵特征、实施方案、评价体系、测评工具、影响因素等。通过实证研究确定干预措施、评价干预效果,探索最优的实施方案。

各级医疗机构作为服务提供的主体,贯穿于主动健康管理实施的全过程,需要医疗机构及医务人员在服务提供、技术应用、多部门合作等方面发挥主导作用,以推动主动健康管理的实施。

基层卫生机构以及全科医生作为实施主动健康管理的主力军,扮演着医疗服务提供者、健康管理者、健康教育者、健康倡导者、资源协调者等多重角色,在健康教育及管理、疾病预防和干预、社区健康推广、卫生及社会资源的协调和现代信息技术的应用等方面都发挥着更重要的作用。全科医生不仅关注个体健康,也要关注社区范围的公共健康问题。通过参与社区健康活动的策划和实施,推广健康生活方式,预防和控制传染病,参与社区健康计划的制订和实施,鼓励社区成员参与健康促进活动,提高社区整体健康水平。

(三)社区的职责及工作策略

社区作为各项公共卫生政策、健康促进项目的落脚点,可以通过组织健康活动,提供健康教育和服务,建立支持健康的环境的方式来实施主动健康管理。

1. **健康教育** 社区可以通过举办健康讲座、分发健康教育材料、组织健康活动等方式,加大主动健康理念的宣传,倡导居民成为健康的"第一责任人",增加居民的健康知识和技能,鼓励健康的生活方式。

2. **提供健康服务** 社区可以提供或协助提供连续性的健康服务,如健康检查、疾病筛查、疫苗接种、健康咨询、设立健康小屋等。

3. **建立健康环境** 社区可通过提供运动设施、推广健康饮食、控制环境污染、减少安全风险等方式营造支持健康的环境。

4. **推动居民参与** 社区可以通过组织社区健康项目、志愿服务的方式鼓励居民参与健康管理,让居民在健康教育、健康活动、健康服务等方面发挥作用。

5. **协同合作** 社区可以根据区域居民的健康需求,与政府、医疗机构、社会组织等合作,引进健康管理资源,开展不同方式的健康促进活动。

通过实施这些策略,社区可以在生活圈内推动主动健康管理,帮助居民了解并采取健康行为,预防疾病的发生,提高生活质量。

(四) 社会组织的职责及工作策略

社会组织,如企事业单位和学校,在推进主动健康策略方面,需要发挥更积极的作用。

以学校为例,要教育学生了解健康知识和技能,尽量提供健康的学习环境,与家庭和社区合作推动学生健康,从而实施主动健康管理。

1. **健康教育** 学校通过课程和活动向学生传授关于营养、运动、个人卫生、精神健康等方面的知识,培养他们的健康习惯和生活方式。健康教育应纳入常规课程,以确保学生接受此类教育。

2. **提供健康的学习环境** 学校应提供一个促进学生身心健康的环境,包括安全的设施、适当的体育活动、营养餐饮等。

3. **定期实施健康检查** 定期对学生进行视力、听力、身体发育等方面的健康检查,及早发现和处理健康问题。

4. **提供心理健康支持** 提供心理咨询服务,帮助学生应对学习压力,提高社会适应能力,促进他们的心理健康。

5. **开展家庭和社区的合作** 学校与家庭合作共同促进学生的健康,通过与家长共享学生的健康信息、向家长提供健康教育的方式,鼓励家庭养成健康的生活方式。学校也可以通过与社区的医疗机构、社区组织合作,提供更广泛的健康服务和资源。

通过这些策略,学校可以帮助学生形成健康的行为和生活方式,预防疾病的发生,提高学生的学习和生活质量,提高健康水平。

(五) 家庭的职责及健康策略

家庭是实施主动健康管理的基本单位,也是重要的健康管理实施场所。家庭成员间互相鼓励、互相监督,能够营造富有家庭特色的健康促进氛围。

1. **建立健康的生活习惯** 家庭成员应该一起建立和维护健康的生活习惯,如均衡饮食、定期运动、保证足够的睡眠、避免烟草和过量饮酒等。

2. **共同学习健康知识和技能** 家庭成员应学习和理解疾病预防、健康饮食、运动等方面的健康知识,在日常生活中作出正确的健康选择。

3. **定期健康检查** 家庭成员应互相督促,定期进行健康检查并根据需要随访,这有助于及时发现并处理可能的健康问题。

4. **关注心理健康** 家庭成员之间应关注心理健康,提供精神支持,鼓励开展压力管理活动并在需要时寻求专业帮助。

5. **利用技术提高健康管理** 现代技术(如健康应用程序、健康追踪器等)可以帮助家庭成员管理健康,监控日常活动,提供营养建议,记录健康数据等。

6. **家庭应急处理** 家庭成员应学习和掌握基本的急救技巧,以便在家庭突发事故时进行及时的初步处理。

通过实施这些策略,家庭可以成为主动健康的重要基础,预防疾病的发生,帮助家庭成员维护和提高健康水平。

(六) 个人的职责及健康策略

个人可以通过保持健康生活习惯,定期进行健康检查,保持心理健康,学习和理解健康知识,使用技术助力,提高健康素养来实施主动健康。

1. **建立并保持健康的生活习惯** 积极参加锻炼,保持均衡的饮食,适当休息和睡眠,避免烟草和过量饮酒。

2. **进行定期健康检查** 定期进行全面的健康检查,以及针对家庭和个人风险因素的专门检查,早期发现并处理可能的健康问题。

3. **保持心理健康** 注意自己的精神健康,了解压力管理技巧,如冥想、深呼吸和瑜伽等,并在需要时寻求心理咨询或治疗。

4. 提高健康素养　通过读书、在线课程、参加健康讲座等方式,增加健康知识,以便在日常生活中作出正确决策。掌握基本的自我保健技能以维护和促进健康水平。

5. 学习健康相关信息技术　利用可穿戴设备、移动医疗终端、健康小屋等现代技术来监控、管理自身的疾病管理情况和提高健康水平。

6. 参与社区健康活动　参加社区、学校或工作场所的健康促进活动,如健康教育、健身课程、健康检查,了解健康的重要性、疾病预防知识、健康生活方式。

7. 激发主观能动性　通过明确健康责任、建立健康信念、设定健康目标、制订和实施健康行为计划、寻求亲友健康小组的社交支持等方式提高个人追求健康的主动性。

通过实施这些策略,个人可以更好地管理和提高自己的健康水平,预防疾病的发生,提高生活质量。

第五节 ｜ 全科医生与健康管理

开展健康管理是全科医生的重要工作职能和岗位职责。当前全科医生在社区慢性病管理、家庭医生签约中发挥着健康管理的作用,是健康管理服务的主要实施者。全科医生要建立"医防融合"工作理念,对个体或群体的健康状况、生活方式、心理状态等进行全方位的综合评估和干预,以做到早发现早治疗,预防疾病的发生和发展,提高居民的生活质量和健康水平。全科医生应该具备健康管理的基本知识和技能,熟悉健康管理的实施策略和方法,能够为居民制订合理的健康管理计划,指导居民进行自我管理,并协调多部门多学科的健康资源,实现全人、全程、连续的健康服务。

(一) 基于家庭医生签约服务的居民健康管理

全科医生通过家庭医生签约服务,能更好地与居民建立长期稳定的合作关系,增强居民的健康意识和自我管理能力,促进居民的健康行为和生活方式的改善。通过以家庭为单位的管理,建立家庭健康档案,评估家庭整体和成员的健康状况及危险因素,提高健康管理中的家庭效能。如基层卫生机构及全科医生可根据居民具体的健康管理需求开发不同的个体化服务包,包括健康评估、双向转诊、规范化治疗、定期检查随访、用药指导、个性化健康教育等;还可以结合家庭医生预约上门和家庭病床更好地为居民开展健康服务。

(二) 以全科团队为主导的社区慢性病患者的健康管理

由全科医生主导的全科团队成员包括全科医生、护师、健康管理师、营养师、康复师、心理咨询师以及其他预防保健人员。全科团队通过综合评估患者的整体健康状况,为其制订个性化的疾病防治计划,并协调各类医疗和社会资源对患者的疾病危险因素作出持续的干预和督促,以改善患者的疾病预后和提高生活质量。全科团队在对慢性病的管理中,可以通过慢性病小组互助、传播健康知识理念等方式来提高患者及家庭成员对疾病的认识和自我管理能力,并做好其健康档案的管理,以便于后续的评估和服务预约。

(三) 社区健康管理资源的优化整合

全科医生可以通过参加全科专病管理门诊、家庭医生签约工作室、体检中心、慢性病筛查工作站及健康小屋等方式深入参与社区健康管理;与二、三级医院、疾控机构、学校或协会开展健康管理合作,如健康科普、健康促进项目、慢性病筛查项目、专病管理及多学科联合门诊等。

第六节 ｜ 健康管理面临的挑战及发展前景

一、健康管理面临的挑战

当前健康管理服务和产业也面临着不少问题和挑战,包括健康管理环节和供需协同方面的欠缺,以及科学技术发展和市场飞速增长带来的安全和监管等问题,健康管理人才的培养和储备所存在的缺口问题等。

(一)健康管理主要环节需要完善和优化

1. 健康信息采集　目前存在的常见问题是健康数据质量参差不齐,信息的完整性和准确性也有待提升。以作为健康大数据重要来源的电子健康档案为例,存在着多部门管理而重要数据不能共享的健康及疾病信息分割问题,不同的数据系统之间存在壁垒,无法实现数据的联通共享;存在着部分数据缺失、信息登记错误和数据异构等信息质量问题。这些问题都会影响健康信息的有效采集以及后续健康风险评估和干预。

2. 健康风险评估　健康风险评估所需的科学有效工具或模型尚有待完善。国内健康管理学科发展的时间仍较短,适用于群体或特殊人群的健康评估风险因素涵盖面比较窄,容易忽略其中的行为、心理和环境因素影响。此外,健康风险评估工具也需要注意避免滥用,如评估误差的忽略和结果的过度解读等。

3. 健康干预　健康干预存在的问题主要是持续性和有效性难以保障。当前居民对健康管理重要性和方法方面的认知还存在较大不足,并且普通人由于长期养成的自身生活和行为习惯,很难做到并坚持摒弃不良影响因素。当前用于监测健康干预过程与效果的方式主要包括邮件、短信、电话、移动程序等,也较难形成正向反馈激励,导致其成效不足。

(二)健康管理的供需双方需要加强协同

1. 供方　随着健康管理市场呈现出快速增长的态势,各类提供健康管理的机构和部门不断涌现,如健康体检中心、健康管理咨询公司、互联网医疗平台等。但整个健康管理服务产业尚缺乏行业标准化建设,所提供的服务质量参差不齐。值得注意的是,当前健康管理服务机构在相关资源配置和运营机制上也存在欠缺。以作为健康管理服务主要阵地的社区卫生服务中心为例,目前存在问题包括:开展健康管理服务的健康管理师、全科医生等人员数量不足;疾病预防和治疗之间的协同性欠缺,医防融合不足,普遍对"治"的重视大于"防";健康管理服务收费未纳入医保目录,难以体现供方服务价值并建立良好激励机制。

2. 需方　居民当前未能很好建立"自己是自身健康第一责任人"的理念,相对于疾病治疗的刚需,健康管理是"软需求",且见效慢,导致居民健康管理的参与度和配合度都较低。

(三)技术发展带来的新问题

随着信息技术、生物技术、医疗器械等领域的快速发展,健康管理有了更多的工具和手段,如大数据分析、人工智能、远程医疗、可穿戴设备等。这些技术在提高健康管理效率和精准度的同时也带来了数据安全、伦理道德、法律法规等方面的新问题和挑战,值得引起重视。

(四)市场监管难度

随着健康管理市场的快速增长,不断涌现的各类健康管理机构和服务,如健康体检中心、健康管理咨询公司、互联网医疗平台等,为消费者提供更多选择和便利的同时,也为健康管理市场的监管加大了难度。

(五)健康管理人才队伍建设存在短板

健康管理是一门综合性、跨学科的学科,需要具备医学、管理、统计、心理等多方面的知识和技能。目前,我国在健康管理人才培养方面还存在较多问题,如教育体系不完善、课程设置不合理、师资力量不足等,需要加强健康管理专业的建设和发展。

二、健康管理发展前景

随着国家对健康事业的重视和投入,健康管理也得到了更多的政策支持和资源保障,如《"健康中国 2030"规划纲要》《国务院关于实施健康中国行动的意见》《国家基本公共卫生服务规范》等文件的出台,为健康管理提供了指导和实施依据。健康管理在资源整合、技术发展和社区建设方面都有着更多的发展前景。

（一）健康管理资源的优化整合

随着卫生工作观念从"以治病为中心"向"以健康为中心"转变,健康管理服务需要整合医疗以外的更多资源,如在社区中实施"医防管"融合的一体化健康服务,以实现服务流程、生命周期、供需协同多个闭环。其中,服务流程闭环涵盖健康信息采集、健康评估、健康干预、干预后效果跟踪评价;生命周期闭环包含生老病死的全程管理;供需协同闭环包括作为健康管理提供者的医生、健康管理师、卫生管理者,以及作为健康管理受众的健康、亚健康、慢性病等各类人群。另外,健康管理资源的优化还包括管理、组织、服务、运营等层面的设计,在各级医疗和保健部门之间建立协作和互动。

要重视各方采集的健康信息的整合以及一定程度上的标准统一化,打破部门间的信息壁垒,使个体及群体的信息能够实现一定规则下的联通共享。

（二）科学技术不断发展

健康管理的实施需要科技手段作为支撑,不仅包括健康评估中的检测手段、评估工具的优化,还涉及健康管理的信息化系统建设,如推广应用大数据、人工智能、区块链、物联网等新兴技术,实现健康数据互联互通,打造社区数字化、智能化健康管理功能平台,实现健康数据的整合共享。信息系统的互通有利于对当前不同系统中不同区域、人群、健康数据的高效整合和利用。

（三）社区健康管理建设

社区作为健康管理服务的主要阵地,其健康管理的建设有着更多发展前景。当前社区已经循序渐进开展各类健康管理服务,如通过组建全科医生团队加强对慢性病患者评估和干预的监测;以家庭医生签约服务为抓手,协调分级诊疗的卫生资源,为家庭成员提供全方位的医疗照护及全程的健康管理;建设高质量的社区健康管理中心;打造医生和居民共同参与的共享式、预约化、标准化的健康管理门诊;打造兼具"科技＋人文"显示度的健康管理服务场景等。

当前健康管理的发展仍面临各项挑战,社会各界需要重视和强化健康管理学科的建设与发展,支持与鼓励健康管理技术的研究,打造政府、社会、市场参与,满足居民多样化、个性化健康管理需求,协同供方、需方和支付方的健康管理服务产业生态,以推动我国健康管理服务高质量发展,助力健康中国建设。

（于德华）

思考题

1. 健康管理的定义是什么?
2. 如何基于全科医学思维开展健康管理?
3. 健康管理的主要内容和实施步骤包含哪些?
4. 如何理解主动健康的内涵?
5. 阐述主动健康管理的相关主体职责以及工作策略。

思考题解题思路

本章目标测试

本章思维导图

第十一章 | 全科医学的科学研究

学习提要

- 以临床实践为基础开展全科医学研究,促进学科发展。
- 掌握全科医学科学研究的基本步骤和程序,科研设计的内容与方法。
- 严格遵守全科医学科学研究中的伦理原则的内涵与意义。
- 理解循证全科医疗的实践步骤,正确地发掘临床问题与收集临床资料,进而指导临床实践,并对效果与效益进行评价,以提高医疗质量。

全科医学的科学研究是指利用科学的原理和方法对全科医学领域涉及的问题进行阐述和分析,并提出解决方法和措施,直接或间接地指导全科实践的过程。全科医学涉及范围广,除临床医学,还与社区预防医学、临床流行病学、社会医学、卫生经济学等学科关系密切。全科医学的研究目标可以是某一领域内的问题,如某种药物控制高血压的疗效分析;也可以是涉及几个领域的问题,如高血压社区规范化管理对减少心、脑血管并发症的成本-效益分析。随着三级诊疗制度在我国的深入开展,全科医学科正受到愈来愈多的重视,在三级医院设置全科医学科,是全科医学发展的必然趋势,是适合我国国情的一项重要发展战略。三级医院的全科医学科以其独特的优势为全科医学发展提供有利科研资源。全科医师需要用科学的思维方式分析,并进行有计划的科学研究,逐步解决所发现的各种问题,才能不断提高服务的水平,促进基层卫生服务的发展。

第一节 | 全科医学科学研究概述

一、全科医学科学研究的基本概念

(一)全科医学科学研究的定义

全科医学科学研究是指利用科学的原理和方法对全科医学领域涉及的问题进行阐述和分析,提出解决方法和措施,直接或间接地指导全科实践的过程。由于全科医学涉及领域较广,全科医学的研究目标可以是某一领域内的问题,也可以是涉及几个领域的问题,全科医学科学研究所用的科研方法随着研究目标的不同而不同。

(二)全科医学科学研究的目的

全科医学科学研究的根本目的是更好地促进全科医学的发展,包括确定和修订全科/家庭医疗服务的内容和范围,并为教学服务;发展和完善全科医学的理论体系,提高全科/家庭医疗的效率和品质;巩固全科医学的专业地位和专科地位;通过研究来确定和拓展医学上的独特领域,如以门诊方式进行全方位、综合性和连续性照顾,并能以严谨的态度实践和发展可用于全科/家庭医疗的临床诊疗技能;指导全科医学教育与服务的开展;评价全科医学教育和培训计划以提高教育和培训的实效。

(三)全科医学科学研究的内容

全科医学科学研究内容丰富,可涉及多个学科领域,包含全科医学临床问题研究,流行病学研究,卫生服务研究,全科医学教育研究,行为学、心理学及社会学方面的研究,人类学研究等。

（四）全科医学科学研究的学科基础

和其他临床学科一样,开展全科医学的科学研究需要基础医学、临床医学和预防医学的理论基础,也需要科研设计、卫生统计学等的基础知识。

1. 循证医学　如果以个人经验为主来进行临床活动(如医生根据自己的实践经验来处理疾病),其结果是一些真正有效的疗法因未被公众了解而长期未被临床采用,一些实际无效甚至有害的疗法因为从理论上推断可能有效而被长期广泛使用。循证医学的观念,即医疗决策应尽量以客观的研究结果为依据,临床医生应根据现有的、最好的科学证据来指导临床实践。

2. 临床流行病学　将流行病学和卫生统计学方法引入临床医学领域,从患者的个体诊治扩大到群体特征的研究,用严格的设计、衡量和评价来探讨疾病的病因、发病机制、诊断、治疗、预防和预后的规律。作为一门科学的方法学,临床流行病学是全科医学科研设计和评价的有用工具。

3. 社会医学　立足于社区是全科医学区别于其他医学专科的显著特点之一。社会医学或社区医学是社会学和医学的结合,综合研究人群健康和社会因素的关系,针对社会和社区主要的卫生问题,制订有效的防治措施,促进社区人群的身心健康。全科医生应当应用社会医学知识,评价社区主要的健康问题,作为社区诊断,确定优先解决的问题并制订解决方案,这也是全科医学科研的一个主要内容。

4. 卫生经济学　研究如何用有限的经济资源满足社会和居民不断增长的医疗卫生需求,以达到卫生资源的最佳配置和合理使用。全科医生要掌握卫生经济学的基本原理和方法,如成本-效益分析、成本-效果分析、成本-效用分析,在提高卫生服务的质量、降低医疗费用方面开展相应研究。

（五）全科医学科学研究的设计和实施

1. 选题和立题　全科医学是一门实践科学,全科医学的科研首先应从日常医疗、卫生保健的实践中发现问题,从中选择迫切需要解决的、文献中也尚未提及已解决的、可选作研究的课题。在立题的时候要考虑到课题的必要性,即与人群的健康有重大关系或对医学发展有影响;其次要考虑选题的可行性,根据自身的情况评估是否具备课题实施所需的材料、设备、技术、场地、研究人员等基本条件,并可通过努力申请课题经费等,进一步争取必要的条件支持。

2. 制订研究方案　一般在研究方案中应明确下列问题:研究对象、样本及样本量,收集资料的方法,统计分析方法,主要评价或研究指标,研究的进度及经费预算,研究所需的人力、物力及必要的条件。

3. 收集资料　一般有文献法、试验法和现场调查。文献法是任何研究选题所必须采用的方法。试验法是在研究课题的要求下设计试验,对研究对象进行观察、记录,取得所需的资料。现场调查是流行病学研究和社会医学研究的常用方法,是据所需的信息设计调查表格或选用统一的量表,通过信访、访谈等方式获得资料,现场调查也是全科医学研究常用的方法。

4. 整理分析资料　整理分析资料是对所收集的资料进行审核,补充不完整的部分,剔除不真实、不合要求的部分,并按分析资料的要求进行整理分类。

5. 解释结果　描述研究结果的意义、应用前景,从正面解释阳性结果、阐述研究成果,并从反面指出研究存在的不足、分析解释阴性结果,提出进一步的研究方向和内容。

6. 论文的写作和发表　研究论文的撰写是科研工作的最后一道程序,也是十分重要的工序。其目的是总结研究工作的发现,上升到理论高度,用于指导医疗实践。因此必须重视论文的写作和发表,不能"只顾耕耘,不问收获"。

二、全科医学科学研究的意义

随着全科医学作为一门临床二级学科进入稳步发展的阶段,全科医学已成为整个医学教育中不可缺少的组成部分,全科医学科学研究也正被视为这一专科发展的要素之一。这就要求从事全科医疗实践的全科医师和所有全科医学教育科研工作者,在全科医学这一新领域中有所创造、有所发现,以推动全科医学的发展。

（一）以临床实践为基础开展全科医学科学研究

全科医学科学研究大部分是以患者为研究对象的医学科学研究,从临床实践角度出发,探讨疾病发生、发展、转归的规律,以提高诊断水平、治疗效果和改进疾病的预防措施。全科医学科学研究的对象是在基层医疗实践中所遇到的实际困难,尤其是需要迫切处理的问题(如心脑血管病、糖尿病等慢性疾病的管理及防治)。科研来源于临床,要善于发现问题,善于找到临床工作中的"痛点"和"难点",在国内外研究中找到需要弥补的那个"缺陷"。全科医生还应善于利用各种资源,在参与各类合作课题或分配的项目工作中寻觅新思路,如在大型流行病调查中挖掘合适的着眼点或与二、三级医院或科研院校合作,针对同一研究对象不同内容开展选题研究。在这些合作交流中,既能开阔眼界,又能得到专家指导。

（二）以全科医学科学研究促进学科发展

全科医学科学研究能促进学科建设,指导全科医学教育与服务的开展。学科建设是医院业务发展的主要环节,没有高水平的科研支持,学科建设将成为空谈。学科的水平是靠先进的课题及其后续的成果来体现的。现代全科医学应注重培养既掌握临床医疗技术,又能从事科学研究的高素质医学人才。通过科研工作,不但可以巩固全科医师已有的医学基础知识,总结临床实践经验,掌握和跟踪国内外最新医学发展动态和趋势,扩大医学知识范围,活跃思维方式,养成严谨务实的科研作风,更重要的是通过科学研究可以培养出一批刻苦钻研,敢于设想、敢于创新、敢于实践的具有较高科学素质的全科医生。

实际需求是科研的原动力,也是科研选题的首要原则。发展和完善全科医学的理论体系,理论联系实际,提高全科医疗的效率和品质,巩固全科医学的专业地位和专科地位。临床上运用的诊疗方法、器械都依赖先进的科研成果。临床依赖科研,科研指导临床。从社会价值方面看,临床给社会和人类的价值局限于当时、当地,是短期的、直接的;而科研不断攻克现存的顽疾,对人类的价值是长久的、深远的。

（三）以全科医学科学研究提升全科医生个人能力

全科医学科学研究可以间接评价全科医学教育和培训成果(包括医学生、住院医生等),以提高教育和培训的实效。全科医生作为新时代的主力军,必然要担负起这个重任,只有积极投身科研,严谨治学、勇于探索,才能使整个国家的医学事业发展步入高速路。科研之路是探索之路,是未知之路,挫折与挑战不可避免,通过努力,克服困难向前推进,会变得更加坚韧,承受力也会变强。

"发现问题、分析问题、解决问题"是科学发展观的重要工作方法,全科医生在日常工作中也应发现困难、学习新知识、研究新方法、总结社区工作新经验。因此,全科医学科学研究在降低疾病的发病率、病死率、病残率,提高疾病的治愈率,提高患者的生存质量等方面有极其重要的意义,有助于认知疾病与健康的本质、揭示疾病发生发展的规律、改进疾病诊断与治疗、提高个体与群体的健康水平,最终促进社会进步。

第二节 | 全科医学科学研究的基本步骤和程序

全科医学科学研究同其他科学研究一样,遵循普遍性的研究规律,具有探索性、创新性和计划性,这些特征规定了科学研究应具备正常的工作步骤和程序,这样才能正确地指导研究工作顺利进行,使科研活动符合科学规律,取得科学的结果。全科医学科学研究的基本步骤和程序包括:①研究问题的确立;②研究设计;③预试验;④研究资料的收集、整理与分析;⑤科研报告和论文的撰写;⑥研究结果的发表、推广与转化(图11-1)。

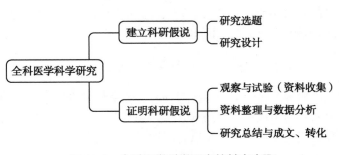

图 11-1 全科医学科学研究的基本步骤

一、研究问题的确立（选题）

选择课题（即选题）就是提出和确立研究问题，是进行科学研究最重要和最有决定意义的一步，是科研工作的起点，在一定程度上反映了科学研究的水平和研究成果的价值。有人说"提出一个问题往往比解决一个问题更重要"，一个好的题目也是决定该课题申请成功与否的关键。因此，选题应充分考虑并事先做好各项准备工作，如广泛深入查阅相关文献资料、了解相关研究背景，充分考虑课题的创新性、必要性、可行性和应用性等。

（一）提出问题

所有的科研均始于一个问题。提出研究问题、形成科研假设是研究的第一步，也是至关重要的环节。问题往往来源于全科医疗实践，从实践中发现一些值得注意的问题，在查阅文献或者与他人讨论中加深对问题的理解，再从科学研究的角度仔细思考。简单地说，要对所观察到的事物和碰到的实践问题多问几个为什么。然后把多个宽泛的问题逐渐收拢聚焦于一点，在这一点上能够清楚地回答，对什么感兴趣，要知道什么。要求最后提出的问题必须十分明确而集中，并有充分的理由说明开展本项研究工作的必要性。

（二）查阅文献

查阅文献、提出问题和确立问题是相互结合、相互伴随的，当然，文献的检索、阅读和分析也应该贯穿整个科研过程，是一个动态的、持续的过程。文献检索和阅读需要经过系统的培训，研究者充分利用各种文献检索工具，确定关键词和检索式，在数据库和检索平台上进行系统全面地检索。文献应该新、全、精、准，即以最近几年发表的最新科技文献和相关资料为主，在选题具有初步意向和方向后，对与课题密切相关的文献再进行细读和精读，并做好分析和汇总。

查阅文献的目的主要有：①了解该领域在国内外的研究历史、现状、进展和水平。主要包括目前国内外学者在该领域已做了哪些研究，主要研究结果和结论是什么，哪些方面研究较多，哪些方面研究不多，还存在哪些局限性以及值得进一步探讨的问题；②查看自己的选题是否新颖，是否与他人研究工作完全重复，避免重复选题；③启发和拓展自己的研究思路和方法；④寻找与归纳研究的理论依据。总之，只有了解以上情况，研究者才有能力讲清楚立题依据，即能清楚而具体地说明为什么要进行这项研究，通过该研究想达到什么目标，从而确定研究目标和内容。

（三）形成假设

假设（hypothesis）也称假说，指对已确立的研究问题提出一个预期性的研究结果，或是对研究问题作出一种因果关系的预测。建立假设是科研选题的核心环节。形成了科学假说，即确定了科研课题。根据假设确定研究对象、方法和观察指标等，获得实验结果用来验证或否定假设，并对提出的问题进行解释和回答。假设是由研究者作出的，并由研究者自己来回答。研究假设应具有以下特征。

（1）来源的科学性：假设的提出要以一定的事实为依据，以一定的理论为基础，绝不是凭空臆想。

（2）说明的假定性：假设是对未知问题所做的一种推测或设想，具有不确定性，要通过研究加以验证才能得出科学的结论。

（3）预见的可检验性：假设对问题的结果所做的预见是可以检验的，不可验证的设想不能作为研究假设，验证的方法是科学实践，即实验或调查。形成假设常用的逻辑思维方法主要有：比较与分类、分析与综合、归纳与演绎。

（四）科研立项

科研立项是科技管理部门的一项工作，是科研工作的一个程序，是指通过申请、审批等流程，建立一个科研项目课题。科学研究前需要确定课题的立项依据、研究内容和目标、研究方法、技术路线、预期结果、项目人员及经费预算等，并进行可行性论证，撰写并提交项目申请书等材料到有关部门或单位，进行申请、审核、审批，再确定能否立项。

综上所述，选题可以来自全科医疗日常工作和实践经验，也可以是受他人研究的启发，围绕现在或未来的研究热点,立足研究者的专业或兴趣,归纳后主要有以下来源:①从社区、临床实践和科研实际工作中发现;②从学术争论或文献空白点中选择;③从理论中提出问题;④从已有课题延伸中选题;⑤从项目指南中选题(招标范围);⑥从改变研究要素中选题(被试因素、受试对象、效应指标三大要素);⑦从学科交叉中选题(边缘区和空白区)。但不管如何选题,研究工作的科学性、创新性、可行性和实用性是需要特别注意的几个原则。

二、研究设计

研究问题确定后,研究者按研究目的而进行科研设计,选择和确定具体的研究方法。科研设计是研究者针对课题研究目的制订的具体研究计划和实施方案,是医学科研活动的重要组成部分,良好的设计是顺利进行科研和分析数据结果的先决条件,也是使研究获得预期结果的重要保证。缺乏严谨设计方案的科研课题,往往会浪费人力、物力、精力和时间,不可能得出较为可靠、科学的结论,从而不能达到预期目的,甚至导致整个研究工作的失败。因此,科研设计是科研的灵魂,也是科研人员必备的能力,科学严密的设计是取得有价值结果的先决条件。

(一)科研设计的主要内容

研究设计的内容主要包括根据研究目的确定研究对象、分组方法、研究内容和方法、观察指标、资料收集和统计分析方法、质量控制等,还应包括研究进度、人员分工与培训及经费预算等。归纳来说,主要包括专业设计与统计学设计内容,两者紧密结合,相辅相成,缺一不可。

1. 专业设计 从专业理论角度来选定具体的科研课题,提出假说,围绕检验假设制订技术路线和实验方案。专业设计的正确与否是科研成败的决定因素。专业设计的主要内容是指根据研究目的选择适当的研究对象、研究因素、效应指标,选择适当的研究方法、途径和评价标准等。以下三个方面被认为是科研设计,尤其是实验设计的三个基本要素。

(1)研究对象:是接受研究因素的各种群体,也是效应产生的主体。研究对象的各种特征因素都对研究因素的效应有影响,研究工作的对象都称为样本,是总体的代表,从样本的结果推论总体。在研究设计中,需要明确研究对象的特征和抽样方法。样本的选择:①要严格规定样本的条件,依据研究目的制订出明确具体的诊断标准、纳入和排除标准,以确保研究对象的可靠性;②要注意样本的代表性,要随机抽样而不是随意选择、任意取舍;③要保证有足够的样本数,即样本量,应根据不同研究内容,合理设计研究的样本量。

(2)研究因素:也称暴露、特征、变量、自变量等,是验证假设的重要手段,也是研究者希望着重考察的某些条件或方法,而对实验结果有一定影响的其他相关因素则称为非研究因素,又称干扰因素或混杂因素。研究因素按是否可由研究者控制,分为自然存在的和人为的研究因素两类。自然存在的研究因素包括各种环境因素和机体因素(年龄、性别等);人为的研究因素即研究者强加的干预因素,如诊断方法、治疗和健康干预措施等。研究因素的性质、暴露(作用)方式和强度对研究效应都会有不同程度的影响,因此在研究设计中对研究因素及其暴露量必须有明确的定义、测量标准和方法。测量的标准和方法不论是公认的还是自己规定的,一经确定,必须贯彻始终,不得随意改动。

(3)效应指标:效应是研究对象对研究因素作用的反应,可以观察和测量,并通过具体的观测指标表现出来。指标是研究中用来反映研究目的的一种现象标志,也是确定的研究资料项目。简单来说就是,研究因素在研究对象身上的表现为效应,由具体适当的指标表达,通过分析各项指标资料得出研究结果。

2. 统计学设计 是运用数理统计学理论和方法来进行设计,包括资料的收集、整理、分析过程的统计学设想和科学安排。目的是保证样本的代表性和样本间的可比性,以最少的调查、实验观察例数进行高效率的统计分析,得出相对最准确的结果和可靠的结论。故统计学设计是科研结果可靠性和经济性的保证。

统计学设计主要包括统计学原理和方法,充分运用对照、随机(均衡)、重复和盲法的基本原则控制各种偏倚,选择适宜的统计学分析方法。

（1）对照:即设置对照组。目的是为排除与研究无关的非研究因素的影响。科研设计中,对照组和试验组是同质的、有可比性的研究对象,但对照组在选取的时间、方式和处理措施上可有不同。按时间可有同期对照、历史对照、自身前后对照;按选取方式可有随机对照、非随机对照;按处理措施可有安慰剂对照、药物对照和空白对照。实际上,在科研设计中的对照是选取时间、方式和处理措施的组合。

（2）随机:是增强实验性研究中非研究因素均衡性的重要手段之一,临床科研中存在着许多非研究因素对研究过程、结果进行干扰的情况,这些非研究因素中有已知的,也有未知的。对于已知因素,可以采用匹配、限制等办法加以控制;对于未知因素的控制却无从下手。随机的含义有两层:①随机抽样:又称概率抽样,是抽样总体中的一个单元(个人或其集合体,如家庭、班组、街道、乡、村、县、市等)均有可能按预定的概率被选入样本的抽样方法,这样抽得的样本称为随机样本。随机抽样能否代表总体,还取决于样本量大小、总体中各单元的齐性等因素。最常用的随机抽样方法有简单随机抽样、系统抽样、分层抽样、整群抽样、多级抽样等。②随机分组:是在随机抽样的基础上,将受试对象再次随机分配到试验组和对照组的方法。分为简单随机、分段随机和分层随机三种,这是治疗试验和评价干预效果等试验研究的重要原则。但在病例对照研究、队列研究和诊断试验的评价研究中是不能随机分组的,只能在各组内部随机抽样。

（3）重复:是指整个实验的重复、不同受试对象的重复以及同一实验对象的重复观测,即实验组和对照组的例数(样本量)或实验次数的多少,是消除非研究因素影响的又一重要手段。样本量足够是保证研究结论具有可靠性的前提,即如果组间有差别,发现其差别所需要的最小样本量。一般来说,样本量太小,不能得出有统计学意义的结果;样本量太大,资金、工作量、患者来源、周期和伦理等不允许。因此进行研究前,需要先进行样本量估算,具体估算方法可参阅卫生统计学资料。

（4）盲法:是指在不了解研究对象分组和干预的情况下,对研究结果进行观察。在科研活动中,数据收集、记录、编码、分析过程中的缺点,常常造成系统误差和结果解释的片面性,称为信息偏倚。其来源主要有:信息收集者和被调查者的主观偏向,使用的工具或调查表的缺陷,不同组别收集信息的方法不可比等。为避免这种信息偏倚,在研究设计时,收集资料、观察与测量应尽量采用盲法。盲法可分为三类:①单盲,即研究对象不知道分组和给予措施的性质;②双盲,即研究对象和观察者都不知道受试对象的分组和接受研究的情况,只有研究设计者或研究者指定的人员知道;③三盲,即研究对象、观察者及数据处理者都不知道研究对象的分组和接受研究的情况。

（二）科研设计的类型与方法

科研设计类型主要有两类,即调查设计与实验设计。科研设计主要有以下三种研究方法分类,而在全科医学和基层卫生服务研究工作中,调查设计中的描述性研究、分析性研究和实验设计中的实验性研究等是较为常用的设计类型和研究方法(图 11-2)。

1. 按研究性质分类　定量研究（quantitative study）和定性研究（qualitative study）。

2. 按研究时序分类　回顾性研究（retrospective study）和前瞻性研究（prospective study）。

3. 按设计内容分类

（1）观察性研究（observational study）:是一种非实验性研究,采用调查设计,指研究者对调查对象不施加任何干预,被动地观察自然条件及不同暴露情况下某现象的实际发生情况及其相关特征。主要包括描述性研究和分析性研究。

1）描述性研究（descriptive study）:是研究者直接去调查客观存在的事物,研究者不去改变或施加影响,将观察收集到的内容描写叙述出来,发现存在的问题,以便采取干预措施。如基层卫生服务需求调查、基层卫生资源调查、基层卫生服务系统现况调查、社区健康问题调查以及社区诊断等。这种研究首先要明确调查目的,提出调查设计,选用普查或者抽样调查,收集并整理分析资料,最后写出调查报告。

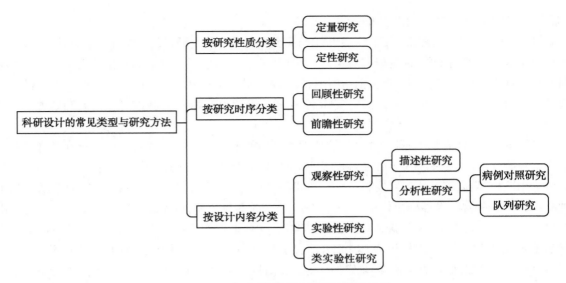

图 11-2 科研设计的常见类型和研究方法

在描述性研究方法中用得最多的是现况研究（prevalence study），又称现患调查或流行率调查。主要通过一次性调查，即横断面调查（cross-sectional survey），了解某地某人群在调查时某病的现实患病情况或感染情况，对疾病的分布频率进行描述，可以获得关于危险因素的线索，有助于形成病因假设，供进一步研究，但无检验假设的功能。

2）分析性研究（analytic study）：亦称为"检验假设的研究"，目的是探讨和验证突发事件原因或致病的危险因素。即在研究人群中收集有关资料，通过有计划的对比分析，检验或验证所提出的病因（或流行因素）假设。与描述性研究不同，分析性研究最重要的特点是，一般在研究开始前的设计中就设立了可供对比分析的两个组，用于病因或流行因素的假设检验或筛选。分析性研究包括病例对照研究和队列研究。前者是从果推因，后者是从因到果。如社区主要卫生问题的病因学研究、慢性病的危险因素研究等。

① 病例对照研究（case-control study）：调查与比较病例和对照以往暴露于（或具有）某可疑危险因子的状况，即选择患有特定疾病的人群作为病例组，未患这种疾病的人群作为对照组，调查两组人群过去是否暴露于某种可能的危险因素，并比较两组的暴露比，以判断暴露危险因素是否与疾病有关联及其关联程度大小。如吸烟与肺癌的病例对照研究，是比较肺癌病例组过去吸烟的比例是否显著高于对照组。病例对照研究是一种由果推因的研究方法，不能直接确定因果关系，评价效力较队列研究差。

② 队列研究（cohort study）：从设立暴露组和非暴露（对照）组开始，对比这两组人群在一定时期内的某病发生（死亡）频率。即选择两组人群，一组为暴露人群，另一组为非暴露人群，然后随访观察并比较两组人群某疾病的发病率（或此疾病导致的死亡率），从而判断暴露因素与疾病有无因果联系及其联系大小。如吸烟与肺癌的队列研究是比较吸烟人群的肺癌发生率或死亡率是否显著高于不吸烟人群。队列研究中暴露与疾病的时间关系容易确定，可用于验证病因假设，获得一种暴露与多种疾病或结局的关系。

（2）实验性研究（experimental study）：采用实验设计，指研究者根据研究目的采取干预措施，即将随机抽取的实验对象随机分配到各处理组，观察比较不同处理因素的效应结果。主要包括临床试验、现场试验和社区干预试验。临床试验的干预对象是患病个体，现场试验和社区试验的干预对象为群体，后两者也是社区健康问题研究的常用方法。在社区干预试验中，如果实际情况不允许，对研究对象不做随机分配或由于研究对象数量较大、范围较广而未设平行的对照，则称为类实验或准实验性研究。

（3）类实验性研究（quasi-experimental study）：也称半实验或准实验性研究，指缺少随机和/或对照分组。由于近年来全科医学和基层卫生服务作为我国医学学科发展和医疗卫生服务模式改革的重点，许多理论和实践问题需要研究，许多方针、政策需要研究制定，有时候需要用到类实验性研究。建立数学模型就是理论性研究之一，这种方法是在描述性、分析性或实验性研究的基础上，掌握疾病频率的变化及影响因素的信息，用数学符号代表影响发病或流行的各种因子，利用一定的公式（模型），说明疫情的变化情况，用以阐明病因、宿主、环境与疾病频率之间的定量关系，以及不同时间、不同条件下该病的数量变化情况。

三、预试验

预试验（pilot study）又称可行性研究或试验研究，是指在科研方案正式实施之前，为保证科研工作的顺利进行，按科研设计方案先做一个小规模（选择少量研究对象）的预试验。一般是在大规模或大样本的研究设计中，考虑在研究开始前进行预试验，其样本量可选择总体设计样本量的 10%~20%。

预试验的主要目的是：①熟悉和摸清研究条件和方法，初步试用正式研究中要用到的各种工具、设备仪器和量表；②检查科研设计方案的可行性以及设计是否存在缺陷；③测定研究工具如调查表等的信度和效度；④对参加研究工作的人员进行培训，统一方法，减少正式研究时的误差。预试验必须严格按照科研方案慎重进行，并对过程中发现的缺陷或问题加以修正，必要时还要再次进行预试验。因此，在大规模或大样本的研究开始前进行预实验是非常有益的和有必要的。

四、研究资料的收集、整理与分析

（一）资料的收集

预试验后即进入正式实施科研方案阶段。科研结果要从收集到的原始数据或原始资料中推论得出，资料的真实性与准确性直接关系到研究结果的真实性和科学性。因此，及时、准确、完整地收集原始资料数据是统计分析的前提和基础，是研究结果正确可靠的保证。在这一阶段，研究人员应严格按照科研设计进行观察和试验，认真观察并有次序地收集资料，做好、保管好科研记录，从中发现有价值的材料。

（二）资料的整理

收集到原始资料后，还必须进行科学的整理加工。首先要根据研究目的对原始资料进行科学合理的取舍，凡是与研究目的相关联的正反两方面的资料都应当选取，并认真进行完整性和准确性检查，对不合要求者，如缺项、错项，能补救则补救，否则应予废弃。同时就各种偏倚与混杂因素对研究结果的影响进行估计。接着要根据事物的数量特征或类别特征，将有关数据进行数量分组或类别分组，再采用手工汇总或计算机汇总等方法将数据分组汇总。

（三）资料的分析

资料的分析即选用适宜的方法对资料进行统计学分析。研究问题的目的在于认识客观规律，试验虽然只在少数受试者身上（样本）进行，但是结论却要推至研究对象的全体（总体）。数据统计学方法是临床研究工作中必不可少的工具，其来源于概率统计学。概率论是数理统计的基础，统计分析的许多结论都是建立在概率大小的基础上，是具有科学性的和常选用的方法。应根据研究的目的和数据资料的类型，综合考虑与选择合适的统计分析方法，进行统计描述和统计推断。

五、科研报告和论文的撰写

科研报告和论文是科研工作的书面总结，也是科研工作的论证性文章。撰写科研报告或论文有一定的格式要求，要求写作不仅是用文字将研究数据材料统计分析准确而规范地表达出来，还要通过逻辑推理，论证结果的科学性、实用性，要求立题新颖、论点突出、目的明确、论据可靠、描述清晰、可读性强，即做到求新、求真、求规范。

科研报告或论文内容主要包括前言(研究背景和立项依据、预期研究目的)、研究对象和方法、结果、讨论等部分,是用文字表达出研究者对课题的一系列思维过程。科研报告和论文是科研工作的一个重要组成部分,没有写出报告或论文,任何研究工作就不能称为完成。

六、研究结果的发表、推广与转化

对科研项目而言,将研究结果写成论文并不是终点,成文的研究结果和论文需要尽快发表以推广应用,产生实际的社会经济效益,把科学技术潜在生产力转变成为现实生产力。转化医学(translational medicine)或称为转化研究(translational research)的概念,是在2003年由美国E. A. Zerhouni在NIH路线图(NIH Roadmap)计划中提出的,其核心是要将医学生物学基础研究成果迅速有效地转化为可在临床实际应用的理论、技术、方法和药物,在实验室到病房(bench to bedside,简称B2B)之间架起一条快速通道。转化医学已经成为医学领域的热点话题。转化医学,从基础到临床,不是单向的,亦不是封闭的;而是双向的、开放的;即实验室研究的成果,迅速有效地应用于临床实际;临床上出现的问题,又能及时反馈到实验室,进行更深入的研究,形成一个不断循环向上的永无止境的研究过程。

基层卫生服务在人们对健康水平的追求和对医疗卫生服务的需求不断提高中应运而生,有自身发展的特点和规律。要想大力发展全科医学和基层卫生服务,必须积极主动地把握其发展的客观规律。而只有通过不断地探索、尝试和应用,开展各类科学研究,才能发现全科医学和基层卫生服务内在的发展规律,为制定符合社会发展的基层卫生服务方针政策、寻找科学有效的基层卫生服务和管理模式、探索基层卫生适宜技术的推广应用提供科学依据,以形成有效、适用的全科医学和基层卫生服务发展模式。

第三节 | 全科医学科学研究的伦理问题

一、全科医学科学研究中遵循伦理原则的重要性

医学是一门自然科学,也是一门人文社会科学,其中包括伦理学的内涵,以伦理学的原则来透视和规范医学的发展方向,是时代的需要。兴起于20世纪60年代末的全科医学,是一门以人为中心,以维护和促进人的健康为目标,向个人、家庭与社区提供连续、综合、便捷的基本卫生服务的综合性的临床医学学科。经过几十年的发展、完善。全科医学逐渐形成了自己独特的医学观、方法论和系统的学科理论,填补了高度专科化的生物医学的不足。站在伦理学的高度对医学科学作形而上学的审视,这不仅有助于解开现代医疗中科学技术的发展与医学伦理两难选择的困惑,更有助于把握全科医学的精神实质。

(一)我国医学伦理学的主要内容

1988年全国医学伦理学大会上产生了我国第一个医德总规范《中华医学会医学伦理学会宣言》(下文简称《宣言》),并从组织上设立"医学伦理法规委员会",《宣言》拟定原则:①特定性原则,即医德传统与现代伦理结合;②准确性原则,即准确反映医学伦理的科学性;③吸引性原则,即语言的生动性与感染性;④前瞻性原则,即具有向导性与引领性。于1991年进一步制定《医院伦理委员会组织规程》。于1998年颁布《慢性病患者生命末期治疗的决策与伦理要求》《器官移植的伦理原则》。每一个全科医生都应当认真学习和全面理解其中的精髓,以指导今后的工作。

(二)全科诊疗思维的伦理特征

1. **以病人为中心** 全科医疗思维是把人作为一个整体,充分考虑病人的各种需求。全科医生注重人胜于病,注重伦理胜于病理,注重满足病人的需求胜于疾病的诊疗,注重提供以病人为中心的服务。在以病人为中心的服务模式指导下的"全人"照顾模式中,全科医学重视患病部位与全身的关

系,既看病又看人,与以人为本的伦理要求相契合。

2. 以问题为导向　这里所指的问题是临床问题,不仅仅是指疾病,对于全科医生来说更加强调的是患者主诉、常见症状、体征、诊断性试验检查结果,以及与患者的疾病和健康有关的心理、行为、社会、经济、政治、文化、宗教、家庭、人际关系等方面的问题。在基层卫生保健服务中,大部分健康问题尚处于早期未分化阶段,大多数患者都是以症状(问题)而不是以疾病就诊。全科医生在看诊的过程中要充分考虑到躯体与精神之间的相互影响,在临床决策中要与患者协商,共同决定,这与医学伦理中提倡的语言要具有生动性和感染性以及知情同意原则相一致。

3. 以医患互动合作为模式　全科医生利用的资源不仅是医疗资源,还包括广泛的社会资源。全科的诊疗模式提倡医患形成伙伴关系,互动式、合作式的共同参与。只有在临床决策过程中医患双方共同参与、相互合作,医生与患者才能创造一个共同的视域,达到对疾病"更加真实的理解"。这与医学伦理中恪守尊重自主的理念不谋而合。

4. 以为人民健康服务为根本宗旨　在我国,"为人民服务"是社会主义道德建设的核心,同样也是医学道德的根本宗旨。全科医生应做好广大群众的健康"守门人",运用全科诊疗思维处理社区常见健康问题,提供集预防、保健、临床、康复、优生优育和健康教育为一体的可持续的健康服务。这是全科医生为人民健康服务这一根本宗旨的全面体现,更好地践行了社会主义医德的核心原则及医学伦理学的要求。

二、全科医学科学研究中的伦理原则

随着我国全科医学快速发展,全科医学的研究越来越受到重视,大力开展全科医学科学研究、不断充实全科医学理论及实践意义重大。医学研究的对象是人(受试者),应该遵从一定的伦理原则。1964年6月在芬兰赫尔辛基第18届世界医学大会制定并通过的《世界医学协会赫尔辛基宣言》,是一项涉及人类受试者的医学伦理原则的声明。《贝尔蒙报告》是1974年美国对如何保护生物医学及行为研究中的人体受试者提出的建议,2013年我国国家卫生计生委制定《涉及人体的医学科学技术研究管理办法》,规定了涉及人类受试者的医学研究须遵守的伦理原则。

(一) 恪守尊重自主

医学研究必须遵守的伦理标准是促进和确保对所有人类受试者的尊重,保护他们的健康和权利。尊重原则肯定人人都有追求幸福的权利及为人的尊严,是保证医患双方平等交往的基本原则。尊重原则中要处理好患者的自主决定与医生的特殊干涉权之间的矛盾。医生的特殊干涉权的提出是基于对患者利益的考虑和保护,医生运用通俗易懂的语言将科学研究的诊治方案告知患者,以利于患者作出自主、明智的选择,是医生充分尊重患者自主权的具体体现。

(二) 有利不伤害

医学研究的首要目的是产生新知识,但不能建立在逾越受试者的权利及利益的基础上。涉及受试者的医学研究,只有在其研究目的的意义超过风险及负担时才能进行。必须彻底贯彻风险最小化的原则,必须对受试的个体及群体的可预测风险、负担与受益,进行仔细评估和比较。当发现风险超过受益或已得到决定性结果的确凿证据,由医生评估是否继续、修正或立即停止研究。如研究过程中出现受试者受伤害,其必须得到适当的补偿和治疗。

(三) 公平正义

要求研究者必须平等对待所有的受试者,同时也确保所有同意参与研究的受试者均能得到公平一致的善意对待。医学研究应不分性别、年龄、肤色、种族、经济状况及社会地位高低,特别是对老人、孕妇、囚犯、儿童、精神障碍及其他无民事行为能力的人等弱势群体,应当给予更多的关注。另外在受试者招募、纳入、排除、分组等程序上必须公平公正,不能有所偏差。

(四) 医疗为善

所有的医学研究均是遵循利于患者受益,提高生命、生活质量,消除或降低疾病损害的原则进行。

对待他人是否道德,不仅在于是否尊重他人决定及保护他人免遭伤害,还在于是否尽力确保他人健康。在人体医学研究中患者的健康必须高于科学研究本身。

(五)知情同意

参与试验研究的受试者必须是在充分知情同意的情况下自愿参加的,即每个受试者都必须被充分地告知目的、方法、资金来源、可能的利益冲突、研究机构所属、研究的预期受益和潜在风险、研究可能引起的不适、研究之后的规定及研究的任何其他方面;必须被告知他们有权在任何时候不受惩罚地拒绝参与研究,或撤回同意参与研究的决定。在确保潜在受试者理解以上内容后,医生或其他一位具备资格的人必须征求受试者自由表达的知情同意以及书面同意。如果无法书面同意,非书面同意必须正式记录,并有证人。对于一个不能给予知情同意的受试者,医生必须从合法授权人那里征得知情同意。

(六)保密原则

在对参加研究的受试者的个人信息的资料存储、管理、运用上,必须遵守受试者的资料所有权、隐私权和保密原则。

第四节 | 基于循证医学的全科医学实践

一、循证医学的概述

循证医学(evidence based medicine,EBM)是 20 世纪 90 年代兴起的一门新兴学科。David Sackett 教授将其定义为:慎重、准确、明智地应用当前所能获得的最佳研究证据,结合临床医生个人的技能和经验,并且充分考虑患者的价值和期望,作出合理的医疗决策。其实质是现代临床医疗诊治决策的科学方法学,然而,在实际运用中应强调其医学人文的价值,循证医学实践的核心思想是"最佳研究证据""临床医生技能与经验"以及"患者期望与价值观"三者的完美结合,即"仅有证据不足以作出临床决策"。

循证医学的运用已深入至医疗卫生各个学科领域,《纽约时报》曾将循证医学称为"震荡与影响世界的伟大思想之一",是一场发生在病房里的革命。学习循证医学的方法学能够促进医生不断提升自身理论水平,形成批判性思维,从而提高临床决策能力;实施循证医学能够节约医疗资源,减少浪费。

二、循证全科医学实践

(一)循证全科医学实践的目的

近年来人口老龄化、疾病谱和死亡谱的变化、医学模式的转变、医疗资源分配不合理与费用增长过快、医疗机构功能分化等问题凸显,使得强调个体化的基础医疗照顾的全科医学重新得到重视和发展。全科医疗"以人为中心"的服务模式奠定了"以病人为中心,以问题为导向"的诊疗模式。全科医生的任务则是为患者提供持续性、综合性、个体化的照顾,合理均衡医疗资源,管理和服务患者,促进医患关系的和谐,这些任务与循证医学的内涵、目标和方法不谋而合。运用循证医学的理论和方法指导全科医生开展工作,是保障服务质量的有效途径,尤其体现在基层单位开展的预防保健、慢性病管理、康复医疗、健康管理等工作中。通过有效的沟通,建立积极的医患关系,并在全面采集病史、体检以及必要的实验室检查、影像学检查等基础上,应用自己的知识与临床技能,发现和诊断个人、家庭、社区的疾病与健康问题;再结合当前医学的最佳证据,且在考虑患者的意愿与临床医疗的具体环境的情况下,作出最佳诊治决策。

(二)循证全科医学实践的步骤

完整的循证医学实践包括五个步骤:①提出明确的临床问题;②系统全面查找证据;③严格评估

找出最佳证据;④应用最佳证据协助临床决策;⑤后效评价循证实践的过程和结果。在医疗活动中,临床医生采取三种模式在实践中运用证据:一是"拷贝"模式,仅依据专家共识,缺失循证查证、评估取证的过程,有主观片面之嫌;二是"运用"模式,检索严格评价过的证据资源,如将证据总结用于决策,可节约大量循证时间,但完整性可能不足;三是"实践"模式,完全遵照上述步骤实施循证实践,虽内容相对全面,但耗时较多。在全科医生循证全科医学实践中,多建议采用的是"运用"模式。

1. 提出明确的临床问题　在循证全科医学实践中,提出具体的问题,在问题引导下寻找证据。全科医生的培养要特别注重训练提出科学问题的能力,从病因、诊断、治疗、预后、预防、康复,以及防治结合为主的整体健康维护和促进、提供全方位综合性服务等方面入手,通过考虑下列因素来选择亟待解决的问题:在全科医疗领域中涉及面最广的问题;在诊断与鉴别诊断、预防与治疗过程中最需要解决的问题;医患双方最关注的焦点问题;目前最有可能解决的问题。

国际上通常采用"PICO 原则"构建一个具体的临床问题,并通过检索获取用于支持临床决策的最新证据文献。PICO 原则格式包括 4 个基本部分(表 11-1)。

表 11-1　PICO 原则

PICO	问题内容
患病人群或健康问题 (patient or problem)	与诊断治疗有关的患者特征(年龄、性别、地域、种族、环境、职业) 等待解决的健康问题(现患疾病以及其他有临床意义的症状等)
干预措施或暴露因素 (intervention or exposure)	暴露的危险因素 诊断性试验方法 预防与治疗方法
比较干预或暴露措施 (comparison or control)	对照组的干预措施、治疗药物、诊断方法 可能是空白对照
临床结局 (outcome)	希望达到的治疗目标及效果(如病死率、治愈率等)

构建 PICO 问题的目的是分解问题,易于提炼关键词,便于进行检索和调整检索式。

例:一位 50 岁的女性围绝经期失眠患者,因担心副作用未曾使用安眠药,有朋友推荐褪黑素可以治疗失眠。于是她向全科医生询问,服用褪黑素对改善失眠是否有效。若全科医生凭借以往经验无法给出确切答案,可以通过查阅文献来寻找解决问题的最佳证据。构建 PICO 格式的 4 个基本成分(表 11-2)。

表 11-2　构建 PICO 格式的 4 个基本成分

P	I	C	O
失眠 insomnia	褪黑素 melatonin	有无对照干预措施 no clear	睡眠时间 sleeping time

2. 检索和收集与问题有关的证据资料　当面临一个临床问题且不确定目前是否有最佳解决方法时,全科医生应尽可能快速地选择最佳证据资源,寻找当前最佳答案。最佳的临床研究证据应具有以下特征:医生在基层医疗实践中须解决的临床问题;以患者意愿性结局及生存质量为评价指标;有可能改变既往医学知识及临床实践中过时或不当的方式和方法。

全科医生在获取最佳证据资源时,可利用"6S"模型,其将循证医学资源分为 6 类,最佳证据等级从上至下分别为:证据系统(systems)、证据总结(summaries)、证据摘要(synopses of syntheses)、系统评价(syntheses)、研究摘要(synopses of studies)和原始研究(studies),获取用于临床决策的最佳证据时,应尽可能从等级资源的最高层开始,逐级向下检索。

全科医生的循证临床实践不同于循证医学的研究,主要是查证—用证,甚少涉及无证—创证—

用证,因此不需要全面系统地查找所有的文献。在循证全科医学实践中,美国的家庭医学教授 David Slawso 和 Allen Shaughnessy 就证据类型,率先提出以患者为导向的重要证据(patient-oriented evidence that matters,POEM)的定义,以区别既往以疾病为导向的证据(disease-oriented evidence,DOE)。如他汀类药物能降低血浆胆固醇水平是 DOE,而他汀类药物能降低病人动脉粥样硬化疾病的发生风险则是 POEM。DOE 主要针对中间指标(如实验室结果)或其他评价的指标改变;POEM 主要针对与患者相关的重要结局(如发病率、病死率或生活质量)的改变,更加符合全科医学以病人为中心的医疗服务理念,当 POEM 和 DOE 不一致时,要以 POEM 为准则。

3. **严格评估,找出最佳证据** 面对层出不穷又参差不齐的大量临床研究证据,应采用临床流行病学、循证医学等原则和方法,严格评价所搜集证据的质量,以及证据的效度大小和精确性,并结合患者的情况及医疗机构的条件等,判断证据的适用性如何。因而,循证医学最鲜明的特点是对证据质量进行分级,并在此基础上作出推荐。

目前最常应用的是由包括 WHO 和 Cochrane 协作网在内的 60 多个国际组织、协会采纳的证据质量和推荐强度分级系统(grading of recommendations,assessment,development and evaluation,GRADE),其对证据质量和推荐强度作出明确定义。证据质量指疗效评估的准确度,推荐强度指遵守推荐意见利大于弊的确信度,其中“利”包括降低发病率和病死率、提高生活质量、降低医疗负担和减少资源消耗;“弊”包括增加发病率和病死率、降低生活质量或增加资源消耗。GRADE 还明确包括了患者价值观和意愿,基于推荐意见的强弱,分别从临床医生、患者、政策制定者等使用者角度作出诠释,因而该分级在系统评价、卫生技术评估和指南的制作上占有优势。另外,针对全科医疗实践,美国家庭医师学会(American Academy of Family Physicians,AAFP)建立了简单的 ABC 三级分级法:①A 级:随机对照试验(RCT)/meta 分析:以患者为导向的高质量 RCT 研究与采用综合检索策略的高质量 meta 分析(定量系统评价);②B 级(其他证据):设计完善的非随机临床试验,检索策略正确、论证强度高的定性系统评价;③C 级(共识/专家意见):以疾病为中心的研究,包括专家共识或专家意见。这一分级方法在美国家庭医师全科实践中具有指导意义。对综述或原始研究进行准确提炼形成的 POEM 摘要为临床实践提供最恰当的信息,并且附带有推荐的等级,可帮助全科医生把有限的时间集中在有效地使用证据方面。

4. **应用证据指导临床实践** 证据有助于患者获得更好的诊治,减少不良事件的发生。现实中与证据中患者的性别、年龄、临床生物学特征、病程、疾病严重程度、并发症、合并症、遵医行为、社会环境、文化水平等多方面存在差异,因此,所获的最佳证据须结合临床经验、具体病情、患者意愿和价值取向,以及社会经济、卫生政策、文化环境、家庭及社会资源支持等实际情况,进行综合考虑和评估。充分考虑干预措施对具体患者的影响,权衡利弊、可能发生的不良反应及费用、方案的效果和安全性,使用经过严格评价后合格的最佳证据,与患者及家属形成协作关系,共同作出临床决策以指导临床实践。

5. **后效评价循证实践和结果** 完善循证医学依据后效评价的目的在于总结循证医学实践经验、不断改进医疗方案。在医疗实践中,全科医生应将循证应用前临床中常用的处理方法及其效果,与循证应用后的效果和效益等进行对比分析与评价,包括在循证实践中的过程评价和结果评价。若过程评价良好,说明该全科医生能够掌握循证方法,有利于循证医学的继续学习;若结果评价良好,证实该循证措施确实可以指导临床实践,有利于医疗质量的提高。反之,应分析具体原因,解决问题,加强循证学习和针对问题进行新的循证研究和实践,不断去伪存真,止于至善。

最后,引用国际临床流行病学及循证医学创始人 David Sackett 对循证医学实践者的四项要求作为本节的结束语:①必须做踏实的临床基本训练,正确地收集病史、查体和检验,掌握患者的真实情况,方能发掘临床问题;②必须将循证医学作为终身自我继续教育的途径,不断丰富和更新知识;③保持谦虚谨慎,戒骄戒躁;④要有高度的热情和进取精神,否则就要成为临床医学队伍的落伍者。

第五节 │ 全科医学科学研究案例

案例一:2020 年,《柳叶刀》杂志上发表了一个关于高血压的研究,这项研究是由多家大型医院主导,最基层的全科医生也就是乡村医生参与的研究项目,具体如下。

研究背景:在低收入和中等收入国家,未得到有效控制的高血压比例很高,而且还在不断上升,此试验是为了测试在中国农村地区,由乡村医生实施的多方面血压控制措施的有效性。

研究方法:在这项开放、分组随机试验中,326 个有固定村医且参加了农村合作医疗的村庄被随机分配(1∶1)为 2 组,1 组由村医主导实施多方面干预,另外一组实施强化常规护理(对照组),并按照病例所在的省、县和乡镇进行了分层。研究对象入组条件:①年龄≥40 岁。②满足下列条件之一者:未经治疗时血压≥140/90mmHg;有心血管疾病、糖尿病或慢性肾脏病史者血压≥130/80mmHg;经过治疗血压仍≥130/80mmHg。在干预组中,经过中国农村高血压控制项目(CRHCP)培训的乡村医生,在上级医院医生(通常为乡镇卫生院的医生)指导下根据标准方案启动和滴定抗高血压药物。乡村医生针对入组患者的家庭血压监测、生活方式改变和服药依从性进行健康指导。对照组的乡村医生没有接受过 CRHCP 提供的高血压管理培训,但接受过标准化血压测量培训。对照村庄的研究参与者接受了强化的常规护理(每隔 6 个月测量 1 次血压),血压高于 140/90mmHg 的参与者会被建议转诊至上级医院。观察的主要结果(在此报告)是干预 18 个月后,血压低于 130/80mm Hg 的患者比例。

研究结果:在 2018 年 5 月 8 日至 11 月 28 日期间,共从 163 个干预组和 163 个对照组中招募了 33 995 人。18 个月后,干预组 15 414 名患者中有 8 865 人的血压低于 130/80mmHg,对照组 14 500 名患者中有 2 895 人的血压低于 130/80mmHg,组间差异为 37.0%。从开始到 18 个月的期间内,干预组的平均收缩压降低了 26.3mmHg,对照组降低了 11.8mmHg,组间差异为−14.5mmHg。干预组的平均舒张压从基线到 18 个月下降了 14.6mmHg,对照组下降了 7.5mmHg,组间差异为 7.1mmHg。两组均未报告与治疗相关的严重不良事件。

研究结论:与强化的常规护理相比,由乡村医生(基层全科医生)主导的干预措施对中国农村地区居民的血压控制更有优势。为了更好地控制高血压,这一可行、有效且可持续的干预措施可在中国农村地区及其他中低收入国家推广。

参考文献:

SUN Y X,MU J J,WANG D W．A village doctor-led multifaceted intervention for blood pressure control in rural China:an open,cluster randomised trial［J］. Lancet,2022,399:1964 - 1975.

案例二:在儿科初级保健中实施以家庭为基础的儿童肥胖行为治疗的随机临床试验

研究背景:目前主要由专科诊所对儿童超重和肥胖进行强化行为干预,尚缺乏证据表明其在儿科初级保健环境中的有效性。

试验目的:评价儿童初级保健中实施的以家庭为基础的超重或肥胖治疗对儿童及其父母和兄弟姐妹的影响。

研究方法:在美国 4 个环境中进行的随机临床试验招募了 452 名 6~12 岁超重或肥胖儿童、他们的父母和 106 名兄弟姐妹。参与者被分配,接受基于家庭的治疗或常规护理,并接受 24 个月的随访。试验于 2017 年 11 月至 2021 年 8 月进行。干预是基于家庭的治疗,使用了各种行为技术来发展家庭内的健康饮食、体育活动和育儿行为。治疗目标是在 24 个月的时间里与接受过行为改变方法培训的教练进行 26 次治疗;治疗次数根据家庭进展情况而定。

试验结果:主要结果和指标,主要结果是儿童从基线到 24 个月的变化,在按年龄和性别标准化的美国普通人群中,高于中位体重指数(BMI)的百分比;次要结果是兄弟姐妹的这一指标和父母的 BMI 的变化。结果:在 452 名入选的儿童-父母二人组中,226 人随机接受基于家庭的治疗,226 人接受常规护理［儿童平均年龄 9.8 岁;53% 为女性;平均 BMI 高于中位数的百分比为 59.4%(n=27.0);黑种人

153 人,白种人 258 人];包括 106 个兄弟姐妹。

研究结论:儿童超重和肥胖的家庭治疗在儿科初级保健环境中成功实施,并在 24 个月内改善了儿童和父母的体重结果。没有直接接受治疗的兄弟姐妹的体重结果也有所改善,这表明这种治疗可能为有多个孩子的家庭提供一种新的方法。

参考文献:

EPSTEIN L H,WILFLEY D E,KILANOWSI C,et al.Family-based behavioral treatment for childhood obesity implemented in pediatric primary care:a randomized clinical trial [J]. Chicago:the Journal of the American Medical Association,2023.

(张卫茹)

思考题

1. 全科医学科学研究的学科基础是什么?

2. 全科医学科学研究的设计和实施有什么特点?

3. 全科医学科学研究中为何要遵循医学伦理原则?

4. 全科医学诊疗思维中的伦理有何特点?

5. 全科医生在实践中如何处理合并多种疾病和健康问题的患者?

思考题解题思路

本章目标测试

本章思维导图

第二篇
全科医疗实践

第十二章 | 水肿的全科医学处理

学习提要

本章介绍了水肿的定义及其产生因素,从全科医师的角度,通过主观资料(S)、客观资料(O)、初步评估(A)和处置计划(P)等模块对水肿临床案例进行剖析和解读,并对水肿患者病史采集、病例特点、疾病鉴别、体格检查、辅助检查、基层评估与处置、转诊指征、健康教育等全科医学处理思路进行了描述。

水肿(edema)是指人体组织间隙过量液体潴留引起的组织肿胀,但不包括内脏器官的水肿,如脑水肿、肺水肿。产生水肿的主要因素有:①钠和水的异常潴留;②毛细血管滤过压升高;③毛细血管通透性增加;④血浆胶体渗透压降低;⑤淋巴回流受阻;⑥组织压力降低。临床上全身性水肿的主要病理生理学基础是水钠潴留。

临床案例

主观资料(S):患者,男性,68岁。因"颜面部、双下肢水肿半个月"至全科门诊就诊。

【问题1】作为一名全科医师,接诊以水肿为主诉的患者应如何采集病史?

思路1:接诊以"水肿"为主诉的患者,应首先了解水肿开始部位及其与体位的关系:如心源性水肿多从足部开始,肝源性水肿首先以腹水为表现,肾源性水肿首先从眼睑部和足部开始,内分泌性水肿从眼眶或胫前开始;心源性、肝源性和肾源性受体位影响明显,内分泌性水肿则不明显。

思路2:有无诱因:有无感染、劳累、过敏、药物服用史,以及是否处于月经期等。如急性链球菌感染可诱发肾小球肾炎,进而出现水肿的表现;女性伴随月经周期可出现特发性水肿;部分服用钙通道阻滞剂的患者可出现下肢水肿。

思路3:水肿发生的时间和性质:水肿发生在清晨还是傍晚,水肿出现的缓急,为全身性还是局部性,是否对称,是否为凹陷性,持续性还是间歇性。如肾源性水肿发生速度多较快,心源性、肝源性、营养不良性及内分泌性水肿发展速度一般较缓慢。除内分泌性水肿,其他类型水肿多为可凹陷性水肿;心、肝、肾及内分泌性水肿双侧对称,当双侧不对称时须考虑静脉回流、淋巴回流受阻,变态反应及局部感染炎症等。

思路4:有无加重及缓解因素:有无久站、久坐、劳累、药物等加重因素,有无缓解因素,如药物引起的水肿,停药后可缓解;静脉回流受阻引起的下肢水肿,抬高患侧下肢可以缓解。

思路5:发病以来的精神、饮食、睡眠、大小便、体重变化情况,以及家庭支持情况,均需要进一步了解。

思路6:须了解患者的诊断、治疗与护理的经过。患者接受过什么诊断性检查,结果如何;是否服用过药物,药物的名称、剂量、效果如何,有无不良反应等。

临床上,水肿不仅见于心脏、肝脏、肾脏疾病,还有诸多其他病因,需要全科医师详细问诊后进一步明确。因此,全科医师应熟练掌握水肿的相关理论知识及诊治技能。

水肿的分类

一、根据水肿发生时间,分为急性水肿和慢性水肿。

1. 急性水肿　无明显时间界限,多以 72 小时为限。

2. 慢性水肿　指组织间液积聚超过 3 个月,且无法通过抬高下肢或卧床休息缓解,多指淋巴水肿、脂肪水肿等。

二、根据水肿程度,分为轻度、中度和重度水肿。

1. 轻度　水肿仅发生于眼睑、眶下软组织、胫骨前、踝部等部位皮下组织,指压后组织轻度凹陷,恢复较快。

2. 中度　全身疏松组织均有可见性水肿,指压后可出现明显的或较深的组织凹陷,平复缓慢。

3. 重度　全身组织严重水肿,身体低垂部皮肤发紧、发亮,甚至可有液体渗出。

三、根据水肿病因,分为心源性、肾源性、肝源性等。

临床病例(续)

主观资料(S):患者,男性,68 岁。因"颜面部、双下肢水肿半个月"至全科门诊就诊。通过进一步采集病史,了解到以下情况。

现病史:患者半个月前无明显诱因出现颜面、下肢水肿,为凹陷性,晨起明显,尿量偏少,具体量不详,小便泡沫较多,尿色正常,无发热,无尿急、尿痛,无腰痛,无胸闷、气急等不适。门诊生化示:总蛋白 44.5g/L,白蛋白 23.8g/L,甘油三酯 2.0mmol/L,总胆固醇 7.42mmol/L,低密度脂蛋白胆固醇 4.72mmol/L,尿酸 630μmol/L,肌酐 109μmol/L,尿素氮 12.1mmol/L。尿常规示:尿蛋白+++,为进一步诊治收治入院。

自发病以来,神志清,睡眠一般,大便无殊,体重无明显变化。

既往史:否认高血压、糖尿病、心脏病、肾病史;否认肺结核、病毒性肝炎及其他传染病;无食物、药物过敏史;无外伤史;无手术史;无输血史;无中毒史;无长期用药史。疫苗接种史不详。

个人史:无饮酒习惯。吸烟 40 年,每天 1 包。无毒物及放射性物质接触史。

婚育史:育有 1 女,体健。

家族史:父母均已过世,死因不详。有 8 个兄弟姐妹,1 兄弟有高血压病史。

【问题 2】该患者的病例特点是什么?

该病例特点为:患者,老年男性,因颜面部、双下肢水肿半个月就诊;患者颜面部、双下肢水肿,为凹陷性,晨起明显,伴泡沫尿;尿常规证实蛋白尿。生化提示低白蛋白血症(<30g/L)、高脂血症;根据肾病综合征的定义,初步考虑肾病综合征。

肾病综合征(nephrotic syndrome,NS)

肾病综合征的诊断标准是:大量蛋白尿(>3.5g/L);低白蛋白血症(血清白蛋白 <30g/L);水肿;高脂血症。其中,前两项为诊断的必备条件。

诊断肾病综合征后,必须先排除继发性病因和遗传性疾病引起的 NS,方能诊断原发性 NS。

不同病因引起的 NS,治疗方案略有区别,因此,一般须进一步行肾脏穿刺明确其病理类型。

原发性 NS 常见的病理改变有：微小病变型肾病，系膜增生性肾小球肾炎，局灶节段性肾小球硬化，膜性肾病，系膜毛细血管性肾小球肾炎。

原发性 NS 作出病理诊断后，还需要判定有无并发症。NS 常见的并发症包括感染、血栓和栓塞、急性肾损伤、蛋白质及脂肪代谢紊乱。

【问题 3】双下肢水肿的病因除肾脏疾病，还需要注意与哪些疾病鉴别？

思路：双下肢水肿常见于全身性疾病引起的水肿，如本病例可能的原因即肾源性病因中的肾病综合征。此外，其他常见的病因有：心源性（如右心衰竭、全心衰竭、缩窄性心包炎）、肝源性（失代偿肝硬化）、营养不良性（如低白蛋白血症、维生素 B_1 缺乏症）、黏液性（如 Graves 病、甲状腺功能减退症）、药物性（如肾上腺皮质激素、甘草及其制剂）、经前期综合征、妊娠性水肿、结缔组织疾病（如 SLE）、血清病、特发性肺动脉高压（如阻塞性睡眠呼吸暂停）等。

【问题 4】完成病史采集后，下一步应重点完成哪些体格检查？

思路：须测量血压、身高、体重、腹围，水肿发生的部位及程度，是否为凹陷性，水肿部位有无压痛及皮肤变化。除患者描述的部位，其他部位是否存在水肿。此外，对于患者描述的伴随症状也须重点查体。

> **知识点**
>
> 由于水肿可能是由全身各系统疾病引起，因此，水肿的查体应全面细致。
> 如考虑心力衰竭，应重点检查心肺、有无颈静脉怒张等。
> 考虑肝脏疾病，应观察有无腹水、肝掌、蜘蛛痣、颈静脉怒张、扑翼样震颤等。
> 考虑甲状腺功能亢进症，应观察有无突眼、双手震颤、甲状腺肿大、心动过速、心房颤动等。

临床病例（续）

客观资料（O）：

体格检查：体温 37.2℃，脉搏 74 次/分，呼吸 20 次/分，血压：170/88mmHg。神清，精神一般，全身皮肤巩膜无黄染，浅表淋巴结未触及肿大，颈软，伸舌居中，瞳孔等大等圆，对光反射灵敏，双肺呼吸音清，心律齐，未闻及病理性杂音，腹软，无压痛，无反跳痛，肝脾肋下未触及，肠鸣音正常，移动性浊音阴性，四肢肌力、肌张力正常，神经系统查体阴性。双下肢凹陷性水肿。

生化：总蛋白 44.5g/L，白蛋白 23.8g/L，甘油三酯 2.0mmol/L，总胆固醇 7.42mmol/L，低密度脂蛋白胆固醇 4.72mmol/L，尿酸 630μmol/L，肌酐 109μmol/L，尿素氮 12.1mmol/L。尿常规：尿蛋白+++。

【问题 5】结合上述客观资料，为明确诊断应进一步完善哪些检查？

思路：该患者为老年男性，结合临床表现、体格检查和实验室检查，考虑肾病综合征可能，须完善24 小时尿蛋白测定，完善肾穿刺活检，以明确病理类型。此外，须排除继发性原因，如糖尿病肾病、肾淀粉样变性、骨髓瘤性肾病、淋巴瘤或实体肿瘤性肾病等可能。由于肾穿刺活检本身可明确肾淀粉样变性的情况，且患者无其他脏器淀粉样变性的临床表现，暂无须其他检查。患者无糖尿病病史及家族遗传倾向，无空腹血糖受损，暂无须进一步检查 OGTT、糖化血红蛋白等。患者无多发性骨髓瘤、淋巴瘤及其他实体肿瘤相关病史，由于尚未完善血常规检查，因此，完善血常规的同时，可完善尿本周蛋白、蛋白电泳、骨髓穿刺术等。

> **知识点**
>
> 水肿需要完善的辅助检查如下。
>
> **一、实验室检查**
>
> 如肝功能、肝炎标志物,有助于诊断或排除肝病、肝硬化等;24小时尿蛋白定量、尿常规、肾功能、血脂等,有助于诊断或排除肾炎、肾病综合征等;脑钠肽,有助于诊断心力衰竭;甲状腺功能,有助于排除甲状腺功能异常导致的黏液性水肿;D-二聚体,有助于排除低风险的深静脉血栓。
>
> **二、超声检查**
>
> 疑似深静脉血栓(DVT),首选静脉超声检查评估;双功能超声可用于明确慢性静脉功能不全;疑似心力衰竭或阻塞性睡眠呼吸暂停,应行超声心动图;疑似甲状腺疾病时,应完善甲状腺超声检查;怀疑肝脏病变时应完善肝脏超声检查。
>
> **三、MRI**
>
> 若双功能超声检查未显示近端血栓形成,但临床仍怀疑DVT,可完善下肢和骨盆静脉造影的磁共振血管造影,以评估内源性或外源性骨盆或大腿DVT;MRI有助于诊断肌肉骨骼病因,如腓肠肌撕裂或腘窝囊肿。
>
> **四、淋巴造影**
>
> T_1加权磁共振淋巴管造影可直接观察淋巴管;间接放射性核素淋巴闪烁显像,淋巴回流受阻时可见淋巴管缺乏或延迟充盈。

【问题6】该患者在基层应如何评估和处置?

思路:全科医疗中基层评估是指根据就诊者的主观资料、客观资料作出的初步疾病诊断或健康问题评估。根据病史、体格检查和辅助检查结果,该患者初步评估(A)如下:患者肾病综合征首先考虑,需进一步明确原发性或继发性,如考虑原发性还需明确病例类型,因此,需转诊至综合医院专科就诊。

临床病例(续)

处置计划(P):①低盐低脂优质蛋白饮食;②转诊至综合医院肾内科进一步完善肾穿刺活检查,可复查尿常规、血生化,完善血常规,电解质,脑钠肽(BNP),动态血压,心脏彩超,腹部B超等检查;③暂予呋塞米、螺内酯利尿,补充白蛋白治疗;④定期监测肝肾功能、尿常规、血脂等。

【问题7】水肿的转诊指征包括哪些?

1. 肾源性水肿出现呼吸困难、心力衰竭、严重电解质酸碱平衡紊乱、感染、肾功能衰竭等。

2. 严重的心力衰竭,经治疗后呼吸困难或水肿无明显好转。

3. 肝硬化水肿并出现严重并发症,如大量腹水、肝肾综合征、肝性脑病、消化道出血、自发性腹膜炎、原发性肝癌等。

4. 疑似黏液性水肿、其他内分泌疾病所致水肿及妊娠期高血压疾病的患者。

5. 血栓形成、静脉阻塞、肿瘤等引起的水肿。

6. 其他诊断不明或因条件限制无法进一步治疗的患者。

【问题8】针对该患者,全科医师健康教育包括哪些方面?

思路1:向患者充分解释清楚什么是肾病综合征,常见的临床表现有哪些,可能的病因及并发症情况。

思路2:告知患者生活方式方面应关注的事项,如注意休息,避免公共场所聚集,预防感染;饮食上,热量充足,保证正常量优质蛋白,注意低盐,多聚不饱和脂肪酸如植物油、鱼油的摄入,提倡富含可溶性纤维饮食。

思路3:规律药物治疗,不可随意自行停药。由于治疗该病的主要药物是糖皮质激素和细胞毒性药物,尤其糖皮质激素的使用需要起始足量,缓慢减量,长期维持,随意停药容易导致疾病复发,产生不可估量的副作用。

（任菁菁）

? 思考题

1. 水肿的定义、特点有哪些?
2. 水肿诊断及鉴别诊断思路是什么?
3. 对水肿患者的全科医学处理有哪些?
4. 水肿患者向上级医院转诊的指征是什么?

思考题解题思路

本章目标测试

本章思维导图

第十三章 | 消瘦的全科医学处理

学习提要

　　本章介绍了消瘦的定义及其产生因素,从全科医师的角度,通过主观资料(S)、客观资料(O)、初步评估(A)和处置计划(P)等模块对消瘦临床案例进行剖析和解读,并对消瘦患者病史采集、病例特点、疾病鉴别、体格检查、辅助检查、基层评估与处置、转诊指征、健康教育等全科医学处理思路进行了描述。

　　消瘦(weight loss)是指体重低于标准体重10%或者体重与身高比例过低。现认为短时间内较大程度的体重丢失也是一种消瘦,即在过去6~12个月内体重下降超过原体重的5%。目前国内外多采用体重指数(BMI)作为判定消瘦的标准,BMI<18.5kg/m² 为消瘦。消瘦可由生理性原因所致,也可由病理性原因所致,全科医生接诊消瘦患者时必须充分了解病史,认真进行体格检查,完成必要的辅助检查,甚至进行有创性的检查,经综合分析后作出诊断。

临床病例

　　主观资料(S):患者,男性,65岁,因"消瘦7个月"就诊于全科门诊。

　　【问题1】作为一名全科医师,接诊以消瘦为主诉的患者应如何采集病史?

　　思路1:接诊以"消瘦"为主诉的患者,应首先了解消瘦者年龄、性别,以及体重多长时间内下降了多少。不同性别与不同年龄阶段,引起消瘦的原因不同。婴幼儿多是由喂养不当所致的营养物质摄入不足,或者慢性腹泻造成的营养物质吸收障碍;青年女性多须注意甲状腺疾病和神经性厌食;中老年须注意恶性肿瘤和慢性疾病如炎症性肠病、糖尿病等;多长时间内体重下降多少,有助于明确是否为消瘦。

　　思路2:有无诱因:有无进食、劳动量、运动量的改变,有无药物服用史等。如了解平素营养摄入、进食总量、饮食结构,有助于判断消瘦是否与饮食情况有关;了解劳动量、运动量有助于判断是否为生理性消瘦;了解患者是否有服用二甲双胍史,部分服用二甲双胍的患者可出现消瘦。

　　思路3:消瘦的起病时间和速度:起病急骤多见于恶性肿瘤或严重感染;起病缓慢多见于一些慢性疾病。

　　思路4:消瘦的伴随症状对疾病的诊断和判断病情轻重十分重要。消瘦伴食欲亢进,多见于糖尿病和甲状腺功能亢进症;消瘦伴食欲减退,多见于严重感染、恶性肿瘤、神经性厌食症、希恩综合征或慢性肾上腺皮质功能减退症等;消瘦伴吞咽困难,可见于口、咽和食管疾病;消瘦伴上腹部不适,可见于慢性胃炎、胃溃疡、胃癌、胆囊或胰腺等疾病;消瘦伴下腹部不适,可见于慢性肠炎、肠结核、肠道肿瘤、慢性痢疾等;消瘦伴上腹痛、呕血,可见于溃疡病或胃癌等;消瘦伴便血,可见于炎症性肠病、胃癌、肝硬化等;消瘦伴咯血,可见于肺结核、肺癌等;消瘦伴黄疸,可见于肝、胆、胰等疾病;消瘦伴腹泻,多见于炎症性肠病、甲状腺功能亢进症、吸收不良综合征或慢性胰腺炎等;消瘦伴发热,多见于严重的感染性疾病或某些恶性肿瘤,如淋巴瘤等;消瘦伴多饮、多食、多尿,见于糖尿病;消瘦伴怕热、多汗、心悸、震颤,见于甲状腺功能亢进症;消瘦伴皮肤黏膜色素沉着、低血压,见于肾上腺皮质功能减退症;消瘦伴神经症状,可见于精神紧张、长期失眠、焦虑、抑郁等。

思路5:发病以来的一般情况,除饮食、体重变化,精神、睡眠、大小便情况以及家庭支持情况,均需要进一步了解。

思路6:须了解患者的诊断、治疗与护理的经过。患者接受过什么诊断性检查,结果如何;是否服用过药物,药物的名称、剂量,效果如何,有无不良反应等。

临床上,消瘦病因较为复杂,机制不尽相同,需要全科医师详细问诊后进一步明确。因此,全科医师应熟练掌握消瘦的相关理论知识及诊治方法。

知识点

消瘦的分类

一、消瘦按发病机制分为四种:营养物质摄入不足、营养物质消化和/或吸收障碍、营养物质利用障碍、营养物质消耗增加等。

(一)营养物质摄入不足

1. 进食减少

(1)慢性感染性疾病:见于慢性严重感染。

(2)肾脏疾病:见于慢性肾衰竭。

(3)循环系统疾病:见于心功能不全。

(4)呼吸系统疾病:见于肺功能不全。

(5)消化系统疾病:可见于肝硬化、胆囊炎、胰腺炎、慢性萎缩性胃炎以及糖尿病性胃轻瘫等。

(6)神经精神疾病:可见于抑郁症、反应性精神病、神经性厌食等。

2. 吞咽困难

(1)口腔疾病:可见于咽后壁脓肿、急性扁桃体炎、舌癌、口腔炎等。

(2)食管、贲门疾病:食管损伤、食管癌、贲门癌等。

(3)神经肌肉疾病:重症肌无力、延髓麻痹等。

(二)营养物质消化和/或吸收障碍

1. 胃源性　可见于胃溃疡、重症胃炎、胃切除术后、胃泌素瘤、倾倒综合征等。

2. 肠源性　可见于各种肠道疾病、蔗糖酶缺乏症、先天性乳糖缺乏症及短肠综合征等。

3. 肝源性　可见于肝癌、肝硬化、重症肝炎等。

4. 胰源性　可见于胰腺大部切除术后、胰瘘、胰腺癌及慢性胰腺炎等。

5. 胆源性　可见于胆囊癌、胆囊切除术后、慢性胆囊炎、胆道功能障碍综合征、原发性胆汁性肝硬化及肝胆管癌等。

(三)营养物质利用障碍

糖尿病患者,因胰岛素缺乏,机体吸收的糖不能被体内细胞所利用,从尿中排出而引起消瘦。

(四)营养物质消耗增加

1. 内分泌代谢性疾病　可见于1型糖尿病、甲状腺功能亢进症等。

2. 慢性消耗性疾病　可见于重症结核或某些慢性感染、肿瘤等。

3. 大面积烧伤　烧伤可引起大量血浆从创面渗出,出现负氮平衡而导致消瘦。

4. 高热　体温升高可引起营养物质代谢率增高,加之患者食欲差,可引起体重下降。

二、消瘦按原因分为两类,即单纯性消瘦与继发性消瘦。

(一)单纯性消瘦

单纯性消瘦分为体质性消瘦和外源性消瘦。体质性消瘦可有家族史,生来即消瘦,无任何疾病征象;外源性消瘦是受饮食、生活习惯等因素影响所致的消瘦,经休息、补充营养后体重可很快恢复至原水平。如生长发育过程、劳动量或运动量过大、节食等均可导致单纯性消瘦。

（二）继发性消瘦

短时间内出现的不明原因消瘦,且伴乏力、食欲减退等不适,经休息后体重仍不能恢复至原水平,则可能是病理性消瘦。继发性消瘦均为病理性消瘦,按常见病因分类具体如下。

1. 感染性疾病　各种急慢性感染如感染性心内膜炎、结核、慢性阻塞性肺疾病、败血症、获得性免疫缺陷综合征、骨髓炎、寄生虫感染等。

2. 非感染性疾病　各系统慢性疾病及药物所致的消瘦,具体如下。

（1）内分泌系统:如糖尿病、甲状腺功能亢进症、垂体功能减退。

（2）消化系统:如炎症性肠病、肠易激综合征。

（3）心血管系统:如心肌病、慢性心力衰竭。

（4）血液系统:如贫血。

（5）泌尿生殖系统:如慢性肾衰竭。

（6）神经精神系统:如痴呆、焦虑症或抑郁症。

（7）呼吸系统:如肺纤维化。

（8）药物性消瘦:二甲双胍、泻药、苯丙胺、氨茶碱、对氨基水杨酸钠、甲状腺激素类药物、雌激素、抗生素、左旋多巴等。

（9）肿瘤性疾病:各系统恶性肿瘤,如胃癌、肺癌、淋巴瘤等。体重减轻可能是其主要症状,也可有其特有的临床表现。

3. 其他　遗传性疾病如苯丙酮尿症、半乳糖代谢缺陷所致精神亢奋、皮肤干燥、生长发育迟缓;创伤、口腔溃疡、牙病、大手术后等不能进食所致的营养物质缺乏等。

临床病例（续）

主观资料（S）:患者,男性,65岁,因"消瘦7个月"至全科门诊就诊。通过进一步采集病史,了解到以下情况。

现病史:患者于7个月前无明显诱因出现消瘦,体重下降5kg,伴多食、口干、多饮、多尿,每日饮水量2 500~3 000ml,排尿次数增多,每次尿量不详,无怕热、多汗及易怒,无腹痛、腹泻,无恶心、呕吐,无呕血、黑便或血便,无吞咽困难,无咯血,无发热、盗汗、乏力,无面色潮红及心悸。起初未在意,因邻居近期患癌,担心自身健康问题,遂就诊。自发病以来,精神紧张,睡眠欠佳,每天解1次成形黄色软便。

既往史:高血压病史10年,规律服用硝苯地平控释片30mg,每日1次,收缩压波动在110~130mmHg之间,舒张压波动在60~86mmHg之间。否认糖尿病、甲状腺功能亢进症、炎症性肠病、肿瘤等慢性疾病史。否认结核、肝炎等传染病史。无外伤、手术史。无药物和食物过敏史。

个人史:吸烟40余年,每日1包,无饮酒史。喜食油腻食物,偶尔饭后散步。出生、居住在本地,未到过疫区。家庭成员之间关系和睦。经济收入稳定,高中文化,治疗依从性好。

婚育史:25岁结婚,育有1子,配偶及孩子均体健。

家族史:患者母亲患胃癌,已故。否认家族其他遗传性疾病史,否认家族传染性疾病史。

【问题2】该患者的病例特点是什么?

思路:该病例特点为:老年男性,因消瘦7个月就诊。患者7个月体重下降5kg,伴多饮、多食、多尿。根据糖尿病的典型"三多一少"症状,初步考虑糖尿病,2型可能性大。

知识点

糖尿病（diabetes mellitus, DM）

根据 1999 年 WHO 糖尿病专家委员会报告,糖尿病的诊断标准是:糖尿病症状加空腹血糖（FPG）≥7.0mmol/L 或随机血糖≥11.1mmol/L 或 OGTT 2 小时血糖（2hPG）≥11.1mmol/L;若患者无典型"三多一少"症状,则需再测一次血糖予以证实。

诊断糖尿病后,必须排除 1 型糖尿病、某些特殊类型糖尿病、妊娠期糖尿病,方能诊断 2 型糖尿病。

由于不同分型的 DM,其治疗方案略有区别,因此,一般须进一步行 C 肽、胰岛素及其自身抗体检测明确其类型。

2 型糖尿病的临床特点:可发生在任何年龄,但常在 40 岁以后发病,多起病隐匿,症状较轻,半数以上可无任何症状;常有家族史;很少发生自发性糖尿病酮症酸中毒。

2 型糖尿病诊断后,还需要判定有无并发症(及严重程度)、是否伴有发病或加重糖尿病的因素。DM 并发症包括急性并发症和慢性并发症。常见急性并发症有低血糖、糖尿病酮症酸中毒、高渗高血糖综合征、乳酸酸中毒、感染;慢性并发症有微血管(糖尿病肾病、糖尿病性视网膜病变、糖尿病心肌病)并发症、动脉粥样硬化性心血管疾病、神经系统(中枢神经系统、周围神经病变、自主神经病变)并发症、糖尿病足等。

【问题 3】消瘦除代谢性疾病原因,还需要注意与哪些疾病鉴别?

思路:消瘦最常见的原因之一是心理因素,尤其是近期压力过大、焦虑与抑郁。消瘦还见于慢性心力衰竭、恶性肿瘤、慢性感染、痴呆所致的生活不能自理的老年人、甲状腺功能亢进症、神经性厌食、神经性贪食等;如有肿瘤家族史,同时需要注意排除恶性肿瘤所致的消瘦,如胰腺癌、胃癌、肠癌、淋巴瘤、骨髓瘤等;还有一些在全科诊疗中较为常见或罕见,同时也容易漏诊的疾病,如药物依赖、慢性肾衰竭、结缔组织病、乳糜泻等吸收不良状态,慢性肾上腺皮质功能减退症、腺垂体功能减退症等。

知识点

部分全科诊疗中容易被忽略疾病的鉴别

一、药物依赖

常见的药物包括地高辛、非甾体抗炎药、阿片类药物、细胞毒性药物、茶碱、二甲双胍、胰高血糖素样肽-1（GLP-1）受体激动剂、利尿剂、抗生素等,还包括不适当使用甲状腺素、泻药以及酒精依赖。任何可引起神经性厌食的药物均可造成消瘦,病史采集需要详细询问患者服药史。

二、慢性肾衰竭

是在各种慢性肾脏病基础上缓慢出现的肾功能进行性减退直至衰竭的临床综合征。以肾小球滤过率降低、代谢产物潴留、水电解质与酸碱失衡为主要临床表现,血肌酐、尿素氮升高。

三、结缔组织病

活动期可出现消瘦,但同时常有关节肿痛、皮肤黏膜损害、雷诺现象、发热、乏力或相关脏器受累表现,血清学抗 ENA 抗体大于或等于 1 : 10 000,抗 U1RNP 抗体（＋）,抗 Sm 抗体（－）。

四、乳糜泻

通常因为营养吸收不良与腹泻而消瘦,也有许多患者无消瘦,反而超重,但均存在微量元素缺乏。血清抗体检查和小肠活组织病理检查是诊断的重要手段。

五、慢性肾上腺皮质功能减退症

所有不能解释的腹泻、呕吐、虚弱、低血压,均须注意此病可能,消瘦也是其非特异性症状之一。如出现色素沉着、高血钾、低血钠、酸中毒与低血糖症状,则此病的可能性更大。促肾上腺皮质激素（ACTH）兴奋试验提示：对 ACTH 无反应。

六、腺垂体功能减退症

起病隐匿，主要表现为甲状腺、肾上腺、性腺等靶器官功能减退的症状，且临床表现取决于垂体激素缺乏的种类、程度、速度与靶腺的萎缩程度。腺垂体功能试验和靶腺激素水平可协助诊断。

【问题 4】完成病史采集后，下一步应重点完成哪些体格检查？

思路：须测量身高、体重、BMI，检查皮肤皱褶处皮肤弹性、皮肤黏膜有无苍白或黄染、甲状腺、浅表淋巴结等。此外，对于患者描述的伴随症状也须重点查体。

知识点

针对消瘦应进行的查体

由于消瘦可能来源于全身各系统疾病，因此，消瘦的查体应全面细致。

如甲状腺功能亢进症应观察有无突眼、甲状腺肿大、双手震颤、心动过速等。

肿瘤性疾病应观察患者有无淋巴结肿大、腹部包块等。

心力衰竭应重点检查心肺、有无颈静脉怒张等。

慢性阻塞性肺疾病应重点检查肺部、有无杵状指等。

肝胆疾病应观察患者有无皮肤黏膜黄染、肝掌、蜘蛛痣、肝脾大、腹水征等。

口腔疾病应重点观察患者口腔黏膜、牙齿、牙龈情况。

腺垂体功能减退症应观察患者有无精神萎靡、毛发稀疏、血压偏低、心动过缓、第二性征消失等。

慢性肾上腺皮质功能减退症应观察患者有无皮肤黏膜色素沉着等。

自身免疫性疾病应观察患者有无皮疹等。

临床病例（续）

客观资料（O）：体温 36.3℃，脉搏 80 次/分，呼吸 18 次/分，血压 128/80mmHg，身高 160cm，体重 55kg，体重指数（BMI）21.5kg/m²，腰围 75cm，神志清楚，面容正常，表情自然，精神疲倦，自主体位，全身皮肤黏膜无色素沉着、皮疹，无黄染、苍白，未见肝掌、蜘蛛痣，双上臂内侧皮肤弹性差，浅表淋巴结未触及肿大。毛发无稀疏，双眼视力正常，无突眼，口腔黏膜及牙龈光洁、呈粉红色，无龋齿、义齿。甲状腺无肿大。双肺听诊呼吸音清，未闻及干湿啰音。心率 80 次/分，律齐，各瓣膜听诊区未闻及杂音。腹部平坦，质软，全腹无压痛及反跳痛，未触及包块，肝、脾肋下未触及，墨菲（Murphy）征阴性，移动性浊音阴性，肠鸣音 5 次/分。双足背动脉搏动对称，无减弱。

【问题 5】结合上述客观资料，为明确诊断应进一步完善哪些检查？

思路：该患者为老年男性，结合其临床表现、体格检查，考虑糖尿病可能，须完善静脉随机血糖或空腹血糖。此外，患者为老年，免疫功能存在不同程度的减退，免疫力相对较弱，行血常规检查协助排除感染；肝肾功能协助排除肝肾疾病；甲状腺功能协助排除甲状腺功能亢进症等。

知识点

消瘦需要完善的辅助检查

一、实验室检查

1. 三大常规检查 血常规作为感染性或血液系统疾病的辅助诊断；尿常规中白细胞、尿蛋白、尿糖协助了解有无泌尿系感染、肾脏疾病、糖尿病；便常规加隐血试验了解有无消化道肿瘤、炎症性肠病、肠道寄生虫可能。

2. 血生化检查　考虑肝胆疾病须做肝功能检查;肾功能协助排除是否为慢性肾衰竭所致消瘦;考虑糖尿病,行静脉血浆葡萄糖检测;低血脂,注意有无肝脏疾病、甲状腺功能亢进症、慢性肾上腺皮质功能减退症、营养不良、恶性肿瘤等疾病可能;怀疑甲状腺功能亢进症或慢性肾上腺皮质功能减退症须检测甲状腺激素或皮质醇等相应激素水平。

3. 免疫检查　怀疑心力衰竭查脑钠肽;怀疑胰腺癌查糖类抗原19-9;怀疑肝癌查甲胎蛋白;怀疑胃肠道肿瘤查癌胚抗原等。肿瘤标志物升高,须考虑恶性肿瘤性疾病。血沉特异性较差,但如血沉正常,可排除感染(如结核等)、活动性风湿免疫系统疾病。超敏C反应蛋白、降钙素原等可以帮助判断感染严重程度,以及判断消瘦是否与严重感染相关。传染病筛查可以用于诊断慢性乙型病毒性肝炎、HIV感染等。

二、影像学检查

1. 超声检查　心脏彩超可判断是否存在心功能不全、有无心脏瓣膜赘生物;腹部B超可帮助了解有无肝、胆、胰等疾病,如慢性、感染性疾病或肿瘤等。

2. 影像学检查　X线胸片可用于了解有无感染、肺结核、肿瘤和胸腔积液等;X线钡餐或钡剂灌肠检查,可发现消化道溃疡、肿瘤或梗阻;胸、腹部CT对胸部、腹部肿瘤可明确部位,协助了解其性质;肝脏CT或MRI可协助明确肝硬化及肝癌。

3. 内镜检查　可进行胃镜、十二指肠镜、结肠镜、小肠镜、腹腔镜、胆道镜等检查,直接观察消化道内腔,包括炎症、溃疡、出血、肿瘤等病变;内镜逆行胰胆管造影、经皮肝穿刺胆管造影术检查有助于胆道和胰腺病变的诊断;膀胱镜可用于协助诊断膀胱炎症、结石与肿瘤;腹腔镜则对腹腔炎症、肿瘤或粘连等有较高诊断价值;纤维支气管镜检查可协助诊断呼吸系统肿瘤。

三、其他检查

1. 血、尿、便细菌培养　怀疑感染者,可行相关细菌学检查协助判断感染原与部位。

2. 骨髓检查和/或淋巴结活检　怀疑血液系统疾病,尤其是考虑恶性肿瘤者,须行此检查。

3. 心理评估　对有精神心理症状患者,可进行心理评估。主要包括焦虑及抑郁评估,采用焦虑自评量表(SAS)、抑郁自评量表(SDS)。评价标准:40~49分以上为焦虑/抑郁状态可能;50~59分为轻度焦虑/抑郁,60~69分为中度焦虑/抑郁,70分及以上为重度焦虑/抑郁。

临床病例(续)

客观资料(O):血常规、肝功能、肾功能、甲状腺功能均未见异常;空腹静脉血浆葡萄糖11.2mmol/L。

【问题6】该患者在基层应如何评估和处置?

思路:全科医疗中基层评估是根据就诊者的主观资料与客观资料作出初步诊断和健康问题评估。根据病史、体格检查和辅助检查结果,该患者初步评估(A)如下:患者诊断为糖尿病,初诊糖尿病患者分型不明确,且须行24小时尿蛋白或尿白蛋白/肌酐比值测定、心脏彩超、头颅CT平扫、眼底检查等了解有无并发症。因此,须转诊至综合医院专科就诊。

临床病例(续)

处置计划(P):

1. 诊查计划　①行甲状腺功能检查,排除甲状腺功能亢进症;②肿瘤标志物检查,协助排除恶性肿瘤可能性;③糖尿病自身抗体检测,可作为糖尿病分型指标之一;④血浆胰岛素与C肽释放试验,可用于评估胰岛β细胞功能、协助糖尿病分型、病情程度判断及指导治疗;⑤糖化血红蛋白(HbA1c)

检测,帮助了解患者近2~3个月的血糖控制水平,是临床决定是否调整治疗方案的依据;⑥行血酮体、电解质、血浆渗透压等检测,了解是否合并糖尿病急性并发症;⑦心电图、心脏彩超、双侧颈动脉彩超、头颅CT平扫、尿白蛋白/肌酐比值测定、眼底检查等了解有无糖尿病靶器官损害。

2. 治疗计划 ①健康教育;②糖尿病饮食;③运动干预;④保持心态平和;⑤自我监测;⑥药物治疗。

【问题7】消瘦的转诊指征包括哪些?

1. 任何不能解释的消瘦,尤其怀疑内分泌疾病或恶性肿瘤时。

2. 病情复杂,诊断困难。

3. 须行胃肠镜等检查者。

4. 严重进食障碍疾患。

5. 严重心理障碍、抑郁与精神疾病。

6. 心、肝、肾等重要脏器功能严重受损。

7. 治疗效果差。

【问题8】针对消瘦患者(以糖尿病为例),全科医师应该如何进行患者教育?

思路1:让患者知晓消瘦的病因或诱因、何时需要立即就诊。针对该患者应进行糖尿病健康宣教,内容包括什么是糖尿病、糖尿病的危害,尤其应提醒患者警惕低血糖的发生,知晓低血糖的临床表现,若发生低血糖如何进行处理,以及如何进行自我管理等。

思路2:告知患者生活方式应关注的事项。对于消瘦病因不明患者,鼓励其少食多餐,主动进食,补充维生素与营养丰富的食物,避免进食过量的刺激性食物。病因明确者,针对原发病予以生活方式指导。

对该患者应进行糖尿病饮食教育:合理饮食、吃动平衡,主食定量、粗细搭配,多吃蔬菜、水果适配,常吃鱼禽、蛋类适量,奶类豆类天天要有,少油低盐、足量饮水,定时定量、细嚼慢咽。运动促进总热量消耗、增强胰岛素敏感性、改善胰岛素抵抗,所以糖尿病患者应适当运动。每次运动30分钟以上,每周至少5次,以有氧运动为主。但须注意,如果血糖<3.9mmol/L或>16.7mmol/L,应停止运动、立即就诊。关注糖尿病患者的心理状态,鼓励其积极配合治疗,避免紧张,保持心情舒畅。戒烟限酒。

思路3:规律药物治疗,预防并发症的发生与发展;重视对血糖的监测,定期随访复查HbA1c等辅助检查项目,以便适时调整治疗方案,避免并发症发生或对并发症早发现、早诊断、早治疗,提高生存质量。

(顾申红)

思考题

1. 消瘦的定义是什么?

2. 消瘦按发病机制的分类有哪些?

3. 简述在全科诊疗中容易被忽略的引起消瘦的疾病。

4. 消瘦的转诊指征有哪些?

思考题解题思路

本章目标测试

本章思维导图

第十四章 | 胸痛的全科医学处理

学习提要

- 胸痛是社区全科门诊常见的症状之一,分为心源性胸痛和非心源性胸痛。全科医生接诊时应首先排除高危胸痛和致命性胸痛,保证患者安全。
- 对于生命体征稳定的患者,详细询问病史、认真地体格检查并进行必要的辅助检查有助于找到胸痛的真正原因。
- 在关注胸痛诊断和治疗的同时,全科医生还应关注患者心理因素、胸痛对患者的影响等,最大限度地为患者提供帮助。

胸痛(chest pain)是一种临床常见的症状,发生率随年龄增加而逐渐上升。其病因可涵盖多个器官和系统,病情轻重不一;同时,胸痛的病变部位与疼痛部位、严重程度与疼痛程度并不一致,增加了医生的诊断难度。全科医生接诊胸痛时须进行规范化的评估,及时识别急性致命性胸痛,才能做到早诊断、早治疗,并避免出现猝死等严重后果。

临床病例

主观资料(S):患者,男性,68岁,因"间断胸痛2年,加重2天"于社区卫生服务中心全科门诊就诊。

【问题1】接诊胸痛患者时,全科医生首先要注意什么?

思路:当全科医生首诊急性胸痛患者时,应首先考虑以下三个问题:第一,是否为胸痛? 第二,是否为高危胸痛? 第三,最可能的病因是什么?

胸痛是指胸前区的不适或疼痛感,发病时间 <72 小时的胸痛称为急性胸痛。为确保医疗安全和患者安全,全科医生一旦确定患者是急性胸痛发作,首先须识别和排除高危胸痛患者。应快速查看患者生命体征,如出现以下征象,则提示为高危胸痛,需要紧急处理:神志模糊或意识丧失;面色苍白;大汗及四肢厥冷;低血压;呼吸急促或困难;低氧血症(血氧饱和度 <90%)。对于高危胸痛的患者,在抢救的同时应积极明确病因,并在条件允许的情况下迅速转诊。对于无上述高危临床特征的胸痛患者,须警惕可能的潜在危险。对于生命体征稳定的患者,详细询问病史是病因诊断的关键。

> ### 知识点
>
> #### 胸痛的概念及常见病因
>
> 胸痛是指胸前区的不适或疼痛感,可覆盖胸前区从颈部到上腹部之间的区域,不同患者对胸痛的描述不同,如闷痛、针刺痛、烧灼样痛、紧缩感、压榨感等。需要警惕的是,胸痛不仅仅是胸部疼痛,如胸部、肩部、手臂、颈部、背部、上腹部或下颌疼痛,压力、紧张或不适,以及呼吸急促和疲劳,都应被视为心绞痛同等的症状进行分析。
>
> 导致胸痛的原因很多,一般分为心源性胸痛和非心源性胸痛。虽然大多数患者不会是心脏原因,但对所有患者的评估应侧重于早期识别或排除危及生命的原因。

【问题2】作为一名全科医师,面对这位急性胸痛的患者应如何问诊?

思路:该患者间断胸痛2年,此次急性加重2天来就诊,全科医生应认真询问患者胸痛的起病特点(如起病缓急、诱因、加重与缓解的方式)、胸痛的主要特点(如胸痛部位、性质、严重程度、持续时间及有无放射痛等)、伴随症状、重要的阴性症状(如呼吸、心血管、消化及其他各系统高发疾病的表现)、诊疗过程(此次发病后诊疗过程及治疗效果)、既往史、个人史、家族史等,此外还应关注患者心理因素、胸痛对患者的影响等。

知识点

胸痛的分类

根据胸痛的风险程度,可将胸痛分为致命性胸痛和非致命性胸痛,也可根据胸痛与心血管系统的关系分为心源性胸痛和非心源性胸痛(表14-1)。

表14-1　胸痛的分类与常见原因

分类	病因
致命性胸痛	
心源性	急性冠脉综合征、主动脉夹层、心脏压塞、心脏挤压伤
非心源性	急性肺栓塞、张力性气胸
非致命性胸痛	
心源性	稳定型心绞痛、急性心包炎、心肌炎、肥厚型梗阻性心肌病、应激性心肌病、主动脉瓣疾病、二尖瓣脱垂等
非心源性	
胸壁疾病	肋软骨炎、肋间神经炎、带状疱疹、急性皮炎、皮下蜂窝织炎、肌炎、肋骨骨折、血液系统疾病所致骨痛等
呼吸系统疾病	肺动脉高压、胸膜炎、自发性气胸、肺炎、急性气管-支气管炎、胸膜肿瘤、肺癌等
纵隔疾病	纵隔脓肿、纵隔肿瘤、纵隔气肿等
消化系统疾病	胃食管反流病、食管痉挛、食管裂孔疝、食管癌、急性胰腺炎、胆囊炎、消化性溃疡和穿孔等
心理神经源性	抑郁症、焦虑症、惊恐障碍等
其他	过度通气综合征、痛风、颈椎病等

知识点

胸痛的问诊思路

全科医生应围绕胸痛的特点、高发疾病的表现、相关心理因素、胸痛对患者的影响、基础疾病、个人史、家族史等展开问诊。①胸痛的特点:胸痛的性质(阵发性灼痛、刀割样痛、压榨样痛),部位(胸骨后、心前区、侧胸),范围,频率(持续性、间断性),持续时间(数秒钟、数分钟、数小时),严重程度,诱发和缓解因素(活动、情绪激动、饱食后是否加重,休息、含服硝酸甘油是否缓解等),有无发热、咳嗽、咳痰、咯血、心悸、发绀、反酸、吞咽困难、呼吸困难等伴随症状及其严重程度,诊疗经过及治疗效果等;②胸痛高发疾病的问诊:如急性冠脉综合征、急性肺栓塞、主动脉夹层的危险因素及症状,如肺栓塞的患者可出现咯血、呼吸困难、气促甚至烦躁不安、濒死感等,有无口服避孕药和创伤史等;③识别引起胸痛的心理因素:如焦虑、抑郁等;④胸痛对患者的影响:鼓励患者自发地描述自己的症状,关注患者的个人感受和情绪反应,积极了解患者的想法、顾虑、担忧及期望,从而帮助患者正确认识疾病,尽量消除恐慌和焦虑,树立战胜疾病的信心;⑤基础疾病、个人史、家族史的问诊。

临床病例（续）

主观资料（S）：患者 2 年前无明显诱因出现胸痛，表现为胸骨后压迫感，通常在快走或上楼时出现，不伴恶心、呕吐，无大汗及濒死感，每月发作 1~3 次，每次持续 5 分钟左右，可自行缓解，日常活动能力无明显下降，未予诊治。2 天前无明显诱因出现胸痛，较前发作频繁，快走 500m 或上 3 层楼即可出现，仍为胸骨后压迫感，不伴恶心、呕吐，无大汗及濒死感，每天发作 2~3 次，每次持续 5 分钟左右，可逐渐缓解，日常活动略受限，安静状态无发作，夜间无发作，未用药，为进一步诊治，就诊于某社区卫生服务中心。

患者自起病以来，精神状态尚可，食欲可。平时睡眠好，近 3 天睡眠质量差，入睡困难，睡眠时间无变化。大小便无明显异常，体重无明显改变。

既往史：高血压病史 10 年，血压最高达 160/100mmHg，未规律用药。

个人史：吸烟 30 余年，每天 10 支。不爱运动。饮食无特殊偏好。

家族史：父亲患冠心病，否认其他家族性遗传性疾病史。

其他：10 天前邻居因急性心肌梗死猝死，之后一直担心自己会得冠心病，不敢去大医院诊治。

【问题 3】根据该患者的症状，目前如何考虑可能的初步诊断？

思路：患者有典型心绞痛表现：胸骨后压迫感，与活动有关，每次持续 5 分钟左右，可自行缓解；近 2 天患者心绞痛诱因、发作频率均与既往不同。存在冠心病危险因素：老年、男性、家族史、高血压、吸烟、缺乏运动。根据病史初步考虑为冠心病、不稳定型心绞痛。

知识点

心绞痛的特征

典型心绞痛特征：大多为压榨样痛，发闷，有压迫感或紧缩感，可伴有焦虑或濒死的恐惧感。位置多为胸前区（即胸骨体上段或是中段后面），常向左肩、颈部、手臂放射。一般在体力活动（如用力排便、快速上楼、抬重物、爬山或体力劳动等）、情绪激动、寒冷、饱餐时发生。多数患者休息或含服硝酸甘油后 3~5 分钟内缓解。心绞痛发作时患者往往不自觉地停止原来的活动，直至症状缓解。

提示心绞痛的胸痛特征：表现为胸部压迫感或胸骨后疼痛，可表现为压迫感、紧缩感、烧灼感、刀割样或沉重感，或是无法解释的上腹痛或腹胀，可放射至下颌或牙齿、肩部、背部或左臂或双上臂。症状发作与活动、饱餐等增加心肌耗氧量的因素有关，休息后可自行缓解。

非心绞痛胸痛的特征：胸痛为锐痛，与呼吸或咳嗽有关；疼痛部位多变、不固定；胸痛与转动身体或按压身体局部有关；持续时间很短（<15 秒）。非典型胸痛不能完全除外心绞痛。

【问题 4】病史采集结束后，该患者初步诊断为不稳定型心绞痛，下一步体格检查应重点关注哪些方面？

思路 1：该患者初步考虑不稳定型心绞痛，体格检查中首先应监测血压、呼吸、脉搏、体温等生命体征，重点进行心肺检查对明确诊断十分重要。心绞痛患者一般无明显异常的体征，但仔细体格检查能提供有用的诊断线索，可排除某些引起心绞痛的非冠状动脉疾病，如心脏瓣膜病、心肌病等，同时确定患者的冠心病危险因素（如高血压眼底改变、提示血脂异常的体征如黄色瘤）。少数患者心绞痛发作时可出现心率增快、血压升高、表情焦虑、皮肤温度低或出汗，或由于乳头肌缺血出现暂时性心尖区收缩期杂音。

思路 2：部分体征有助于排除其他导致胸痛的疾病，如单侧肢体肿胀提示下肢深静脉血栓形成、肺栓塞可能，四肢血压差异明显提示主动脉夹层可能。

NOTES

知识点

胸痛患者体格检查要点

　　所有就诊的胸痛患者均须监测血压、呼吸、脉搏、体温等生命体征,重点进行心肺检查对明确诊断十分重要。

　　一般情况:有无苍白、出汗,意识等。

　　视诊:观察皮肤是否有疱疹、红肿,是否有胸廓畸形等。

　　触诊:明确患者胸部、颈椎、胸椎是否有压痛、触痛。

　　叩诊:明确有无浊音、过清音,心浊音界是否扩大。

　　听诊:重点听诊肺部呼吸音、心率快慢、心律是否规整、心脏是否有杂音等。

　　双下肢:有无水肿、周径不对称、腓肠肌压痛等。

临床病例(续)

　　客观资料(O):体格检查:体温 36.8℃,脉搏 80 次/分,呼吸 20 次/分,血压 150/90mmHg。身高 172cm,体重 90kg,BMI 30.42kg/m^2。神清,精神好。面容正常,全身未见皮疹,未触及淋巴结肿大。双肺未闻及明显干湿啰音。心率 80 次/分,律齐,心音有力,P2>A2,各瓣膜听诊区未闻及杂音。腹平软,无压痛、反跳痛,肝脾肋下未触及。双下肢无水肿。

　　【问题5】结合上述体格检查结果,为明确诊断,该患者在社区卫生服务中心应进行哪些检查?

　　思路:根据病史和体格检查,该患者考虑不稳定型心绞痛,在社区卫生服务中心应立刻完善心电图、心肌酶检查,帮助全科医生明确诊断,除外急性心肌梗死可能。

知识点

胸痛常用辅助检查及其临床意义

　　在社区全科诊疗中,胸痛的常见病因包括肌肉骨骼、心血管、呼吸道、胃肠道疾病等。多数社区卫生服务中心没有大型检查设备,缺乏雄厚的技术团队,胸痛的诊断对于全科医生而言往往是一项难度较大的挑战,主要依靠的是全科医生的基本技能。准确的诊断来自详细病史(疼痛描述、相关症状以及疾病危险因素)、认真的体格检查及必要的辅助检查(心电图、胸部 X 线、心肌酶等)。

　　1. 心电图　所有胸痛患者均须进行心电图检查,急性胸痛患者应在接诊 10 分钟内完成首份标准 18 导联心电图检查。心电图是诊断缺血性胸痛的重要手段,包括静息心电图和症状发作时心电图,对于引起胸痛的其他疾病具有间接的提示意义。部分急性肺栓塞的患者心电图可出现 $S_IQ_{III}T_{III}$、肺型 P 波、右束支传导阻滞等右心负荷过重的表现。急性心包炎患者具有除 aVR 及 V_1 导联外广泛 ST 段弓背向下抬高。多数心绞痛患者发作时出现明显而特征性的心电图改变,常见发作时 ST 段压低≥0.1mV,缓解后恢复。T 波改变对反映心肌缺血的特异性不如 ST 段,但如与平时心电图比较有明显差别,也有助于诊断。静息心电图 ST 段压低或 T 波倒置的患者,心绞痛发作时可变为无压低或 T 波直立,称为"假性正常化",也支持心肌缺血的诊断。

　　2. X 线胸片　X 线胸片适用于排查呼吸系统源性胸痛患者,可发现的疾病包括肺炎、纵隔与肺部肿瘤、肺脓肿、气胸、胸椎与肋骨骨折等。心脏与大血管的轮廓变化有时可提示主动脉夹层、心包积液等疾病,但缺乏特异性。

　　3. 心肌损伤标志物　是鉴别和诊断急性冠脉综合征的重要检测手段,其中高敏感性心肌肌钙蛋白是建立急性心肌梗死生物标志物诊断的首选标准,可以更准确地检测和排除心肌损伤。肌酸激酶同工酶（CK-MB）对判断心肌坏死也有较好的特异性。心肌梗死后，肌钙蛋白 I（cTnI）在 2~4 小时后由心肌释放入血，10~24 小时达峰值。CK-MB 在起病后 4 小时内升高，16~24 小时达高峰，3~4 天恢复正常。

临床病例（续）

客观资料（O）：该患者心电图提示 P-QRS 正常；Ⅱ、Ⅲ、aVF 导联 ST 段水平型下移 >1mm；Ⅰ、V_5~V_6 导联 ST 段略下移。心电图诊断：窦性心律，ST 段改变。心肌酶检查正常。

【问题 6】结合上述资料，该患者目前考虑什么诊断？

思路：根据患者危险因素、典型心绞痛症状、近 2 天胸痛发作频率、特点较前有改变，心电图提示缺血性改变，心肌酶正常，考虑急性冠脉综合征、不稳定型心绞痛诊断成立。

知识点

急性冠脉综合征分类与快速识别

急性冠脉综合征包括 ST 段抬高型急性心肌梗死和非 ST 段抬高型急性冠脉综合征，后者包括非 ST 段抬高型急性心肌梗死和不稳定型心绞痛。心电图是早期快速识别急性冠脉综合征的重要工具，首次医疗接触后 10 分钟内应进行 12 导联心电图检查，如患者症状复发或诊断不明确，应复查 12 导联心电图。如怀疑患者有进行性缺血而且常规 12 导联心电图结论不确定，建议加做 V_{3R}、V_{4R}、V_7~V_9 导联心电图。

【问题 7】针对该患者的情况，还应注意和哪些疾病鉴别？

该患者心电图提示缺血性改变，心肌酶正常，初步排除 ST 段抬高型心肌梗死和非 ST 段抬高型心肌梗死，但应认识到急性心肌梗死有病情进展和演变的过程，须继续复查，观察心电图和心肌酶动态变化，进一步排除。

知识点

常见胸痛病因的鉴别诊断

1. 神经肌肉骨骼性胸痛　为最常见的胸痛原因，如胸壁疾病中的肋软骨炎、筋膜炎及胸椎疾病等，胸椎及背部疾病刺激脊神经诱发神经痛，也会导致患者感觉胸部疼痛。此类胸痛经常呈隐匿性和持续性，可持续数小时至数日；常为锐痛，局限于某一特定部位如剑突、胸骨体、胸肋关节处；多数胸壁疼痛与体位有关，可因深呼吸、翻身或手臂活动加重。查体可有固定部位的胸壁压痛。但胸壁压痛并不能排除严重冠状动脉疾病。

2. 消化系统疾病　如胃食管反流、贲门失弛缓症、消化性溃疡等，常见于既往溃疡病史、吸烟、应用非甾体抗炎药或其他有胃肠刺激的药物的患者。胃食管反流引起的胸痛多表现为胸骨后烧灼感或压榨感，卧位加重，坐起减轻，可伴反酸、吞咽困难，夜间反流常伴有咳嗽或喘息。

3. 心血管疾病　包括心绞痛、心肌梗死、心律失常、主动脉夹层等，是胸痛患者常见死因，常见于既往有冠心病、高血压病史，或有多种冠状动脉疾病危险因素患者。其中主动脉夹层患者常以突然发生的剧烈胸痛为主诉，多为刀割样、撕裂样的持续性疼痛，难以忍受，可伴有烦躁、面色苍白、大汗、四肢厥冷等休克表现。胸痛的部位与夹层的起源部位密切相关，随着夹层血肿的扩展，疼痛可向近心端或远心端蔓延。对于未明确诊断且具有上述危险因素的胸痛患者，应采用主动脉夹层筛查量表（表 14-2）进行初步筛查。结果为中度可疑或高度可疑的患者，须行影像学检查确诊，首选主动脉 CT 血管造影（CTA）。

表 14-2　主动脉夹层筛查量表

病史及体征	评分
病史满足以下任何 1 项：马方综合征、主动脉疾病家族史、主动脉瓣疾病、近期主动脉手术、胸主动脉瘤	1 分
胸痛特点满足以下任何 1 项：骤然出现、剧烈疼痛、撕裂样疼痛	1 分
体征满足以下任何 1 项：灌注不足表现（脉搏短绌、双侧收缩压不对称、局灶神经功能缺损），新发主动脉瓣关闭不全杂音，低血压或休克状态	1 分

注：评分 0 分为低度可疑，1 分为中度可疑，2~3 分为高度可疑。

4. 心理精神性胸痛　随着社会发展，生活节奏加快，群众对健康的需求增加，也导致心理精神性胸痛的发生率显著升高，需要全科医生注意鉴别。心理精神性胸痛常表现为隐痛或刺痛，疼痛位置不固定，多为左乳房偏下方区域，持续时间可长达数小时至数日，劳累或情绪激动时加重，常伴气短、心悸和疲乏无力，可伴有焦虑、抑郁、睡眠障碍等。须依据患者的具体病史及临床表现，结合必要的辅助检查，排除器质性病变后方能考虑。对于暂时无法确定病因的患者，须进行跟踪随访，尽可能确定病因，以确保患者及时获得相应治疗。

5. 肺部疾病　包括肺栓塞、肺炎、胸膜炎等。其中肺栓塞导致的胸痛比较危重，患者可有深静脉血栓形成、卧床、术后、肿瘤、妊娠等危险因素，可表现为胸痛、咯血、呼吸困难三联征，严重者可出现烦躁不安、惊恐甚至濒死感，部分患者以晕厥或意识丧失为主要表现。血压下降、休克提示大面积肺栓塞。肺与胸膜病变导致的胸痛多伴有咳嗽或咳痰、发热，常因咳嗽、深呼吸而使胸痛加重。自发性气胸好发于体型高瘦的年轻男性，诱发因素可为剧烈运动、咳嗽、提举重物或上臂高举及用力排便等。典型症状包括剧烈运动、咳嗽或用力排便后突发胸痛，继而出现胸闷、呼吸困难。少量气胸时肺部体征不明显，大量气胸时病变侧胸廓饱满，气管向健侧移位，叩诊呈鼓音，听诊呼吸音减弱或消失。X 线胸片是诊断气胸的可靠检查方法，可显示气管向健侧移位、肺压缩的程度等。

【问题 8】该患者在基层就诊应如何评估病情严重程度？

思路：按照不稳定型心绞痛的 Braunwald 分级，该患者属于不稳定型心绞痛Ⅲ级 B 组，同时患者无静息痛、血流动力学稳定、心电图未见明显的广泛 ST 段改变，初步评估为非高危的不稳定型心绞痛患者。

知识点

稳定型心绞痛的定义及严重程度分级

稳定型心绞痛通常为劳力性心绞痛，发作的性质在 1~3 个月内无改变。根据心绞痛的严重程度及其对体力活动的影响，加拿大心血管病学会（CCS）将稳定型心绞痛分为Ⅳ级（表 14-3）。

表 14-3　加拿大心血管病学会稳定型心绞痛分级

分级	心绞痛的严重程度及其对体力活动的影响
Ⅰ级	一般体力活动（如步行和登楼）不受限，仅在强、快或持续用力时发生心绞痛
Ⅱ级	一般体力活动轻度受限，快步行走、饭后、寒冷或刮风中、精神应激或醒后数小时内发作心绞痛。一般情况下平地步行 200m 以上或登楼一层以上受限
Ⅲ级	一般体力活动明显受限，一般情况下平地步行 200m 内或登楼一层引起心绞痛
Ⅳ级	轻微活动或休息时即可发生心绞痛

知识点

不稳定型心绞痛

以加拿大心血管病学会（CCS）的心绞痛分级为判断标准，非 ST 段抬高型急性冠脉综合征患者的临床特点包括：长时间（>20 分钟）静息型心绞痛；新发心绞痛，表现为自发性心绞痛或劳力性心绞痛（CCS Ⅱ级或Ⅲ级）；过去稳定型心绞痛最近 1 个月内症状加重，且至少具有 CCS Ⅲ级的特点（恶化型心绞痛）；心肌梗死后 1 个月内发作心绞痛。

不稳定型心绞痛患者临床表现严重程度不一，为选择个体化的治疗方案，必须尽早进行危险分层。危险分层须结合患者的病史、症状、生命体征和体格检查、心电图和实验室检查，作出初始诊断和最初的缺血性及出血性危险分层。不稳定型心绞痛高危患者的临床特点包括：持续 >20 分钟的静息心绞痛、血流动力学受影响、心电图有广泛的 ST 段改变或肌钙蛋白 T（cTnT）阳性。中危或低危的患者血流动力学稳定、心绞痛时间较短，且无缺血性 ST 段改变，cTnT 阴性。

Braunwald 根据心绞痛的特点和基础病因，对不稳定型心绞痛严重程度提出 Braunwald 分级（表 14-4）。全科医生还可使用简单的 TIMI 风险评分对患者进行缺血评估，包括 7 项指标，即年龄≥65 岁、≥3 个冠心病危险因素（高血压、糖尿病、冠心病家族史、高脂血症、吸烟）、已知冠心病（冠状动脉狭窄≥50%）、过去 7 天内服用阿司匹林、严重心绞痛（24 小时内发作≥2 次）、ST 段偏移≥0.5mV 和心肌损伤标志物增高，每项 1 分。TIMI 风险评分使用简单，但识别精度不高。

表 14-4　不稳定型心绞痛严重程度 Braunwald 分级

严重程度	定义	1 年内死亡或心肌梗死发生率/%
Ⅰ级	严重的初发型心绞痛或恶化型心绞痛，无静息痛	7.3%
Ⅱ级	亚急性静息型心绞痛（1 个月内发生过，但 48 小时内无发作）	10.3%
Ⅲ级	急性静息型心绞痛（48 小时内有发作）	10.8%
临床环境		
A	继发性心绞痛，在冠状动脉狭窄基础上，存在着加剧心肌缺血的冠状动脉以外的疾病	14.1%
B	原发性心绞痛，无加剧心肌缺血的冠状动脉以外的疾病	8.5%
C	心肌梗死后心绞痛，心肌梗死后 2 周内发生的不稳定型心绞痛	18.5%

临床病例（续）

初步评估（A）

诊断：①冠状动脉粥样硬化性心脏病，不稳定型心绞痛；②高血压 2 级，高危分层；③睡眠障碍；④焦虑状态。

健康问题：①高血压，未规律诊治；②吸烟；③肥胖；④缺乏运动。

处置计划（P）

诊断计划：联系上级医院，绿色通道转诊上级医院复查心电图，查心肌损伤标志物、血糖、血脂，必要时行冠状动脉造影。

治疗计划：①药物治疗：长期药物治疗应用硝酸酯类药物、β 受体拮抗剂、抗血小板药物、他汀类调脂药物，硝酸甘油用于心绞痛发作时急救；②休息：目前疾病不稳定期，限制活动量；③生活方式调整：低盐低脂饮食，戒烟，控制体重；④心理疏导。

健康教育计划:①高血压、冠心病知识指导;②生活方式和行为指导;③用药指导;④自我保健知识指导;⑤患者家属教育。

【问题9】该患者是否有转诊指征? 转诊前应如何处理?

思路:该患者初步评估为急性冠脉综合征,不稳定型心绞痛Ⅲ级 B 组,既往间断胸痛 2 年,未规律诊治,近 2 天来无明显诱因出现胸痛,较前发作频繁,每次发作有活动诱因,且活动较前明显受限,尽管社区全科门诊检查未见心电图 ST 段抬高或明显演变,心肌酶正常,出于保障患者安全的考虑,建议转诊到心血管专科进一步明确诊断和治疗。

转诊前处理如下。

1. 一般治疗 嘱患者安静休息,避免心绞痛发作的诱因,饮食清淡,如心绞痛频繁发作可吸氧治疗,心绞痛发作时可舌下含服硝酸甘油。

2. 药物治疗 包括抗血小板药物、硝酸酯类药物、他汀类调脂药物等。

(1)抗血小板治疗:阿司匹林 100mg 每日 1 次、氯吡格雷 75mg 每日 1 次。

(2)β 受体拮抗剂:酒石酸美托洛尔 12.5mg 每日 2 次。

(3)他汀类调脂药物:阿托伐他汀 20mg 每日 1 次。

(4)硝酸酯类药物:单硝酸异山梨酯 20mg 每日 2 次。

3. 心理疏导 患者邻居 10 天前因急性心肌梗死猝死,导致患者一直担心自己会得冠心病,对患者进行心理疏导可减少患者的不良情绪、增强治病信心。

知识点

胸痛转诊指征

胸痛患者转诊指征如下。

1. 致命性胸痛。明确或怀疑心肌梗死,怀疑或证明肺栓塞或主动脉夹层,或其他严重威胁生命的疾病如张力性气胸时,在保证生命体征、采取适当急救措施的同时,须通过急救车转诊。

2. 怀疑或明确诊断器质性疾病,包括:①心绞痛:对药物治疗无反应的心绞痛;不稳定型心绞痛;心绞痛持续时间 >20 分钟(对舌下含服硝酸酯类药物无反应)须紧急入院治疗;②怀疑食管或其他胃肠道疾病(如十二指肠溃疡),须行内镜或适当的胃肠道检查;③其他器质性疾病,如肺炎、气胸、肿瘤、椎体病变等;④持续疼痛或功能障碍,可能须转诊到理疗科或疼痛科。

3. 非器质性胸痛,治疗效果不好或长期疼痛引起焦虑、抑郁等心理障碍者。

4. 其他需转诊情况。

知识点

初评非高危的不稳定型心绞痛患者转诊前处理措施

1. 一般治疗 疾病知识教育、生活方式指导、用药指导。

2. 药物治疗 包括抗血小板药物、硝酸酯类药物、他汀类调脂药物等。

(1)抗血小板治疗:阿司匹林是抗血小板治疗的基石,所有无禁忌证的患者均应口服阿司匹林,并以每日 75~100mg 的剂量长期服用。除非有极高出血风险等禁忌证,在阿司匹林基础上应联合应用 1 种 P2Y12 受体拮抗剂,并维持至少 12 个月。选择包括替格瑞洛(每日 2 次,每次 90mg 维持)或氯吡格雷(每日 75mg 维持)。建议非 ST 段抬高型急性冠脉综合征患者接受至少 1 年的双联抗血小板治疗,根据缺血或出血风险的不同,可选择性地缩短或延长双联抗血小板治疗的时间。

(2)β 受体拮抗剂:存在持续缺血症状的非 ST 段抬高型急性冠脉综合征患者,如无禁忌证,推荐早期使用(24小时内)β受体拮抗剂,并建议继续长期使用,争取达到静息目标心率55~60次/分。

(3)他汀类调脂药物:如无禁忌证,应尽早启动他汀类调脂药物治疗并长期维持。

(4)硝酸酯类药物:非内皮依赖性血管扩张剂,具有扩张外周血管和冠状动脉的效果,有助于改善胸痛症状和心电图ST-T变化,症状控制后则没有必要继续使用。

3. 心理疏导 关注患者的个人感受和情绪反应,积极了解患者的想法、顾虑、担忧及期望,从而帮助患者正确认识疾病,尽量消除恐慌和焦虑,树立战胜疾病的信心。

知识点

急性心肌梗死患者转诊前处理

所有急性心肌梗死的患者均应及时转往上级医院就诊,在社区可采取以下初步处理和治疗。

1. 10分钟内完成第一份心电图。无明显呼吸困难和心功能不全的患者须采取平卧位,存在心功能不全或急性肺水肿的患者须采取半坐位或坐位,必要时可使双腿下垂。对于有意识障碍的患者,应将其置于侧卧位以防止误吸。

2. 面罩吸氧或鼻导管吸氧(氧浓度一般为2~4L/min),有明确低氧血症或存在左心衰竭的患者可予高浓度吸氧。

3. 开放静脉通路,监测血压、心率、脉搏、心律、肺部啰音及症状变化,在有条件的情况下进行心电监测,备好除颤仪,做好心肺复苏准备。

4. 所有无阿司匹林禁忌证的ST段抬高型急性心肌梗死的患者均应立即嚼服阿司匹林300mg。

5. 如血压正常,可舌下含服或静脉应用硝酸酯类药物缓解缺血性胸痛、控制高血压或减轻肺水肿,注意监测血压,急性下壁、右室心肌梗死慎用。必要时可予吗啡止痛。

6. 向家属交代病情及可能采取的治疗方案,尽快联系转往上级医院。

7. 呼叫急救车转诊,尽量把患者送到有能力做急诊经皮冠状动脉介入(PCI)的医疗机构进行救治。

【问题10】该患者转诊后可能在上级医院进行什么检查和治疗?

思路:该患者为不稳定型心绞痛,转诊后可能接受超声心动图检查明确心脏结构和功能,冠状动脉造影检查明确冠状动脉病变,同时还须进行相关血液学检查明确患者肝肾功能、血脂等情况。如冠状动脉造影结果提示冠状动脉狭窄,可能须接受冠状动脉再灌注治疗,同时接受指南指导的药物治疗(guideline directed medical therapy,GDMT),包括抗血小板药物、调脂药物、β受体拮抗剂,根据患者病情使用肾素-血管紧张素系统抑制剂和硝酸酯类药物等。

临床病例(续)

该患者转诊上级医院后择期行冠状动脉造影检查,提示右冠状动脉近端99%狭窄,植入支架1枚。血脂检查提示LDL-C 3.2mmol/L。

出院医嘱:酒石酸美托洛尔25mg 每日2次,阿司匹林肠溶片100mg 每日1次,氯吡格雷75mg 每日1次,阿托伐他汀20mg 每日1次,替米沙坦80mg 每日1次。

【问题11】该患者从综合医院诊疗后转回社区卫生服务中心,全科医师应如何进行社区管理?

思路:该患者从上级医院转回后的社区管理的内容应包括以下几个方面。

1. **建立健康档案** 详细记录患者发病情况、既往病史、家族史、生活方式(饮食、运动、吸烟、饮酒)、家庭支持情况、经济情况等,并定期更新。

2. 控制危险因素　戒烟,控制体重(<24kg/m²),适当运动,控制血压<130/80mmHg,低密度脂蛋白胆固醇<1.8mmoL/L。

3. 健康管理　对患者及其家属针对冠心病自我管理相关知识和自我管理技能进行健康教育,减轻患者心理负担。

4. 随访评估　每年提供至少4次面对面随访,及时记录随访情况,并根据随访结果调整患者管理计划。

知识点

冠心病患者社区管理要点

冠心病患者社区管理的内容包括以下几个方面。

1. 健康档案的建立和使用　凡是冠心病患者均应建立居民健康档案,详细了解患者发病情况、既往病史、早发心血管病家族史、生活方式(饮食、运动、吸烟、饮酒)、家庭支持情况、经济情况等。每次随诊时记录患者病情变化。

2. 控制危险因素

(1)戒烟、控制饮酒。

(2)控制体重至正常,正常BMI在18.5~23.9kg/m²,BMI=体重(kg)/[身高(m)]²。

(3)健康的生活方式。

(4)治疗高血压、糖尿病、血脂异常等。

3. 健康管理

(1)健康教育内容

1)疾病基本知识,如告知患者急性加重的症状,指导患者有病情变化及时就诊。

2)家庭保健知识,告知患者合理的饮食结构,进行规律适度的体力活动。

3)药物使用知识,告知患者在服用抗心绞痛药物治疗中可能会出现的不良反应及注意事项。告知患者冠心病药物治疗是长期治疗,切忌症状好转后自行减药或停药。如出现药物不良反应,建议并协助患者转诊至上级医院,并在1周内随访。

4)给予患者心理支持。

(2)健康教育方式:一对一个别指导、健康大课堂、健康小屋、同伴教育等。

4. 监测内容　包括目前症状、治疗情况、生活方式、体格检查、实验室检查等。

(1)症状:患者从上次就诊以来症状发作情况、有无新发症状。

(2)体征:血压、脉搏、心率、心律,超重或肥胖者监测体重指数(BMI)、腰围。

(3)生活方式评估及建议,服药情况,必要时调整治疗。

(4)根据病情定期做必要的辅助检查,包括血常规、尿常规、生化、心电图,有条件或必要时可选做超声心动图、颈动脉超声、X线胸片等。

5. 随访评估　对冠心病患者每年至少提供4次面对面随访。

(1)评估患者病情是否存在危急或其他须转诊情况。

(2)无须转诊的患者,询问上次随访到此次随访期间的症状。

(3)测量体重、心率、血压等,计算BMI。

(4)询问患者疾病情况和生活方式,包括心脑血管疾病、糖尿病、吸烟、饮酒、运动、摄盐情况等。

(5)了解患者服药情况和药物不良反应,必要时调整药物治疗方案。

（马　力）

?

思考题

1. 胸痛有哪几种分类方法？是如何进行分类的？

2. 胸痛患者的问诊要点有哪些？

3. 胸痛的转诊指征有哪些？

4. 社区卫生服务中心接诊 ST 段抬高型急性心肌梗死时，紧急转诊前应如何处理？

思考题解题思路

本章目标测试

本章思维导图

学习提要

　　全科医生在诊疗过程中涉及的关键内容包括：发热概念、临床常用体温测量方法、发热的分度、发热热型、病因与分类、发热机制、发热常见的伴随症状、诊断（病史采集思路、体格检查要点、实验室检查等辅助检查项目）、鉴别诊断要点、鉴别诊断思路、转诊指征、基层对发热患者处理、治疗（病因治疗、对症治疗）、生活指导、健康管理。

　　发热（fever）是指机体在致热原作用下，或者各种原因引起下丘脑体温调节中枢的功能改变时，体温升高超出正常范围。发热本身并不是疾病，通常是身体在应对感染、炎症或其他疾病时产生的反应，是机体正在对抗疾病的信号，也是一种自我保护机制。患者发热时，需要全科医生尽可能快速识别导致发热的原因，给予及时、合理处置，避免延误病情。

临床案例

主观资料（S）：患者，男性，72 岁。因"发热 5 日"至全科门诊就诊。

【问题1】作为一名全科医生，接诊以发热为主诉的患者应如何采集病史？

　　思路1：接诊以"发热"为主诉的患者，应首先确定发热是否真实存在，临床上有一部分患者自诉发热，但经正规体温测量，有的没有达到发热诊断标准，故不能认为是发热。由于体温测量方法（部位）不同，发热诊断标准也不同，须加以判断。

　　思路2：发热的特点：如起病时间、季节、缓急、病程、频度等；是持续还是间断；发热时间是日间还是夜间等。

　　思路3：发热分度和有无特征性热型：有些发热患者，体温高低确实能反映病情轻重。但对于小儿、老年人和极度衰弱者，有时体温没有升高或轻度升高，病情也已达到危重程度。故临床上不能以发热程度来衡量病情的轻重。有的发热性疾病具有特征性热型，根据热型的特点有助于发热病因的诊断。

　　思路4：发热有无诱因：着凉、淋雨、劳累、不洁饮食等。

　　思路5：有无伴随症状：畏寒/寒战、流涕、咽痛、咳嗽、咳痰、咯血、头痛、恶心、呕吐、胸痛、呼吸困难、发绀、腹痛、腹泻、尿频、尿急、尿痛、肌肉酸痛等有意义的阳性及阴性症状。

　　思路6：发热患者诊疗经过，是否接受检查及其结果；是否服用过药物，药物的名称、剂量、疗效、有无不良反应等。

　　思路7：了解既往病史，考虑其与发热是否有相关性或对病情转归是否有影响。是否到过疫区、接触过传染病患者；是否从事畜牧业或接触动物；是否有生食习惯、进食牛羊肉等；是否有冶游史；是否接种疫苗；职业特点；是否有家族史。

　　思路8：发病以来的精神状态、饮食、二便、睡眠、体重变化情况，以及家庭经济状况、照护情况等，均需要进一步了解。

知识点

发热的基本知识

一、临床常用体温测量方法包括:腋下测量法、口腔测量法、直肠测量法、额温测量法,不同的测量方法各有优缺点。

（一）腋下测量法

正常值范围为36~37℃。若测量的温度高于37.2℃,可确定为发热。以腋温为例,发热分类如下。

低热:37.3~38℃;中等度热:38.1~39℃;高热:39.1~41℃;超高热:41℃以上。一般情况下,体温每升高1℃,心率加快10~15次/分,若心率未相应增加,须考虑相对缓脉或是伪装热。

本法操作简单、安全,但易受出汗、测量时间等因素影响;如存在体质消瘦或意识障碍不能配合导致腋下无法夹紧,可使测量结果低于实际体温。

（二）口腔测量法

正常值范围为36.3~37.2℃。本法较为可靠,但冷热饮、双唇闭合不严等情况会影响测量结果。婴幼儿及神志不清者不能用此法测量。

（三）直肠测量法

正常值范围为36.5~37.7℃。是确定发热最精确的测量方法。多用于4岁以下的婴幼儿、儿童及神志不清者。但测量时操作须轻柔,避免用力过猛,造成婴幼儿不适或局部组织损伤。

（四）额温测量法

正常人体额头温度为36~37℃之间。主要用于开展人群发热筛查。

二、发热热型

稽留热:体温升高达39℃以上,持续数天或数周,而且24小时相差不超过1℃。

弛张热:体温常在39℃以上,24小时体温相差超过2℃,但都在正常水平以上。

间歇热:体温骤升达高峰后持续数小时,又迅速降至正常水平,24小时内体温波动于高热与正常体温之间。无热期(间歇期)可持续1天至数天,高热期与无热期反复交替出现。

波状热:体温逐渐上升达39℃或以上,数天后又逐渐下降至正常水平,持续数天后又逐渐升高,如此反复多次。

回归热:体温急剧上升至39℃或以上,持续数天后又骤然下降至正常水平。高热期与无热期各持续若干天后规律性交替一次。

不规则热:体温曲线无一定规律。

由于目前抗生素、解热药、皮质激素的广泛使用,某些特征性热型变得不典型或呈不规则热型,故不能完全根据热型特点判断发热病因。

三、发热病因

主要是感染性疾病和非感染性疾病两大类,其中急性发热以感染性疾病多见。

感染性疾病是由各种病原体感染导致发热(如病毒、细菌、支原体、立克次体、螺旋体、真菌、寄生虫等)。非感染性疾病包括甲状腺功能亢进症、白血病、脑卒中、系统性红斑狼疮、中暑等。另外还有非疾病因素导致发热的情况,如经前紧张征、妊娠初期等。

四、发热机制

包括致热原性发热和非致热原性发热。致热原又包括外源性和内源性致热原。

（一）致热原性发热

1. 外源性致热原（exogenous pyrogen）　是通过激活血液中的中性粒细胞、嗜酸性粒细胞和单核巨噬细胞系统,使其产生并释放内源性致热原引起发热,由于其不能通过血脑屏障直接作用于体温调节中枢,故称外源性致热原。

2. 内源性致热原（endogenous pyrogen）　可通过血-脑脊液屏障直接作用于体温调节中枢的

体温调定点(set point),使调定点(温阈)上升;同时通过交感神经使皮肤血管及竖毛肌收缩,散热减少,引起发热,故称内源性致热原。

（二）非致热原性发热

发热机制包括体温调节中枢直接受损,如脑卒中、脑外伤等;产热过多,如药物热、甲状腺功能亢进症等;散热减少,如广泛性皮肤病变、慢性心力衰竭等。

总之,临床上发热病因复杂,需要全科医生详细问诊后进一步明确。因此,全科医生应熟练掌握发热的相关理论知识及诊治技能。

临床病例(续)

主观资料(S):患者,男性,72 岁。因"发热 5 日"至全科门诊就诊。

现病史:患者 5 日前着凉后出现发热,自测体温 38.6℃,伴畏寒,无寒战、出汗,伴鼻塞、流涕、咽痛,伴头痛、周身肌肉酸痛,无恶心、呕吐,自服"扑热息痛片"1 片,每日 2~3 次,体温降至 37.4~37.8℃,之后出现咳嗽、咳痰,痰为黄色黏液性,无咯血、胸痛,无呼吸困难、发绀,无腹痛、腹泻,无尿频、尿急、尿痛等。今日体温再次升高至 38.2℃,为系统诊治来社区就诊。发病以来精神欠佳,食欲缺乏,尿量减少,便秘。体重无明显减轻。

既往史:2 型糖尿病史 16 年,应用胰岛素预混制剂 50R 早 18U 晚 16U,每日 2 次餐前皮下注射控制血糖,未定期监测血糖水平。否认肺结核、病毒性肝炎及其他传染病史;无食物、药物过敏史;无外伤史;无手术史;无输血史;无中毒史;疫苗接种史不详。

个人史:吸烟史 50 余年,每日 20 支左右;不饮酒。发病前未进食火锅及烤肉。无毒物及放射性物质接触史。无从事畜牧业或动物接触史。饮食无生食习惯。无传染病接触史。否认到过疫区或牧区。

婚育史:育有 1 子,体健。妻子有高血压病史 20 余年,脑梗死病史 5 年,遗有右侧肢体活动不灵。

家族史:父母均已过世,死因不详。有 4 个兄弟姐妹,1 弟有糖尿病病史。

【问题2】该患者的病例特点是什么?

思路:该病例特点为老年、男性,此次发病有着凉诱因。体温 38.6℃为中等度热,伴畏寒;患病初期有鼻塞、流涕、咽痛、头痛、周身肌肉酸痛等伴随症状,结合着凉诱因、伴随症状,考虑发热由上呼吸道感染引起,病毒感染可能性大,故发热机制考虑外源性致热原。自服非甾体抗炎药,体温有所下降,为低热,导致热型不典型。后出现咳嗽、咳痰,痰为黄色黏液性等伴随症状,进一步考虑病毒继发细菌感染,病情进展,且有发展为肺炎可能。

知识点

肺炎(pneumonia)

肺炎是指肺泡、远端气道和肺间质的感染性炎症。

根据病原体分类,分为细菌性肺炎、病毒性肺炎、真菌性肺炎、寄生虫性肺炎等。根据解剖学或影像学分类,分为大叶性肺炎、小叶性肺炎、间质性肺炎。按病程分类,分为急性、亚急性和慢性。根据发病场所和宿主状态分类,分为社区获得性肺炎、医院获得性肺炎、健康护理相关肺炎、免疫低下宿主肺炎。

肺炎临床表现:临床上肺炎症状从轻到重表现不一。典型症状是发热、咳嗽(伴或不伴咳痰),也有少数无症状。部分肺炎由上呼吸道感染进展所致,故有鼻塞、流涕、干咳、周身酸痛等症状。有的随病情进展,有的直接出现咳嗽、咳痰,甚至出现畏寒/寒战、咯血、胸痛、呼吸困难等症状。

【问题3】发热除肺炎,还需要注意与哪些疾病相鉴别?

思路:还须与其他感染性疾病鉴别:呼吸系统如肺结核等;消化系统如胆囊炎等;泌尿系统如急性肾盂肾炎等。除感染性疾病可引起发热,全科医生还要注意可引起发热的非感染性疾病,包括血液病、结缔组织病、变态反应性疾病、内分泌代谢疾病、血栓及栓塞性疾病、颅内疾病、皮肤病变、恶性肿瘤、物理及化学性损害等。另外还有自主神经功能紊乱、感染后、夏季及生理性因素等导致发热(一般为低热)的情况出现。

> ### 知识点
>
> #### 发热鉴别诊断
>
> 一、鉴别诊断要点
>
> 发热的鉴别主要是不同病因的鉴别,可以根据热型、伴随症状等初步鉴别。
>
> (一)根据热型鉴别
>
> 稽留热常见于某些急性传染病的急性期,如伤寒、副伤寒、斑疹伤寒等,以及大叶性肺炎、急性肾盂肾炎等。弛张热常见于风湿热、败血症、肝脓肿等。间歇热常见于疟疾、急性肾盂肾炎等。波状热常见于布鲁菌病。回归热可见于回归热、霍奇金淋巴瘤。不规则热可见于结核病、风湿热、支气管肺炎、渗出性胸膜炎等。
>
> (二)根据伴随症状鉴别
>
> 发热伴头痛:多见于流行性感冒、颅内感染等,多考虑细菌或者病毒感染,须警惕病情发展。
>
> 发热伴腹痛(呕吐):常见于急性胃肠炎、急性阑尾炎、急性胆囊炎等。
>
> 发热伴抽搐:高热后抽搐,多见于幼儿,称为"高热惊厥",也可见于颅内感染。
>
> 发热伴寒战:常见于大叶性肺炎、败血症、急性胆囊炎、急性肾盂肾炎等。
>
> 发热伴皮疹:发热后出现皮疹,可见于幼儿,如幼儿急疹、风疹、麻疹、水痘、手足口病;也可见于成人,如猩红热等。
>
> 发热伴淋巴结肿大:可见于EB病毒感染、结核、淋巴瘤等疾病。伴有耳后、枕后淋巴结肿大伴触痛,常见于风疹或者幼儿急疹;伴有下颌下淋巴结肿大常见于普通型感冒。
>
> 二、鉴别诊断思路
>
> (一)首先需要鉴别是感染性疾病、非感染性疾病所致发热,还是功能性、生理性发热。
>
> (二)如为感染性疾病,则须明确感染部位,常见感染部位包括呼吸道、消化道、泌尿道、胆道等。但须警惕亦有感染病灶隐匿的疾病,临床无明显对应部位的感染症状,仅表现为发热。
>
> (三)对于非感染性疾病,临床常见有血液系统疾病、风湿性疾病、内分泌代谢性疾病、恶性肿瘤等,须根据临床特征性表现、实验室及辅助检查进一步明确。
>
> (四)须除外器质性疾病引起的发热后,方可考虑功能性、生理性发热。

【问题4】完成病史采集后,下一步应重点完成哪些体格检查?

思路:发热作为一种临床症状,不具有特异性,在诊疗过程中需要在全面系统采集病史的基础上,再结合每位患者的病情特点进行有针对性的重点查体,找到有意义的阳性和/或阴性体征,以利于明确临床诊断。体格检查是全科医生非常重要的基本功。有时还需要动态观察患者体征变化,不是检查一次即可;并且对于新出现的,即使是一过性的症状和体征,也一定要重视。

> ### 知识点
>
> #### 发热体格检查要点
>
> 1. 视诊 观察意识状态、面色、表情、精神状况,呼吸频率和鼻翼有无扇动。皮肤有无皮损及皮疹、皮下结节、出血点、瘀斑等。有无关节红肿、畸形、活动障碍等。

2. 触诊　皮肤是否干燥,浅表淋巴结有无肿大,颞动脉按压或触摸有无疼痛感,有无变硬或结节。甲状腺有无肿大、触痛,质地如何。胸壁及胸骨有无压痛,胸廓活动度双侧是否正常及对称,有无胸膜摩擦感。腹部有无肌紧张、压痛或反跳痛,是否有肝、脾大等。

3. 叩诊　胸部叩诊是否为清音;腹部叩诊有无肿块、积液;叩诊肾区有无疼痛等。

4. 听诊　双肺听诊呼吸音有无增粗或减弱,有无干、湿啰音,有无胸膜摩擦音。心脏听诊心率、心律,有无心脏杂音。腹部听诊肠鸣音,有无血管杂音等。

5. 神经系统　四肢肌力和肌张力检查、病理征和脑膜刺激征等。

临床病例(续)

客观资料(O):

体格检查:体温 38.8℃,脉搏 103 次/分,呼吸 20 次/分,血压 130/78mmHg。神清语明,面色潮红,全身皮肤巩膜无黄染,浅表淋巴结未触及肿大,颈软,伸舌居中,瞳孔等大等圆,对光反射灵敏。右下肺叩诊浊音,右下肺可闻及支气管呼吸音和湿啰音。心界不大,心律齐,未闻及明显杂音。腹平软,无明显压痛,无反跳痛,肝脾肋下未触及,肠鸣音正常,移动性浊音阴性,四肢肌力、肌张力正常,神经系统查体阴性。双下肢无水肿。

血常规:WBC $13.2×10^9/L$,中性粒细胞百分比 85%,PLT $180×10^9/L$。胸部正侧位 X 线片:右下肺野大片状致密影,未见空洞及胸腔积液征象。

【问题 5】结合上述客观资料,为明确诊断应进一步完善哪些检查?

思路:肺炎诊断依据病史和体格检查、影像学检查、病原学检查。其中详细采集病史和全面细致体格检查是诊断的临床基础。影像学检查是诊断肺炎的重要依据。通过对痰、肺泡灌洗液等标本进行涂片和培养,找到引起肺炎的病原微生物。综上可以诊断肺炎。该患者为老年、男性,结合临床表现、体格检查、实验室检查和胸部正侧位 X 线片检查结果,支持肺炎诊断,须进一步完善痰培养,明确致病菌。此外,根据病史、体格检查和胸部正侧位 X 线片提供的线索,可考虑行胸部 CT 检查或其他影像学检查,排除其他引起发热病因,如肺结核、肺脓肿、肺恶性肿瘤等。

知识点

发热需要完善的辅助检查

一、实验室检查

血常规:是判断发热原因最常用的方法。根据白细胞计数判断有无感染;通过淋巴细胞与中性粒细胞的比例大致判断病毒还是细菌感染。

C 反应蛋白(或超敏 C 反应蛋白)、降钙素原:反映身体炎症情况的严重程度。

病原学检查包括痰、分泌物等标本涂片、培养及特异性抗原抗体检测等。如病情进展,出现高热伴随寒战,须完善血培养,通过培养结果可指导后续治疗用药。

针对发热,还可做其他检查:包括甲状腺功能测定、抗酸杆菌检测、免疫相关检测、肿瘤标志物检测等。

二、影像学检查

包括胸腹脏器超声检查、头胸腹部 CT 检查等。

三、有创检查

如病灶的穿刺活检或者影像学增强造影、腰椎穿刺、骨髓穿刺等。

【问题 6】该患者在基层应如何评估(A)和处置?

思路:全科医疗中基层评估是指根据就诊者的主、客观资料作出的初步疾病诊断或健康问题评估。根据病史、体格检查和辅助检查结果,结合有无慢性基础疾病,该患者发热病因初步评估(A)如下:首先考虑肺炎,但亦须进一步明确有无其他引起发热的疾病可能,因此,须转诊至综合医院专科就诊。

该患者为老年,在基层测体温 38.8℃,转诊前须针对发热给予相应处理,以保证转诊途中患者安全。

知识点

一、发热的转诊指征

(一)基层接诊经初步检查仍不能明确诊断,需要到上级医院做进一步检查明确者。

(二)怀疑为风湿、血液系统疾病或肿瘤导致的发热,直接转至上级医院明确诊断。

(三)长期发热≥3 周。

(四)基层治疗无缓解或再次发热的。

(五)经处理高热不退,尤其是小儿或高龄患者,生命体征异常,伴有头痛/颈强直/意识改变、持续呕吐、不明原因的皮疹、黄疸、皮肤黏膜苍白、心动过速、呼吸急促、腹痛伴有外科体征等,是发热常见的报警征象,提示病情危重,须紧急转诊。

二、基层对于发热患者的处理

(一)根据发热分度情况适当观察、物理降温和/或药物降温。对出现惊厥、癫痫者可进行相应处理。

(二)根据不同病因采取相应措施,如抗感染或抗过敏等治疗。

(三)须转诊到上级医院就诊者,在尽量保证患者安全前提下尽快转诊,以免延误诊断和治疗。

临床病例(续)

处置计划(P):①转诊至综合医院呼吸内科进一步完善 C 反应蛋白(或超敏 C 反应蛋白)、降钙素原、痰培养及药敏、抗酸杆菌检测、肿瘤标志物检测、胸腹脏器超声检查、胸部 CT 检查等。②暂予物理降温和/或药物降温治疗。③可针对病因予抗感染治疗。④同时积极检测血糖并予以控制。

知识点

发热的治疗

包括病因治疗和对症治疗。病因治疗是解除发热的关键,病因不同治疗也相应有所不同。对症治疗主要是采用物理、药物方法进行降温。

一、病因治疗

感染导致的发热:如大叶性肺炎等予抗菌药物治疗;流行性感冒、新型冠状病毒感染等予抗病毒治疗;囊虫病等予驱虫治疗;其他病原体感染遵医嘱用药。

内分泌疾病所致发热:如甲状腺功能亢进症,应用抑制甲状腺激素合成药物(丙硫氧嘧啶等)。

肿瘤所致发热:主要以放/化疗联合手术治疗为主。

其他原因所致发热:药物热可在停药后消退。

二、对症治疗

由于发热可以调动机体免疫力,低于 38.5℃者一般不需要干预;超过 38.5℃者,由于体内酶活性下降,需要积极退热。有效的降温方式有物理降温和药物降温。

首选物理降温,包括冰袋或湿毛巾冷敷、温水擦浴或 35% 左右酒精擦浴(血小板减少时禁用),应遵医嘱选择。

若物理降温效果欠佳,且无禁忌,可根据发热程度及患者耐受情况,选择口服或静脉用药,临床常用布洛芬、对乙酰氨基酚等退热药物。但有严重感染者,在未应用有效抗生素前,不应使用退热药,以免引起血压下降或加重休克。

在严重感染致中毒性休克时,糖皮质激素可与有效抗生素同时应用。对超高热或高热伴惊厥、谵妄者,还可应用冬眠疗法及抗惊厥治疗。

一般不建议在就医或明确原因前自行退热,应及时就医,并遵医嘱选择合适的退热方式。

【问题 7】针对该患者,全科医生还应考虑哪些方面?

思路 1:避免再次着凉、劳累,致病情反复或加重。

思路 2:生活方式指导:保持充足的水分摄入,勤排尿;保证休息和睡眠;勤洗澡,勤换衣物;居室应清洁、冷暖适宜,避免居住在潮湿环境;保持室内通风;均衡营养,糖尿病饮食;注意劳逸结合,如每日可坚持散步,以自我不感觉疲劳为宜,增加机体抵抗力。

思路 3:部分感染性疾病可能具有一定传染性,如流行性感冒、肺结核等,须按照要求隔离,以免传播给他人。内分泌疾病所致发热患者,须遵医嘱规律服药治疗,择期复查。

思路 4:应针对患者心理特征及时给予心理疏导。加强健康照顾,做好家人及亲友工作,为患者战胜疾病增强信心。

【问题 8】该患者转回社区后应该如何进行后续管理?

思路 1:该患者目前处于疾病恢复期,该阶段管理的主要目标是:防止进展、促进康复、避免复发。

思路 2:针对该患者,社区的健康管理内容如下。

建立健康档案:建立标准化的个人健康档案,建立随访记录表,指导其监测血糖,合理应用降糖药物,及时筛查糖尿病并发症,纳入社区长期健康管理。

加强家庭照护:与患者亲属沟通,加强生活照顾和支持。

心理疏导:患者为老年,患有 2 型糖尿病,需要终身应用降糖药物,给生活造成诸多不便;且妻子有高血压病史 20 余年,脑梗死病史 5 年,遗有右侧肢体活动不灵,需要该患者常年照护;仅有 1 子,家庭支持不足;易出现焦虑、抑郁、自卑等不良心理,应针对患者心理特征及时给予心理疏导;做好家人及亲友工作,为患者重塑信心。

总之,发热的病因非常复杂,大多数病因较易明确,少数病因很难确定,所以需要全科医生善于运用全科诊疗思维,坚持以病人为中心,以家庭为单位,同时以问题为导向,对发热患者进行全面、系统、详细的病史采集,包括家庭的信息,不漏掉可能明确发热病因的任何线索。再根据病史采集资料提供的线索,有针对性地进行深入细致的体格检查、实验室检查和影像学检查,以及对特殊检查的完善,最终达到尽快明确发热病因的目的,进而采取有效的治疗措施使患者尽快痊愈。全科医生在诊疗过程中还要针对发热患者存在的担忧、期望等问题予以指导和健康教育,使患者获得连续性、综合性照顾,充分发挥全科医生健康"守门人"的作用。

(韦艳红)

思考题

1. 体温的常见测量方法有哪些？不同测量方法的优缺点是什么？
2. 阐述发热的鉴别诊断思路。
3. 发热的转诊指征有哪些？
4. 发热患者转回社区后如何进行后续管理？

思考题解题思路

本章目标测试

本章思维导图

第十六章 | 医学无法解释症状的全科医学处理

学习提要

医学无法解释症状是社区和医院门诊常见症状之一,症状类型多、病因复杂和涉及的因素多,机制尚不明确。全科医师在处理医学无法解释症状过程中涉及的主要内容包括:医学无法解释症状概念、临床特点、病史采集的全科医学思维、重点体格检查、合理的辅助检查、诊断基本原则、鉴别诊断思路、基层对患者评估和处理、转诊的指征、个性化治疗(药物、非药物和行为认知)、全科医疗及健康管理。

医学无法解释症状(medically unexplained symptoms,MUS)是指经过患者就诊和合理检查后,运用现有的医学机制仍无法进行合理解释的症状。医学无法解释症状特指经过详细的病史采集、合理的检查、排除症状相关器质性疾病以及排除重要疾病的预警症状后,这些症状仍然无法找到充分的疾病依据;有人将其称为医学无法解释的躯体症状(medically unexplained physical symptoms,MUPS)。这些症状包括躯体和功能的症状,见于各个系统、器官的器质性疾病或者某些精神疾病。

医学无法解释症状的患病率尚缺乏确切的流行病学资料,在我国,因医学无法解释症状就诊者见于全科医学门诊、各个专科门诊、社区卫生服务中心门诊,在国外的医院门诊、初级卫生保健门诊也有此类患者就诊,患病率从30%到65%不等;女性的患病率和就诊次数高于男性;其中可以用器质性疾病合理解释的不到20%。

部分医学无法解释症状患者往往因为没有器质性疾病来合理解释而反复就诊,患者不仅承受症状的痛苦,还常对医疗的过程及结果不满意。卫生经济学的研究资料显示,患者反复就诊的行为会导致医疗资源消耗增加,是造成个人、家庭和社会负担增加的主要原因之一。

临床案例

主观资料(S):患者,女性,45岁。因"乏力7个月余",多处、多次就诊,现再次至全科医学门诊就诊。

【问题1】作为一名全科医师,接诊以"乏力"为主诉、曾多次就诊的患者,应了解哪些情况?

医学无法解释症状呈现多样化,患者因各种症状就诊于不同医疗机构和医学专科,除了全科医学科,就诊的专科常涉及呼吸内科、心血管内科、神经内科、消化内科甚至心理科等;患者因其症状无法明确须就诊的专科,常往返于不同专科诊室;就诊后因无法得到合理的解释,以及缺乏患者的认同,患者常被建议转诊到不同专科。常见的医学无法解释症状见表16-1。

表16-1 常见的医学无法解释症状

分类	症状
全身性症状	乏力、全身性疼痛、睡眠障碍、消瘦、出汗、感觉异常(如烧灼感、冰冷感)
头颈部症状	头痛、头晕、耳鸣、眩晕、晕厥、口苦、口干、嗅觉异常、颈部僵硬

续表

分类	症状
胸部症状	心悸、气短、胸闷、烧心感、慢性胸痛
腹部症状	腹胀、腹痛、恶心、食欲缺乏、尿频、大便习惯改变
躯干四肢症状	腰背痛、腰腿痛、关节痛、麻木、下肢水肿
多症状共存	肠易激综合征、慢性疲劳综合征、纤维肌痛综合征

医学无法解释症状呈现多样化：可能是躯体器质病变的伴随症状，也可以是功能性躯体综合征（functional somatic syndromes）的表现，或者是因心理问题导致的行为方式改变。医学无法解释症状兼具普通医学（medicine）和精神病学（psychiatry）的表现，具有"二重性"，这些症状有时候难以确定是归属于功能及躯体的症状还是精神的症状。

> **知识点**
>
> **医学无法解释症状的发病机制**
>
> 医学无法解释症状的机制尚不明确，在生物医学方面，症状可以涉及多个系统，但缺乏病理生理学、生物医学的确切发病机制，没有相关病理学或者相应生物标志物证据，由于病因复杂，涉及因素多，目前认为与生物、心理及社会因素密切相关。
>
> 1. 常见的影响发病的因素除了生理、性别、年龄因素，还有健康观、社会角色、心理因素、情感状态、潜在的人格特征以及外界刺激因素等。
>
> 2. 女性患病率高于男性，可能跟女性的生理因素、家庭婚姻关系、社会功能等方面有关。有些症状在绝经前后多见，如出汗、皮肤发烫或冰冷的感觉、烦躁、易怒、睡眠障碍等，女性的症状数量、就诊次数、就诊门诊科室数等多于男性，可能是由激素水平改变和自主神经功能紊乱所致。
>
> 3. 部分非器质性慢性疼痛的发病机制被认为是神经"敏化"。慢性疼痛所致的中枢敏化，是由于外周反复刺激产生疼痛，通过增强疼痛信号传输通路，同时下调疼痛阈值，从而放大反复输入的刺激信号，导致中枢对刺激的敏感性增加而疼痛感增强。此外，内脏神经敏化与肠易激综合征的腹部不适症状发生有关。
>
> 4. 某些有器质性疾病的患者的症状，常被夸大、臆想，患者甚至认定症状与非真实存在的疾病症状相关联，但用该疾病及其并发症都无法合理解释，多见于有情感障碍、焦虑症、抑郁症患者。

【问题2】作为一名全科医师，接诊以乏力为主诉、曾多次就诊的患者，应如何采集病史？

有效沟通是获取翔实病史的基础，全科医师在病史采集过程中，对于此类患者，除注意提问技巧，还须具有共情（empathy）心理，尽量倾听和鼓励患者诉说，利于在有限时间内收集到有意义的内容，也利于医生和患者建立信任关系，帮助患者恢复信心。

思路1：首先了解此次症状发生的诱因：乏力症状发生的可能诱因，包括劳累、睡眠、饮食情况、情绪变化、气候环境改变、社会关系失调等。

思路2：症状的特点：了解症状的发作性、周期性、间歇性，有无规律性，持续时间和轻重程度，缓解方式或加剧症状的因素。症状的特点，有利于判断症状关联的系统或器官以及病变的部位、范围和性质。

思路3：症状的发展与演变：症状的性质变化或新的症状出现，如在乏力的基础上又出现一系列的新的症状。这些症状常常是鉴别诊断的依据，或提示出现了其他疾病。

思路4：是否伴随其他症状：除主要症状，伴随的其他症状及其特点、发生时间，以及相互的关联和影响。当伴随的症状比较多、病程较长时，根据主要症状进行重点了解。

思路 5：既往病史，是否存在基础疾病，这些疾病与现症状的关系。了解与症状有关的基础病因，如糖尿病、冠心病等慢性疾病或者近期新发病痛，对患者的猜测、先入为主的说法或众多原因，应进行梳理、科学分析。

思路 6：既往诊治情况：症状出现后的就诊情况，包括检查结果、诊断和治疗过程、治疗药物或方法、疗效和就诊医院级别、就诊次数等。用药情况：询问是否使用处方药、非处方药、中成药、保健品甚至毒麻药等，尤其是对可疑药物所致的症状，除了解药物名称，还应询问使用时间长短、与症状发生的关联情况。

思路 7：个人、家庭和社会情况：全科医生应关注患者的个人情况，如性格、嗜好、幼时特殊经历、婚姻情况、工作性质和工作压力等，此外还要了解家族史、经济情况、与家庭成员相处情况、社会因素等。

知识点

医学无法解释症状的特点

1. 症状复杂、多样化，症状可单一出现，也可以多个症状共同存在，不同症状、症状不适程度时常有变化。

2. 症状发生和持续的时间不定，可持续数天、数月甚至数十年，可持续出现或间断发生，可合并基础疾病，甚至多种疾病共患，但与其原发疾病关系不明确。

3. 患者多次或多处就诊及检查后，诊断仍不确定或者诊断名称模糊多样，患者难以信服。如腹胀，诊断的名称多样，如慢性胃肠炎、功能性胃肠病、肠易激综合征、自主神经功能紊乱等。

4. 患者就诊后对治疗效果满意度差，但仍有就诊意愿而且频繁就诊，影响其正常的生活、工作、学习或社会角色。

5. 这些症状缺乏生物标志物和辅助检查的疾病证据，机制尚不明确，涉及多种影响因素，与生物、心理及社会因素密切相关。

临床病例（续）

主观资料（S）：患者，女性，45 岁。因"乏力 7 个月余"至全科门诊就诊。

通过进一步采集病史，了解到以下情况。

现病史：患者自述受凉后出现感冒症状，1 周后鼻塞、咳嗽、咽痛、发热好转，继续在家休息 1 个月后上述症状消失，但逐渐出现乏力、犯困，轻微活动时感觉无力和四肢肌肉酸胀疼痛不适感，无法专注工作。睡眠不深，睡眠后仍然觉得精力差。发病以来 2 次就诊于社区卫生服务中心、就诊于 3 家医院，分别就诊于中医科、全科医学科、心血管内科、消化内科、妇科专科，并进行多项检查，未明确诊断。症状时好时坏，饮食及二便可，无畏寒、关节疼痛、水肿，无体重下降。

既往史：否认传染病、慢性病史、长期服药史。

个人史：月经不规律，经期缩短，性格内向喜静，不爱运动，否认饮酒，嗜好饮用咖啡。

婚育史：已婚，孕 2 产 1 儿。

家族史：父母健在，否认慢性疾病及精神疾病。

家庭及社会情况：自觉经济上有压力，但夫妻及家庭成员关系良好，家庭支持患者就医，小孩就读初中，患者就职于私营培训机构，近来觉得工作能力差，社会人际关系良好。

【问题 3】该患者的病例特点是什么？

该病例特点为：患者为中年女性，因乏力 7 个月余就诊；患者伴有精神不振、睡眠障碍、肌肉酸痛等多个症状；症状反复出现；多次就诊，无法确诊，满意度差，影响生活工作质量。无基础疾病和长期药物使用史;曾多次检查,结果无生物标志物或病理学意义,没有能明确疾病的客观依据。根据医学无法解释症状的临床特点,初步考虑乏力属于医学无法解释症状。

【问题4】以乏力为主诉的症状,需要注意与哪些疾病鉴别?

思路1:主要与症状相关的各个系统、器官的器质性疾病鉴别。

乏力可见于很多疾病。如,血液系统:贫血、白血病。心血管系统:高血压、冠心病、慢性心功能不全。内分泌系统:糖尿病、甲状腺功能减退症、肾上腺皮质功能减退症。免疫系统:干燥综合征、类风湿关节炎。神经系统:多发性硬化、吉兰-巴雷综合征。呼吸系统:慢性阻塞性肺疾病、间质性肺炎、睡眠呼吸暂停综合征。消化系统:肠易激综合征、慢性肠炎、肝硬化。泌尿系统:慢性肾炎。感染性疾病:结核病、慢性乙型肝炎。肿瘤(胃癌、肺癌)、重金属或药物中毒、药物或酒精依赖等。

思路2:精神疾病所致的症状

经反复就诊及检查,仍未发现异常,并且伴有焦虑或者抑郁情绪,首先应与躯体形式障碍鉴别,其次与抑郁障碍、焦虑障碍、精神分裂症鉴别。建议采用相关量表详细评估是否存在精神心理问题,使用快速筛查工具量表对患者是否存在精神障碍进行初步筛查。常用的筛查评估量表有焦虑自评量表、抑郁自评量表、躯体化症状自评量表。

思路3:药物性或成瘾性物质引起的症状

药物存在一些不良反应,常见有苯二氮䓬类药物、抗抑郁药、抗精神病药物,抗高血压药、调脂药和其他非处方药物(包括减肥药、草药)等,根据用药史、与症状出现的关联性可鉴别诊断。此外酒精依赖和药物滥用(吗啡、大麻、苯丙胺类药物等),可根据使用史鉴别。

知识点

1. 医学无法解释症状诊断的基本原则是排除性诊断:排除疾病的早期症状,疾病的潜在症状,严重疾病的预警症状,并与其他疾病,尤其与精神疾病或药物所致的症状相鉴别。

2. 对于长期反复出现的症状,关注症状的性质是否发生变化、程度是否加重、发生频率是否改变,如慢性胸痛。

3. 多个症状共存,重点关注内在联系,是否符合疾病的一元论原则,然后考虑合并其他疾病,除器质性、功能性疾病,还应考虑社会心理因素引起的疾病。

4. 如有基础疾病的症状,是否可用原发病进行合理解释,尤其是慢性疾病合并症及其伴随症状。如糖尿病患者在原有症状基础上,新发乏力症状,应进行详细病史采集及合理检查,作出疾病诊断。

5. 在疾病过程中如果症状加重或出现新的症状,应再次检查和评估,以发现或排除器质性疾病。如乏力患者伴有胸闷,反复出现,影响正常的生活、工作,应重视是否有心血管疾病等。

【问题5】完成病史采集后,提出临床假设(初步诊断),下一步应重点完成哪些体格检查并进行乏力严重程度评估?

思路1:体格检查应包括常规检查:患者的生命体征(血压、脉搏、呼吸、体温);皮肤黏膜有无苍白、黄染等;是否存在贫血、黄疸;全身浅表淋巴结有无肿大,是否存在感染及肿瘤;甲状腺大小及质地等情况;做肺部、腹部、心脏等体格检查,是否存在肺部啰音,有无肝脾大、腹部包块,有无心律不齐、心脏杂音等异常体征。

重点检查:观察舌头是否居中,额纹是否对称,双侧瞳孔大小及对光反射,有无肌肉萎缩,步态、皮肤感觉、肌力及肌张力有无异常,腱反射是否减弱,是否有神经、肌肉病变。此外,对于伴随症状也须做相应的重点查体。

思路2:通过疲劳量表评估乏力严重程度,包括一般性疲劳、体力疲劳、活动减少以及脑力疲劳多个维度的评估,根据每个维度的问题进行打分,总分越高代表乏力程度越严重。

NOTES

临床病例(续)

客观资料(O):

体格检查:体温37.2℃,脉搏90次/分,呼吸20次/分,左右上肢血压130/80mmHg;BMI 25kg/m²。神清,无贫血貌,全身皮肤巩膜无黄染,浅表淋巴结未触及肿大,甲状腺无肿大,双肺呼吸音清;心率90次/分,律齐,心脏听诊无杂音;颈部、腹部血管听诊无杂音;腹软无压痛,肝脾肋下未触及;双下肢无水肿。神经系统检查:颈软,伸舌居中,双侧瞳孔等大等圆,对光反射灵敏,四肢、躯体皮肤感觉无异常,肌力及肌张力两侧对称、无增高或减低,腱反射均存在,病理征未引出。

生化检查:血常规、尿常规、甲状腺功能、肝功能、肾功能、血糖、血脂无异常,心电图无异常。

【问题6】结合上述主观材料(S)及客观资料(O),对患者的初步评估(A)是什么?

思路:该患者为中年女性,主诉乏力,结合病史采集、临床特点、体格检查和实验室检查,考虑乏力属于医学无法解释症状。

【问题7】该患者在基层应如何评估和处置(P)?

临床病例(续)

处置计划(P):①风险评估及处置;②个性化治疗;③健康教育、制订随访计划;④必要时转诊,进一步完善检查和治疗。

思路1:全科医疗中基层评估:对于医学无法解释症状进行风险评估,有利于合理的治疗及后续管理。风险评估包括:预期是否有生命危险,是否仍有严重疾病尚未排除,是否严重影响生活质量,是否有潜在的严重的医患关系冲突等社会问题。

思路2:根据评估情况,为患者制订诊疗计划及复诊计划,嘱咐患者如症状性质、严重程度、频率发生改变,尤其是出现严重疾病的预警症状,应及时就诊。如果患者出现症状加重、性质改变或者有新发症状,特别是出现生命体征不稳定,应重新评估,以利于器质性疾病诊断。同时充分利用家庭、社会资源,良好的社会资源有利于患者应对各种健康问题,帮助其缓解症状,有利于提高生活质量。

思路3:治疗:医学无法解释症状实行个性化治疗原则,治疗包括非药物治疗、药物治疗和认知行为疗法。

1. 非药物治疗 该女性患者平时缺乏锻炼,可进行有氧运动和力量训练,适度的运动可以改善乏力。运动可提高体力和耐力,也可促进内啡肽释放,减少肌肉疼痛,但早期运动可能加重乏力。可从低强度开始,随后逐渐增大强度。其他包括物理疗法、药浴、推拿、针灸等,适合于合并有慢性疼痛、腹胀的医学无法解释症状患者。

2. 药物治疗 目前尚无针对乏力的药物。对于因乏力而影响日常生活和工作的患者,低剂量纳曲酮对慢性疲劳综合征可能有一定的疗效,可缓解症状并提高患者的生活质量。恰当的治疗可以缓解症状,满足患者的部分就诊需求,提高生活质量。如使用匹维溴铵可以缓解腹胀、腹痛症状;普瑞巴林、非甾体抗炎药可以减轻慢性疼痛。如伴有焦虑障碍,抗焦虑药、抗抑郁药如度洛西汀、米那普仑可缓解症状。如有器质性基础疾病,尤其是慢性疾病,作为全科医师应该积极治疗原有疾病并对患者进行有效的健康管理,部分患者经过治疗后,症状得到缓解甚至消除。

3. 认知行为疗法 通过改变患者对疾病的不良认知,树立正确的疾病观和健康观,消除对疾病的恐惧、不良行为。通过倾听患者描述的症状、认同患者症状的真实性;对可能潜在的疾病或者患者自己认为的疾病进行合理的检查;与患者就其症状及检查结果进行共同探讨,解释医学原因;对症状严重性进行评估及预后分析,以达成共识并形成决策。

认知行为疗法是个性化的治疗方法,该疗法目的是:使患者明确和接受症状的存在,做好症状长期伴随的心理准备;经过评估后,告知症状目前没有严重到影响生命,但可能影响生活质量;增强可以缓解症状的信心,但需要正确认识症状和某些疾病的关联性;药物治疗不一定能完全消除症状,但通过调节情绪、健康生活、从事力所能及的工作和改变就医行为,也可以缓解症状。如,偏头痛虽然无法根治但可以有效控制。协助患者增加对该病的认知,使其拥有理性的防治观念与目标;鼓励患者写头痛日记、学会寻找各种发病因素;注意避免不良行为及评价治疗效果,对预防发作和治疗有积极的意义。本例患者存在生活和工作压力,可以利用家庭、社会资源,充分沟通后,让患者客观认识压力的存在和实际程度,协商解决办法,缓解心理压力。

思路4:全科医师健康教育:通过和患者的充分沟通,了解症状的诱因,进行个性化健康教育,在生活方式、工作方式、社会行为等方面进行健康教育,树立良好的个人行为(心态平和、劳逸结合)和健康生活方式(减重、运动、戒酒、戒烟、高质量睡眠等)。该患者摄入咖啡过多会影响睡眠,建议减少饮用。

思路5:经过评估和治疗,仍须排除其他可能导致乏力的病因,针对可能潜在的疾病,结合伴随症状进一步完善检查,或者转诊。

知识点

乏力需要完善的辅助检查如下。

1. 实验室检查　心肌酶谱,排除肌炎、横纹肌溶解;病毒性肝炎、自身免疫性肝炎标志物,有助于排除肝病;电解质,有助于排除低钾血症、低钠血症等;自身免疫抗体,排除血管炎、干燥综合征等;肾上腺皮质激素水平,排除肾上腺皮质功能减退症。

2. 影像学检查　超声检查,排除腹部、子宫附件疾病。胸部CT检查、胃肠镜排除肿瘤。

3. 肌电图及神经传导检查　排除肌肉和周围神经病变。

【问题8】乏力转诊的指征包括哪些?

患者经就诊、复诊治疗及管理后,症状无缓解且病情有加重趋势;不排除有严重疾病;存在特定疾病的预警症状;有精神疾病等。有以上情况,建议转专科就诊,或者转诊到上级医院进一步诊治。

医学无法解释症状患者的处理,需要全科医师正确运用全科诊断思维,通过详细采集病史、合理检查,排除其他疾病,作出正确诊断,并根据患者严重程度进行个性化管理。患者的管理是一个持续和综合过程,需要患者、家庭和社区多方面共同参与。通过药物治疗、改善生活习惯、认知行为治疗和健康教育,部分患者症状缓解,甚至康复。医学无法解释症状的处理见图16-1。

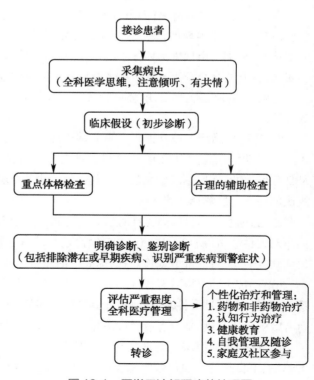

图16-1　医学无法解释症状处理图

知识点

1. 医学无法解释症状的"无法解释"是相对的。

2. 有些症状可能属于疾病早期表现,与疾病的发展阶段有关,就诊时尚未能归属某种疾病。

3. 医学无法解释,是由于医学科学及技术水平有限,但随着医学检验技术、病理学技术的发展和应用,一些原本"无法解释"的症状,变得"可解释";相反,有些在以前可以"解释"的症状,在新的医学理论和技术下,可能变得"不可解释"。

4. 随着医学发展,许多尚未解释的症状将得到合理解释。

（宁　宗）

思考题

1. 医学无法解释症状的特点有哪些?

2. 阐述医学无法解释症状诊断的基本原则。

3. 对医学无法解释症状患者的全科医学处理有哪些?

思考题解题思路

本章目标测试

本章思维导图

第十七章 | 高血压的全科医学处理

学习提要

本章介绍了高血压的定义、病因、危险因素和心血管风险水平分层,从全科医生的角度,通过主观资料(S)、客观资料(O)、初步评估(A)和处置计划(P)等模块对高血压临床案例进行剖析和解读,并对高血压病史采集、体格检查、辅助检查、基层评估与处置、转诊、随访、健康教育和社区防治等全科医学处理思路进行描述。

高血压是一种严重的社区慢性疾病,是最常见的一种需要长期管理的健康问题。高血压是一种"静默杀手",由于大部分患者是无症状的,患者往往并没有意识到自己有高血压。多个流行病学研究已经表明,高血压与卒中、冠状动脉粥样硬化性心脏病、肾脏疾病、心力衰竭和心房颤动之间具有密切关系。

中国高血压调查最新数据显示,2018 年我国 18 岁及以上居民的高血压加权患病率为 27.5%,与 1958—1959 年、1979—1980 年、1991 年、2002 年和 2012 年进行的 5 次全国范围内的高血压抽样调查相比,患病率总体呈上升的趋势。然而 2015 年的全国高血压患者的知晓率、治疗率和控制率仅为 51.6%,45.8% 和 16.8%。我国高血压的防控形势极为严峻。

基层医疗机构是主要承担高血压综合防治的基地,全科医生作为主要管理者,更好地规范高血压的诊治和管理显得尤为重要。

临床病例

主观资料(S):患者,男性,52 岁。因"体检发现血压升高 1 周"于社区卫生服务中心全科门诊就诊。

【问题 1】患者以"血压升高"就诊,需要考虑哪些情况?

思路 1:确认和处理现患问题是全科医生应诊的四项主要任务之首。该患者本次就诊的主要问题是血压升高,势必会考虑到:①血压水平;②病因;③心血管风险水平分层。血压水平分类及定义见表 17-1。

表 17-1 血压水平分类及定义

单位:mmHg

分类	收缩压(SBP)		舒张压(DBP)
正常血压	<120	和	<80
正常高值血压	120~139	和/或	80~89
高血压	≥140	和/或	≥90
1 级高血压(轻度)	140~159	和/或	90~99
2 级高血压(中度)	160~179	和/或	100~109
3 级高血压(重度)	≥180	和/或	≥110
单纯收缩期高血压	≥140	和	<90

注:当 SBP 和 DBP 分属于不同级别时,以较高的分级为准。

知识点

高血压的病因

高血压分为原发性高血压和继发性高血压。原发性高血压约占所有高血压的90%~95%,其病因为多因素,是遗传和环境因素交互作用的结果。继发性高血压约占所有高血压的5%~10%,是指某些确定的疾病或病因引起的血压升高,具体疾病或病因主要分为以下7类。

1. 肾实质性高血压

2. 肾动脉狭窄及其他血管引起的高血压

（1）肾动脉狭窄

（2）主动脉狭窄

3. 阻塞性睡眠呼吸暂停综合征

4. 原发性醛固酮增多症及其他内分泌性高血压

（1）原发性醛固酮增多症

（2）嗜铬细胞瘤/副神经节瘤

（3）库欣综合征

5. 其他少见继发性高血压

（1）甲状腺功能异常

（2）甲状旁腺功能亢进症

（3）肾素瘤

6. 药物性高血压

（1）激素类药物

（2）作用于中枢神经系统的药物

（3）非甾体抗炎药

（4）中草药类

（5）其他

7. 单基因遗传性高血压

思路2:心血管风险水平分层需要结合患者的血压水平、危险因素、靶器官损害和伴发临床疾病共同确立。

知识点

高血压的危险因素

高血压的危险因素包括遗传因素、年龄以及多种不良生活方式等,人群中普遍存在危险因素的聚集,随着高血压危险因素聚集的数目和严重程度增加,血压水平呈现升高的趋势,高血压患病风险增高。

危险因素包括可改变因素和不可改变因素,可改变因素包括:①高钠、低钾膳食;②超重和肥胖;③过量饮酒;④长期精神紧张;⑤缺乏体力活动;⑥糖尿病;⑦血脂异常等。不可改变因素包括:①年龄;②高血压家族史等。

【问题2】作为一名全科医生,如何在问诊中有效采集病史?

思路:面对初诊的高血压患者,应该全面详细地了解患者的病史,问诊要点如下。

1. 您是何时发现血压升高的?

2. 当时有没有头晕、头痛等不适?

3. 血压最高水平是多少？——高血压分级的依据。

4. 近期有什么事让您感到紧张或有压力吗？——诱因。

5. 您有腰酸、尿中泡沫增多吗,患过肾脏疾病吗？——除外肾实质性高血压。

6. 您有睡眠中打鼾的现象吗？——除外阻塞性睡眠呼吸暂停综合征。

7. 您有过毫无诱因的四肢无力吗？——除外原发性醛固酮增多症。

8. 您的血压有没有发作性增高的特点？——除外嗜铬细胞瘤。

9. 您有易怒、多汗吗？——除外甲状腺功能亢进症。

10. 您还患有其他疾病吗？正在服用哪些药物？——除外药物引起的高血压。

11. 女性患者要注意询问月经以及避孕药物使用情况,有生育史的要了解妊娠及生产过程中是否合并妊娠高血压以及产后血压情况——除外药物及妊娠肾病引起的高血压。

12. 有没有活动后气短及夜间平卧时出现呼吸困难？有没有发作过胸闷、胸痛？夜尿多吗？有没有感觉异常或肢体运动障碍？有没有下肢发凉或行走后疼痛？——了解有无靶器官损害、伴发临床疾病的临床表现。

13. 发现后是否到医院做过相关检查？结果如何？——了解是否接受过必要的诊治。

14. 发现血压高后有没有治疗过(包括药物和非药物治疗)？效果如何？平时血压维持在什么水平？——了解是否接受过必要的治疗。

15. 您近期精神、食欲、睡眠如何？大小便正常吗？体重有没有变化?

16. 您有糖尿病、冠心病、血脂异常吗？——了解高血压的危险因素。

17. 您的生活方式如何？盐、酒及脂肪的摄入量,吸烟状况,体力活动量,体重变化,睡眠习惯,工作压力等情况——了解高血压的危险因素。

18. 您亲属中有中年以前就患心脑血管病的吗？——了解家族史。

临床病例(续)

主观资料(S):患者,男性,52 岁。因"体检发现血压升高 1 周"于社区卫生服务中心全科门诊就诊。

现病史:入院前 1 周,患者体检时发现血压升高,血压最高 167/107mmHg,无头晕、头痛,无胸闷、心悸,无泡沫尿和血尿,无夜尿增多,无打鼾,无易怒、多汗,无乏力,无感觉异常,无肢体运动障碍,无下肢发凉,无行走后疼痛,患者为求诊治,遂来社区卫生服务中心全科门诊就诊。

患者患病以来,精神、食欲、睡眠良好,大小便正常,体重无明显减轻。

既往史:一般情况良好,否认肝炎、结核或其他传染病史,预防接种史不详,无过敏史,无外伤史,无手术史,无输血史。

个人史:长期居住于原籍,大学本科学历,职业为销售经理,工作压力大,喜食咸、油、辣,较少进食蔬菜和水果,不爱运动,未到过牧区及疫区,无冶游史,无吸毒史,吸烟史约 20 年,平均每天 10 支,未戒烟。饮酒史约 20 年,白酒为主,平均每天 15g。

婚育史:24 岁结婚,配偶体健,无离异、再婚、丧偶史。育有 1 子。

家族史:父亲有高血压病史,患病年龄 48 岁;母亲体健;兄弟姐妹体健;1 子体健。无其他疾病家族史和遗传病史。

【问题 3】病史采集结束后,下一步体格检查应该重点关注哪些方面?

思路:体格检查的主要目的是支持、修订或者否定问诊过程中形成的诊断假设,有助于发现继发性高血压的线索、靶器官损害情况、伴发的临床疾病情况。在基层全科门诊的体格检查重点如下。

1. 测量身高、体重,计算体重指数(BMI)。测量腰围和臀围。

2. 测量血压,必要时包括卧位、立位血压和四肢血压。

3. 测量脉率。

4. 观察有无库欣综合征满月脸、多血质面容,甲状腺功能亢进性突眼征或神经纤维瘤性皮肤斑等。

5. 触诊甲状腺,听诊甲状腺有无血管杂音。

6. 心脏　视诊:心尖搏动是否向左下移位。触诊:有无心脏震颤及抬举样心尖搏动;叩诊:心界有无扩大;听诊:心率、心脏节律、心音、附加音和杂音。

7. 听诊肺部。

8. 触诊腹部有无肾脏增大(多囊肾)或肿块。

9. 检查四肢动脉搏动,双下肢有无水肿。

10. 大血管　听诊双侧颈动脉、腹主动脉、双侧肾动脉、双侧髂总动脉和股动脉有无杂音。

11. 检查神经系统。

知识点

血压测量

1. 诊室血压测量步骤

(1)要求受试者安静休息至少 5 分钟后开始测量坐位上臂血压,肘部应置于心脏水平。

(2)推荐使用经过验证合格的上臂式医用电子血压计。

(3)使用标准规格的袖带(气囊长 22~26cm、宽 12cm),肥胖者或臂围大者(>32cm)应使用大规格气囊袖带。

(4)首诊时应测量双上臂血压,取血压读数较高者。

(5)测量血压时,应间隔 1~2 分钟重复测量,取 2 次读数的平均值记录。如果 SBP 或 DBP 的 2 次读数相差 5mmHg 以上,应再次测量,取 3 次读数的平均值记录。

(6)老年人、糖尿病患者及出现直立性低血压者,应该加测站立位血压。站立位血压在卧位改为站立位后 1 分钟和 3 分钟时测量。

(7)在测量血压的同时,应测定脉率。

2. 各种血压测量方法评价

(1)诊室血压是我国目前诊断高血压、进行血压水平分级以及观察降压疗效的常用方法。

(2)有条件者应进行诊室外血压测量,用于诊断白大衣高血压及隐匿性高血压,评估降压治疗的疗效,辅助难治性高血压的诊治。

(3)动态血压监测可评估 24 小时血压昼夜节律、直立性低血压、餐后低血压、夜间高血压等。

(4)家庭血压监测可用于评估数日、数周、数月,甚至数年的降压治疗效果和长时血压变异,有助于增强患者在社区居家环境中的自我管理意识,改善患者的治疗依从性,适合患者长期血压监测。随着血压遥测技术和设备的发展,基于互联网的家庭血压远程监测和管理可望成为未来血压管理新模式。精神高度焦虑的患者,不建议频繁自测血压。

临床病例(续)

客观资料(O):

体温 36.5℃,脉搏 73 次/分,呼吸 16 次/分,血压 165/106mmHg。右上肢血压 165/106mmHg,左上肢血压 162/103mmHg,右下肢血压 175/110mmHg,左下肢血压 175/109mmHg。身高 173cm,体重 78kg,体重指数(BMI)26kg/m²,腰围 98cm,臀围 103cm。甲状腺无肿大,甲状腺无血管杂音。心尖搏动位于左锁骨中线内 0.5cm 处,未触及心脏震颤和抬举样心尖搏动,心界正常,心音正常,心律齐,心脏各瓣膜听诊区未闻及杂音,未闻及心包摩擦音。双肺呼吸音清,未闻及干湿啰音。腹软,无压痛及反跳痛,未触及腹部包块,肝脾未触及,双肾区无叩痛。四肢的脉搏搏动正常。双下肢无水肿。双侧颈动脉、腹主动脉、双侧肾动脉、双侧髂总动脉和股动脉无血管杂音。肌力、肌张力、腱反射正常,深感觉、痛温觉正常,病理反射未引出。

【问题4】病史采集和体格检查结束后,需要完善哪些实验室检查?

思路:结合患者的病史和体格检查结果,选择实验室检查的思路主要为进一步诊断和评估。基层全科医生为患者选择辅助检查时,还需要考虑自身机构的设备条件以及可利用的医疗资源,因此须完善实验室检查的基本项目,有条件的尽可能完善推荐项目,必要时建议转诊至上级医院完善受基层条件限制的推荐项目和选择项目。

知识点

高血压的实验室检查

1. 基本项目 血常规、尿液分析(尿蛋白、尿糖和尿沉渣镜检)、血生化(血钾、血钠、空腹血糖、血脂、尿酸和肌酐)、尿白蛋白/肌酐比值、尿蛋白定量、心电图等。

2. 推荐项目 超声心动图、颈动脉超声、口服葡萄糖耐量试验、糖化血红蛋白、眼底照相、X线胸片、脉搏波传导速度(PWV)以及踝肱指数(ABI)等。

3. 选择项目 血同型半胱氨酸等。对怀疑继发性高血压患者,根据需要可以选择以下检查项目:血浆肾素活性或肾素浓度、血和尿醛固酮、血和尿皮质醇、血游离甲氧基肾上腺素及甲氧基去甲肾上腺素、血或尿儿茶酚胺、肾动脉超声、肾和肾上腺超声、CT或MRI、肾上腺静脉采血以及睡眠呼吸监测等。对有合并症的高血压患者,进行相应的心功能、肾功能、认知功能等检查。对高度怀疑单基因遗传性高血压患者,可考虑行高血压全基因组关联分析(GWAS)检查。

临床病例(续)

客观资料(O):

实验室检查:血钠143mmol/L,血钾4.0mmol/L,血氯97mmol/L。空腹血糖5.6mmol/L,餐后2小时血糖7.0mmol/L。血脂:甘油三酯2.7mmol/L,总胆固醇4.3mmol/L,高密度脂蛋白胆固醇0.84mmol/L,低密度脂蛋白胆固醇1.78mmol/L。尿液分析、尿白蛋白/肌酐比值、尿蛋白定量、肌酐和尿酸未见异常。心电图:窦性心律,正常心电图。

【问题5】根据病史、体格检查和实验室检查情况,该患者的评估结果是什么?

思路1:在基层全科门诊的诊疗过程中,全科医生对患者病情作出的评估类似于专科医疗中专科医生作出的临床诊断,两者都是根据患者的主观资料、客观资料作出的判断,但两者又有所不同。全科医疗是以人为中心的健康照顾,不仅要了解患者的躯体疾病的状况,还需要了解患者心理、家庭和社会情况。因此,对患者的评估不仅仅包括对疾病的诊断,还应包括个人心理行为评估和家庭评估等。

思路2:高血压的诊断不能只根据血压水平,必须对患者进行心血管综合风险的评估并分层。高血压患者的心血管综合风险分层,有利于确定启动降压治疗的时机,优化降压治疗方案,确定更合适的血压控制目标和进行患者的综合管理。目前将高血压患者按心血管风险水平分为低危、中危、高危和很高危4个层次(表17-2)。

思路3:根据该患者的病史、体格检查和辅助检查结果,考虑该患者为原发性高血压,血压水平分类为2级高血压,同时存在危险因素3个,包括:吸烟、腹型肥胖、早发心血管病家族史(表17-3),参照血压升高患者心血管风险水平分层标准,该患者的心血管风险被归类为高危。

表 17-2　血压升高患者心血管风险水平分层

其他心血管危险因素和疾病史	血压/mmHg			
	SBP 130~139 和/或 DBP 85~89	SBP 140~159 和/或 DBP 90~99	SBP 160~179 和/或 DBP 100~109	SBP≥180 和/或 DBP ≥110
无	低危	低危	中危	高危
1~2 个其他危险因素	低危	中危	中/高危	很高危
≥3 个其他危险因素,靶器官损害,或 CKD 3 期,无并发症的糖尿病	中/高危	高危	高危	很高危
临床合并症,或 CKD≥4 期,有并发症的糖尿病	高/很高危	很高危	很高危	很高危

注:CKD,慢性肾脏病。

表 17-3　影响高血压患者心血管预后的重要因素

心血管危险因素	靶器官损害	伴发临床疾病
• 高血压(1~3 级) • 男性 >55 岁;女性 >65 岁 • 吸烟或被动吸烟 • 糖耐量受损(2 小时血糖 7.8~11.0mmol/L)和/或空腹血糖受损(6.1~6.9mmol/L) • 血脂异常 TC≥5.2mmol/L(200mg/dl)或 LDL-C≥3.4mmol/L(130mg/dl)或 HDL-C<1.0mmol/L(40mg/dl) • 早发心血管病家族史(一级亲属发病年龄 <50 岁) • 腹型肥胖(腰围:男性≥90cm,女性≥85cm)或肥胖(BMI≥28kg/m²) • 高同型半胱氨酸血症 • 高尿酸血症(血尿酸:男性≥420μmol/L,女性≥360μmol/L) • 心率增快(静息心率 >80 次/min)	• 左心室肥厚 心电图:Sokolow-Lyon 电压 >3.8mV 或 Cornell 乘积 >244mV·ms 超声心动图 LVMI:男≥115g/m²,女≥95g/m² • 颈动脉超声 IMT≥0.9mm 或动脉粥样硬化斑块 • 颈股动脉 PMV≥12m/s(*选择使用) • ABI<0.9(*选择使用) • 估算的肾小球滤过率降低[eGFR 30~59ml/(min·1.73m²)]或血清肌酐轻度升高:男性 115~133μmol/L(1.3~1.5mg/dl);女性 107~124μmol/L(1.2~1.4mg/dl) • 尿微量白蛋白:30~300mg/24h 或尿白蛋白/肌酐比值:≥30mg/g(3.5mg/mmol)	• 脑血管病 脑出血 缺血性脑卒中 短暂性脑缺血发作 • 心脏疾病 心肌梗死史 心绞痛 冠状动脉血运重建 慢性心力衰竭 心房颤动 • 肾脏疾病 糖尿病肾病 肾功能受损包括 eGFR<30ml/(min·1.73m²) 血肌酐升高: 男性≥133μmol/L(1.5mg/dl) 女性≥124μmol/L(1.4mg/dl) 尿蛋白(≥300mg/24h) • 外周血管疾病 • 视网膜病变 出血或渗出 视盘水肿 • 糖尿病 新诊断: 空腹血糖:≥7.0mmol/L(126mg/dl) 餐后血糖:≥11.1mmol/L(200mg/dl) 已治疗但未控制:糖化血红蛋白:(HbA1c)≥6.5%

注:TC,总胆固醇;LDL-C,低密度脂蛋白胆固醇;HDL-C,高密度脂蛋白胆固醇;LVMI,左心室质量指数;IMT,颈动脉内-中膜厚度;BMI,体重指数。

临床病例(续)

初步评估(A):

①原发性高血压 2级 高危;②腹型肥胖;③吸烟。

【问题6】根据目前的评估结果,如何给予患者相应的治疗和管理?

思路1:基层全科医生须征询患者及家属的意见,尤其是患者来诊的愿望,与患者及家属共同决策,讨论患者的治疗和管理。

思路2:高血压治疗的根本目的是降低发生心脑血管并发症和死亡的总体风险。为达到目的,具体采取的措施有如下三点:①生活方式干预;②根据患者的总体风险水平决定是否给予抗高血压药物;③干预可纠正的危险因素、靶器官损害和并存的临床疾病。

思路3:目前国内高血压指南建议降压目标为:一般高血压患者应降至 <140/90mmHg;能耐受者和部分高危及以上的患者可进一步降至 <130/80mmHg。

知识点

生活方式干预

1. 生活方式干预在任何时候对任何高血压患者(包括正常高值者和需要药物治疗的高血压患者)都是合理、有效的治疗方式,其目的是降低血压、控制危险因素和临床情况。

2. 生活方式干预对降低血压和心血管危险的作用肯定,所有患者都应采用,主要措施如下。

(1)减少钠盐摄入,每人每日食盐摄入量逐渐降至 <6g,增加钾摄入。

(2)合理膳食,平衡膳食。

(3)控制体重,使 BMI<24kg/m^2;腰围:男性 <90cm;女性 <85cm。

(4)彻底戒烟,避免被动吸烟。

(5)不饮或限制饮酒。

(6)增强运动,中等强度;每周 4~7 次;每次持续 30~60 分钟。

(7)减轻精神压力,保持心理平衡。

知识点

抗高血压药应用的基本原则

1. 常用的六大类抗高血压药物均可作为初始治疗用药,建议根据个体化人群的类型、合并症的情况选择针对性的药物,进行个体化治疗。

2. 应根据血压水平和心血管风险选择初始单药或联合药物治疗,见图 17-1。

3. 一般患者采用常规剂量;老年人及高龄老年人初始治疗时通常应采用较小的有效治疗剂量。根据需要,可考虑逐渐增加至足剂量。

4. 优先使用长效抗高血压药物,以有效控制 24 小时血压,更有效预防心脑血管并发症发生。

5. 对血压≥160/100mmHg、高于目标血压 20/10mmHg 的高危患者,或单药治疗未达标的高血压患者应进行联合降压治疗,包括自由联合或单片复方制剂。

6. 对血压≥140/90mmHg 的患者,也可起始小剂量联合治疗。

思路4:转诊是高血压管理的重要内容之一。基层须转诊人群主要包括起病急、症状重、怀疑继发性高血压以及多种药物无法控制的难治性高血压患者。妊娠和哺乳期女性高血压患者不建议在基层就诊。转诊后 2~4 周基层全科医生应主动随访,了解患者在上级医院的诊断结果或治疗效果,达标

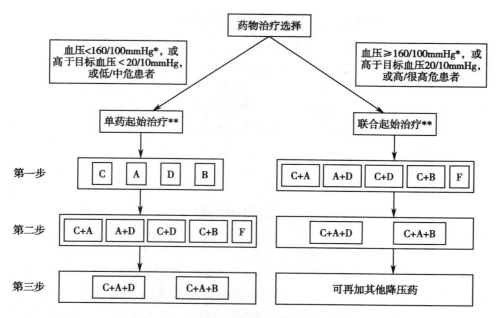

图 17-1　选择单药或联合降压治疗流程图

注:A:血管紧张素转换酶抑制剂或血管紧张素Ⅱ受体拮抗剂;B:β受体拮抗剂;C:二氢吡啶
类钙通道阻滞剂;D:噻嗪类利尿剂;F:固定复方制剂;*对血压≥140/90mmHg的高血压患者,
也可起始小剂量联合治疗;** 包括剂量递增到足剂量。

者恢复常规随访,预约下次随访时间;如未能确诊或达标,或明确为继发性原因所致的血压升高,建议
在上级医院进一步治疗。经治疗病情稳定的原发性高血压患者,上级医院应及时将有关治疗信息推
送至对应的基层医疗机构,以便及时跟踪随访。

知识点

高血压患者基层转诊至医院的指征

1. 初诊转诊

(1)血压显著升高≥180/110mmHg,经短期处理仍无法控制。

(2)怀疑新出现心、脑、肾并发症或其他严重临床情况。

(3)妊娠和哺乳期女性。

(4)发病年龄<30岁。

(5)伴蛋白尿或血尿。

(6)非利尿剂或小剂量利尿剂引起的低血钾(血钾<3.5mmol/L)。

(7)阵发性血压升高,伴头痛、心慌、多汗。

(8)双上肢收缩压差>20mmHg。

(9)因诊断需要到上级医院进一步检查。

2. 随访转诊

(1)至少3种抗高血压药物(包括1种利尿剂)足量使用,血压仍未达标。

(2)血压明显波动且难以控制。

(3)出现怀疑与抗高血压药物相关且难以处理的不良反应。

(4)随访过程中发现严重临床疾病或心、脑、肾损害而难以处理。

3. 急救转诊

(1)意识丧失或模糊。

(2)血压≥180/110mmHg 伴剧烈头痛、呕吐,或突发言语障碍和/或肢体瘫痪。

（3）血压显著升高伴持续性胸背部剧烈疼痛。

（4）血压升高伴下肢水肿、呼吸困难，或不能平卧。

（5）胸闷、胸痛持续至少10分钟，伴大汗，心电图示至少两个导联ST段抬高，应以最快速度转诊，确诊为急性ST段抬高型心肌梗死后，考虑溶栓或行急诊冠状动脉介入治疗。

（6）其他影响生命体征的严重情况，如意识淡漠伴血压过低或测不出、心率过慢或过快，突发全身严重过敏反应等。

临床病例（续）

处置计划（P）：

向患者仔细解释病情，消除疑虑，建议转诊至专科或综合医院进一步详细检查。但患者要求先在社区卫生服务中心治疗。与其共同商量后制订治疗方案如下：①立即启动生活方式干预，如低盐低脂饮食，多食蔬菜和水果，戒烟戒酒，加强运动并减重；②立即启动药物治疗，建议二氢吡啶类钙通道阻滞剂联用血管紧张素Ⅱ受体拮抗剂降压；③暂不转诊专科或综合医院，根据治疗情况再决定后续方案；④建议家庭血压监测；⑤建立个人健康档案，纳入社区高血压患者管理；⑥2周后随访。

【问题7】如何对患者进行随访？

思路：根据基层卫生服务机构的条件和医师的情况，建议在基层高血压患者长期随访中，按患者血压是否达标，分为一、二级管理（表17-4）。该患者的特点为初诊高血压，且血压未达标，应进行高血压的二级管理，随访的频率为2~4周，随访的主要内容是观察血压、用药情况、不良反应，影响生活方式改变和药物治疗依从性的障碍；同时应关注心率、血脂、血糖等其他危险因素、靶器官损害和伴发的临床疾病。分级管理可有效地利用现有资源，重点管理未达标的高血压患者，提高血压控制率。

表17-4 高血压分级随访管理内容

项目	一级管理	二级管理
管理对象	血压已达标患者	血压未达标患者
非药物治疗	长期坚持	强化生活方式干预并长期坚持
随访频率	3个月1次	2~4周1次
药物治疗	维持药物治疗，保持血压达标	根据指南推荐，调整治疗方案

临床病例（续）

患者初诊结束2周后，社区卫生服务中心的全科医生对患者进行了电话随访，患者自测血压130/79mmHg，无明显不适，并与患者预约了社区卫生服务中心的全科门诊初次随访时间。

【问题8】如何为患者提供健康教育？

思路：高血压患者的健康教育是由高血压管理团队共同负责。高血压管理团队由医生、护士和健康管理师（或医生助理）等组成，团队成员有明确的分工和职责，并要制订团队流程。高血压患者的健康教育内容主要包括五大方面：①高血压的定义；②高血压的危险因素；③高血压的危害；④高血压的生活方式干预和药物治疗；⑤高血压的综合管理。

【问题9】全科医生如何开展社区人群的高血压管理？

思路：开展以社区为范围的基层医疗卫生服务是全科医生应具备的核心能力。全科医疗的主旨强调将个体和群体健康照顾融为一体,全科医生应能够将个体疾病诊疗与群体的预防保健有机结合起来。对于高血压的防治,在个体层面的诊疗和管理目标主要是控制血压及其相关危险因素、减少靶器官损害和控制、预防高血压伴发临床疾病。在人群层面社区防治的主要目标是提高高血压知晓率、治疗率和控制率。全科医生需要采取面对全人群、高血压易患(高危)人群和患者的综合防治策略,一级预防、二级预防与三级预防相结合的综合一体化的干预措施。这将有助于将全科医生的服务对象从就医者扩大到未就医者,从患者扩大到健康人和高危个体,有助于将全科医疗服务从患者的诊疗和管理扩大到健康人群和高危人群的预防和管理,提高基层医疗卫生服务的质量和效率。

知识点

社区高血压防治策略

1. 全人群策略

(1)政策发展与环境支持:在提倡健康生活方式(特别强调减少食盐的摄入和控制体重)、促进高血压的早期检出和治疗等方面发展政策和创造支持性环境。

(2)健康教育:应争取当地政府的支持和配合,对社区全人群开展多种形式的高血压防治的宣传和教育。

(3)社区参与:以现存的卫生保健网为基础,多部门协作,动员全社区参与高血压防治工作。

(4)场所干预:健康促进的场所分为 5 类:全市、医院、居民社区、工作场所、学校。根据不同场所的特点制订和实施高血压的干预计划。

2. 高血压高危(易患)人群策略

(1)高血压易患人群的筛选:高血压易患因素主要包括正常高值血压、超重和肥胖、酗酒和高盐饮食。

(2)高血压易患人群的防治策略:①健康体检:健康体检要包括一般询问、身高、体重、血压测量、尿常规、血糖、血脂、肾功能、心电图等;②控制危险因素的水平:与一般人群策略相同,对体检出的高危个体进行随访管理和生活方式指导。

(廖晓阳)

思考题

1. 我国高血压患者的血压控制率较低,治疗依从性差是血压控制率低的主要原因,请讨论可能影响治疗依从性的因素并提出相应的解决策略。

2. 我国社区老年高血压患者的特点是什么? 如果您是一名社区全科医生,该如何对他们进行个体化管理?

思考题解题思路

本章目标测试

本章思维导图

第十八章 糖尿病的全科医学处理

学习提要

- 糖尿病是全科医疗中常见的慢性病,患病人数急剧上升。糖尿病前期人数远多于糖尿病患者,是糖尿病最重要的危险人群之一。全科医生承担首次医学诊疗服务,接触大量疾病未分化期的患者,有机会对糖尿病患病前的特殊群体进行早期干预,阻止糖尿病前期进展为糖尿病。
- 糖尿病的全科医学处理就是运用全科医学的理论、技能及方法综合诊断、管理和治疗糖尿病,包括糖尿病的全科医学首诊、随诊、转诊、三级预防、家庭及社区整体管理等。
- 糖尿病的预防、治疗及控制已从传统意义上的药物治疗为主转变为系统管理。国际糖尿病联盟(IDF)强调:糖尿病教育、医学营养治疗、运动治疗、药物治疗、血糖自我监测及随访等糖尿病综合管理措施的意义重大。

糖尿病(diabetes mellitus,DM)是一组由多种病因引起的以慢性高血糖为特征的代谢性疾病,是由胰岛素分泌减少和/或作用缺陷所引起。长期碳水化合物及脂肪、蛋白质等代谢紊乱可引起多系统性损害,导致眼、肾、神经、心脏、血管等组织、器官发生慢性进行性病变、功能减退甚至衰竭。

近年来,我国成人糖尿病患病率已达11.9%,发病日趋年轻化,糖尿病流行以2型糖尿病为主,约占90.0%以上。目前,我国采用世界卫生组织(World Health Organization,WHO,1999年)糖尿病的病因学分型体系,将糖尿病分为四种类型:1型糖尿病(type 1 diabetes mellitus,T1DM);2型糖尿病(type 2 diabetes mellitus,T2DM);其他特殊类型糖尿病;妊娠期糖尿病(gestational diabetes mellitus,GDM)。

临床病例

主观资料(S):患者,男性,50岁,因"多尿、多饮、多食伴体重减轻5年"至全科门诊就诊。

【问题1】作为一名全科医生,接诊以"多尿、多饮、多食伴体重减轻"为主诉的患者应如何采集病史?在采集病史时,应关注糖尿病的哪些高危因素?

思路1:从尿量、饮食量及体重变化的程度和持续时间判断代谢紊乱的严重程度。询问尿量、饮水量和主食量的明显变化,以及体重减轻发生的时间及持续时间,如24小时尿量、饮水量和每日主食量是多少。

思路2:从判断有无并发症的角度出发,询问有无伴随症状。糖尿病性视网膜病变、黄斑病变可出现视物模糊、视力异常等。糖尿病肾病可出现泡沫尿、尿量明显增多或者减少、下肢水肿等。糖尿病周围神经病变可见四肢对称性麻木、感觉减退、疼痛、发凉,自主神经病变可见排汗异常、恶心、呕吐、便秘与腹泻交替、排尿困难、性功能减退等。糖尿病周围血管病变可出现肢体疼痛、发凉、间歇性跛行等。

思路3:了解患者的诊疗经过。包括诊断性检查报告、用药名称、用法用量、疗程疗效及不良反应等。一般状况、生活方式及有无糖尿病的高危因素,包括有无高血糖史、饮食习惯、体力活动、工作及生活压力、睡眠、排便,以及社会、家庭支持情况等。

思路4:了解患者是否属于2型糖尿病高危人群。询问糖尿病家族史,是否有高血压、高血脂等疾病史,身高体重,饮食运动习惯,作息是否规律及社会环境等。

思路5:了解症状有无诱因或病因。询问既往病史,包括有无高血压、高脂血症、心脑血管疾病、消化系统疾病、呼吸系统疾病、内分泌疾病、血液或风湿性疾病、肿瘤等疾病及治疗史,有无糖皮质激素长期使用史。有无短时间内摄入过多水、饮料和含水分较多的食物,以及使用利尿剂等可以导致暂时性多尿的原因。垂体性尿崩症、糖尿病、原发性甲状旁腺功能亢进症、原发性醛固酮增多症、肾性尿崩症、肾小管浓缩功能不全等可导致持续性多尿。高温环境、精神性烦渴会导致多饮。甲状腺功能亢进症可引起多食伴体重减轻,神经性贪食症常多食。减肥、摄食减少、吸收障碍、恶性肿瘤、长期发热及其他慢性消耗性疾病等可引起体重减轻或消瘦。

思路6:了解个人史、婚育史及家族史等。

知识点

多尿的原因

1. **短暂性多尿** 短时间内摄入过多水、饮料和含水分过多的食物;使用利尿剂后,可出现短时间多尿。

2. **持续性多尿**

(1)垂体性尿崩症:下丘脑、垂体病变致抗利尿激素分泌减少或缺乏,肾远曲小管重吸收水分减少,排尿增多。

(2)糖尿病:尿内含糖多引起渗透性利尿,尿量增多。

(3)原发性甲状旁腺功能亢进:高钙血症、尿液磷浓度升高需要大量水分将其排出而形成多尿。

(4)原发性醛固酮增多症:引起高钠血症,刺激渗透压感受器,摄入水分增多,排尿增多。

(5)肾性尿崩症:肾远曲小管和集合管存在先天或获得性缺陷,对抗利尿激素反应性降低,水分重吸收减少而出现多尿。

(6)肾小管浓缩功能不全:见于慢性肾炎,慢性肾盂肾炎,肾小球硬化,肾小管酸中毒,药物、化学物品或重金属对肾小管的损害,也可见于急性肾衰竭多尿期等。

(7)精神性烦渴:常见于紧张、精神障碍患者。

知识点

2型糖尿病的高危因素

不可控制危险因素	可控制危险因素
1. 年龄≥40岁	1. 有糖尿病前期史、糖尿病前期(最重要的危险因素)
2. 一级亲属(父母、同胞、子女)有糖尿病史	2. 代谢综合征(metabolic syndrome,MS)
3. 种族	3. 多囊卵巢综合征(polycystic ovarian syndrome,PCOS)
4. GDM史或巨大儿生产史	4. 超重、肥胖、睡眠障碍等
5. 宫内发育迟缓或早产,早发月经初潮	5. 饮食热量摄入过高、缺乏体力活动者
	6. 有黑棘皮病者
	7. 有高血压病史,或正在接受降压治疗者
	8. HDL-C<0.90mmol/L和/或TG>2.22mmol/L,或正在接受调脂治疗者
	9. 有动脉粥样硬化性心血管疾病(ASCVD)史
	10. 有类固醇类等增加糖尿病发生风险的药物使用史
	11. 长期接受抗精神病药物或抗抑郁药物治疗
	12. 致肥胖或糖尿病的社会环境

临床病例（续）

主观资料（S）：因"多尿、多饮、多食伴体重减轻5年"至全科门诊就诊。通过采集病史了解到以下情况。

现病史：患者5年前无明显诱因出现多尿、多饮、多食伴体重减轻，24小时尿量约3.0L，24小时饮水约3.2L。到社区诊所就医，空腹血糖（FPG）为11.9mmol/L，诊为"2型糖尿病"，给予二甲双胍、达格列净口服，平时未监测血糖。2年前患者出现双下肢远端对称性肢体疼痛、麻木、感觉异常，双下肢乏力，小腿发凉，未系统诊疗，无视物模糊。平时未控制饮食，睡眠可，大便正常，有泡沫尿，近1年内体重下降约10kg。

既往史：有高血压病史15年，血压最高达180/100mmHg，口服缬沙坦氨氯地平片，血压控制在145/90mmHg左右。高脂血症6年。有冠心病史10年，1年前行冠状动脉支架植入术，现口服阿司匹林、阿托伐他汀钙片。

个人史及婚育史：饮高度白酒史20年，每日100ml；吸烟史20年，约20支/日。无其他不良嗜好。文职人员，平素无规律运动的习惯。否认食物及药物过敏史。配偶及1子均体健。家庭关系和睦，家庭经济收入稳定。

家族史：父亲及姐姐患T2DM，母亲患高血压。

【问题2】病史采集完成后，应重点完成哪些体格检查？

思路1：一般查体包括体温、脉搏、呼吸频率、血压、身高、体重、腹围、体重指数（BMI）、腰臀比（WHR）等。

思路2：重点检查是否有糖尿病并发症和合并症相关的阳性体征，包括皮肤色素沉着、潮湿度、有无破溃；眼底检查（检眼镜）；体表动脉搏动、足部及神经系统检查，并根据合并症及并发症进行重点检查。

知识点

糖尿病患者的查体要点

查体要点	具体实施内容
一般检查	身高、体重、腰围、臀围、BMI、WHR等
生命体征	体温、脉搏、血压、呼吸频率、心率等
皮肤检查	色素沉着、溃疡、弹性、潮湿度、有无破溃等
眼科检查	眼表、视力、眼底
动脉检查	足背动脉、胫后动脉及踝动脉搏动，踝肱指数（ABI）
足部检查	足癣、足部溃疡、坏疽、痛觉、温觉、触觉、振动觉等
神经反射	痛觉、温觉、触觉、位置觉及生理性反射（如膝反射、踝反射等）

临床病例（续）

客观资料（O）：

查体：体温36.5℃，脉搏71次/分，呼吸13次/分，血压150/90mmHg，身高175cm，体重86.36kg，BMI 28.2kg/m²。皮肤外观无异常。心肺及腹部未见异常。双下肢无水肿，双小腿、双足感觉减退、皮温偏低，双侧足背动脉及踝动脉搏动减弱。双膝反射正常，踝反射减弱。

【问题3】结合上述客观资料，为明确诊断需要哪些辅助检查？

思路 1:该患者没有接受专业评估,需要明确糖尿病的诊断及类型。应进行口服葡萄糖耐量试验(oral glucose tolerance test,OGTT)、胰岛素释放试验、C 肽释放试验、糖尿病相关抗体检测等以明确诊断。

思路 2:该患者是否有糖尿病并发症? 合并症也需要评估。为筛查糖尿病并发症、评估合并症及制订综合治疗方案,需要完成相关辅助检查。实验室检查:三大常规、凝血功能、肝肾功能、糖化血红蛋白(HbA1c)、血脂、尿酸、电解质、尿白蛋白/肌酐比值(UACR)、胰岛功能、甲状腺功能、肿瘤标志物等。辅助检查:眼底照相、感觉及运动神经传导速度、心脏彩超、血管超声等。

该患者的辅助检查报告:尿糖+++,尿蛋白(－)。OGTT:FPG 12.6mmol/L,2 小时血糖 16.2mmol/L,糖化血红蛋白(HbA1c)9.0%。血清肌酐 77μmol/L,尿素 5.7mmol/L,估测的肾小球滤过率(eGFR):93ml/(min·1.73m^2)。TC 5.91mmol/L、TG 1.11mmol/L、LDL-C 4.50mmol/L、HDL-C 1.63mmol/L。UACR:0.11mg/g。胰岛功能:空腹胰岛素 26.89μIU/ml,2 小时胰岛素 130.21μIU/ml。眼底照相:双侧眼底未见明显异常。双侧胫神经、腓总神经传导速度减慢。心脏彩超:室间隔增厚。颈动脉超声:双侧颈动脉粥样斑块形成。

临床病例(续)

初步评估(A):

【问题 4】该患者的初步诊断是什么?

思路:结合患者的病史、体格检查及辅助检查等初步诊断糖尿病,并确定糖尿病的类型。

患者,男性,50 岁,多尿、多饮、多食伴体重减轻 5 年,2 年前出现双下肢远端对称性肢体疼痛、麻木、感觉异常、双下肢乏力、小腿发凉。未系统诊疗。有高血压、高脂血症、冠心病、冠状动脉支架植入术后病史。有吸烟、饮酒史及糖尿病家族史。查体:血压 150/90mmHg,BMI 28.2kg/m^2,双小腿、双足感觉减退,双侧足背动脉及踝动脉搏动减弱,踝反射减弱。辅助检查:OGTT:FPG 12.6mmol/L,2 小时血糖 16.2mmol/L,HbA1c 9.0%。尿糖阳性。血脂水平较高。高胰岛素血症,胰岛素分泌峰值后延。胫神经、腓总神经传导速度减慢。超声显示双侧颈动脉粥样斑块形成。

综合上述主观与客观资料,初步诊断为 2 型糖尿病并发周围神经病变,原发性高血压 3 级(很高危),高脂血症,冠状动脉粥样硬化性心脏病,冠状动脉支架植入术后,肥胖症。

知识点

糖尿病的诊断标准(WHO,1999)

诊断标准	静脉血浆葡萄糖或 HbA1c 水平
典型的糖尿病症状	
加上随机血糖	≥11.1mmol/L
或加上空腹血糖	≥7.0mmol/L
或加上 OGTT 2 小时血糖	≥11.1mmol/L
或加上 HbA1c	≥6.5%
无糖尿病典型症状者,须改日复查确认	

注:典型的糖尿病症状包括烦渴、多尿、多饮、多食、不明原因的体重下降;随机血糖指不考虑上次用餐时间,一天中任意时间的血糖,不能用来诊断空腹血糖受损或糖耐量减低;空腹状态指至少 8 小时没有摄入热量。

知识点

糖尿病分型、病因及发病机制

分型	病因及发病机制
1 型糖尿病 A. 免疫介导型 B. 特发性	病因和发病机制尚不明确:绝大多数是自身免疫性疾病,遗传因素和环境因素共同参与其发病。病理生理学及病理学特征:胰岛 β 细胞破坏,常导致胰岛素分泌量明显下降或缺失(绝对减少)
2 型糖尿病	病因和发病机制目前尚不明确:是遗传因素、环境因素共同作用而引起的多基因遗传性复杂疾病,是一组异质性疾病。病理生理学特征:胰岛 β 细胞功能缺陷所导致的胰岛素分泌相对减少,和/或胰岛素抵抗所导致的胰岛素在机体内调控葡萄糖代谢能力下降
妊娠期糖尿病	妊娠期间发生的不同程度的高糖代谢异常
其他特殊类型糖尿病	胰岛 β 细胞功能遗传性缺陷及胰岛素作用的基因缺陷 胰腺外分泌疾病(胰腺炎、胰腺肿瘤、创伤/胰腺切除术后等) 内分泌疾病(肢端肥大症、库欣综合征、胰高血糖素瘤、嗜铬细胞瘤、甲状腺功能亢进症等) 药物或化学品所致的糖尿病(喷他脒、烟酸、糖皮质激素、甲状腺激素、二氮嗪、肾上腺素能受体激动剂、噻嗪类利尿剂、苯妥英钠、干扰素-α 等) 感染(先天性风疹、巨细胞病毒感染等) 不常见的免疫介导性糖尿病(僵人综合征、胰岛素自身免疫综合征、抗胰岛素受体抗体等) 其他与糖尿病相关的遗传综合征[21-三体综合征、克兰费尔特(Klinefelter)综合征、Turner 综合征等]

【问题 5】糖尿病有哪些常见的并发症?

思路 1:通过分析病情,了解到该患者已出现糖尿病周围神经病变的症状,且合并冠心病、高血压、高脂血症及肥胖症等,应考虑该患者是否有其他并发症。全科医生应结合患者的起病方式、典型症状、阳性体征及有针对性的辅助检查等资料,初步识别糖尿病的并发症。

糖尿病的并发症按照发病时间分为急性和慢性并发症。前者有糖尿病酮症酸中毒(diabetic ketoacidosis,DKA)、高渗高血糖综合征(hyperosmotic hyperglycemia syndrome,HHS)、感染性疾病等。慢性并发症常见于:①微血管病变:糖尿病肾病(diabetic kidney disease,DKD)、糖尿病性视网膜病变(diabetic retinopathy,DR);②大血管病变:心脑血管疾病及肢体动脉病变;③糖尿病神经病变(diabetic neuropathy,DN);④糖尿病足等。

思路 2:糖尿病最常见的微血管并发症是 DKD、DR,DKD 的诊断应结合病史、症状、体征、UACR、eGFR 等,该患者未出现相应的症状、体征,上述实验室检查指标未见异常,暂不考虑 DKD。

知识点

慢性肾脏病(CKD)分期

CKD 分期	肾脏损害程度	eGFR/[ml/(min·1.73m²)]
1 期(G1)	肾脏损伤伴 eGFR 正常	≥90
2 期(G2)	肾脏损伤伴 eGFR 轻度下降	60~89
3a 期(G3a)	eGFR 轻中度下降	45~59
3b 期(G3b)	eGFR 中重度下降	30~44
4 期(G4)	eGFR 重度下降	15~29
5 期(G5)	肾衰竭	<15 或透析

思路 3：DR 的诊断应根据病史、症状、眼底照相等，该患者无视物模糊，双侧眼底照相未见明显异常，暂不考虑 DR。

知识点

糖尿病性视网膜病变国际临床分级标准

分级	散瞳眼底检查
无明显视网膜病变	无异常
非增生期（NPDR）	
轻度	仅有微动脉瘤
中度	微动脉瘤，存在轻度与重度非增生期的表现
重度	出现下列任何 1 个改变，但无增生期表现 1. 任 1 象限中有多于 20 处视网膜内出血 2. 在 2 个以上象限有静脉串珠样改变 3. 在 1 个以上象限有显著的视网膜内微血管异常
增生期（PDR）	出现 1 种或多种改变：新生血管形成、玻璃体积血或视网膜前出血

思路 4：DN 的诊断应结合病史、症状、体征及神经传导速度测定等。该患者疼痛、麻木、感觉异常，双下肢乏力、小腿发凉，四肢运动神经传导速度测定：胫神经、腓总神经传导速度减慢，考虑 DN 诊断。

思路 5：其他并发症

（1）大血管病变：主要包括心脑血管疾病及肢体动脉病变，其诊断应结合病史、合并症、症状、体征、血脂水平、凝血功能、血管超声等。该患者双下肢乏力、小腿发凉，血压控制不佳，血脂水平较高，血管超声显示双侧颈动脉粥样斑块形成。考虑患者合并高血压、冠心病、高脂血症，大血管病变的诊断应转诊上级医院进一步完善相关辅助检查进行明确。

（2）糖尿病足：糖尿病足的诊断应结合病史、症状、体征等，该患者无双足症状，足部检查无异常，不考虑糖尿病足的诊断。

【问题 6】糖尿病的主要鉴别诊断是什么？

思路：全科医生对糖尿病的鉴别诊断主要是 T1DM 与 T2DM。该患者中年男性，慢性起病，多尿、多饮、多食伴体重减轻 5 年，无酮症倾向，合并高血压、冠心病、高脂血症、肥胖症，高胰岛素血症，胰岛素分泌峰值后延。工作性质久坐，有吸烟、饮酒史，无规律运动的习惯，有糖尿病家族史，初步诊断 T2DM。

知识点

T1DM 与 T2DM 的主要鉴别要点

项目	T1DM	T2DM
起病方式	多急性	缓慢而隐匿
起病时体重	多正常或消瘦	多超重或肥胖
"三多一少"症状	常典型	不典型，或无症状
酮症或酮症酸中毒	倾向大	倾向小
胰岛素、C 肽释放试验	低下或缺乏	峰值延迟或不足
胰岛自身免疫标记物	阳性支持，阴性不能排除	阴性
治疗	依赖外源性胰岛素	生活方式、口服或注射类降糖药
相关的自身免疫病	并存概率高	并存概率低

临床病例(续)

处置计划(P)

【问题7】T2DM 患者的综合管理原则及控制目标是什么?

思路:糖尿病治疗应遵循综合管理原则,制定综合的控制目标。控制高血糖、高血压、血脂异常、超重肥胖、高凝状态等心血管多重危险因素。在生活方式干预的基础上进行必要的药物治疗,延缓并发症的发展或减轻并发症,以提高患者的生存质量和延长预期寿命。根据患者的年龄、病程、预期寿命、并发症或合并症病情严重程度等确定个体化的控制目标。T2DM 是全科医生处理最多的糖尿病类型。全科医生应积极参与糖尿病患者的筛查、诊断和管理,加强糖尿病三级预防管理,共同维护人群健康。T2DM 的综合治疗策略包括降糖、降压、调脂、抗血小板聚集、控制体重和改善生活方式等。

结合主观及客观资料,该患者未控制饮食,没有规律运动,血糖、HbA1c 等水平较高,未监测血糖,降糖方案未及时调整,应根据以上信息综合管理,制定综合控制目标及个体化的降糖方案。

知识点

我国 2 型糖尿病的综合控制目标

指标	目标值
毛细血管血糖/(mmol/L)	
空腹	4.4~7.0
非空腹	<10.0
糖化血红蛋白 HbA1c/%	<7.0
血压/mmHg	<130/80
总胆固醇/(mmol/L)	<4.5
高密度脂蛋白胆固醇/(mmol/L)	
男性	>1.0
女性	>1.3
甘油三酯/(mmol/L)	<1.7
低密度脂蛋白胆固醇/(mmol/L)	
未合并动脉粥样硬化性心血管疾病	<2.6
合并动脉粥样硬化性心血管疾病	<1.8
BMI/(kg/m^2)	<24.0

注:1mmHg=0.133kPa。

【问题8】设定 T2DM 患者的 HbA1c 控制目标需要考虑哪些因素?

思路:根据患者的年龄、病程、预期寿命、并发症或合并症等确定个体化的控制目标。HbA1c 是 T2DM 综合管理中重要的评价指标之一,推荐大多数非妊娠成年 T2DM 患者 HbA1c 的控制目标为 <7%,但 HbA1c 控制目标的设定受多种因素的影响,应该个体化,详见图 18-1。

该患者为中年男性,并发 DN,合并高血压、高脂血症、肥胖症及 ASCVD。应该将其 HbA1c 控制 <6.5%,并同时设定其他控制目标。

【问题9】糖尿病有哪些治疗措施?

糖尿病的治疗需要在生活方式干预的基础上,采用综合治疗措施,包括糖尿病教育、医学营养治疗、运动治疗、药物治疗及自我血糖监测等。

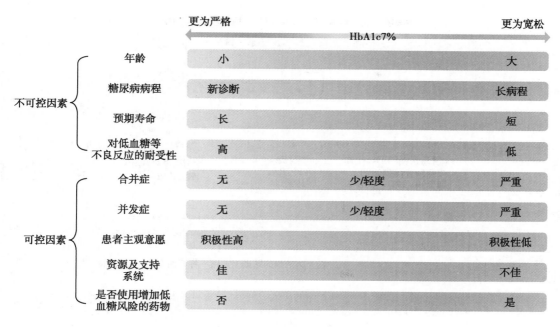

图 18-1　HbA1c 控制目标的影响因素

思路 1：糖尿病教育：主要内容有了解糖尿病的分型及发病机制，糖尿病的自然进程、临床表现，糖尿病的危害及如何预防并发症，如何进行饮食控制、运动，常用降糖药物、胰岛素注射技术、血糖测定、低血糖预防及应急处理方法、自我管理措施等。

思路 2：医学营养治疗：根据理想体重和体力劳动的情况计算每日需要摄入的总热量，每日总热量=理想体重×每千克体重需要的热量。理想体重（kg）=身高（cm）-105。在此值±10% 以内均属正常，低于 10% 为消瘦，超过 10% 为超重，超过 20% 为肥胖，按照三大营养物质的热量占比（碳水化合物 50%~60%、蛋白质 15%~20%、脂肪 20%~35%）安排日常饮食。

思路 3：运动治疗：适应证包括糖耐量减低、无明显高血糖和严重并发症的 T2DM 以及轻度并发症（有微量白蛋白尿、无眼底出血的单纯性视网膜病）、无酮症的 T1DM 患者。禁忌证：FPG>16.7mmol/L、反复发生低血糖或血糖波动较大、酮症等急性代谢并发症、急性感染、增殖型 DR、严重肾病、心脑血管疾病等。运动处方应该个体化，需要考虑患者的年龄、病程、病情及运动习惯等因素。内容包括运动的方式、强度、时间、频率等。糖尿病患者应该选择有氧运动，避免无氧运动。

思路 4：药物治疗：T2DM 患者在医学营养治疗、运动治疗和生活方式干预治疗等综合管理的基础上，如果血糖控制等不达标，可以考虑用降糖药物。降糖药物分为口服类和注射类。口服降糖药：二甲双胍、胰岛素促泌剂（磺酰脲类、格列奈类）、α-葡萄糖苷酶抑制剂、噻唑烷二酮类（TZD）、二肽基肽酶-4 抑制剂（DPP-4i）、钠-葡萄糖共转运蛋白 2 抑制剂（SGLT2i）等。注射类降糖药：胰岛素、胰岛素类似物和胰高血糖素样肽-1 受体激动剂（GLP-1RA）等。T1DM 需要外源性胰岛素治疗。全科医生应根据患者的病情、药物适应证和禁忌证等制订个体化的降糖方案。降糖方案的制订应该遵循 T2DM 高血糖治疗的简易路径，详见图 18-2。

该患者的治疗方案：肥胖，FPG 12.6mmol/L，2 小时血糖 16.2mmol/L，HbA1c 9.0%。并发 DN，合并高血压、高脂血症和 ASCVD。给予糖尿病教育，低盐低脂糖尿病饮食，鼓励适当进行有氧运动。降糖药物：二甲双胍 0.5g 每日 2 次，达格列净 10mg 每日 1 次，司美格鲁肽 0.25mg 每周 1 次皮下注射。降压：缬沙坦 80mg 每日 1 次。调脂药物：阿托伐他汀钙 20mg 每晚 1 次。抗血小板治疗：阿司匹林 100mg 每日 1 次。甲钴胺 0.5mg 每日 3 次，硫辛酸 0.2g 每日 3 次。监测血糖、血压，及时调整治疗。

思路 5：自我血糖监测，糖尿病患者应该选用合适的血糖监测方式，不同的血糖监测方式适用范围不一样，根据饮食、运动及血糖水平及时调整治疗，避免发生低血糖。

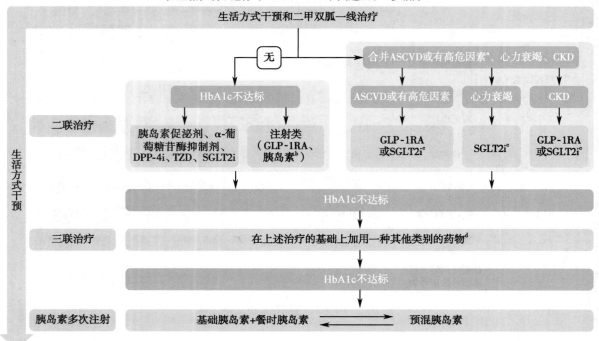

如血糖控制不达标（HbA1c≥7.0%）则进入下一步治疗

注：HbA1c为糖化血红蛋白；ASCVD为动脉粥样硬化性心血管疾病；CKD为慢性肾脏病；DPP-4i为二肽基肽酶-4抑制剂；TZD为噻唑烷二酮类；SGLT2i为钠-葡萄糖共转运蛋白2抑制剂；GLP-1RA为胰高糖素样肽-1受体激动剂。[a]高危因素指年龄≥55岁伴以下至少1项：冠状动脉或颈动脉或下肢动脉狭窄≥50%，左心室肥厚；[b]通常选用基础胰岛素；[c]加用具有ASCVD、心力衰竭或CKD获益证据的GLP-1RA或SGLT2i；[d]有心力衰竭者不用TZD。

图 18-2　T2DM 高血糖治疗的简易路径

该患者平时没有规律地监测血糖，应根据患者病情、经济情况等，选择最适合的血糖监测方式。

知识点

血糖监测方式及临床应用

血糖监测方式	临床应用
静脉血浆血糖 空腹血糖 糖负荷 2 小时血糖 随机血糖	诊断糖尿病的依据
毛细血管血糖	快速检测血糖，为临床诊断及治疗提供参考，是自我血糖监测的主要手段
糖化血红蛋白	反映既往 2~3 个月血糖控制状况，是临床决定是否需要调整治疗的重要依据。也可以作为糖尿病诊断的依据之一
糖化血清白蛋白	反映检测前 2~3 周的平均血糖，评价患者短期糖代谢控制情况
持续血糖监测（CGM）	T1DM 患者、胰岛素强化治疗者、血糖波动大者、GDM 等

【问题 10】糖尿病患者出现低血糖如何处理？

该患者饮食、运动不规律，且没有规律监测血糖，应预防低血糖的发生。

思路：全科医生要善于识别并及时恰当地处理低血糖。低血糖是指血糖过低的现象，可导致患者不适甚至发生生命危险，应该高度重视。成年人 FPG<2.8mmol/L，糖尿病患者血糖水平≤3.9mmol/L 诊断低血糖。糖尿病患者低血糖的发生与不规律饮食、不恰当的运动、降糖药物剂量偏大等有关，教

育患者尽可能避免上述情况。低血糖的临床表现与血糖水平和血糖下降速度有关,表现为交感神经兴奋(如心悸、焦虑、出汗、饥饿感等)和中枢神经系统症状(如神志改变、认知障碍、抽搐和昏迷)。低血糖分级标准:①1级低血糖:3.0mmol/L≤血糖<3.9mmol/L;②2级低血糖:血糖<3.0mmol/L;③3级低血糖:没有特定血糖界限,伴有意识和/或躯体改变的严重事件,需要他人帮助的低血糖。发生3级低血糖需要及时向上级医院转诊。低血糖的诊治流程见图18-3。

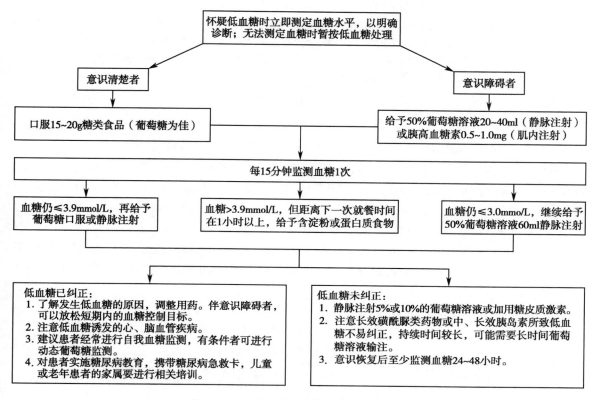

图 18-3 T2DM 患者低血糖的诊治流程

【问题 11】是否需要转诊上级医院?

思路:患者近期血糖控制不佳,出现泡沫尿,双下肢远端对称性肢体疼痛、麻木、感觉异常,双下肢乏力,双小腿发凉,考虑出现 T2DM 慢性并发症,应转诊至上级医院行糖尿病相关并发症检查,确定治疗方案。

知识点

基层 T2DM 患者转诊上级医院的标准

分类	具体标准
诊断困难和特殊患者	1. 初次发现血糖异常,临床分型不明确者
	2. 妊娠和哺乳期妇女血糖异常者
治疗困难	1. 原因不明或经基层医生处理后仍常发生低血糖者
	2. 血糖、血压、血脂长期治疗不达标者
	3. 血糖波动较大,基层处理困难,无法平稳控制者
	4. 出现严重降糖药物不良反应难以处理者

续表

分类	具体标准
并发症严重	1. 糖尿病急性并发症：严重低血糖或高血糖伴或不伴有意识障碍（糖尿病酮症；疑似为 DKA、HHS 或乳酸性酸中毒）
	2. 糖尿病慢性并发症（视网膜病变、肾脏病、神经病变、糖尿病足或周围血管病变）的筛查、治疗方案的制订和疗效评估在社区处理有困难者
	3. 糖尿病慢性并发症导致严重靶器官损害需要紧急救治者：急性心脑血管病；糖尿病肾病导致的肾功能不全 [$eGFR<60ml/(min \cdot 1.73m^2)$] 或大量蛋白尿；糖尿病性视网膜病变导致的严重视力下降；糖尿病周围血管病变导致的间歇性跛行和缺血性疼痛、糖尿病足溃疡或严重足畸形等
其他	医生判断患者存在需上级医院处理的情况或疾病时

【问题 12】基层全科医生应该如何管理糖尿病患者？定期随访应该做哪些检查？

思路：通过建立档案、健康评估、定期随访等措施，管理糖尿病患者及糖尿病高危人群。该患者已确诊 2 型糖尿病，应接受基层全科医生的系统管理，建立档案，定期随访，以便能长期、综合、规范地控制糖尿病，做好并发症和合并症的防治。

【问题 13】如何开展 T2DM 的三级预防？

思路：患者从上级医院出院后，基层全科医生应进行系统化随访管理，包括个人、家庭、社区管理等。全科医生应积极参与糖尿病的筛查、诊断和管理，共同做好糖尿病的三级预防与管理，维护好社区居民健康。

知识点

T2DM 患者常用随访指标的推荐频率

监测项目	初访	每月随访	每季度随访	年随访
体重/身高	√	√	√	√
体重指数（BMI）	√	√	√	√
血压	√	√	√	√
空腹/餐后血糖	√	√	√	√
糖化血红蛋白（HbA1c）	√		√	√
尿常规	√		√	√
TC、HDL-C、LDL-C、TG	√			√
尿白蛋白/肌酐比值	√			√
肾功能	√			√
肝功能	√			√
心电图	√			√
视力及眼底	√			√
足部检查	√		√	√
神经病变的相关检查	√			

知识点

T2DM 的三级预防措施

分级	针对人群	目的	具体实施内容
一级预防	健康人群	控制 T2DM 危险因素,预防 T2DM 发生	开展健康教育,提高人群对糖尿病防治的知晓度与参与度;倡导合理膳食、控制体重、适度运动、限盐、戒烟、限酒、心理平衡的健康生活方式,提高社区人群整体的糖尿病防范意识
二级预防	高危人群及糖尿病前期人群	早诊断、早治疗、早达标,预防已确诊患者糖尿病并发症发生	筛查高危人群:建立健康档案、基本公共卫生服务及机会性筛查。控制血糖、血压、血脂,适当应用阿司匹林
三级预防	糖尿病患者	延缓已存在的糖尿病并发症进展、降低致残率和死亡率,改善生存质量、延长寿命	继续控制血糖、血压、血脂;对于已出现严重糖尿病慢性并发症的患者,推荐至相关专科进行治疗

【问题 14】如何开展糖尿病的基层家庭管理?

思路:家庭在糖尿病的发生、发展、转归中的作用重大,对糖尿病患者心理健康、饮食指导、运动治疗、药物依从等方面影响很大。应从家庭的基本资料、家系图、家庭功能等方面了解家庭的健康情况及对糖尿病患者的影响情况等。

该患者家庭关系和睦,家庭经济收入稳定,父亲及姐姐患 T2DM,母亲患高血压,应系统地进行家庭管理,协助患者全方位控制糖尿病病情。

知识点

糖尿病患者家庭健康档案的主要内容

家庭的基本资料、家系图、家庭功能评估等,了解家庭的健康情况及对糖尿病患者的影响情况等。如:家庭的饮食习惯、遗传倾向、生活方式特点等。制订糖尿病患者家庭健康保健内容、干预计划、方式等。

糖尿病患者家庭治疗的主要内容

①家庭成员的情感支持。②家庭成员参与治疗过程。在医生的指导下,帮助患者设计并落实饮食和运动计划;熟知和掌握糖尿病药物的用法,应协助患者监测血糖、注射胰岛素等。另外,密切关注患者的病情变化及并发症的发生,以便及时采取有效的措施,进行救治。

【问题 15】对糖尿病患者如何进行社区整体管理?

思路:糖尿病患者社区整体管理应从建立糖尿病患者社区健康档案、糖尿病患者社区管理绩效评估两方面进行。根据该患者情况,有必要参与糖尿病社区管理,更系统地控制病情。

通过社区、个体健康教育,社区筛查,生活方式干预,重点人群防治,全体人群政策等,提高知晓率、治疗率、控制率,降低患病率。

知识点

糖尿病患者社区健康档案的主要内容

社区全体居民糖尿病的基本资料,整体的、逐年的患病率、知晓率档案等。也包括对整个社区糖尿病卫生服务状况、糖尿病患者健康管理情况分析等。

糖尿病患者社区管理绩效评估所需信息和评估指标

1. 糖尿病患者的基线资料包括人口数和分布,糖尿病干预前后危险因素水平,政策环境情况,干预实施的有利和不利因素。

2. 进行各种活动的记录,包括活动的名称、时间、地点、参加人数和结果等。

3. 疾病和行为监测资料。

4. 糖尿病患者管理前后的随访资料。

（唐宽晓）

思考题

1. 糖尿病的病因分型、诊断标准是什么？有哪些常见慢性并发症？

2. 如何鉴别 T1DM 与 T2DM？

3. 糖尿病三级预防的内容有哪些？

4. 糖尿病患者向上级医院转诊的标准是什么？

思考题解题思路

本章目标测试

本章思维导图

学习提要

- 慢性阻塞性肺疾病是成人患病和死亡的主要原因,也是社区医疗最常见的就诊原因之一。
- 掌握慢性阻塞性肺疾病的临床特征有助于全科医生进行正确的诊断和处理。
- 对于慢性阻塞性肺疾病,全科医生应对患者进行随访、复查和提供康复指导。
- 全科医生需要了解慢性阻塞性肺疾病的流行病学特征,熟悉其常见危险因素,并通过健康教育、早期筛查等有效手段实施人群保护,以预防疾病发生。

慢性阻塞性肺疾病(chronic obstructive pulmonary disease,COPD)简称慢阻肺病,是最常见的慢性气道疾病,也是"健康中国 2030"行动计划中重点防治的疾病。2018 年"中国成人肺部健康研究"调查结果显示,我国 20 岁及以上成人慢阻肺病患病率为 8.6%,40 岁以上人群患病率高达 13.7%,估算我国慢阻肺病患者数近 1 亿人。根据全国疾病负担调查,慢阻肺病是我国 2016 年第 5 大死亡原因。慢阻肺病具有高患病率、高死亡率、高病死率、高疾病负担的特点,已经成为同高血压、糖尿病等量齐观的慢性疾病。基层医疗卫生机构作为管理慢性疾病的第一道防线,全科医生在管理慢阻肺病上具有不可忽视的作用。

临床病例

主观资料(S):患者,男性,79 岁,因"反复咳嗽、咳痰、气喘 10 年,加重 7 天"至全科医学门诊就诊。

【问题 1】根据患者的主诉症状,在病史询问环节,全科医生应从哪些环节来了解患者的病情?

思路 1:询问患者主要的症状和不适感,如咳嗽、咳痰、气短、胸闷等,以及症状出现的频率、持续时间、对日常生活的影响程度、近期症状有无加重及诱因。

思路 2:了解患者目前是否有其他疾病,特别是与呼吸困难相关的疾病,如支气管哮喘、慢性支气管炎、心脏病史等。

思路 3:询问患者是否有吸烟史、长期接触有害气体或粉尘的工作史,以及家族中是否有慢阻肺病或其他呼吸系统疾病的病史。

知识点

慢阻肺病是一种常见的、可以预防和治疗的疾病,以持续性呼吸道症状和气流受限为特征,通常是由明显暴露于有毒颗粒或气体引起的气道和/或肺泡异常所导致。慢性气流受限是慢阻肺病的特征,由小气道疾病(阻塞性支气管炎)和肺实质破坏(肺气肿)共同引起,二者在不同患者所占比重不同。这些变化并不总是同时出现,但随时间以不同的速度进展。急性加重和并发症影响着疾病的严重程度。

一、慢阻肺病的症状

慢阻肺病起病缓慢,病程较长。主要有以下症状。

（一）慢性咳嗽

随病程发展可终身不愈。常晨间咳嗽明显，夜间有咳嗽或排痰。有少数病例虽有明显气流受限，却无咳嗽症状。

（二）咳痰

一般为白色黏液或浆液性泡沫痰，偶可带血丝，清晨排痰较多。急性发作期痰量增多，可有脓性痰。

（三）气短或呼吸困难

气短或呼吸困难是慢阻肺病的标志性症状，最初仅在劳动、上楼或爬坡时有气促，休息后气促可以缓解。随着病变的发展，在平地活动时也可以出现气促。晚期患者进行穿衣、洗漱、进食等日常生活活动时即可发生气促，甚至在静息时也感气促。急性加重期支气管分泌物增多，通气功能障碍加重，使胸闷、气促加重。

（四）喘息和胸闷

部分患者特别是重度或急性加重期患者可出现喘息和胸闷。

（五）其他

晚期患者有体重下降，食欲减退、营养不良等表现。

二、慢阻肺病的危险因素

了解慢阻肺病的危险因素，可以让全科医生更有针对性地进行疾病的筛查，并在慢阻肺病长期管理过程中，对生活方式进行干预，以延缓疾病的发生发展。目前已经发现的危险因素可以分为外因与内因两类。

（一）外因

慢阻肺病危险因素中的外因主要指环境因素。

1. 吸烟　是目前公认的慢阻肺病已知风险因素中最重要者。吸烟人群同不吸烟人群相比，肺功能异常发生率明显升高，出现呼吸道症状的人数明显增多，肺功能检查中反映气道是否有阻塞的核心指标第 1 秒用力呼气容积（FEV_1）下降幅度更快。已经患有慢阻肺病者，吸烟患者的病死率明显高于不吸烟患者。

2. 室内空气污染　可由在通风差的住所燃烧生物燃料烹饪和取暖造成。

3. 室外大气污染　增加肺吸入的颗粒总量，同时会加重慢阻肺病患者病情。

4. 职业暴露　有机和无机粉尘、化学物质和废气的吸入都会促使慢阻肺病发病。

5. 社会经济地位　社会经济地位较低的人群发生慢阻肺病的概率较大，可能与室内外空气污染、居室拥挤、缺乏营养、感染或其他与社会经济地位较低相关联的因素有关。

（二）内因

慢阻肺病危险因素中的内因主要指个体易患因素。

1. 遗传因素　流行病学研究显示慢阻肺病易患性与基因相关，并涉及多个基因。遗传性 α_1-抗胰蛋白酶缺乏症（AATD）为典型代表，但国内尚未发现病例。

2. 肺生长与发育　任何在孕期和儿童期影响肺生长的因素都可能增加个体慢阻肺病的发生风险。如：低出生体重、呼吸道感染等。

3. 哮喘和气道高反应性　哮喘及气道反应性增高者，慢阻肺病发病率也明显增高。

4. 慢性支气管炎　会增加总体发作频率和重度急性加重发作频率。

5. 感染　已有研究发现，儿童期重度呼吸道感染病史与成人期肺功能下降及呼吸道症状增加相关。对于已经患有慢阻肺病者，呼吸道感染是导致疾病急性发作的一个重要因素，可以加剧病情进展。

三、慢阻肺病的分期

慢阻肺病的稳定期主要指患者的咳嗽、咳痰和气短等症状稳定或症状轻微的状态。

慢阻肺病急性加重期是慢阻肺病一种急性的起病过程,患者呼吸道症状超过日常变异范围,持续恶化,并且须改变药物治疗方案。在这一过程中,患者常有短期内咳嗽、咳痰、气短和/或喘息加重,痰量增多,脓性或者黏液脓性痰,可伴有发热等炎症明显加重的表现。

临床病例(续)

主观资料(S):患者近10年来反复于受凉、劳累后出现咳嗽、咳痰,为白色黏痰,每年持续3个月以上,多次于当地医院就诊,诊断为"慢性支气管炎",给予抗感染、化痰、平喘等治疗后好转。7天前受凉后出现咳嗽、咳黏痰,同时自觉气促,活动后明显。伴食欲减退、乏力。自服阿莫西林治疗,未见明显好转。

患者既往有高血压病史20年,口服硝苯地平缓释片治疗,血压控制较好。否认冠心病、糖尿病病史,否认结核、哮喘病史。吸烟50年,每日30支。否认饮酒史。

【问题2】根据患者的主观资料,在体格检查时要注意哪些方面的体征?

思路1:一般查体包括体温、脉搏、呼吸频率、血压、血氧饱和度等。

思路2:重点检查注意是否有口唇发绀,颈静脉充盈,桶状胸,肝浊音界下降,心浊音界缩小,肺部异常呼吸音及干、湿啰音,下肢有无水肿等。

知识点

慢性阻塞性肺疾病的常见体征

慢阻肺病患者早期体征可无异常,随疾病进展可出现阻塞性肺气肿的体征。

(一)视诊

桶状胸:胸廓前后径增大,肋间隙增宽,剑突胸骨下角增宽。部分患者呼吸变浅,频率增快,严重者可有缩唇呼吸等。

(二)触诊

双侧语颤减弱。并发早期肺心病的患者可触及剑突下心脏搏动。

(三)叩诊

肺部叩诊过清音,心浊音界缩小,肺下界和肝浊音界下降。

(四)听诊

两肺呼吸音减弱,呼气期延长常提示有气道阻塞和气流受限,与肺功能检测结果有相关性。部分患者可闻及湿啰音和/或干啰音。合并哮喘者可闻及哮鸣音。剑突下心音较心尖明显增强可提示早期肺心病。

【问题3】为进一步了解病情,还需要做哪些方面的实验室检查?

思路1:肺功能检查:进行肺功能检查是确诊慢阻肺病的关键步骤。常见的肺功能检查包括肺活量测定、FEV_1(第1秒用力呼气容积)测定、FEV_1/FVC(第1秒用力呼气容积与用力肺活量之比)测定等。

思路2:胸部X线检查有助于了解肺部结构,排除其他疾病的可能性。

知识点

肺功能检查是慢阻肺病诊断的"金标准",是慢阻肺病的严重程度评价、疾病进展监测、预后及治疗反应评估中最常用的指标。气流受限是以 FEV_1 占用力肺活量(forced vital capacity,FVC)百分比(FEV_1/FVC)和 FEV_1 占预计值百分比降低来确定的。应用支气管扩张剂后,$FEV_1/FVC<70\%$ 可确定存在持续性气流受限,除外其他疾病后可确诊慢阻肺病。

胸部 X 线检查对确定肺部并发症及与其他疾病(如肺间质纤维化、肺结核等)鉴别具有重要意义。慢阻肺病早期 X 线胸片可无明显变化,之后出现肺纹理增多和紊乱等非特征性改变;主要 X 线征象为肺过度充气等。其他可在基层开展的检查还包括血氧饱和度(SaO_2)、血常规、心电图。

对确定发生低氧血症、高碳酸血症、酸碱失衡以及判断呼吸衰竭的类型有重要价值。

COPD 合并细菌感染时,外周血白细胞增高,核左移。痰培养可能查出病原菌;常见病原菌为肺炎链球菌、流感嗜血杆菌、卡他莫拉菌、肺炎克雷伯菌等。

临床病例(续)

客观资料(O)

体格检查:体温 36.4℃,脉搏 80 次/分,呼吸 20 次/分,血压 130/82mmHg,口唇无发绀,球结膜无水肿,颈静脉无怒张,双侧胸廓对称,胸廓前后径增大,肋间隙增宽,剑突胸骨下角增宽。呼吸活动度双侧对称,双侧触觉语颤对称,未触及胸膜摩擦感。双肺叩诊清音,双肺呼吸音减弱,双肺散在呼气相哮鸣音,呼气相延长,未闻及湿啰音。心界不大,心律齐,心率 80 次/分,无杂音。腹软,无压痛、反跳痛。双下肢无水肿。

肺功能检查:患者在社区行肺功能检查,吸入支气管扩张剂后 FEV_1/FVC 为 56%,FEV_1 占预计值百分比为 49.9%。胸部 X 线检查示胸腔前后径增加,肋骨走向变平,肺野透亮度增高。

【问题 4】慢阻肺病需要同哪些疾病进行鉴别?

思路:慢阻肺病应与哮喘、支气管扩张症、充血性心力衰竭、肺结核和弥漫性泛细支气管炎等疾病进行鉴别。

知识点

慢阻肺病的患者可能会存在长期咳嗽,因此要和能够引起长期咳嗽的一些疾病相鉴别,比如肺结核、肺间质纤维化、风湿性心脏病等;慢阻肺病还需要和能够引起呼吸困难的一些疾病相鉴别,比如支气管哮喘、心功能不全等。鉴别要点见表 19-1。

表 19-1 慢阻肺病与其他疾病的鉴别诊断要点

疾病	鉴别诊断要点
慢性阻塞性肺疾病	中老年发病,症状缓慢进展,长期吸烟史或者其他烟雾接触史
哮喘	早年发病(通常在儿童期),每日症状变化快,夜间和清晨症状明显,也可有过敏史、鼻炎和/或湿疹,哮喘家族史
充血性心力衰竭	X 线胸片示心脏扩大、肺水肿,肺功能提示有限制性通气功能障碍,而非气流受限
支气管扩张症	大量脓痰,常伴有细菌感染、粗湿啰音、杵状指,X 线胸片或 CT 提示支气管扩张、管壁增厚

续表

疾病	鉴别诊断要点
肺结核	所有年龄均可发病,X 线胸片示肺浸润性病灶或者结节状、空洞样改变,微生物检查可确诊,流行地区高发
闭塞性细支气管炎	发病年龄较轻,不吸烟,可能有类风湿关节炎病史或者烟雾接触史,呼气相 CT 显示低密度影
弥漫性泛细支气管炎	主要发生在亚洲人群中,多为男性非吸烟者,几乎均有慢性鼻窦炎,X 线胸片和高分辨率 CT 示弥漫性小叶中央结节影和过度充气征

【问题 5】如何对该患者目前病情进行评估?

思路:慢阻肺病评估目标是明确气流受限的严重程度,对健康状况和未来事件(如急性加重、住院或死亡)发生风险的影响,最终目的是指导治疗。应综合评价肺功能异常是否存在及严重程度、目前症状的性质和程度、急性加重病史和未来发生风险、合并症,以期改善慢阻肺病的疾病管理。全科医生在对慢阻肺病进行管理的过程中,应针对不同需求,对患者进行各个层面的评估。

知识点

(一)气流受限程度分级

为简明起见,慢阻肺病全球倡议指南(GOLD 指南)中推荐使用肺功能界值来明确气流受限的程度。在给予至少一种足量的短效支气管扩张剂后进行肺功能检查,以减少变异性(表 19-2)。

表 19-2　使用肺功能检查评估气流受限严重程度

COPD 患者气流受限严重程度分级		以吸入支气管扩张剂后 FEV_1 值为基础,$FEV_1/FVC<70\%$
GOLD 1 级	轻度	FEV_1 占预测值的百分比 $\geq 80\%$
GOLD 2 级	中度	$50\% \leq FEV_1$ 占预测值的百分比 $<80\%$
GOLD 3 级	重度	$30\% \leq FEV_1$ 占预测值的百分比 $<50\%$
GOLD 4 级	极重度	FEV_1 占预测值的百分比 $<30\%$

(二)症状评估

采用改良版英国医学研究委员会呼吸困难问卷(mMRC 问卷)(表 19-3)对呼吸困难程度进行评估,慢阻肺病患者自我评估测试问卷(CAT 问卷)(表 19-4)对呼吸系统症状及全身症状进行了分级评估。mMRC 问卷仅反映呼吸困难程度。CAT 问卷为综合症状评分,分值范围为 0~40分(0~10 分:轻微影响;11~20 分:中等影响;21~30 分:严重影响;31~40 分:非常严重影响)。10分及以上为症状多。

表 19-3　改良版英国医学研究委员会呼吸困难问卷

呼吸困难评价等级	呼吸困难严重程度
0 级	只有在剧烈活动时感到呼吸困难
1 级	在平地快步行走或者步行爬缓坡时出现气短
2 级	由于气短,平地行走时比同龄人慢或者需要停下来休息
3 级	在平地行走 100m 或者数分钟后需要停下来喘气
4 级	因为严重呼吸困难而不能离开家或者穿衣服时出现呼吸困难

表 19-4　慢阻肺病患者自我评估测试问卷

我从不咳嗽	1	2	3	4	5	6	我总是在咳嗽
我一点痰也没有	1	2	3	4	5	6	我有很多很多痰
我没有任何胸闷的感觉	1	2	3	4	5	6	我有很严重的胸闷的感觉
当我爬坡或者上一层楼时,没有气喘感觉	1	2	3	4	5	6	当我爬坡或者上一层楼梯感觉严重喘不过气
我在家里能做任何事情	1	2	3	4	5	6	我在家里做任何事情均受影响
尽管我有肺部疾病,但对外出很有信心	1	2	3	4	5	6	由于我有肺部疾病,对离开家一点信心都没有
我的睡眠很好	1	2	3	4	5	6	由于我有肺部疾病,睡眠相当差
我精力旺盛	1	2	3	4	5	6	我一点精力都没有

注:数字 1~6 表示严重程度,请标记最能反映你当前情况的选项,在数字上打×,每个问题只能标记一个选项。

（三）综合评估

根据评估情况,可将慢阻肺病患者分为 A、B、E 组,见表 19-5。

表 19-5　慢阻肺病的综合评估

组别	特征		肺功能分级/级	急性加重/(次/年)	CAT 评分/分	呼吸困难分级/级
	风险	症状				
A 组	低	少	Ⅰ~Ⅱ	<2	<10	<2
B 组	低	多	Ⅰ~Ⅱ	<2	≥10	≥2
E 组	高	少	Ⅲ~Ⅳ	≥2	<10	<2
	高	多	Ⅲ~Ⅳ	≥2	≥10	≥2

在对慢阻肺病患者进行病情严重程度的综合评估时,还应注意有些合并症的症状与慢阻肺病类似,可能被忽略,需要认真识别。慢阻肺病常见的合并症有心血管疾病(如缺血性心脏病、心力衰竭、心房颤动、高血压、外周血管疾病)、骨质疏松症、焦虑/抑郁、睡眠呼吸暂停综合征、恶性肿瘤、代谢综合征、糖尿病、胃食管反流等,治疗时应予以兼顾。

临床病例(续)

初步评估(A):

该患者行 CAT 评分为 24 分,mMRC 呼吸困难分级为 2 级。

结合患者老年男性,长期大量吸烟史。反复咳嗽、咳痰 10 余年,1 年来出现逐渐加重的呼吸困难。肺功能检查吸入支气管扩张剂后 $FEV_1/FVC<70\%$,可确定存在持续性气流受限,吸入支气管扩张剂后,FEV_1 占预计值 49.9%,肺功能损害明显,胸部 X 线检查可除外其他相关疾病,考虑患者慢性阻塞性肺疾病稳定期 GOLD 2 级 B 组。

【问题 6】该患者在社区如何进行长期管理?

思路 1:确定管理目标。对于稳定期慢阻肺病患者,管理目标主要基于症状和未来急性加重风险:①减轻当前症状:包括缓解呼吸系统症状、改善运动耐量和健康状况;②降低未来风险:包括防止疾病进展、防治急性加重及减少病死率。全科医生一旦确诊慢阻肺病患者,应当基于目前症状和对未来急性加重风险的评估,为患者制订个体化的整体治疗方案,应发挥全科医生的优势以及全科团队的力量,不局限于药物治疗,使用适当的非药物干预措施加以补充。

思路2:确定防治策略、预防措施、治疗方案。

思路3:病情变化时及时转诊。

知识点

慢阻肺病社区防治

（一）防治策略

全科医生在社区为慢阻肺病患者个人及其家庭提供连续性、综合性、协调性、个体化和人性化的医疗服务,在慢阻肺病的不同阶段对人群开展疾病的预防。在慢阻肺病的三级预防中,都需要全科医生的参与。慢阻肺病在社区的防治应充分发挥团队服务的作用,根据病情进行分级管理,引导患者合理就医和规范诊疗,减轻症状和减少急性加重发生,提高生活质量。

1. 以人为中心　全科医生的管理应以减轻慢阻肺病患者当前症状、降低未来风险为目标,在此基础上提供戒烟咨询、疫苗接种推荐和肺康复等综合管理内容,提供连续性、综合性服务。

2. 以家庭为单位　须关注慢阻肺病患者所在家庭中一级亲属是否存在慢阻肺病,与其同居的家庭成员是否吸烟,日常生活中是否使用生物燃料,有无严重的室内空气污染,家庭经济条件情况,家庭成员的营养状态以及受教育程度,这些因素直接或间接影响着慢阻肺病患者的诊断、治疗和长期管理。

3. 以社区为范围　在社区层面开展慢阻肺病高危人群筛查,对辖区居民开展慢阻肺病相关知识宣教,提高慢阻肺病知晓率,开展控烟行动,减少吸烟及二手烟对辖区居民健康的损害,充分普及疫苗知识,提升流感疫苗和肺炎链球菌疫苗的接种率,特别是提高慢阻肺病患者和有慢性呼吸系统疾病的老年人的疫苗接种率。

（二）预防措施

1. 慢阻肺病的一级预防

（1）戒烟:可在最大程度上影响慢阻肺病的自然病程,也是慢阻肺病一级预防中最重要的方面。

（2）禁烟:减少二手烟的暴露也是慢阻肺病一级预防的环节之一。通过一系列综合性的控烟政策与措施,建立无烟学校,公共场所禁止吸烟,鼓励患者不在家中吸烟,可显著减少吸烟带来的相关危害。全科医生具有社区导向的岗位胜任力,也使其在禁烟过程中发挥相应作用。

（3）控制危险因素:全科医生在一级预防的过程中应建议高危人群减少职业性粉尘及有害化学物质暴露,加强室内外空气污染治理。

2. 慢阻肺病的二级预防　慢阻肺病的二级预防主要包括早期诊断、戒烟以及免疫治疗三个方面。全科医生在识别慢阻肺病的高危人群后,无论有无慢阻肺病症状,都应进行肺功能的检查。戒烟是慢阻肺病二级预防中最主要、最关键的措施。免疫治疗包括流感疫苗及肺炎链球菌疫苗接种,可预防并减少急性加重。接种流感疫苗可降低慢阻肺病患者严重疾病(如需要住院的下呼吸道感染)和死亡的发生率。建议所有≥65岁的患者接种肺炎链球菌(PCV13和PPSV23)疫苗,也有建议有明显合并症(慢性心脏病或肺疾病)的较年轻的慢阻肺病患者接种PPSV23疫苗。

3. 慢阻肺病的三级预防　对于已经诊断为慢阻肺病的患者,三级预防的目的在于减少疾病对人体功能和生活质量的影响。在全科医生层面,对于慢阻肺病的长期随访管理也是三级预防的过程。其中包括:继续强化戒烟;重视慢阻肺病稳定期的长期药物治疗;加强慢阻肺病患者康复锻炼;对严重低氧者进行长程家庭氧疗;接种流感疫苗、肺炎链球菌疫苗,减少呼吸道感染;对慢阻肺病患者及其家庭成员进行健康教育;对慢阻肺病患者进行长期系统管理。

（三）治疗方案

1. 非药物治疗　非药物治疗是稳定期慢阻肺病治疗的重要组成部分，与药物治疗起到协同作用，包括：患者管理、呼吸康复治疗、家庭氧疗、家庭无创通气、疫苗、气道内介入、外科治疗等。

2. 药物治疗　慢阻肺病稳定期治疗药物如下。

（1）支气管扩张剂：是慢阻肺病的基础一线治疗药物，与口服药物相比，吸入制剂的疗效和安全性更优，因此多首选吸入治疗。主要的支气管扩张剂有 β_2 受体激动剂、抗胆碱药物及甲基黄嘌呤类药物（茶碱类药物），可根据药物作用及患者的治疗反应选用。

（2）吸入型糖皮质激素（ICS）：慢阻肺病稳定期长期单一应用 ICS 治疗并不能阻止 FEV_1 的降低趋势，对病死率亦无明显改善，因此不推荐对稳定期慢阻肺病患者使用单一 ICS 治疗。在使用 1 种或 2 种长效支气管扩张剂的基础上可以考虑联合 ICS 治疗。

（3）磷酸二酯酶-4（PDE-4）抑制剂：其主要作用是通过抑制细胞内环腺苷酸降解来减轻炎症，目前临床应用的是选择性 PDE-4 抑制剂罗氟司特，口服罗氟司特，每日 1 次，可改善应用沙美特罗或噻托溴铵治疗患者的 FEV_1，同时对于固定剂量 ICS+LABA（长效 β_2 受体激动剂）控制不佳的患者，加用罗氟司特对肺功能也有改善。

（4）其他药物：①祛痰药及抗氧化剂；②免疫调节剂；③中医治疗；④α_1-抗胰蛋白酶强化治疗。

当慢阻肺病出现急性加重期时，除上述药物，还可使用以下药物。

（1）抗生素：由于多数慢阻肺病急性加重是由细菌感染诱发，故抗生素在慢阻肺病急性加重治疗中具有重要地位。慢阻肺病急性加重患者如果存在呼吸困难加重、痰量增多和脓性痰这三个基本症状；或含脓性痰增多在内的两个基本症状；或需要有创或无创机械通气治疗，就应该接受抗生素治疗。推荐的抗生素的使用疗程为 5~7 天。

（2）糖皮质激素：慢阻肺病急性加重期住院患者宜在应用支气管扩张剂基础上全身应用糖皮质激素（简称"激素"），以缩短康复时间，改善肺功能和低氧血症，降低早期复发及治疗失败的风险，缩短住院时间。推荐应用泼尼松每天 40mg 治疗 5 天。

（四）基层转诊

分级诊疗是我国医疗管理的发展方向。不同级别医疗机构在慢阻肺病的分级诊疗中承担不同任务。基层医疗卫生机构主要进行慢阻肺病预防、高危及疑似患者的识别和筛查、患者教育、康复治疗和长期随访等。二级及以上医院主要进行慢阻肺病确诊、患者综合评估、戒烟干预、稳定期规范管理和治疗方案制订、急性加重期诊治、疑难危重症诊治等。

紧急转诊：当慢阻肺病患者出现中重度急性加重，经过紧急处理后症状无明显缓解，需要住院或行机械通气治疗，应考虑紧急转诊。

转诊前处理：当怀疑慢阻肺病患者出现中重度急性加重须紧急转诊时，转诊前须采取吸氧、开放静脉通路、持续心电监测、给予支气管扩张剂，并提前联系转诊医疗机构，沟通患者病情。

普通转诊：①因确诊或随访需求或条件所限，需要做肺功能等检查；②经过规范化治疗症状控制不理想，仍有频繁急性加重；③为评价慢阻肺病合并症或并发症，需要做进一步检查或治疗。

临床病例（续）

处置计划（P）：

（1）建立健康档案：建立随访记录表，纳入社区长期健康管理。

（2）健康教育：使患者了解慢性阻塞性肺疾病的相关知识，掌握一般和特殊的自我管理方法（如吸入装置的使用、规律服药等,定期复诊及紧急情况下求救能力),社区医生定期随访。

（3）相关危险因素干预:让患者了解吸烟、室内外空气污染与慢性阻塞性肺疾病的关系,督促患者戒烟。

（4）药物治疗:雾化吸入噻托溴铵18μg,每日1次;雾化吸入沙美特罗替卡松50/250μg,每日2次。

（5）康复治疗:病情稳定后鼓励患者可通过适当咳嗽、呼吸及体育锻炼,增加呼吸功能,改善生活质量。①咳嗽和排痰;②缩唇呼吸和腹式呼吸;③扩胸、步行和骑车等运动。

（6）心理疏导:慢阻肺病患者因长期患病,影响日常生活,易出现焦虑、抑郁、猜疑、恐惧、悲观、失望等不良心理,针对病情及心理特征及时给予心理疏导,帮助患者树立战胜疾病的信心。

在慢阻肺病的随访过程中,全科医生首先要对患者慢阻肺病本身进行评估,询问症状变化、是否有急性加重,必要时转诊。同时了解患者药物的使用情况及依从性。患者合并有高血压,在高血压的慢性病管理过程中也应注意药物使用情况,避免使用β受体拮抗剂等与慢阻肺病治疗相矛盾的药物,协调患者整体用药情况。全科医生还应关注患者的经济能力及行动情况,以及对患者近期的心理状况予以评估。鼓励患者戒烟,并且提供相关帮助,必要时可转诊至戒烟门诊就诊。向患者提供肺康复相关的健康教育,对运动方式及运动时间作出具体指导,并建议患者注射流感疫苗及肺炎链球菌疫苗。

对于稳定期的慢阻肺病患者,基层管理过程中全科医生应充分发挥团队服务的作用,根据患者的肺功能、症状和既往急性加重情况进行分级管理。目的在于指导慢阻肺病患者合理就医和规范治疗,减轻呼吸道症状,减少疾病急性加重发生,预防、监测并积极治疗并发症,延缓肺功能的下降,提高生活质量。对于初诊的慢阻肺病患者首先应建立相关健康档案。根据其既往史、现病史、个人史、住院期间治疗情况、目前的治疗方案等资料为其建立标准化的个体健康档案,建立随访记录表,纳入社区长期健康管理。

（崔丽萍）

思考题

1. 在社区应该对哪些人群进行慢性阻塞性肺疾病的筛查?

2. 慢性阻塞性肺疾病稳定期和急性加重期的治疗原则分别是什么?

3. 如何从一级预防、二级预防、三级预防三个层面在社区对慢性阻塞性肺疾病进行预防?

思考题解题思路

本章目标测试

本章思维导图

第二十章 | 抑郁障碍的全科医学处理

学习提要

- 抑郁障碍是一种常见的情绪障碍,以心境低落、兴趣缺失、自我评价过低等为主要临床表现,严重影响患者的生活质量和社会功能,甚至导致自杀。全科医生作为患者的第一诊治者,应对抑郁障碍有足够的认识和重视,以便做到及时发现和干预。
- 全科医生应掌握有效的工具和方法,对患者的症状、严重程度、自杀风险、功能状态等进行全面和准确的评估,以便制订合理的治疗方案。
- 全科医生需要根据患者的个体情况,选择适当的药物、心理等治疗方法,定期随访,评估疗效和不良反应,调整治疗方案。同时对于重度抑郁障碍患者,应及时转诊至精神科或心理咨询机构,寻求专业的协助。且应对患者进行健康教育,增强患者的自我管理能力,提高患者的治疗依从性和生活满意度。

抑郁障碍作为一种严重的公共卫生问题,在全球范围内已给数亿患者和家庭带来了巨大的痛苦和困扰。因此,及时发现和治疗抑郁障碍,是保障人类健康和幸福的重要任务。

抑郁障碍的临床表现呈现多样性,除了典型的情绪症状,还可能有认知、行为、躯体、社会功能等方面的障碍。同时对于抑郁障碍的诊断和评估,需要综合运用各种工具和方法来判断患者的病情和需求。在治疗方面,抑郁障碍的治疗包括药物治疗、心理治疗、物理治疗等,全科医生需要根据患者的个体情况进行个体化的选择和组合。此外,抑郁障碍的治疗还需要与患者进行有效的沟通和合作,以此提高患者的治疗依从性和自我管理能力。全科医生还要进行健康教育和心理支持,增强患者的自尊和自信,提高患者的生活质量和满意度。

本章旨在介绍抑郁障碍的全科医学处理,希望能够帮助全科医生对抑郁障碍有一个全面和深入的了解,以此提高抑郁障碍的诊治水平,为抑郁障碍患者提供更好的服务和帮助。

抑郁障碍(depressive disorders,DD)是一种以持续的心境低落或情绪消沉为主要表现的心境障碍,可能由多种因素引起,如遗传、生物化学、社会心理等。这些因素导致神经递质分泌减少和/或受体敏感性降低,从而影响个人的情绪和认知功能。其症状主要包括兴趣缺乏、快感缺失、睡眠障碍、疲劳乏力、自卑内疚、自杀观念等,严重者还可能出现幻觉及妄想症状,这不仅会影响个人的身心健康,还会导致社会功能的下降,如学习、工作、人际关系等方面的困难。而自杀是抑郁障碍最严重的并发症,也是中青年人群的第二大死因。

临床病例

主观资料(S):患者,女性,35岁。因"情绪低落、失去兴趣半年"至全科医学门诊就诊。

【问题1】作为一名全科医生,在接诊上述这类因"情绪低落、失去兴趣"为主诉的患者时,应该如何采集病史呢?

思路1:有无情绪和心境变化。

全科医生应该询问该患者的情绪低落和失去兴趣是从什么时候开始的,持续了多久,每天出现的时间和程度,是否有规律或波动,是否伴有其他精神症状。如:"您是什么时候开始感到情绪低落和失去兴趣的? 您是一直这样,还是有时候好一些,有时候坏一些?"同时,全科医生应该注意观察患者的面部表情、语音语调、眼神交流等非言语信号,以判断患者的情绪状态。根据该患者的主诉,全科医生可以推测患者的情绪低落和失去兴趣已经持续了至少半年,且可能较为严重,因为她主动来到门诊求助。

思路2:有无诱因。

全科医生应该询问该患者有无感染、劳累、过敏、药物服用史等可能引起情绪和心境变化的生理因素。如:"您最近有没有感冒、发热、过敏等身体不适? 您有没有服用过一些药物,比如镇痛剂、抗生素、避孕药等?"此外,全科医生还应该询问患者近期是否发生重大生活事件,如丧失亲人、婚姻不和谐、失业、经济困难等可能引起情绪和心境变化的心理因素。同时全科医生也应该询问患者有无家族史或个人史,如抑郁障碍或其他精神疾病的家族史,或既往是否有过类似的情绪低落或失去兴趣的经历。根据该患者的主诉,全科医生可以推测患者可能没有明显的生理诱因,但可能有一些心理诱因,如工作压力、家庭矛盾、感情失落等,需要进一步探询。

思路3:是否对工作和生活产生影响。

全科医生应该询问该患者的情绪和心境变化是否影响了她的日常生活和工作,包括是否能正常生活和完成工作任务,是否有社交退缩或孤立,是否有兴趣爱好或娱乐活动,是否有睡眠障碍或食欲改变,是否有性功能障碍或月经紊乱等。如:"您的情绪和心境问题是否影响了您的工作效率或质量? 您是否还和以前一样和家人、朋友、同事保持联系和交流? 您是否还有自己喜欢的事情或活动?"根据该患者的主诉,全科医生可以推测患者的情绪和心境变化已经严重影响了她的日常生活和工作,导致她无法享受生活的乐趣,可能有社交障碍、睡眠障碍、食欲障碍等。

思路4:有无加重及缓解因素。

全科医生应该询问该患者有无某些情境或环境能使她的情绪和心境变化加重或缓解,以及她是否有采取过一些措施或方法来改善自己的情绪和心境。如:"您有没有尝试过和亲友沟通、参与社区活动、进行体育锻炼等方式来改善您的情绪和心境? 这些方式对您有没有帮助?"根据该患者"情绪低落、失去兴趣半年"的主诉,全科医生可以推测患者可能没有找到有效的加重或缓解因素,也没有采取过积极的应对策略。

思路5:有无发病以来一般情况的变化。

全科医生应该询问该患者发病以来的一般情况,包括饮食、睡眠、大小便、体重变化情况,以及家庭支持情况,以评估患者的身体状况和心理状况。如:"您发病以来的饮食、睡眠、大小便、体重有没有明显的变化呢?"根据该患者的主诉,全科医生可以推测患者可能有体重减轻、睡眠质量差、食欲缺乏等,也可能缺乏家庭的理解和支持,需要进一步了解。

思路6:有无诊治的经过。

全科医生应该询问该患者是否曾就诊于其他医疗机构或寻求专科医生的医疗建议,结果如何;是否服用过药物,药物的名称、剂量,效果如何,有无不良反应等,以了解患者的治疗历史和现状。如:"您之前有没有去过其他医院或看过其他医生?"根据该患者的主诉,全科医生可以推测患者可能没有接受过专业的精神科诊断和治疗。

知识点

抑郁障碍的流行病学

抑郁障碍是一种严重影响全球人口健康和生活质量的精神疾病。在我国,根据2021年的中国精神卫生调查,成人抑郁障碍的终生患病率为6.8%,12个月患病率为3.6%。同时,世界卫生组织(WHO)的报告显示,抑郁障碍已成为世界范围内青少年致病致残的首要原因。另外,抑郁障碍患者的自杀率约为10%~15%,其中15%~25%自杀成功,首次发作后5年内自杀率最高。

知识点

抑郁障碍的病因与发病机制

抑郁障碍的病因及发病机制目前尚不清楚,可能涉及多种危险因素的共同影响。

1. 遗传 抑郁障碍的发生有一定的遗传因素,家族研究发现40%~70%的抑郁障碍患者有家族史。而抑郁障碍患者的亲属,尤其是一级亲属罹患抑郁障碍的概率比一般人群高2~4倍。此外,双生子研究则显示抑郁障碍的遗传率大约为37%,其中单卵双胎的抑郁障碍共病率约为50%,而异卵双胎的共病率为10%~25%。

2. 神经生化及内分泌因素 抑郁障碍患者的神经递质和神经递质相关的神经回路出现了功能或结构上的改变。其包括的假说有5-羟色胺(5-HT)假说、多巴胺(DA)假说、去甲肾上腺素(NE)假说以及其他涉及神经递质、神经肽、第二信使的假说。另外,许多研究发现,抑郁障碍患者的下丘脑-垂体-内分泌轴[如下丘脑-垂体-肾上腺(HPA)轴、下丘脑-垂体-甲状腺(HPT)轴、下丘脑-垂体-生长激素(HPGH)轴]功能异常,特别是HPA轴异常。

3. 脑电生理变化 抑郁障碍患者的脑电图显示,左右脑半球的平均同步振幅与抑郁程度成反比,而且脑电图有明显的侧化特征,右半球的活跃度增加。这种活跃度增加主要集中在额叶区域,尤其是右额叶,可能与抑郁情绪的形成有关。此外,抑郁障碍患者还可能出现脑电诱发电位的波幅减小。

4. 神经影像学改变 通过功能性磁共振成像、单光子发射计算机断层成像等相关影像学检查,可以发现在抑郁障碍患者的大脑中,前额叶的背部和眶部区域、下丘脑、小脑、尾状核、海马和杏仁核等涉及情绪调节的部位,其代谢或脑血流有异常变化。这种变化会受到疾病阶段、药物治疗、患者类型的影响。

5. 神经免疫学因素 在一些接受细胞因子免疫治疗的患者中,可经常观察到抑郁障碍的发生,而使用抗抑郁药可以缓解这些症状。此外一些有免疫系统疾病的患者,如风湿性关节炎、系统性红斑狼疮等,也常常伴有抑郁情绪。也有动物实验表明细胞因子可以导致动物产生抑郁样行为,而抗抑郁药可以逆转这些行为。因此,免疫功能的异常也可能是抑郁障碍的一个病因。

6. 社会心理因素 应激事件与抑郁障碍的发生关系较为密切,这包括各种负性生活变化、经济困难、社会地位低下等情况。此外,童年经历也会对抑郁障碍的发生产生长期的影响,如亲子分离、家庭不和睦、儿童期虐待等。还有一些抑郁障碍患者往往具有易感的人格特征,如神经质、消极人格等,这些人格特征会增加抑郁障碍的发生风险和严重程度。

知识点

抑郁障碍的典型临床表现

情绪表现、躯体表现和认知表现是抑郁障碍的三大典型临床表现。

1. 情绪表现 患者的心情持续低落,感到沮丧、压抑、无望、无助、无用。此外情绪低落在早晨最重,晚上有所缓解。同时患者对自己的评价很低,对自己的过去和现在都感到自责、自罪。病情严重时,患者会认为生活没有意义,有自杀的念头和行为,有时甚至想要带走亲人。此外,部分患者还会有焦虑、紧张、恐惧等情绪,常常不安、担忧。

2. 躯体表现 患者的食欲和睡眠都会受到影响,多数患者表现为食欲减退、体重下降、睡眠障碍,如入睡困难、睡眠浅、早醒,少数患者表现为食欲增加、体重增加、睡眠过多。部分患者的性欲也会降低,对性生活没有兴趣或快感。除此之外,患者还会感到全身无力、疲乏、动作缓慢,严重者可出现木僵或亚木僵状态。同时也有可能出现便秘、身体各部位的疼痛感、自主神经功能紊乱等躯体症状。

3. 认知表现 患者的思维活动会减慢,言语活动减少、语速慢、语音低。时常自觉脑子变笨了,思考问题困难,记忆力下降,且注意力也大不如前。此外,患者的决策能力也会降低,变得优柔寡断,犹豫不决。通常抑郁障碍患者的想法会变得非常消极,常常想到死亡或自杀,或者感到痛苦,难以表达。

临床病例(续)

主观资料(S):患者,女性,35岁。因"情绪低落、失去兴趣半年"至全科门诊就诊。通过进一步采集病史,了解到以下情况。

现病史:患者自述于半年前开始感到情绪低落,对以前喜欢的事物失去了兴趣,且不愿意与他人交流,常常觉得自己没用,活着没有意义、没有价值,有时甚至想死。患者否认有明显的诱发因素,但表示近期工作压力较大,且与丈夫感情不和,经常吵架。患者并没有寻求过专业的心理咨询或治疗,也没有服用过任何药物。患者近半年的情绪和心境变化对其日常生活和工作造成了严重的影响,因此患者经常请假或旷工,且与同事关系不融洽,致使工作效率下降,家庭责任无法履行。患者自发病以来,神志清楚,精神欠佳,食欲明显减退,睡眠质量很差,入睡困难,且易早醒或多梦,时有便秘,时有腹泻,小便如常,体重下降约5kg。患者否认有任何躯体不适或精神病性症状。

既往史:否认高血压、冠心病、糖尿病等慢性病病史;否认结核、乙肝及其他传染病病史;无外伤史;无手术史;无输血史;无长期用药史;无食物、药物过敏;预防接种史不详。

个人史:无饮酒史;吸烟5年,每天10支,目前未戒烟;无毒物及放射性物质接触史;无冶游史。

婚育史:月经不规律;已婚已育;育有1女,体健。

家族史:父母均健在,且无精神疾病史;有1个姐姐,有抑郁障碍史。

【问题2】完成病史采集后,针对该患者,下一步应重点完成哪些体格检查或辅助检查?

由于抑郁障碍可能与躯体疾病或药物有关,因此针对该患者,在排除其他精神疾病后,全科医生还需要进行体格检查或辅助检查,以排除可能引起或加重抑郁障碍的躯体疾病或药物因素。

首先是体格检查,全科医生应重点检查神经系统、内分泌系统、消化系统等方面的异常,如应注意该患者的皮肤黏膜,检查甲状腺是否肿大,以及心率、血压等指标;还有神经系统的感觉、运动、反射、协调等功能是否有异常;如有必要,可进行精神状态检查,以评估患者的认知、情感、思维、意志、行为等方面的障碍。

其次是辅助检查,全科医生应根据该患者的病史和体格检查结果,选择合适的实验室检查或影像学检查,如血常规、尿常规、便常规、血生化、甲状腺功能检测、肾上腺功能检测、垂体功能检测、脑电图、头颅CT及MRI等。

临床病例(续)

客观资料(O):

体格检查:体温36.5℃,脉搏78次/分,呼吸18次/分,血压126/84mmHg。常规查体提示皮肤巩膜无黄染,睑结膜及甲床无苍白,浅表淋巴结未触及明显肿大,颈软,甲状腺未触及明显肿大,伸舌居中,瞳孔等大等圆,对光反射灵敏,双肺呼吸音清,无干湿啰音,心率78次/分,律齐,各瓣膜未闻及明显病理性杂音,腹软,全腹无压痛、反跳痛及肌紧张,肝脾肋下未触及,肠鸣音正常,双下肢无水肿,各关节未见明显肿胀、畸形及压痛,四肢肌力、肌张力正常,全身感觉及深浅反射均未见明显异常。精神状态检查提示:情绪低落,表情呆滞,语言贫乏,回答问题简单而缓慢,自我评价过低,有自责自罪、无价值感等负性认知,有自杀意念但无具体计划和行为。

辅助检查:血常规、尿常规、便常规、血生化、甲状腺功能检测、肾上腺功能检测、垂体功能检测、脑电图、头颅CT及MRI结果未见明显异常。

【问题3】根据上述患者的现病史、体格检查及辅助检查结果,还需要完善哪些其他措施?

思路1:根据诊断标准进行评估。

根据中国精神障碍分类与诊断标准第3版(CCMD-3)的抑郁障碍的诊断标准,结合该患者"半年前开始感到情绪低落,对以前喜欢的事物失去了兴趣,且不愿意与他人交流,常常觉得自己没用、活着没有意义、没有价值,有时甚至想死"等症状;同时伴有"食欲减退、体重下降"等;且排除了器质性精神障碍或精神活性物质和非成瘾物质所致抑郁,可以初步诊断为抑郁障碍。

思路2:根据抑郁量表进行评估。

根据汉密尔顿抑郁量表(HAMD)的相关内容,结合该患者"悲伤、沮丧"等负面情绪,以及"失去兴趣"等症状,同时伴有"自责、自杀意念",且合并"睡眠障碍、食欲下降、体重减轻、精神运动性迟滞"等伴随症状,全科医生可初步判断该患者属于中度抑郁障碍。

思路3:根据自杀风险进行评估。

根据自杀风险评估(SRA)的相关内容,该患者只是偶有自杀的念头,并未出现具体的自杀实际行动,同时该患者存在"与丈夫感情不和、与同事关系不融洽"等社会支持减弱的情况,也未寻求过专业的心理咨询或治疗,因此可初步诊断为低自杀风险。

> **知识点**
>
> ### 抑郁障碍的诊断、评估与鉴别
>
> (一)诊断标准(CCMD-3)
>
> 根据中国精神障碍分类与诊断标准第3版(CCMD-3)的相关内容,抑郁障碍的诊断标准如下。
>
> [症状标准]以心境低落为主,并至少有下列4项。
>
> 1. 兴趣丧失、无愉快感。
>
> 2. 精力减退或疲乏感。
>
> 3. 精神运动性迟滞或激越。
>
> 4. 自我评价过低、自责,或有内疚感。
>
> 5. 联想困难或自觉思考能力下降。
>
> 6. 反复出现想死的念头或有自杀、自伤行为。
>
> 7. 睡眠障碍,如失眠、早醒,或睡眠过多。
>
> 8. 食欲减退或体重明显减轻。
>
> 9. 性欲减退。
>
> [严重标准]社会功能受损,给本人造成痛苦或不良后果。
>
> [病程标准]
>
> 1. 符合症状标准和严重标准且至少已持续2周。
>
> 2. 可存在某些分裂性症状,但不符合分裂症的诊断。若同时符合分裂症的症状标准,在分裂症状缓解后,满足抑郁发作标准至少2周。
>
> [排除标准]排除器质性精神障碍或精神活性物质和非成瘾物质所致抑郁。
>
> 根据严重程度及有无精神病性症状,可分为轻性抑郁障碍、无精神病性症状的抑郁障碍、有精神病性症状的抑郁障碍。
>
> (二)评估量表
>
> 1. 汉密尔顿抑郁量表(HAMD)　是一种由医生或心理专业人员进行的半结构化访谈,共有17项或24项,每项根据患者的症状和表现给予0~4分或0~2分的评分,总分越高表示抑郁程度越重。HAMD是目前使用最广泛的抑郁量表之一,具有较高的信度和效度。
>
> 2. 自杀风险评估(SRA)　是一种由医生或心理专业人员进行的结构化或半结构化访谈或问

卷调查,旨在评估患者有自杀的想法或行为的可能性,以及自杀的严重性和紧迫性。根据自杀风险评估的结果,可将患者分为五个等级,具体来说是:①低风险:无望或绝望感,偶尔的自杀闪念;②低-中风险:频繁的想死念头,但无具体计划;③中风险:具体的自杀方式、计划等企图;④中-高风险:防止被发现的措施;⑤高风险:踩点,或已经有过行动。

（三）鉴别诊断

1. 精神分裂症　精神分裂症的阴性症状主要表现为情感迟钝或平淡,自发动作及肢体语言的减少与缺乏,被动退缩等。通常精神分裂症的病程是持续性的,即使在缓解期,也会有残留的精神病性症状。同时精神分裂症患者的认知、情感、意志活动表现为不协调,会出现思维混乱、情感淡漠、意志衰退等,患者缺乏对自己和外界的真实感受,与现实脱节;而抑郁障碍患者则恰好相反。

2. 双相情感障碍　双相情感障碍与抑郁障碍在某种程度上很类似,临床上极易混淆。其中,混合发作则是一种特殊的情况,同时具有抑郁症状和躁狂症状。混合发作的抑郁症状可能与单纯的抑郁发作相似,但混合发作的特点是抑郁症状和躁狂症状同时或快速交替出现,如情绪波动、思维跳跃、言语增多或行为亢奋等。

3. 持久性悲伤障碍　持久性悲伤障碍是一种因亲人或亲密关系的死亡而引起的持久和普遍的悲伤反应,其特征是对逝者的强烈思念和恋念,以及与失去相关的情感痛苦等。持久性悲伤障碍的症状在失去后至少持续 6 个月,严重影响日常功能。持久性悲伤障碍的症状与抑郁障碍的症状有一定的相似性,但是持久性悲伤障碍的症状主要集中在与失去有关的方面,是对失去的正常反应,且有一些是抑郁障碍所没有的,如难以接受失去、难以信任他人、对失去感到痛苦或愤怒等。

4. 器质性精神障碍　器质性精神障碍是由脑部疾病或损伤引起的抑郁症状,而抑郁障碍是由心理或生物因素导致的情绪障碍。两者的临床表现可能相似,如心境低落、兴趣缺失、自责自罪等,但器质性精神障碍的病因是可证实的脑部疾病或损伤,如颅脑外伤、脑肿瘤、脑血管病、颅内感染、脑变性病等。而抑郁障碍的病因是多因素的,包括遗传、环境、生活事件、应激、性格等。

临床病例（续）

初步评估（A）:

结合 CCMD-3、HAMD、SRA 相关诊断标准和评估量表的综合病情评估,该患者目前可以初步诊断为中度抑郁障碍,伴低自杀风险。

【问题 4】作为一名全科医生,针对该患者,接下来应如何制订治疗方案?

该患者目前确诊为中度抑郁障碍,伴低自杀风险。因其之前未服用过药物,故药物治疗上建议首先单一使用选择性 5-羟色胺再摄取抑制剂,如帕罗西汀（20mg,每日 1 次）等,急性期首先服用 3 个月,3 个月后观察患者抑郁症状的缓解情况,若患者症状有所好转,则继续进行 4~9 个月的巩固期治疗,药物用法用量同前;若患者症状未见明显好转,或新出现其他不适症状,则考虑增加原始剂量、换药或者加用其他药物。同时嘱患者戒烟,且给予患者心理支持和教育,介绍抑郁障碍的相关知识,鼓励患者积极配合治疗,并定期复诊。

临床病例（续）

处置计划（P）:

根据该患者的抑郁程度和自杀风险,可予以选择性 5-羟色胺再摄取抑制剂类抗抑郁药物,如帕罗西汀（20mg,每日 1 次）,服用 3 个月后观察抑郁症状的缓解情况。

嘱患者戒烟,同时给予该患者心理支持和教育,介绍抑郁障碍的相关知识,鼓励患者积极配合专科治疗,并定期复诊。

【问题5】作为一名全科医生,针对该患者,应进行哪些方面的健康教育?

思路1:向患者介绍抑郁障碍的相关知识,包括危险因素、临床表现及预后情况。

思路2:告诫患者应调整生活作息,适当休息,减轻工作压力,同时遇到问题时可及时与家庭成员沟通,解决问题,倾诉情绪。

思路3:嘱患者遵医嘱规律服药,不可擅自停药或改变服用剂量,坚持3个月的用药疗程后,及时随诊,全科医生根据患者病情变化情况个性化调整治疗方案。

【问题6】作为一名全科医生,针对该患者,是否需要进行转诊?

目前该患者并不需要转诊,先嘱患者遵医嘱服药,若在治疗时出现其他不适或病情加重的情况,则需要进行转诊,向专业的精神科医生寻求帮助。

知识点

抑郁障碍的基础管理

(一)治疗原则

1. 药物治疗 抑郁障碍后果严重,病程迁延,复发率高,全病程治疗尤为重要。全病程治疗分为三期:急性期治疗(8~12周)、巩固期治疗(4~9个月)及维持期治疗(2~3年)。

急性期治疗(8~12周):此阶段的目的是控制症状,达到临床痊愈(无抑郁症状超过2周),促进功能恢复,提高生活质量。中重度抑郁发作首选药物治疗,治疗药物应从小剂量开始,逐渐增加至有效剂量,定期评估病情和疗效,如4~8周后症状无改善,应调整治疗方案。一般不推荐两种以上抗抑郁药联用,除非是难治性抑郁障碍。

巩固期治疗(4~9个月):此阶段的目的是防止疾病复发,维持症状缓解,增强功能恢复。应继续使用急性期治疗有效的药物和剂量,定期评估症状、不良反应、依从性和功能状态。

维持期治疗(2~3年):此阶段的目的是防止疾病复发或复燃,保持功能稳定,提高生活质量。有复发倾向的患者,如有3次及以上发作史、发病年龄早、有家族史、有残留症状或明显应激因素等,应至少维持治疗2~3年。维持治疗期间应定期评估病情和疗效,注意复发的早期征象,监测不良反应。维持治疗结束后,如病情稳定,可缓慢减药至停药;如出现复发征象,应及时恢复原治疗。

常用的药物治疗包括:选择性5-羟色胺再摄取抑制剂(SSRIs),代表药物有氟西汀、帕罗西汀、舍曲林、氟伏沙明、西酞普兰和艾司西酞普兰;选择性5-羟色胺及去甲肾上腺素再摄取抑制剂(SNRIs),代表药物有文拉法辛和度洛西汀;去甲肾上腺素和特异性5-羟色胺能抗抑郁药(NaSSA),代表药物有米氮平;三环类抗抑郁药,代表药物有丙米嗪、氯米帕明、阿米替林、多塞平等。

2. 心理治疗 心理治疗是抑郁障碍治疗的重要组成部分,尤其对有社会心理应激和认知障碍的患者有效。心理治疗相比药物治疗,有更好的长期效果,能降低复发率,提高生活质量。位于一线治疗方案的认知行为治疗可以通过纠正患者的负性思维和行为模式,改善情绪和功能。同时认知行为治疗与抗抑郁药联合治疗,能显著提高临床疗效。

3. 物理治疗 物理治疗是抑郁障碍治疗的重要手段之一,主要适用于药物治疗无效或不能耐受的患者。常用的物理治疗方法包括重复经颅磁刺激、改良电抽搐治疗、经颅直流电刺激等。

(二)针对抑郁障碍患者及其家属的健康教育

抑郁障碍是一种常见的精神障碍,如果能得到及时有效的治疗,可让大部分患者恢复到病前的生活工作状态,因此抑郁障碍并不是罕见的不治之症。

对于抑郁障碍的患者,作为全科医生,首先要向患者充分解释清楚什么是抑郁障碍,常见的临床表现有哪些,可能的危险因素及并发症有哪些,让患者有科学的认识。其次,须告知患者生活方式方面应关注的问题,如注意休息,保持规律的作息,避免过度劳累和压力过大;适当参与一些有益的社交活动和娱乐活动,增强与家人、朋友、同事等的沟通并取得其支持;保持良好的饮食习惯,适当摄入富含维生素B、镁、锌等营养素的食物;适量进行一些体育锻炼,如散步、跑步、游泳等;避免吸烟、饮酒或滥用药物等不良习惯。再次,规律的药物治疗也是必不可少的。全科医生应嘱患者不可随意自行停药,由于治疗该病的主要药物是抗抑郁药,尤其是三环类抗抑郁药,有一定的副作用和依赖性,因此,患者需要在全科医生的指导下,按时按量服用,并注意观察药物的疗效和不良反应。如出现不良反应,应立即停药并就医。

对于抑郁障碍的患者家属,由于抑郁障碍的自杀率较高,因此家属需要充分认识到抑郁障碍的危害,一旦发现患者情绪有问题时,应尽早就医和接受专业治疗,不要讳疾忌医。因此,作为患者的家属,要严密观察患者的病情变化,督促患者按时服药,定期门诊就诊,有病情变化时随时就医。

（三）转诊指征

1. 紧急转诊　患者目前有明确的自杀计划,比如计划跳楼并去楼顶踩点,囤积大量的药物,写遗书或购买大量活性炭等;近期已经实施过自杀行为。或者患者伴有严重躯体疾病,联合用药可能存在不良反应;患者服药后出现意识障碍、血压明显升高、大量出汗或肝功能异常等严重药物不良反应。作为全科医生,若患者出现上述情况,应积极进行紧急转诊。

2. 紧急处置　如果患者目前有强烈的自杀观念,或有明显的自罪自责,应告知家人务必加强看护,防范患者实施自杀行为。如果患者已出现自杀行为,可针对自杀行为做相应处理,比如止血、洗胃等。紧急处置后,应建议立即转诊至精神专科机构。

3. 普通转诊　患者出现以下情况,需要进行普通转诊:①出现多个抑郁症状,考虑有抑郁症可能,须明确诊断者;②两种抗抑郁药规范治疗4周症状改善不明显;③出现难以耐受的药物不良反应;④伴有人格障碍;⑤伴有多种躯体疾病;⑥治疗依从性差;⑦家庭支持系统差。

（占伊扬）

思考题

1. 请简述可能与抑郁障碍发生发展有关的病因及发病机制。

2. 请简述抑郁障碍的典型临床表现。

3. 请简述抑郁障碍的药物治疗原则。

思考题解题思路

本章目标测试

本章思维导图

第二十一章 | 焦虑障碍的全科医学处理

学习提要

● 焦虑障碍是人群中最常见的精神障碍之一,在综合医院及基层医疗卫生机构就诊的患者中,焦虑障碍十分常见,需要全科医生进行准确的识别、诊断及鉴别诊断。

● 广泛性焦虑障碍是一种常见的焦虑障碍,其症状泛化、多变、波动,病程多呈慢性,其反复发作与遗传因素、个性特点、认知过程、不良生活事件、人际关系等均有关系。作为全科医生,应抓住其诊疗过程中的要点:临床表现、问诊思路、体格检查要点(一般体格检查,精神状况查体)、相关的辅助检查、心理量表的选择及评估方法、治疗策略[包括药物治疗及非药物治疗(生物反馈、身体锻炼、认知行为疗法)]、健康宣教、转诊指征。

　　焦虑(anxiety)是一种内心紧张不安,担心或者预感到将要发生某种不利情况,同时感到难以应对的不愉快情绪体验。在日常生活中,当人们面对潜在或真实的危险或威胁时,焦虑是防御性情绪,激励个体积极行动,取得更好的结果。病理性焦虑(pathological anxiety)又称焦虑症状,是指无明确的致焦虑因素,或刺激和反应不对称,反应严重或持续的焦虑反应,常伴有憋气、心悸、出汗、肌紧张性震颤、尿频等自主神经功能紊乱症状。

　　焦虑障碍(anxiety disorder)又称焦虑症,是一种以上述病理性焦虑情绪症状为主,伴有强烈的自主神经系统症状和运动不安为特征的神经症,病程多迁延反复,严重可致精神残疾,给患者和家庭带来巨大痛苦。焦虑障碍是人群中最常见的精神障碍之一,包括广泛性焦虑障碍、恐怖性焦虑障碍(社交恐怖、广场恐怖和特定的恐怖等)、惊恐障碍(又称急性焦虑障碍)等。根据 2019 年中国精神卫生调查(China Mental Health Survey,CMHS),焦虑障碍终身患病率约为 7.6%,其中,受教育程度较低者和收入水平较低者的焦虑障碍患病率较高。

> **知识点**
>
> **焦虑障碍的发病原因**
>
> 　　目前,焦虑障碍病因尚不清楚,可能与多种因素有关,主要有:①人格基础:以多愁善感、敏感、情绪化,容易忧虑、古板、保守、孤僻等情绪不稳定或性格内向的人多见;②社会心理因素:常为诱发因素,呈非特异性,如要作出重要决定时,人们需要为此作出调整,当这种调整超出正常的适应能力,或超出可承受限度,就可导致焦虑;③遗传因素:研究发现同卵双生子惊恐障碍的同病率高于异卵双生子。

> **知识点**
>
> **焦虑障碍的临床表现**
>
> 　　焦虑障碍分为惊恐发作和广泛性焦虑障碍:①惊恐发作即急性焦虑障碍,患者在日常生活、工作、学习中,突然出现强烈的窒息感、濒死感和精神失控感,同时伴有严重的自主神经功能失调,如胸痛、胸闷、心悸、呼吸困难等,部分表现为过度换气、头晕、多汗、颤抖、手足麻木、胃肠不适

等症状。发作历时短,一般为 5~10 分钟,很少超过 1 小时,可自行缓解。发作过后患者仍心有余悸,担心再次发病时得不到及时的帮助,因而自动回避一些活动,如不愿单独出门。②广泛性焦虑障碍又称慢性焦虑,是焦虑障碍最常见的表现形式。经常的或持续的无明确对象或固定内容的紧张不安,或过分担心现实生活中某些问题,整日处于大祸临头的模糊恐惧和高度警觉状态,常伴搓手顿足、来回走动、坐立不安等运动性不安症状,以及心悸、出汗、胸闷、喘息、手抖、尿频等自主神经功能紊乱症状,甚至出现阳痿、早泄、月经不调,患者注意力难以集中,有时感到脑子一片空白。

焦虑障碍的临床表现包括多种精神心理症状以及躯体症状,包括但不限于以下几点。

1. 唤起　过分警觉、精神紧张不安、惊跳反应增强。
2. 情绪症状　恐惧、忧虑。
3. 思维症状　非现实性地评估自身或他人所遇危险。
4. 行为表现　目的行为受限,运动性不安(无目的小动作),回避可能增强不安全感的处境。
5. 躯体症状　①过度换气:昏厥、感觉异常、手足搐搦;②肌紧张:疲劳、疼痛、僵硬、颤抖;③自主神经活动增强:心悸、面色苍白、口干、腹泻、出汗、尿频;④其他:胸骨压榨感等。
6. 其他相关症状　人格解体(感觉自己或周围环境不真实)、继发情绪低落等。

临床案例

主观资料(S):患者,男性,36 岁。因"反复胸闷、心悸及失眠、多梦 1 年"至全科门诊就诊。

【问题 1】作为一名全科医生,根据患者目前的症状,从生物-心理-社会因素角度应获取哪些信息?

思路 1:首先从生物学角度,了解患者是否存在心血管系统、呼吸系统等躯体疾病,如冠心病、心律失常、肺栓塞等。在进行病史采集时,应当关注患者的主要症状、伴随症状及需要鉴别的症状,既往就诊情况及结果,同时了解是否有高血压、糖尿病等病史,有无吸烟等不良嗜好。

思路 2:该患者是青年人,独自到全科门诊就诊,没有家属陪同,可能是患者不愿意别人知道自己目前的病情,同时对于自己病症的反复发作比较苦恼,自觉难以解决。患者主动寻求全科医生的帮助,表明患者有一定的自知力,认识到自己目前的症状是一种疾病状态。对于来诊的青年人群,在考虑器质性疾病的前提下,不能忽视患者的心理问题及心理疾病存在的可能性,必要时应进行相关心理量表评估。

思路 3:患者处于青年阶段,考虑到目前社会生活节奏快的现状,可能工作、生活等压力因素也间接导致了患者反复出现上述症状。所以要仔细询问患者的工作、生活情况,评估患者是否受社会因素的影响。

临床病例

主观资料(S):患者,男性,36 岁。因"反复胸闷、心悸及失眠、多梦 1 年"至全科门诊就诊。通过追问病史,了解到以下情况。

现病史:1 年前,患者工作调动后,开始反复出现胸闷、心悸,与活动、劳累无关,多在夜间出现,每次持续半小时至 2 小时不等,可自行缓解,无前胸及后背疼痛,无喉部紧缩感,无恶心、呕吐等不适,近 1 年来常有失眠、多梦。担心自己有严重的心血管疾病,曾多次发作后在门诊检查心肌酶、肌钙蛋白、心电图等,未见异常。半年前于外院行冠状动脉 CTA 检查未见明显异常。发病以来,神志清,精神欠佳,饮食可,失眠、多梦,大小便正常,近期体重无明显变化。

既往史:否认高血压、糖尿病、心脏病、肾病病史;否认肺结核、病毒性肝炎及其他传染病;无食物、药物过敏史;无外伤、手术、输血史;无中毒史;无长期用药史。疫苗接种史不详。

个人史:吸烟10余年,每天10支。饮酒8年,4~5次/周,饮白酒3~4两/次,无毒物及放射性物质接触史。

婚育史:未婚未育。

家族史:父故于急性心肌梗死,母体健,1妹,体健。

【问题2】该患者的病例特点是什么?

思路:青年男性,慢性病程;反复夜间胸闷、心悸1年,每次持续半小时至2小时不等,可自行缓解,伴有失眠、多梦;心脏相关检查未见明显异常;工作压力大,担心自身出现严重疾病;父亲故于急性心肌梗死。

【问题3】该患者可能的病因是什么?

思路1:该患者长期吸烟,父亲因急性心肌梗死去世,有心脑血管疾病的危险因素;存在反复胸闷、心悸等症状,但是症状持续时间超过半小时,无明显诱因,可自行缓解,不符合心绞痛的典型症状;发作后反复检查心肌酶、肌钙蛋白、心电图未见异常,半年前于外院行冠状动脉CTA检查未见明显异常,说明没有明显的心肌细胞损伤和冠状动脉狭窄。综上,该患者暂不考虑心血管疾病。

思路2:该患者症状常在夜间发作,与活动、劳累无关,无前胸及后背疼痛,无喉部紧缩感。首先,无与活动、劳累相关的心血管系统疾病的诱因;其次,没有典型胸痛的症状。但患者伴有失眠、多梦,这提示患者的症状可能是心理因素所致。

思路3:患者父亲曾经因急性心肌梗死去世,可能对患者本身造成一种心理暗示,担心自己患冠心病风险较大,但患者多次实验室检查及冠状动脉CTA检查均未发现异常,又加重了患者的这种焦虑状态,担心与现实事件不符,这些症状持续半年以上,结合患者的病史,考虑可能是焦虑障碍的躯体化表现。

知识点

广泛性焦虑障碍(generalized anxiety disorder,GAD)的临床表现

1. 精神性焦虑　过度担心是精神性焦虑的核心症状。表现为经常担心未来可能发生的、难以预料的某种危险或不幸。有的患者经常莫名地处于一种提心吊胆、惶恐不安的强烈内心体验中,却不能明确担心的对象或内容,称为自由浮动性焦虑。有时患者担心的是现实生活中可能发生的事情,这种紧张情绪与现实很不相称,使患者感到难以忍受,但又无法摆脱。警觉性增高也是精神性焦虑的常见症状,表现为易惊吓,对外界刺激易出现惊跳反应;同时有注意力难以集中、入睡困难、易醒、易激惹等。

2. 躯体性焦虑　包括运动性不安与肌肉紧张。运动性不安可表现为搓手顿足、静坐不能、不停地来回走动、无目的的小动作。肌肉紧张表现为主观上的一组或多组肌肉不适的紧张感,严重时有肌肉酸痛,多见于胸部、颈部及肩背部肌肉,有的患者可出现肢体的震颤、语音发颤。

3. 自主神经功能紊乱　表现为心悸,胸闷气短,头晕,头痛,皮肤潮红、出汗或苍白,口干,吞咽梗阻感,恶心,胃部不适,腹痛,尿频等。有的患者可出现早泄、勃起功能障碍、月经紊乱、性欲减退等症状。

4. 其他症状　GAD患者常合并疲劳、抑郁、强迫、恐惧、惊恐发作、人格解体等症状体验。

【问题4】完成病史采集后,下一步应重点进行哪些体格检查?

思路:须测量心率、血压、脉搏、呼吸频率,重点在于完成心脏的体格检查。此外,还应对患者完成精神状况查体。

知识点

心脏体格检查的注意事项

视诊时,患者取卧位,医生视线与胸廓同高。

触诊心包摩擦感时,应在心前区或胸骨左缘第3、4肋间触诊,若触到摩擦感,须嘱患者屏住呼吸,与胸膜摩擦感鉴别。

叩诊顺序:先左后右,从下到上,从外到内。右侧先叩出肝上界,在肝上界的上一肋间进行叩诊。

听诊顺序:从二尖瓣区开始,依次进行肺动脉瓣区、主动脉瓣区、主动脉瓣第二听诊区、三尖瓣区的听诊。

对于疑似心理障碍的患者,在进行精神状况查体时往往容易忽视某些重要内容。重点应从以下几个方面进行检查:一般表现、认知活动、情感活动、意志行为活动以及自知力。

临床病例(续)

客观资料(O):

一般体格检查:体温36.8℃,脉搏85次/分,呼吸21次/分,血压135/86mmHg。神志清,精神欠佳,全身皮肤黏膜及巩膜无黄染,浅表淋巴结未触及肿大。颈软,伸舌居中,双侧瞳孔等大等圆,直径约3mm,对光反射灵敏,双眼球各方向运动充分,眼震阴性。双肺呼吸音清,胸廓无畸形。心前区未见异常搏动,各瓣膜区未触及震颤,心率85次/分,心律齐,各瓣膜听诊区未闻及杂音及额外心音,未闻及心包摩擦音。腹软,无压痛、反跳痛,肝脾肋下未触及,肠鸣音正常,移动性浊音阴性。四肢肌力、肌张力正常,双侧深浅感觉正常。病理征阴性,脑膜刺激征阴性。

精神状况查体:①一般表现:意识清晰,定向完整,接触主动,配合检查,衣着整洁,年貌相符,日常生活自理。②认知活动:问话有答,回答切题,语速、语量正常,定向力、记忆力及计算力均正常,未引出妄想等思维内容障碍。③情感活动:表情忧虑,情感反应与思维内容相协调;容易激动,反复询问自己是否是冠心病,是否存在猝死可能。④意志行为活动:兴趣减退,精神欠佳,无冲动打人及毁物行为,无自杀想法及违拗症状,有部分重复语言。⑤自知力:完整,主动要求治疗。

实验室检查:血常规:血红蛋白120g/L。心肌酶谱:乳酸脱氢酶120IU/L,天冬氨酸转氨酶32IU/L,肌酸激酶100IU/L,肌酸激酶同工酶15IU/L。肌红蛋白:20μg/L。肌钙蛋白:0.1μg/L。D-二聚体:0.3mg/L。

心理评估:广泛性焦虑障碍7项量表(Generalized Anxiety Disorder-7,GAD-7)评分15分。

【问题5】结合上述客观资料,为明确诊断应进一步完善哪些检查?

思路:该患者为青年男性,结合临床表现、体格检查和实验室检查等,须与心血管疾病鉴别,可以进一步完善心脏彩超、24小时动态心电图及平板运动试验,必要时可考虑完善心肌核素显像,评估心肌细胞代谢情况,排除心肌病的可能。此外,患者有心悸症状,建议完善甲状腺功能及甲状腺彩超,评估是否存在甲状腺功能亢进。

知识点

胸闷、心悸症状需要完善的辅助检查

1. 实验室检查　心肌酶、肌红蛋白、肌钙蛋白有助于诊断或排除心肌梗死等;脑钠肽有助于诊断或排除心力衰竭;血常规可评估是否存在贫血及其他血液系统疾病;凝血功能及D-二聚体有助于评估是否存在血栓性疾病;甲状腺功能测定可评估是否存在甲状腺功能亢进。

2. 超声检查　心脏超声可对患者心脏瓣膜及室壁运动功能进行检测,同时可以评估是否存在心力衰竭。怀疑甲状腺疾病时,应完善甲状腺超声检查。怀疑存在下肢静脉血栓时,应完善下肢静脉彩超。

3. 24 小时动态心电图及平板运动试验　24 小时动态心电图有助于评估和判断临床症状与心脏电活动的关系。通过分析心律失常并进行危险评估,可以更准确地诊断心肌缺血,协助诊断冠心病,并鉴别心绞痛的类型。此外,还可以预测各类心脏疾病可能出现的恶性心律失常。平板运动试验是通过逐步加大运动量来测定患者心脏功能和运动耐力的一项检查,可用于协助诊断不明原因的胸痛,早期检出高危患者中的隐匿性冠心病,了解各种和运动有关的症状(如晕厥、心悸、胸闷等)的病因,了解运动引起的心律失常等。

4. 心肌核素显像　是利用心肌细胞的摄取特点,将放射性核素(也称医学显像剂)药物静脉注射到患者体内,待核素被心肌细胞摄取后,通过单光子发射计算机断层成像(SPECT)或正电子发射断层成像(PET),探测核素发出的信号(γ 射线)进行诊断。其中使用较广泛的是 SPECT 心肌灌注显像,属于无创检查,仅使用安全剂量的放射性显像剂,是一种安全、可靠、高效的影像学诊断技术。心肌灌注显像对冠心病的筛查、危险分层、疗效评价等方面具有重要价值。

【问题 6】该患者为什么选择 GAD-7 进行临床心理评估?

思路:通过病史考虑该患者有病理性焦虑症状,应当进行心理筛查评估。GAD-7 是一种广泛使用的心理紧张筛查自评量表,主要用于评估个体是否存在常见的广泛性焦虑障碍,有助于发现潜在的焦虑问题,为进一步的诊断和治疗提供依据。该量表包括 7 个问题,每个问题有 4 个选项,针对过去两周的状况进行评估,简单易行,便于门诊实施。该患者 GAD-7 评分 15 分,提示存在重度焦虑。

知识点

焦虑障碍常用的评估量表

临床上除了 GAD-7,自评量表常用的还有宗氏焦虑自评量表(Zung Self-rating Anxiety Scale,SAS)和状态-特质焦虑问卷。此外,还有医生评估时常用的汉密尔顿焦虑量表(Hamilton Anxiety Scale,HAMA)。

1. 宗氏焦虑自评量表　SAS 是一个含有 20 个项目的自评量表,用于评定焦虑的主观感受及其在治疗中的变化,评定时间为最近 1 周。SAS 采用 4 级评分,主要评定项目为所定义的症状出现的频度。所有项目得分相加即得总分,总分 >40 或标准分超过 60 即可判定有焦虑情绪。SAS 适用于具有焦虑症状的成年人,具有较广泛的适用性。SAS 能较准确地反映有焦虑倾向的患者的主观感受,可作为门诊了解焦虑症状的主要自评工具。

2. 状态-特质焦虑问卷　该量表共 40 个条目,分为评定状态焦虑(S-AI)和特质焦虑(T-AI)2 个分量表,4 级评分。该量表内容简明,操作方便,分别评定状态和特质焦虑,优于其他焦虑量表,易被测试者接受和掌握。

3. 汉密尔顿焦虑量表　是经典的焦虑他评量表,应用较为广泛。该量表包括 14 个条目,采用交谈与观察相结合的方式评定患者的主观体验,可以评定患者最近 1 周的焦虑状况,分为 4 级评分,同时可用于患者的疗效评估。分为躯体性和精神性两大类因子结构,总分能够较好地反映病情严重程度,一般 ≥14 分为肯定有焦虑,≥21 分为肯定有明显焦虑,≥29 分可能为严重焦虑。

【问题 7】该患者诊断考虑是什么?

思路:该患者反复出现胸闷、心悸伴有失眠、多梦 1 年,辅助检查心电图、心肌酶及肌红蛋白+肌钙蛋白未见异常,结合既往冠状动脉 CTA 检查未见明显异常,提示心脏无明显器质性病变。一般体格检查未见异常,精神状况查体提示患者意识清晰,认知活动正常,情感活动显示患者表情忧虑,容易激动,意志行为活动正常,同时患者自知力完整,考虑患者存在明显的心理性焦虑,GAD-7 评估提示存在重度焦虑,也支持这一判断。故患者的诊断考虑为:广泛性焦虑障碍。

> **知识点**
>
> **广泛性焦虑障碍诊断要点**
>
> 1. 在至少 6 个月内的多数时间对许多方面(如工作、学习表现)的显著焦虑和担忧,并且很难控制。
> 2. 至少存在 3 个[精神障碍诊断与统计手册第 5 版(DSM-5)]或 4 个[国际疾病分类第十一次修订本(ICD-11)]躯体症状:不安或紧迫感、易疲劳、难以集中精力、易怒、肌肉紧张、睡眠障碍(入睡困难或一直困倦或睡眠质量不满意)或自主神经功能紊乱。

【问题 8】针对该患者的治疗策略有哪些?

思路 1:对于广泛性焦虑障碍的患者来说,治疗目标为缓解或消除焦虑症状及伴随症状;恢复患者社会功能,提高生命质量;预防复发。在治疗之前,应当首先评估其焦虑的严重程度,根据患者疾病的严重程度,进行综合、全病程、个体化治疗。该患者 GAD-7 评分 15 分,为重度焦虑。

思路 2:广泛性焦虑障碍与遗传因素、个性特点、认知过程、不良生活事件、人际关系等均有关系。该患者各种症状发生在工作调动之后,焦虑症状的产生可能与工作压力有关,且对自身症状过度担心,应当注意消除这些因素。

思路 3:药物治疗是广泛性焦虑障碍的主要治疗方法。该患者重度焦虑,且存在失眠、多梦症状,可以选择选择性 5-羟色胺再摄取抑制剂(selective serotonin reuptake inhibitors,SSRIs)联合苯二氮䓬类药物,起到抗焦虑、助眠作用。

> **知识点**
>
> **广泛性焦虑障碍的药物治疗**
>
> 治疗广泛性焦虑障碍的常用药物有三种:①作用最温和的 5-羟色胺 1A 受体部分激动剂,如丁螺环酮、坦度螺酮等,可以激活中枢神经 5-羟色胺神经元的 5-羟色胺 1A 受体,抑制 5-羟色胺神经递质的转换,同时可以抑制应激反应导致的血浆肾素活性升高,从而改善心理负担导致的胃溃疡和食欲减退等。通常用于广泛性焦虑症的治疗,对于焦虑伴有轻度抑郁症状者有效。然而,对于严重焦虑伴有惊恐者疗效不佳,且不适用于焦虑伴有严重失眠的患者。②选择性 5-羟色胺再摄取抑制剂,包括号称"五朵金花"的氟西汀、帕罗西汀、舍曲林、氟伏沙明以及西酞普兰。这类药物通过抑制 5-羟色胺的再摄取,提高 5-羟色胺在突触间隙的浓度,增强 5-羟色胺的功能,实现抗焦虑的作用。③具有抗焦虑、镇静、催眠作用的苯二氮䓬类药物,包括阿普唑仑、劳拉西泮、氯硝西泮等。这类药物可以影响 γ-氨基丁酸功能、降低神经兴奋性,从而实现镇静、安定、抗焦虑的作用。

思路 4:非药物治疗是广泛性焦虑障碍的重要辅助治疗方法。在药物治疗的同时,可以采用生物反馈、放松训练、电针、身体锻炼等措施增强治疗效果。此外,可以进行多种形式的心理治疗,如最有证据支持的是认知行为疗法(cognitive behavioral therapy,CBT)。这种治疗方式旨在减少患者的消极解释,用应对行为替代避免行为,并降低紧张和自主觉醒水平。该患者因其父亲有心肌梗死就怀疑自身的胸闷为冠心病,存在错误认知,应对其进行相关健康教育。

> **知识点**
>
> **认知行为治疗**
>
> 1. CBT 的基本过程　①对患者进行教育。②指导、培训患者控制症状、放松和控制呼吸的基本技能(尤其是过度换气的患者)。③识别、挑战和改变一些不适宜的想法、情感、观念和行为。

2. CBT的基本原则和目标　①给患者生活带来如其所期望的改变,让患者的想法更现实,更能适应现实环境。②评判、监控和力图修正不良想法和行为。③鼓励积极的行为,阻止消极的行为。④针对患者对疾病的错误理解、认识进行教育。⑤鼓励患者成为积极的参与者,而不是消极的接受者。⑥列出一个问题清单,并注明问题的主次。

临床病例(续)

处置计划(P):①建议完善24小时动态心电图,同时完善甲状腺功能及甲状腺彩超,必要时完善平板运动试验。②可进行补充心理量表评估。③为患者分析病情及讲解相关健康知识。④给予舍曲林改善焦虑,暂予劳拉西泮改善睡眠。⑤必要时转入心理医学科进行干预治疗。

【问题9】　针对该患者,全科医生健康教育包括哪些方面?

思路1:向患者解释目前病情,减轻患者对于自身病情的过度忧虑,减轻患者的心理负担。

思路2:指导患者改善不良的生活方式,减少心脑血管疾病的危险因素,同时改善焦虑症状。鼓励患者戒烟限酒,作息规律,适当运动,拓展兴趣爱好,转移注意力。

思路3:鼓励患者规律用药,按时服药。注意向患者解释药物起效时间、疗程、可能发生的不良反应及应对策略。舍曲林的药物累积往往较慢,临床往往需要连续服用2~3周才能起到明显效果,所以早期在药物症状起效前应坚持服药,避免频繁换药,同时应当规律监测肝、肾功能。服用劳拉西泮片后可能会出现嗜睡、乏力、头晕、食欲减退等不良反应,一般不需要过多担心,可自行缓解。

思路4:虽然焦虑障碍相对于精神分裂症、抑郁症来说,安全风险较低,但是焦虑障碍常伴有不同程度的抑郁症状。该患者自行就诊,且父亲因病去世,全科医生应当积极与家属进行沟通,评估患者是否存在自杀想法、企图或行为,如有上述情况,应尽快转诊至上级精神卫生医疗机构。

知识点

焦虑障碍的转诊指征

患者出现以下情况时,应当转诊至心理专科或者精神卫生医疗机构:①曾经有焦虑障碍发病史,目前的情绪障碍仍较显著;②精神症状严重,单一抗焦虑药物难以控制;③焦虑反复发作,不易缓解;④酒精或药物滥用明显;⑤18岁以下儿童或青少年患者或者是老年患者合并严重的器质性疾病;⑥围产期或哺乳期女性患者;⑦抗焦虑药物治疗依从性差;⑧虽然焦虑障碍较轻,但患者的社会功能受损较严重。

(王留义)

思考题

1. 作为全科医生,临床上遇到一个焦虑障碍患者该如何问诊?
2. 广泛性焦虑障碍患者的临床表现有哪些?
3. 作为基层的全科医生,焦虑障碍的患者转诊指征有哪些?

思考题解题思路

本章目标测试

本章思维导图

第二十二章 恶性肿瘤的全科医学处理

学习提要

● 掌握肿瘤的定义和分类、恶性肿瘤的临床表现、恶性肿瘤的诊断、恶性肿瘤的三级预防。
● 熟悉恶性肿瘤的危险因素、恶性肿瘤的心理社会干预、恶性肿瘤的综合治疗原则。
● 了解恶性肿瘤的流行病学、基层医疗服务在恶性肿瘤管理中的作用。

肿瘤（tumor/neoplasm）是机体在内、外各种致瘤因子的长期协同作用下，局部组织细胞在基因水平上失去对其生长的正常调控，导致细胞异常增殖而形成的新生物。分为良性肿瘤（benign tumor）、恶性肿瘤（malignant tumor）以及介于良性和恶性之间的交界性肿瘤（borderline tumor）。肿瘤作为一种与生活方式密切相关的慢性疾病，日常的饮食习惯、生活环境、心理特点、行为方式、病菌感染和自身代谢等因素均会影响肿瘤的发生发展。通过改善生活方式和控制心理、行为、环境等因素的影响，40%的肿瘤是可以预防的。另外，采取"早发现、早诊断、早治疗"的措施，将肿瘤消灭在早期阶段，不仅可以有效地提高患者的生存率，改善生活质量，而且会极大降低肿瘤的治疗费用，减轻家庭和社会的经济负担。

【临床病例】

主观资料（S）：患者，女性，50岁，因"间断腹痛2年，加重1周"至社区全科门诊就诊。

现病史：2年前患者间断出现中下腹痛，常于夜间出现，发作时经禁食、抗感染、解痉、镇痛等治疗后好转。1年前母亲去世后出现食欲减退，乏力，伴心情郁闷，睡眠差。近1周腹痛发作频繁，经上述治疗效果不佳。发病以来，腹痛常伴有恶心、呕吐，无腹泻，无黑便等。

既往史：否认高血压、糖尿病、心脏病、肾病病史，否认肺结核、病毒性肝炎及其他传染病，无食物、药物过敏史，无外伤、手术及输血史，疫苗接种史不详。

个人史：无烟酒等特殊嗜好。无毒物及放射性物质接触史。

婚育史：育有1子，体健。

家族史：父亲健在，母亲1年前因脑梗死去世，家族成员无类似疾病史。

客观资料（O）：

体格检查：血压120/80mmHg，神清语利，贫血貌，心肺（-），腹软，脐周及左下腹有压痛，无反跳痛。

【问题1】通过上述问诊与体格检查，该病例的临床特点有哪些？

思路1：该病例的临床特点：患者，中年女性，间断腹痛2年，腹痛发作时经禁食、抗感染、解痉、镇痛等治疗后好转，近1周腹痛发作频繁，治疗效果不佳。1年前母亲去世后出现食欲减退，乏力，伴心情郁闷，睡眠差。体格检查：脐周及左下腹有压痛，无反跳痛。

知识点

恶性肿瘤的临床表现

一、常见症状

1. 出血 肺癌所致出血常为痰中带血,侵蚀血管造成大出血罕见;上消化道肿瘤的出血常为缓慢、间歇性,可引起缺铁性贫血,呕血或严重的黑便较少见;升结肠肿瘤常出现失血性贫血。

2. 穿孔 原发性或转移性肺癌可引起气胸;胃癌可致胃穿孔;胃癌侵犯横结肠,可形成胃-结肠瘘;食管癌可致气管-食管瘘。

3. 疼痛 多数肿瘤开始时无痛,当侵犯、压迫神经,或因破溃、感染而刺激神经时,可引起疼痛。梗阻近端肠段的蠕动可致绞痛。

4. 梗阻 空腔脏器如消化道恶性肿瘤腔内生长型,到一定阶段可引起梗阻性表现。如消化道恶性肿瘤可引起疼痛、恶心、呕吐、停止排气排便等。呼吸道恶性肿瘤可引起气道梗阻,如呼吸困难、肺不张等。

5. 类癌综合征 某些肿瘤可异位分泌激素,如肾上腺嗜铬细胞瘤可致高血压,肺癌可致库欣综合征。肿瘤亦可引起神经、肌肉、骨骼、皮肤、血液等方面的副肿瘤综合征,如小脑皮质变性、癌性肌病、皮肌炎、杵状指/趾和红细胞增多症等。

二、体征

1. 淋巴转移(淋巴结肿大) 是恶性肿瘤常见的转移方式,特别是晚期肿瘤。有的可成为肿瘤首发表现,如左锁骨上淋巴结肿大可以是晚期胃癌的首发表现,腋窝淋巴结肿大是乳腺癌的首发表现等。

2. 血行转移 在肿瘤晚期并不少见。血行转移的途径主要有:①体循环静脉系统:四肢肉瘤的肺转移;②动脉系统:肺癌的骨转移和脑转移;③门脉系统:胃肠道肿瘤的肝转移;④脊椎静脉系统:前列腺癌的脊椎转移。

3. 种植性转移 胃癌、结直肠癌的腹膜腔和盆腔种植转移;肺癌、乳腺癌的种植性转移可引起胸腔积液。

4. 恶病质 是晚期肿瘤患者全身衰竭的表现,消化道肿瘤出现较早。

思路2:母亲去世带给患者的长期心情郁闷和痛苦可能是患者疾病进展的重要因素;不能及时从精神创伤中走出来的不良心理状态是患者发生肿瘤的危险因素。

知识点

肿瘤的危险因素

肿瘤是多因素参与和多阶段发展的疾病,其病因及危险因素主要包括两方面:环境致癌危险因素和个体内在因素。各种环境致癌因素可独立或相互协同作用于机体,与内在因素相互作用,通过不同的复杂机制引起细胞遗传学改变并不断积累,最终导致肿瘤的发生。

1. 环境致癌危险因素

(1)化学致癌因素:化学致癌物是指所有能引发癌症的化学物质。主要包括烷化剂类、多环芳烃类、芳香胺类、偶氮染料和亚硝基化合物等。

(2)物理致癌因素:物理致癌因素包括电离辐射、紫外线辐射和某些矿物纤维如石棉。电离辐射的暴露可来自天然或人为因素。人源性辐射暴露多为医源性,包括影像诊断、核医学和肿瘤放射治疗等。

(3)生物致癌因素:生物致癌因素主要是致癌性病毒,也包括一些细菌及寄生虫。如乙型肝炎病毒(HBV)、丙型肝炎病毒(HCV)与肝细胞癌,EB病毒与鼻咽癌和Burkitt淋巴瘤,人乳头瘤病毒与宫颈癌的发生密切相关。幽门螺杆菌（Helicobacter pylori,Hp）感染与非贲门部胃癌的发生密切相关。

（4）生活方式危险因素：多种生活方式与肿瘤的发生相关,包括吸烟、饮酒、不良饮食习惯、精神创伤、肥胖、体力活动不足等。

2. 个体内在因素　虽然大多数肿瘤与环境致癌因素有关,但有同样暴露的一群人,仅有少数人患肿瘤,这种生物效应的差异与个人的遗传因素、心理状态、免疫状态、营养状态等个体内在因素密切相关。

思路3：患者为中年女性,间断中下腹疼痛2年,发作时经禁食、抗感染、解痉、镇痛等治疗后好转。作为全科医师要考虑患者腹痛首先可能是慢性肠道疾病。

思路4：患者近1周腹痛加重,按以往治疗效果不佳,查体阳性体征有：贫血貌,脐周及左下腹有压痛,无反跳痛。结合既往患者有精神创伤史,考虑患者不能完全排除肠道肿瘤性疾病。

【问题2】患者的初步诊断是什么？是否需要转诊？

思路1：结直肠癌在41~65岁人群发病率高,患者为50岁,慢性病程,为结直肠癌好发年龄。

思路2：患者为中年女性,间断中下腹疼痛2年,1年前有精神创伤史,近1周腹痛发作频繁,经禁食、抗感染等治疗效果不佳,查体有贫血貌,初步诊断为肠道肿瘤或炎症性疾病。

思路3：患者需要进一步进行实验室检查、影像学检查和消化道内镜检查以明确诊断,基层现有条件难以完成,需要及时转诊到上级医院。

知识点

肿瘤的流行病学

随着我国人口老龄化进程加速和疾病谱的变化,恶性肿瘤、心脑血管疾病、呼吸系统疾病等慢性疾病成为了中国城乡居民的主要疾病死因。2022年2月,国家癌症中心发布了最新一期的全国癌症统计数据。2016年我国癌症发病情况：新发病例406.4万；世标发病率186.46/10万,男性高于女性（207.03/10万 vs 168.14/10万）。年龄差异：在0~19岁、60岁以上,男性高于女性；在15~59岁,女性高于男性。男女癌症新发病例峰值均在60~79岁。地域差异：发病率总体上城市高于农村（189.7/10万 vs 176.2/10万）；肺癌、乳腺癌、结直肠癌、前列腺癌城市高于农村；胃癌、肝癌、宫颈癌、食管癌农村高于城市。2016年我国癌症死亡情况：总死亡人数241.4万；世标死亡率105.19/10万,男性高于女性（138.14/10万 vs 73.95/10万）。性别差异：所有年龄段男性死亡人数均高于女性；胆囊癌、甲状腺癌死亡率女性高于男性；其他所有癌种死亡率男性高于女性。年龄差异：0~14岁、60岁以上,男性高于女性；15~59岁,女性高于男性；60~79岁,死亡率最高。地域差异：死亡率总体上农村高于城市（106.1/10万 vs 102.8/10万）；肺癌、结直肠癌、乳腺癌、前列腺癌城市高于农村；肝癌、胃癌、食管癌、宫颈癌农村高于城市。

在过去的10余年里,恶性肿瘤患者生存率呈现逐渐上升趋势。目前,我国恶性肿瘤患者的5年相对生存率约为40.5%,与10年前相比,总体提高约10个百分点,但是与发达国家还有很大差距。其主要原因是我国肿瘤谱和发达国家肿瘤谱存在差异,在我国,预后较差的消化系统肿瘤如肝癌、胃癌和食管癌等高发,而在欧美发达国家则是甲状腺癌、乳腺癌和前列腺癌等预后较好的肿瘤高发。但必须看到,在我国,预后较好的肿瘤,如乳腺癌（82.0%）、甲状腺癌（84.3%）和前列腺癌（66.4%）,患者的5年生存率仍与美国等发达国家存在差距（乳腺癌、甲状腺癌和前列腺癌依次为：90.9%、98%和99.5%）。出现这种差距的主要原因是临床早期患者就诊率低和临床晚期诊治不规范。

临床病例（续）

初步评估（A）：

患者转诊到某三甲医院,辅助检查:血常规:白细胞 4.5×10^9/L,血红蛋白 80g/L,血小板 200×10^9/L。粪便隐血试验:（+）。腹部 CT:左侧结肠肿物。电子肠镜:乙状结肠癌。病理诊断:腺癌。

综合上述资料,患者诊断为结肠癌。

处置计划（P）：

患者在肛肠外科行乙状结肠癌根治术,术后病理诊断:溃疡型腺癌。

【问题 3】患者的诊疗思路是什么？

思路 1:患者腹痛伴有贫血,粪便隐血试验（+）,肠道炎症、溃疡、息肉、恶性肿瘤均可以出现上述表现,需要通过影像学检查和内镜检查鉴别。

思路 2:专科医师全面评估患者的总体情况,包括年龄、心肺功能、肝肾功能、心理状态、患者与家属对疾病的认知等,经与家属协商后决定:采取手术+化疗。

知识点

恶性肿瘤的诊断与治疗

一、恶性肿瘤的诊断

全面的病史采集和体格检查可以发现恶性肿瘤的早期征象,并且配合必要的辅助检查以进行诊断。影像学检查对于肿瘤诊断和分期是最基本的;病理诊断是最关键的也是必不可少的检查。有时需要借助实验室检查、影像学检查,甚至一些侵入性检查协助诊断。

1. 病史采集　包括年龄、病程、既往慢性病史、家族史或遗传史（如胃癌、结直肠癌、食管癌、乳腺癌等可有家族聚集倾向）、癌前疾病及相关疾病史（如慢性乙肝病毒携带与肝癌相关,慢性萎缩性胃炎、胃息肉是胃癌的癌前疾病）、个人的不良生活方式（如吸烟、嗜酒、久坐不动、空气或饮用水污染）等。

2. 体格检查　包括全身一般情况、精神心理状况和全身浅表淋巴结是否肿大等,详细的局部查体,如肿块部位、大小、性质等。

3. 辅助检查　实验室检查包括常规检查如血、尿、便常规和粪便隐血检查,肿瘤标志物检查,如甲胎蛋白（AFP）>400μg/L 有助于原发性肝癌的诊断;癌胚抗原（CEA）增高,可能与消化道肿瘤、肺癌、乳腺癌有关;CA-199 增高见于胰腺癌、胃癌等;前列腺特异性抗原（PSA）明显升高见于前列腺癌等。

影像学检查包括超声检查、X 线检查（如胸片、钼靶 X 线摄片）、CT、MRI、正电子发射计算机断层成像（PET-CT）、造影检查如胃肠道钡餐造影等。内镜检查有支气管镜、胃镜、肠镜、膀胱镜等,可直接观察病变部位、形态,并取病变组织进行病理学检查。病理学检查是确诊肿瘤的“金标准”。恶性肿瘤的临床诊断应包括肿瘤的原发部位（定位）、病理诊断（定性）、临床分期（定量）。临床分期通用 TNM 分期,即肿瘤的局部生长（T）、淋巴结转移（N）和远处转移（M）。通过对 T、N、M 的分级,可以精确地描述和记录疾病的解剖学侵及范围。

二、恶性肿瘤的治疗

肿瘤的治疗包括手术治疗、放射治疗、化学治疗、介入治疗、内分泌治疗、分子靶向治疗、免疫治疗、中医药治疗等,均需要由专科医生施行。单一治疗手段局限性较大,需要全方位、多学科的综合治疗。

1. 综合治疗　肿瘤的综合治疗是多学科医疗团队根据患者的具体情况、肿瘤的病理类型、侵犯范围和发展趋向,有计划、合理地应用现有的治疗手段,进行综合治疗,以期提高治愈率。手术+化疗和/或放疗是应用最为普遍的一种综合治疗方式(如在乳腺癌的治疗方面)。

2. 综合治疗的主要原则 肿瘤局部侵犯超出可切除范围时,如喉癌、食管癌、胰腺癌、子宫颈癌、前列腺癌,放疗常作为首选治疗,有时也可用在化疗或内分泌治疗之后。首诊时不可手术的肿瘤,通过化疗或放疗有可能使其变成可手术的肿瘤。对于姑息和缓解疼痛者,可给予放疗、靶向治疗等。

不论采取哪种治疗方法,均以提高生活质量和延长生命为目标。全科医生应协助专科医生,综合考虑患者的病情,征求患者与家属的意见,遵循个体化原则,采取合适的治疗手段,并要定期进行随访。

临床病例(续)

术后患者出现焦虑、进食差、失眠、夜间烦躁,伴有发热、伤口感染、愈合困难,请精神科和感染科医生会诊,每日给予镇痛、镇静、抗感染、补液等治疗,效果不佳,症状逐渐加重。为进一步综合治疗,术后3周后患者转入全科医学科病房。经全科医生多次与患者深入交谈,了解其患病及诊疗的心理过程,给予精神支持、安慰、共情,引导其接纳疾患、乐观面对痛苦,鼓励其运动,配合补液、抗感染、营养等综合治疗,并逐渐减少镇静、镇痛药物。1周后患者饮食渐趋好转,体温正常、睡眠改善、精神状态转好,随后出院。全科医学科医生通知签约的社区全科医生进行后期随访管理。

【问题4】医院全科医学科医生与其他专科医生如何进行合作?

思路:患者诊断明确后,决定采取手术+化疗,这需要由外科医生和肿瘤科医生来实施。但是恶性肿瘤诊治对个体患者和家庭都是强烈的心理打击,由于对疾病的恐惧和对前途的忧虑,患者很容易出现紧张、焦虑、失眠、抑郁,甚至自杀等多种心理问题。心理问题如不能有效解决,针对肿瘤的专科治疗将有可能受到严重影响。该患者术后就出现了焦虑、失眠、烦躁等精神心理问题,合并发热、伤口感染、愈合困难等并发症。尽管外科医生已请精神科和感染科医生会诊协助治疗,但是患者术后的综合管理,需要医生具有对多病共存患者和精神心理问题患者综合、持续的管理能力,这是医院全科医学科医生的专业特长。该患者转科到全科医学科病房后,全科医学科医生对患者患病及诊疗经过进行详细了解,给予患者强大的精神支持,安慰、共情,引导其接纳疾患,加上药物等综合治疗,患者很快得到了康复。

知识点

恶性肿瘤患者的心理社会干预

全科医学强调以人为中心的健康照顾。全科医生更应该关注的是患了肿瘤的人,而非这个个体发生的肿瘤。晚期肿瘤患者,由于对疾病的恐惧、对前途的忧虑,出现焦虑、抑郁等心理问题的情况,较其他疾病患者更为普遍。这些心理问题的解决有赖于全科医生的帮助。

恶性肿瘤患者在诊断和治疗过程中,常常出现难以控制的焦虑不安、恐惧、怀疑、自卑、疑病等情绪,还可能会出现抑郁、自杀倾向、谵妄等严重的精神问题。医生要掌握肿瘤患者可能出现的心理问题及疾病。在治疗过程中,注意态度和蔼、亲切,学会倾听、观察,与患者建立良好的医患关系,始终坚持平等、尊重和信任的原则,充分调动和发挥患者的心理能动性,积极引导患者解决各种心理问题。

临床病例（续）

该患者出院回到社区，并将出院小结交给签约全科医生。此后，全科医生开展了以下工作。

针对患者：

1. 了解患者治疗方案、目前所用药物、随访间期。督促其定期去医院外科医生处随访，每年复查1次肠镜。

2. 定期了解患者饮食、身体活动情况、心理精神和睡眠状态。

3. 指导患者建立正确的生活方式，嘱其保持良好心态、营养均衡、大便通畅等。

针对家属：

1. 要求其配偶、子女接受和适应患者的疾病，多关心、照顾患者心理和生活。

2. 告知家属让患者多食用低脂且含有膳食纤维的食物（如蔬菜、大豆等），避免摄入辛辣刺激性食物，补充钙剂及维生素。

3. 告知患者放松心情，保持心情愉悦，健康作息；适当锻炼身体，增强抵抗力。

4. 告知出现可能提示病情加重的情况时，如恶心、呕吐、腹痛、腹泻、便血等，应及时复诊；强调定期复查的重要性。

与专科医生沟通：

1. 学习最新结肠癌临床实践指南中术后的推荐意见，与专科医生讨论针对该患者进行临床实践的可行性。

2. 定期汇报该患者心身动态。

3. 患者情况变化时，如呕吐、腹痛，出现肝功异常、黑便等，及时转诊。

【问题 5】患者出院后，社区全科医生需要做哪些工作？

思路：该患者手术治疗很成功，但其身体和心理仍需很长时间康复，尤其回到社区后，她的生活较前会发生改变，出院后哪些食物对疾病康复有益？ 服用的一些胃肠道药物有什么注意事项？ 再出现腹痛、呕吐、腹泻等症状怎么办？ 出现哪些情况直接去医院就诊？

知识点

基层全科医疗服务在恶性肿瘤管理中的作用

1. 辅助恶性肿瘤治疗　在恶性肿瘤的治疗过程中，虽然治疗方案的制订和执行主要由肿瘤专科医生完成，但全科医生的作用不可或缺，主要表现在以下方面：①全科医生是肿瘤患者的全程管理者。②定期随访肿瘤患者，了解其需求。③及时发现肿瘤患者与抑郁相关的心理问题，及早给予处理。④为患者提供就医咨询。⑤为患者提供合适的疼痛管理方案。⑥全科医生是患者最直接的交流者和支持者。⑦让患者知晓相关社区资源和服务。

2. 全-专联合共同管理恶性肿瘤治疗的并发症　虽然化疗和放疗由肿瘤专科医生实施，但全科医生必须了解这些治疗方法潜在的不良反应，必要时与肿瘤科医生共同管理，以减少患者的痛苦。化疗和放疗的常见不良反应包括恶心、呕吐、发热和白细胞减少等。

3. 做好恶性肿瘤患者及家庭的生活方式管理　随着恶性肿瘤治疗技术水平的提高，肿瘤患者的存活时间越来越长。对于肿瘤幸存者，不但要预防复发和转移，而且还要做好心理健康、生活方式管理，预防其他疾病发生，如心脑血管疾病、糖尿病等。对于恶性肿瘤患者的家庭来说，家属同样承受着巨大的心理压力，生活节律也会被改变，全科医生要善于发现家属的心理问题，给予心理支持和帮助。家庭成员中，有的具有血缘或遗传上的共同特征。社区的人群中，有的具有共同的生活方式、环境条件，也都应该注意对此类恶性肿瘤的预防等。

【问题6】社区全科医生如何对恶性肿瘤患者开展康复治疗？

思路：该患者从医院回家后，社区全科医生对患者饮食、精神、心理、运动、睡眠等生活方式进行全方位的指导，并嘱其家庭成员（丈夫及子女）给予患者更多的关心和照顾。社区中医也为患者提供一些中医保健知识的指导和口服中药的调理方案，患者进入了全方位的康复阶段。

知识点

恶性肿瘤的三级预防

恶性肿瘤的三级预防也称康复预防，主要通过临床治疗、定期复查随诊、防治转移、监测新的病灶，并对晚期肿瘤患者进行止痛、康复或姑息治疗，以减轻患者痛苦、提高生活质量和延长生命。具体如下。

1. 恶性肿瘤的姑息治疗（palliative care）　又称"缓和治疗"。广义的姑息治疗也称为支持治疗（supportive care），狭义的姑息治疗主要针对难以根治的晚期癌症患者。安宁疗护，又称"临终关怀"或"宁养服务"，是为生命终末期的癌症患者、居丧期家属及照顾者提供医疗服务。恶性肿瘤的晚期患者多居住在家，非常需要全科医生为患者及家属提供全面的支持和帮助。

2. 癌症疼痛治疗

（1）病因治疗：针对引起癌痛的病因（癌症本身和并发症）进行治疗，如手术、放射治疗或化学治疗等。

（2）药物止痛治疗：总体原则：①口服给药：口服给药简单方便，为癌痛治疗的首选给药途径。②按阶梯给药：应根据患者的疼痛程度，有针对性地选用不同强度的镇痛药物。③按时用药：如重度疼痛患者，应以缓释阿片类药物作为基础维持用药，按规定时间间隔规律性给予止痛药。④个体化给药：是按照患者病情和癌痛缓解程度制订个体化用药方案。⑤加强监护：对使用止痛药的患者，要密切观察其疼痛缓解程度和机体反应情况。

按阶梯给药方法：WHO三阶梯止痛原则：①轻度：选用非甾体抗炎药。②中度：选用弱阿片类药物。③重度：选用强阿片类药物，并可合用非甾体抗炎药及辅助药物。

（3）非药物止痛治疗：包括介入治疗、针灸和经皮穴位电刺激等物理治疗、认知-行为训练和社会心理支持治疗等。

3. 肿瘤康复治疗

（1）肿瘤营养疗法（cancer nutrition therapy，CNT）：理想的肿瘤营养治疗应该实现4个达标：满足90%液体目标需求、70%~90%能量目标需求、100%蛋白质目标需求及100%微量营养素目标需求。能量摄入推荐量为：卧床患者20~25kcal/(kg·d)，活动患者25~30kcal/(kg·d)。蛋白质推荐范围为1.2~2.0g/(kg·d)。恶病质患者蛋白质的总摄入量应该达到1.8~2.0g/(kg·d)。

（2）运动疗法：应根据患者全身情况安排。体质较弱的卧床患者，可在床上做呼吸操、肢体躯干活动，以防止静脉血栓形成、坠积性肺炎等并发症。能下床活动的患者，应多安排户外运动，如散步、打太极拳、慢跑、做健身操等。

（3）生活能力与职业康复：全科医生帮助患者进行日常生活活动能力训练，以提高其生活自理能力，并协助其恢复原有工作或找到其他合适的岗位。

4. 全程生活方式管理　处于康复期、一般情况良好的肿瘤患者饮食上不宜忌口，但要戒烟、戒酒，可进行日常户外运动，包括散步、打太极拳等，但不宜进行剧烈的体育运动。根据身体恢复情况可考虑合适的工作，也可以有适度的性生活，以身体不疲劳为宜。

（王荣英）

思考题

1. 肿瘤的定义是什么？肿瘤是如何分类的？

2. 恶性肿瘤的危险因素有哪些？

3. 肿瘤的临床表现是什么？

4. 全科医生如何与专科医生联合管理肿瘤患者？

5. 全科医生如何对恶性肿瘤患者进行心理社会干预？

思考题解题思路

本章目标测试

本章思维导图

第二十三章 | 社区急症的全科医学处理

本章数字资源

学习提要

- 全科医生平时在社区医疗机构遇到的大多是分散的、少量的急症。如高热、急性腹痛、晕厥等急性常见症状或病症，各种慢性病急性发作，创伤、中毒、烫伤、冻伤、电击、溺水、异物吸入、蛇咬伤、蜂蜇伤等意外事件。全科医生因地域的关系，往往先于医院的急救人员到达现场。

- 现代医学证实，猝死患者抢救的最佳时间是发病 4 分钟内，严重创伤伤员抢救的白金时间是 10 分钟。一个协调、高效的院前急救体系可使人员的伤亡、受灾所造成的损失及影响减少到最低限度。因此，全科医生需要掌握社区常见急症发生的原因及其处理原则。

一、创伤

创伤（trauma）是指由于机械致伤因子的作用，导致组织破坏和功能障碍。暴力、高空坠落、切割、挤压、枪伤、自然灾害或灾难、交通事故等都可引起身体一处或多处的创伤。据不完全统计，我国每年因创伤就医人数高达 6 200 万人次，每年因创伤致死人数达 70 万~80 万人。

临床病例一

主观资料（S）：患者，男性，36 岁，因"车祸受伤后意识不清 2 小时"来诊。

患者 2 小时前骑助动车送外卖时与一辆小轿车相撞，具体过程不详，撞后患者出现意识不清，伴鼻腔、口腔出血不止，呕吐数次，呕吐物为胃内容物，伴呼吸急促，无二便失禁。格拉斯哥昏迷评分（GCS）4 分；既往体健。

【问题 1】如何对该患者进行伤情判断？

思路 1：该患者受伤后出现意识不清，因此首先评估患者的生命体征。

思路 2：在进行伤情判断时，首先判断有无危及生命的紧急情况（呼吸道是否畅通，有无循环功能不足、大出血及休克）。其次，不要因局部伤情而忽视对身体其他部位的检查，可采用 CRASH PLAN 原则。

【问题 2】该患者的病例特点是什么？

思路：该患者为典型的多发伤患者，病程中有意识不清伴呕吐，提示有颅脑损伤；口腔颌面部损伤，伴有呼吸急促，不排除胸部挫伤，可能伴有张力性气胸、创伤性血气胸等。

> **知识点**
>
> **多发伤、复合伤的定义及检查原则**
>
> 1. **多发性创伤** 简称多发伤，是指同一致伤因子引起的两处或两处以上的解剖部位或脏器的创伤，且至少有一处损伤是危及生命的。
>
> 2. **复合伤** 是指两个或两个以上的致伤因子引起的创伤，如原子弹爆炸产生的物理、化学、

高温、放射等因子所引起的创伤是一个典型的复合伤。

3. "CRASH PLAN"原则 C=cardiac(心脏);R=respiratory(呼吸);A=abdomen(腹部);S=spinal(脊髓);H=head(头颅);P=pelvis(骨盆);L=limb(四肢);A=arteries(动脉);N=nerves(神经),按照此原则对呼吸、循环、消化、泌尿、脑、脊髓以及四肢骨骼各系统进行必要的检查,然后按各部位伤情的轻、重、缓、急,安排抢救顺序。

【问题3】车祸现场,应如何对该患者进行紧急处置?

思路1:确认现场环境安全,简要、重点询问病史,迅速判断有无威胁生命的征象,优先处理3种凶险情况:呼吸道阻塞、出血和休克。

思路2:抢救生命:①如患者出现心跳呼吸停止,应立即施以心肺复苏;②防止窒息,保持气道通畅;③快速建立静脉通路,输液输血,纠正休克。

思路3:迅速转运至医院。

知识点

休克的现场急救

多发性创伤、内脏出血、严重感染、药物过敏、心脏泵功能衰竭等常诱发休克(shock)。但无论何种原因引起的休克,全科医生都必须在现场对患者进行妥善的初步处理,尽早去除休克的病因,恢复有效的循环血容量,改善微循环,保证重要脏器的血供。处理方法如下。

1. 体位应取平卧位,对伴有左心衰竭不能平卧者可采用半卧位。

2. 保持呼吸道通畅,予以吸氧。

3. 保持患者安静,避免过多搬动,注意保暖。补充血容量,常用的液体有:①生理盐水或复方氯化钠;②右旋糖酐;③全血、血浆及白蛋白。

4. 纠正酸碱紊乱,平衡电解质。

5. 经上述处理后血压仍不回升时,可考虑应用血管活性药物,如多巴胺等。

6. 由创伤所致的失血性休克,特别是活动性出血患者,目前不提倡快速、大量的液体复苏,因为大量补液可使血管的容量增加,加大损伤口出血,而主张手术彻底止血前,给予少量平衡盐液,维持机体基本需要,手术止血之后再进行大量复苏。亦不要过早使用血管活性药物、大量平衡盐液或高渗盐液提升血压。

知识点

转运患者的注意事项

迅速、安全地运送伤员是成功的院前急救的重要环节,而错误的搬运方法可造成附加损伤。运送的注意事项如下。

1. 途中既要快速,又要平稳安全,避免颠簸。一般伤者的头部应与车辆行驶的方向相反以保持脑部血供。

2. 伤病员的体位和担架应很好固定,以免紧急刹车时加重病情。

3. 伤病员在车内的体位要根据病情放置,如平卧位、坐位等。

4. 腹腔内脏脱出的伤员,应保持仰卧位,屈曲下肢,腹部保温。

5. 骨盆损伤的伤员,应仰卧于硬板担架上,双膝略弯曲,其下加垫。

6. 疑有脊柱骨折的伤员,应由4人同侧托住伤员的头、肩背、腰臀部及下肢,平放于硬板上。

7. 疑有颈椎骨折及脱位的伤员,搬运时,应由一人扶持、固定头颈部,保持颈椎和胸椎轴线一致,切勿过屈、过伸或旋转。伤者应躺在硬板担架上,颈部两侧各放置一沙袋,使颈椎在运送过程中位于较固定的状态。

8. 如果伤者有以下危险因素,应怀疑其合并脊髓损伤:①年龄在65岁以上;②司机、乘客、行人、摩托车或自行车撞击;③从超出身高以上的地方坠落;④四肢麻木;⑤颈部或后背疼痛或压痛;⑥包括躯干及上肢的感觉消失或肌肉无力;⑦不完全清醒或极度兴奋;⑧其他的疼痛性损伤,尤其头部和颈部。转运时,要用手固定伤者的头部,保持限制脊椎的运动,使头、颈及脊椎的运动减到最小。

9. 昏迷、呕吐患者应取头低位且偏向一侧,防止呕吐物吸入呼吸道引起窒息。

10. 鼻腔异物者,应保持低头姿势,以免异物掉入气管中。

11. 如果患者有休克表现,将患者置于仰卧位,腿部抬高大约30°~45°;如果移动或改变体位导致患者不适,则不要抬高腿部。

【问题4】如果现场有多人受伤,应如何处理?

思路:如果同时间内多人受伤,要评估所有伤员的受伤严重程度,根据伤情分类,遵循先重后轻、先急后缓、先救命后治病的原则进行现场急救。

知识点

伤情分类

伤情一般可分4类:①绿色为生命体征正常,轻度损伤,能步行;②黄色为中度损伤;③红色为重度损伤,收缩压<60mmHg(8kPa),心率>120次/分,有呼吸困难及意识不清;④黑色为遇难死亡伤员。应分别将红、黄、绿、黑4种不同的标记挂在伤员的胸前或绑在手腕上。对轻度损伤者给予就地处理后,可留在社区医疗单位或家中继续观察及随访;对中、重度伤者必须进行初步的现场急救,如心肺复苏、止血、骨折的固定等,再尽快送往附近的专科或综合性医院治疗。

知识点

创伤的社区教育与预防

全科医生应当通过积极的社区教育,减少创伤的发生。

1. 普及交通安全知识,严格遵守交通规则。乘机动车应使用安全带,骑摩托车者应戴头盔;切勿疲劳及酒后驾车,避免在出现睡意、24小时内睡眠时间不足5小时、凌晨2:00至5:00这三种情况下驾车,车祸发生率可以减少19%。

2. 高空作业要遵守安全生产制度,勿违规操作机器。

3. 严格执行各种工、农业安全生产制度及措施,防止发生工伤。

4. 有视、听功能障碍、行动不便、痴呆及70岁以上的高龄老人,外出应有人陪同。

二、意外伤害

意外伤害(accident injury)是由于运动、热量、化学、电或放射线的能量交换,在机体组织无法耐受的水平上,所造成的组织损伤,或由于窒息而引起的组织细胞缺氧。常见的意外伤害有淹溺、烧伤、冻伤、电击伤、急性中毒、异物吸入、自杀、跌伤。

(一)淹溺

淹溺(drowning)是指人没于水后呼吸道被水、污泥、杂草等异物堵塞或喉反射性痉挛、声门紧闭引起的以窒息、缺氧、肺水肿、意识障碍、低体温、呼吸心跳停止等为主要临床表现的意外伤害。在我国,淹溺是意外伤害致死的第3位死因。

临床病例二

主观资料(S):患者,男性,14岁,因"发现溺水10分钟"送入院。

患者既往体健,今日与同伴前往某野外河流游泳,10分钟前突然沉入水中,被同伴发现,将其拖到岸上,患者意识不清,呼之不应。

【问题】面对该患者,现场人员应该如何快速处置?

思路1:该患者为青少年,既往体健,有明确的淹溺史,诊断明确。

思路2:立即在岸边进行早期复苏,并尽快送往附近医院急诊室。

> 知识点
>
> 淹溺现场急救
>
> 1. 现场心肺复苏(CPR)是否成功和到达急诊室时溺水者的意识状态是判断溺水者能否存活的主要因素。因此,尽快恢复通气改善缺氧和组织护送医院是岸边早期复苏的主要任务。
>
> 2. 首先,救援人员应快速清理溺水者口鼻内的泥沙、杂物或呕吐物,使其气道通畅,随即将溺水者置于仰卧位,进行生命体征评估。
>
> 3. 淹溺的病理生理特点是缺氧,因此救治的关键是纠正低氧血症,因此应立即启动心肺复苏,心肺复苏的顺序应为"A-B-C",即气道-呼吸-循环,开放气道和人工呼吸更为重要。

> 知识点
>
> 淹溺的社区教育与预防
>
> 1. 在社区内广泛宣传游泳常识,配合中、小学校做好初学游泳人员的安全教育。
>
> 2. 下水的个人应熟知水域情况和救护设施,并尽量在有他人在场的情况下下水。下水前要做准备活动,以防下水后发生肌肉痉挛。一旦腓肠肌痉挛,应及时呼救,同时将身体抱成一团,浮出水面,深吸一口气,将脸浸入水中,将痉挛下肢的趾用力往前上方拉,使脚趾翘起来,持续用力直至剧痛消失。反复吸气和按摩痉挛疼痛部位,慢慢向岸边游。
>
> 3. 教育孩子不要在河边、池塘边玩耍,尤其是学龄前儿童。
>
> 4. 不会游泳者一旦落水,保持冷静、设法呼吸,等待被他人救治的机会。具体方法:采取仰面体位,头顶向后,尽量使口鼻露出水面,切不可将手上举或挣扎,否则更易下沉。
>
> 5. 发现有人溺水时,若救护者不谙水性,可迅速投下绳索、竹竿等,让溺水者抓住,再拖上岸;谙熟水性者应从挣扎的溺水者背后游近,用一只手从背后托住其头颈,另一只手抓住其手臂游向岸边。救护时防止被溺水者紧紧抱住,如已被抱住,应放手自沉,使溺水者手松开,再进行救护。
>
> 6. 针对水上作业人员的作业特点,进行安全教育,严格遵守操作规程;对水上作业人员进行心肺复苏的基本抢救训练,能有效地防范溺水身亡。

(二)烧伤

临床病例三

主观资料(S):患者,女性,56岁,因"烧水时不慎烫伤左侧手臂半小时"来诊。

【问题1】患者的烧伤严重程度如何？

思路1：患者因开水烫伤，其诊断明确，重点在于其烧烫伤的程度，根据其不同程度，决定临床的处理方式。

思路2：在判断患者的烧伤深度时，须特别注意，如小儿皮肤较成人薄，女性较男性薄，故深度估计往往偏浅。又如酸烧伤后，表面蛋白凝固，变色，易估计偏深；碱烧伤往往有继续加深的过程，若不反复观察，则易估计偏浅。

知识点

烧伤的定义、分类、分度

1. 烧伤（fire burn） 是由热力（火焰灼热气体、液体或固体）或电能、化学物质、放射线作用于不同厚度和含水量的皮肤而造成的不同程度的损伤。

2. 烧伤的分类 按致伤原因可分为4类：热力烧伤、电烧伤、化学和放射烧伤。热力烧伤最常见，约占各种烧伤原因的85%~90%。习惯上所称的"烫伤"，是指由沸液（沸水、沸油）、蒸汽等所引起的组织损伤，是热力烧伤的一种。

3. 烧伤的分度 临床上应用最多的是"三度四分法"，即将烧伤分为Ⅰ度、浅Ⅱ度、深Ⅱ度、Ⅲ度。

（1）Ⅰ度烧伤：又称斑性烧伤，一般包括表皮角质层、透明层、颗粒层的损伤。局部干燥、疼痛、微肿而红，无水疱。

（2）Ⅱ度烧伤：①浅Ⅱ度包括表皮全层，直至基底层，或真皮乳头层部分的损伤。局部肿胀明显，有大小不等的水疱形成，内含淡黄色澄清液体或含有蛋白凝固的胶状物。掀开水疱皮，可见湿润的创面，质地较软，疼痛敏感，可见无数扩张、充血的毛细血管网，呈脉络状。②深Ⅱ度包括乳头层以下的真皮损伤，但仍残留部分真皮，介于浅Ⅱ度和Ⅲ度之间，深浅不尽一致。局部肿胀，表皮较白或棕黄，间有较小的水疱。除去坏死表皮后，创面微湿、微红或白中透红，红白相间。质较韧，感觉迟钝，温度降低，并可见针孔或粟粒般大小的红色小点，为汗腺、毛囊周围毛细血管扩张充血所致，或细小血管支凝固，是位于网状层或皮下脂肪交界处的扩张充血或栓塞凝固的深部血管网。

（3）Ⅲ度烧伤：又称焦痂性烧伤，是全层皮肤以下损伤，甚至达到皮下脂肪、肌肉或骨骼。局部苍白、黄褐或焦黄，严重者呈焦灼状或炭化。干燥无水疱，丧失知觉、发凉，质似皮革。透过焦痂常可见粗大血管网，是皮下脂肪层中静脉栓塞所致。焦痂性烧伤的毛发易于拔除，且无疼痛。

【问题2】现场应如何对该患者进行处理？

思路：该患者为烧烫伤，应立即用大量冷水（15~20℃）冲洗患处，可迅速降温、减轻烧伤程度，又可清洁创面、缓解疼痛。冷水冲洗一般须持续半小时以上至中断冲洗后不再感到疼痛为止。不能在创面上涂汞溴红、甲紫等有颜色的药物，以免影响对烧伤深度的观察与判断。也不要将牙膏、油膏等油性物质涂于烧伤创面，否则会增加创面污染的机会。如有水疱，不应将疱皮撕去，可用松软的消毒敷料外敷创面，然后送至专科医院做进一步处理。

知识点

烧伤的社区教育与预防

1. 沐浴时应先放冷水后放热水，勿把幼儿单独留在浴缸内，以免其开启水龙头而烫伤。

2. 切勿在做饭中途离家外出或睡觉，以免点燃的火烧着附近可燃物品，造成火灾。

3. 切勿在床上及沙发上吸烟，以免烟蒂燃着床铺或沙发，引致火灾。

4. 建筑物的安全通道应保持畅通，勿堆放杂物。

5. 夏季外出应戴草帽遮阳。野外操作人员应穿长袖上衣、长裤，避免晒伤和蚊虫叮咬。

(三) 冻伤

临床病例四

主观资料(S):患者,男性,67岁,因"在雪地冻伤5小时"来诊。

【问题】针对该患者,社区全科医生应如何处理?

思路1:该患者为冻伤患者,应让其迅速脱离低温环境和冰冻物体,并予以迅速复温。可用40~42℃恒温热水浸泡肢体或浸浴全身,水量要足够,要求在15~30分钟内使体温迅速提高至接近正常。如果患者出现心跳呼吸骤停,则要施行心脏按压和人工呼吸,复温后防治休克和维护呼吸功能。

思路2:判断患者冻伤程度,Ⅰ度冻伤可在社区处理,Ⅱ度以上冻伤及全身冻伤,复温后应尽快转至上级医院。

知识点

冻伤的定义、分类、分度

1. 冻伤(frostbite)是机体遭受低温侵袭所引起的局部或全身性损伤。

2. 冻伤分为非冻结性冻伤和冻结性冻伤两类。

(1)非冻结性冻伤:是人体接触10℃以下、冰点以上的低温,加上潮湿条件所造成的损伤。目前临床分型包括冻疮、战壕足、水浸足(手)等。

(2)冻结性冻伤:是由冰点以下低温所造成,包括局部冻伤和全身冻伤(又称冻僵)。

3. 局部冻伤后皮肤苍白发凉、麻木或丧失知觉,不易区分其深度。复温冻融后可按其损伤的不同程度分为四级。

(1)Ⅰ度冻伤(红斑性冻伤):伤及表皮层。为局部皮肤红斑及轻度水肿。解冻复温后:局部皮肤立刻变红或紫红、肿、充血。患者感到局部热、痒或烧灼痛。症状数日后消失恢复,皮肤不留痕迹,功能不受影响。

(2)Ⅱ度冻伤(水疱性冻伤):伤及真皮。局部明显充血、水肿,12~24小时内皮肤有水疱或大疱形成,疱内有黄色黏稠液体或黏稠血浆。解冻复温后局部出现较为剧烈的疼痛,并对冷、热、刺痛不敏感。症状于数日后消失恢复,水疱在2~3周内干燥结痂,以后脱痂愈合,皮肤不留痕迹,功能同样不受影响。

(3)Ⅲ度冻伤(腐蚀性冻伤):伤及全层皮肤和皮下组织。创面由苍白变为黑褐色,感觉消失,创面周围红、肿、痛并有水疱形成。若无感染,坏死组织干燥成痂,4~6周后坏死组织脱落,形成肉芽创面,愈合甚慢且留有瘢痕。

(4)Ⅳ度冻伤(血栓形成与血管闭塞):损伤深达肌肉、骨骼,甚至肢体坏死,表面呈暗灰色、无水疱;坏死组织与健康组织的分界在20日左右明显,通常呈干性坏死,也可并发感染而成湿性坏疽。局部表现类似Ⅲ度冻伤,治愈后多留有功能障碍或致残。

4. 全身冻伤时先有寒战、皮肤苍白或发绀,有疲乏、无力等表现,继而肢体僵硬,意识障碍,呼吸抑制、心跳减弱、心律失常,最后呼吸、心跳停止。如能得到及时抢救,患者复温复苏后常出现心室颤动、低血压、休克,可发生肺水肿、肾衰竭等严重并发症。

知识点

冻伤的社区教育和预防

1. 寒冷条件下,应注意防寒、防湿。衣着温暖不透风,尽量减少暴露在低温的体表面积,外露部位适当涂抹油脂。

2. 在严寒环境中要适当运动,避免久站或蹲地不动。

（四）电击伤

临床病例五

主观资料（S）：患者，男性，35 岁，"右手接触插座时不慎触电 1 小时"。

【问题】针对该患者，社区全科医生应如何处理？

思路 1：该患者明确为电击伤，在对电击伤者急救时，必须首先利用现场不导电的物件，挑开引起触电的线路，或关闭开关及拉下电器设备插头，使伤员脱离电源。

思路 2：根据病情予以初步处理，如出现心搏骤停，应立即行心肺复苏。初步处理后，尽快转至上级医院行后续治疗。

知识点

电击伤的定义、损伤

1. 电击伤（electrical injury）是指一定强度的电流通过人体时引起的组织损伤和功能障碍，重者发生心跳和呼吸骤停，俗称触电。

2. 人体与电源直接接触后电流进入人体，电在人体内转变为热能而造成大量的深部组织如肌肉、神经、血管、内脏和骨骼等的损伤。

3. 电击伤的严重程度取决于电压的高低、电流的强弱、直流和交流电、频率高低、通电时间、接触部位、电流方向和环境条件。

4. 全身性损害的特点　患者可立即出现昏迷、呼吸暂停、心搏骤停和脉搏消失，须立即施行心肺复苏术。电流通过脑组织，可以立即失去知觉。脑干损伤可致呼吸停止；心脏损伤可致心室颤动和停搏。电流通过人体时，由于人体组织的电阻，电能转变为热能，高压电可使局部组织温度高达 2 000~4 000℃。导致大量深部组织的损伤、坏死。并可后遗神经质、遗忘症、癫痫、头痛和言语困难等。

5. 局部损害的特点　电流入口处可显示炭化中心、略凹陷，周边皮肤呈灰白色坚韧的坏死，其外层为黑色或鲜红色狭窄环，伴有略高的边缘。出口可能较小，干燥而呈圆形，好像电流向皮肤外"爆破"。接触点在左臂和左胸应考虑心肌损伤，在头部则经常合并脑、脊髓和眼球晶状体损伤，并可伴有颅骨板坏死。四肢作为容量导体其截面直径小，因此四肢发生电损伤时较严重。此外，肌肉的肿胀，不论是否有活力，都受筋膜的限制，因此由于水肿而产生的继发性肌筋膜腔隙综合征（myofascial lacunar syndrome，MLS），可进一步扩大坏死区域，最后导致缺血性挛缩，临床上必须予以高度重视。

知识点

电击伤的社区教育和预防

1. 普及安全用电知识，家庭或单位的电器用品应由专业人员正确安装，应有可靠的接地及短路保护装置线路并定期维护。

2. 雷电时不要在露天场地或荒郊野外站立或工作，不要在大树下或金属顶棚下停留，应寻找室内避雨。

3. 幼儿应有专人看管，不要让儿童接触电线、插座，接上电源的电器尽可能放在儿童不能触及处。

（五）急性中毒

临床病例六

主观资料（S）：患者，女性，42 岁，因"恶心、呕吐伴意识障碍 1 小时"来诊。

患者入院前 1 小时误服 50ml 液体后出现反复恶心、呕吐、流涎,呕吐物可闻及大蒜味。后逐渐出现全身乏力,反应迟钝。家属陪同就诊。家属在其身边发现一个装有敌百虫农药的矿泉水瓶。

【问题 1】该患者的意识障碍是什么原因引起的?

思路:对于突然出现的恶心、呕吐、意识障碍而原因不明者,要考虑急性中毒的可能。根据该患者的表现及家属发现的情况,患者敌百虫(有机磷农药)中毒的可能性较大,吸收途径是经口误服。

知识点

急性中毒的定义、分类、原因、吸收途径

1. 急性中毒(acute poisoning) 毒物的毒性较剧,或大量、突然进入人体,使机体受损并发生功能障碍,迅速引起症状甚至危及生命。

2. 毒物的分类

(1)工业性毒物:包括腐蚀性毒物(强酸、强碱)、金属毒物(铅、汞、砷等)、有机溶剂(酒精、甲醇、汽油、苯及化合物等)、有害气体(一氧化碳、硫化氢、氯气等)及窒息性毒物(氰化物、高铁血红蛋白生成性毒物如亚硝酸盐、苯胺、硝基苯等)。

(2)农业性毒物:包括农用杀虫剂(有机磷、有机氯、有机氮、氨基甲酸酯类农药等)、除草剂(百草枯、除草醚)及灭鼠药(敌鼠、安妥、氟乙酰胺、毒鼠强)等。

(3)日常生活性毒物:最常见为药物(镇静催眠药、抗精神病药、鸦片类、抗心律失常药等),以及洗涤剂、消毒剂、清洁剂等日用化学物。

(4)植物性毒物:如毒蘑菇、棉籽、木薯、四季豆、新鲜黄花菜、苦杏仁、变质甘蔗、发芽马铃薯、白果等。

(5)动物性毒物:如河豚、鱼胆、毒蛇、毒蜘蛛等。

以上前三类通常经化学手段获得,又统称为化学性毒物。

3. 中毒原因 ①生产与使用过程中意外事故或防护不周。②误食、意外接触有毒物质。③自杀、用药过量等。④投毒。

4. 毒物常见的吸收途径 呼吸道(气体、烟雾、蒸汽、粉尘)、消化道(固体与液体化学物、动植物毒物)及皮肤黏膜或伤口(化学物及蛇毒等)。

临床病例六(续)

客观资料(O):查体:体温 37.5℃,心率 70 次/分,血压 110/70mmHg,血氧饱和度 94%。营养、发育良好,较烦躁,神志欠清,呼之尚能睁眼,无法对答,大汗,针尖样瞳孔,对光反射稍迟钝。心律齐,心率 70 次/分。两肺可闻及少量湿啰音。腹部平软,肝脾未触及,肌束颤动存在,神经系统病理征未引出。

【问题 2】中毒时需要重点进行哪些查体? 还需要进一步做哪些检查?

思路 1:查体时首先要注意生命体征,判断重要脏器和神经系统的功能状态,判断是否需要紧急的支持治疗及中毒的严重程度;重点检查患者的神志,皮肤、黏膜颜色,瞳孔大小,口腔气味,口腔内有无毒物残渣,肌束有无颤动等,为确定诊断提供依据。

思路 2:进行相关检查,包括特异性检验(考虑有机磷中毒需要查血清胆碱酯酶)和非特异性检验(血、尿、便常规,血电解质,肾功能,肝功能,血气分析,心电图,X 线检查等)。

临床病例六(续)

客观资料(O):实验室检查:血常规:血白细胞 $10×10^9$/L,中性粒细胞百分比 70%,淋巴细胞

百分比 40%。肝肾功能：正常。心肌酶：正常。血电解质：血钾 3.5mmol/L，血钠 135mmol/L，血氯 105mmol/L。血胆碱酯酶（ChE）40%。血气分析：pH 7.43，PO_2 70.5mmHg，PCO_2 42.6mmHg，SO_2 94.2%，SB 24.3mmol/L，BE 2.9mmol/L，HCO_3^- 26.2mmol/L，乳酸 1.2mmol/L。

【问题3】该患者目前的中毒分级？

思路：该患者有瞳孔缩小、呕吐、大汗、气道分泌物增加等毒蕈碱样症状，出现肌束颤动等烟碱样症状，ChE 在 30%~50% 之间，考虑为中度中毒。

临床病例六（续）

处置计划（P）：①清除体内尚未吸收的毒物；②维持生命体征；③解毒剂和复能剂应用。

【问题4】如何清除该患者的体内毒物？可用何种解毒剂和复能剂？

思路1：应根据毒物进入体内的途径、毒物的种类，选择不同的清除方法。该患者的吸收途径是经口进入，毒物经口进入常见的清除方法，包括催吐、洗胃等，由于该患者有意识障碍，建议洗胃，不建议催吐。

思路2：该患者为有机磷中毒，须应用抗胆碱能药物（阿托品）、胆碱酯酶复能剂（氯解磷定、碘解磷定）等药物。

> **知识点**
>
> ### 洗 胃
>
> 一般经口中毒者都有必要洗胃，虽然中毒后 6 小时内洗胃效果较好，但中毒量大时，部分毒物仍可滞留于胃壁的皱褶内，因此超过 6 小时后仍有洗胃的必要。要选用特制、粗大的胃管，成人胃管经鼻腔入胃的长度应是 45~55cm。插胃管时要避免误入气管。洗胃时患者应头低位并偏向一侧，以免呕吐物反流或洗胃液被吸入气道，引起吸入性肺炎。每次灌注的洗胃液或温清水量因人而异，一般为 300ml 左右，吸出的量应基本相等，如此反复灌注直至胃液澄清为止。每次灌液后尽量吸出，灌入洗胃液总量约 5~10L。但应注意，吞服腐蚀性毒物禁止洗胃。神志不清或昏迷的中毒患者应先行气管插管后再洗胃。

> **知识点**
>
> ### 中毒的社区教育和预防
>
> 1. 加强中毒预防的宣传教育，向社区居民宣传防范各种生活源性意外中毒的知识。
>
> 2. 正确贮存家庭中潜在致毒物，如家用洗涤剂、化学品、药物、灭鼠药等，防止儿童误食；家中备一瓶催吐剂（如吐根糖浆）并掌握使用方法；电话机旁预留急救电话号码，可使婴幼儿误食而致中毒的死亡率明显下降。
>
> 3. 保持厨房空气流通，夜间睡眠时厨房内可开一扇窗。
>
> 4. 通风不良的空调车内，汽车尾气产生的 CO 亦可使人中毒，应定时打开车窗，以使空气流通。
>
> 5. 冬季沐浴时使用燃气热水器要小心，宜选择对流平衡式，老年体弱者应在家中有人时洗澡。
>
> 6. 室内用煤炉取暖，要设置外排废气的烟道。

（六）异物吸入

异物吸入（foreign body aspiration）指各类异物意外进入气管和支气管，往往与在工作中或进食时的不良习惯有关,一个突发因素即可发病。

临床病例七

主观资料(S):患者,女性,45岁,"进食时突然出现呼吸困难2分钟"。患者在一边与人聊天,一边进食花生时,突然出现呼吸困难,面色青紫。

【问题】如果全科医生在现场,考虑患者是什么问题? 需要如何处置?

思路:根据该患者的情况,需要考虑该患者为进食时异物吸入、花生卡喉所致,应该立刻采取海姆立克(Heimlich)急救法进行处置。

知识点

异物吸入的社区教育和预防

异物吸入以儿童较为突出。儿童常喜欢玩圆形、光滑的小玩具,并且常把其放入口中玩耍。他们也爱吃果仁类食品。由于儿童生长发育尚不健全,如牙齿未出齐,咀嚼功能不完善,咽喉反射保护功能不健全等,再加上突发因素如哭、笑、跌跤、吵闹等,异物容易落入呼吸道。

成人有时也有不良习惯,如工作中喜欢把牙签、钉及针含在口中,突然开口说话或大笑,而忘记口腔有物品,使异物进入气管。老人尤其是阿尔茨海默病、脑卒中后、瘫痪、卧床、晚期肿瘤的患者等,常于进食时出现食物堵塞或误吸。

因此,应当教导居民在口中含有食物时,尽量避免说笑、嬉戏打闹;进食时(尤其进食带有骨刺类的食物时)应细嚼慢咽;纠正儿童将玩具放入口内玩耍的不良习惯;1岁以内的儿童不应吃瓜子、花生等坚果类食物。

知识点

海姆立克急救法

1. 立位 ①站在患者背后,脚呈弓步状;②一手握拳,抵住剑突下与肚脐之间,另一手抓住拳头;③快速向里向上挤压;④重复直至异物排出。

2. 卧位 ①骑跨在患者大腿两侧;②一手以掌根按压脐上两横指(肚脐与剑突之间)的部位,另一手掌置于其上;③进行冲击性地、快速地、向前上方压迫;④重复直至异物排出。

3. 自救 ①手握拳置于肚脐上方;②靠在椅子背部或桌子边缘;③拳头快速向内向上用力;④重复直至异物排出。

(七) 自杀

自杀(suicide)的定义:有意自行采取结束自己生命的行为称为自杀。我国每年大约有28.7万人死于自杀,200万人自杀未遂。自杀是我国总人口死亡的第5大原因,也是15~34岁人群的首位死因,由此造成巨大的疾病经济负担。

临床病例八

主观资料(S):患者,女性,48岁,因"呼之不应3小时"来诊。送诊者在其身边发现有数个镇静催眠药的空盒。据家人描述,患者近来因家庭矛盾,情绪低落。

【问题】该患者是否是因镇静催眠药引起的昏迷? 是否为自杀? 应如何处理?

思路:根据现场及该患者情况,患者应用镇静催眠药自杀的可能性大,昏迷大多与中毒有关。应通过洗胃等方式尽快清除患者体内尚未吸收的毒物,维持生命体征。

知识点

自杀的特点

1. **社会人口学特点**　①性别特点:在高收入国家,男性自杀死亡是女性的三倍,但在低收入和中等收入国家,男性与女性的自杀死亡比例要远远低于 1.5∶1。在全球范围内,自杀占男性所有暴力死亡人数的 50%,占女性的 71%;我国是少数几个报道女性自杀率高于男性的国家之一,女性自杀率比男性高 25%。这一差异主要是由中国农村年轻女性的自杀率较高所致。农村年轻女性的自杀率比年轻男性高 66%,但是在其他亚人群中男女的自杀率接近。②年龄特点:年龄段分布上,多数国家的自杀率呈为 15~35 岁和 65 岁以上两个高峰,老年男性人群自杀率最高。在一些国家中,青壮年成为自杀率最高的人群。③婚姻状况:离婚、丧偶以及单身比已婚者有更高的自杀危险。独居和分居者也更易自杀。家庭存在矛盾冲突者比家庭关系和睦者自杀率高。

2. **心理学因素**　①自杀者的个性心理特征:自杀者有无独特的个性尚无定论。有学者认为,具备以下个性特征者自杀的可能性较大:认识范围狭窄,常采用非此即彼或以偏概全的思维模式来分析处理问题,易走极端,自卑或自尊心过强;情绪不稳,神经质,负性情绪较多,时有绝望感;行为具有冲动性、盲目性,不计后果;性格内向、孤僻、敏感,以自我为中心。②自杀动机:一般将自杀动机分为两类:人际动机,自杀者试图通过自杀行为,促使他人如配偶、家庭成员等改变行动或态度,多见于年轻女性,以自杀未遂多见;个人内心动机,主要是表达内心的欲望或需求不能满足,自杀成功的可能性较大。

3. **社会文化因素**　①精神应激:自杀多在重大负性生活事件的应激下发生,许多精神应激事件如失恋、失业、竞争失败等都可能成为自杀的直接原因或诱因,其特点是这些事件使自杀者失去了不愿失去的或无法得到所需要的,而且事件带来的压力已超出了个体的承受能力。此时就有可能以自杀来摆脱无法承受的痛苦。②社会支持:缺少社会支持可增加自杀的可能性。③社会关系:社会隔离、社会解体、转型,童年期不良家庭环境都可能导致自杀率上升。④宗教和文化信仰:某些宗教和文化信仰因素也可能影响自杀率。

4. **生物学因素**　①躯体疾病:自杀死亡者患有躯体疾病者占比高达 25%~75%,患有难治愈的躯体疾病(如癌症晚期、慢性肾脏疾病、艾滋病、慢性肝脏疾病等)者自杀的危险性增加。②精神疾病:是与自杀死亡有关的最常见原因之一,以抑郁症和精神活性物质滥用最常见。③酒精及镇痛药物滥用:酒精滥用者的自杀危险性仅次于抑郁症。④人格障碍:自杀者中 1/3~1/2 原有人格障碍,且他们多年轻且来自于破裂家庭。酒精和药物滥用、社会隔离可增加其自杀的危险性。⑤精神分裂症:精神分裂症患者终身自杀危险性约为 10%,占自杀总数的 3% 左右。

5. **神经生化改变**　大量的研究发现,自杀未遂者脑脊液中 5-羟色胺(5-HT)的代谢产物 5-羟吲哚乙酸(5-HIAA)降低;死后尸检研究也发现,自杀死亡者的脑干和前额叶皮质 5-HT 和 5-HIAA 均有减低,突触前和突触后 5-HT 结合点有明显改变。以上提示自杀行为与中枢 5-HT 功能下降有关。这与攻击行为的生化研究结果类似,提示自杀行为和攻击行为可能有共同的生物学基础。

6. **遗传因素**　研究表明,自杀行为存在遗传倾向,家系中有自杀者自杀风险较高。分子遗传学研究提示,自杀行为与色胺酸羟化酶(TPH)基因的多态性有关。进一步分析发现,TPH 的 L 等位基因可增加攻击性酒精依赖者的自杀危险性。其机制可能是 TPH 的 L 等位基因降低了 TPH 酶活性,减少了 5-HT 的合成,造成中枢 5-HT 低转运状态,而使得脑脊液中 5-HIAA 水平下降。

7. **自杀的方法**　以服毒(药)占首位,占 70%~90%,其他方法包括自缢、溺水、跳楼、制造交通事故、刀伤、枪击、自焚等。在自杀死亡者中,采用暴力性手段者较多,而自杀未遂者相反。

自杀的社区教育与预防

自杀的干预主要在于预防,全科医生应加强相关人员的心理辅导、健康宣教,对有自杀倾向的抑郁症患者,除请心理医生治疗,还要叮嘱家属严密看护,安抚好患者,避免意外事件发生。

(八)跌伤

跌伤(falling injury)是常见的意外伤害,每 20 个跌伤者中就有 1 人需要急诊抢救,是意外伤害住院的主要原因。各年龄层次的人都可以发生跌伤,其中 65 岁以上老年人占据了跌伤所致死亡的 60%。老年人跌倒后容易发生骨折,迫使老人卧床,从而引起肺炎、压疮、血管栓塞及泌尿系统感染等严重并发症,重者可危及生命。

临床病例九

主观资料(S):患者,男性,85 岁,因"上厕所时不慎跌倒半小时"来诊。

【问题】根据该患者的情况,全科医生在病史中需要重点询问哪些?

思路:该患者为高龄,引起老年人跌倒的因素很多。问诊时首先应注意患者跌倒前有无前驱症状,如头晕、黑矇等。其次,还需要询问其他可能引起跌倒的高危因素,包括:地板不平或滑、光线不足等环境因素;骨质疏松、虚弱等抵御伤害的能力下降;慢性病的影响,如心脑血管病、糖尿病、贫血、颈椎病、中耳病变等使身体的平衡性差。此外,药物的影响如抗高血压药、降糖药、抗抑郁药、抗过敏药等均可引起跌倒,长期服用镇静催眠药也会增加老年人跌伤的危险。在病史中应该详细询问。

知识点

跌伤的社区教育与预防

1. 跌伤一般发生在家庭或工作环境中,全科医生并不能够阻止事件的发生,但可以通过安全教育,降低其发生率。

2. 老年人在家中的活动区域应尽量避免障碍物、高低不平、地面湿滑等,光线应充足。

3. 教导老年人在起床、行走或者体位变化时动作要缓慢。

4. 长期服用可能导致跌倒的药物者,应定期在全科医生处随访。

三、急性常见症状或病症

(一)心搏骤停

心搏骤停(sudden cardiac arrest,SCA)指在未能估计到的时间内,心脏泵血功能突然停止,导致脑和全身各脏器血流中断、意识丧失、呼吸停止,甚至猝死(sudden death,SD),是世界上很多地区的第一位死亡原因。电击、溺水、药物过量、气道异物、颅脑损伤、脑血管意外、各种心脏病(如冠心病)是引起心搏骤停的常见原因。

近年来,我国人群冠心病的发病和死亡呈明显上升趋势,目前,中国的冠心病死亡人数已列世界第 2 位。院外的急性心肌梗死患者中,近 52% 的人在症状发作的最初 4 小时内死亡。因此,在症状发作的最初数小时内给予及时救治是最有效的。

临床病例十

主观资料(S):患者,男性,58 岁,因"胸痛 3 小时"来诊。

NOTES

【问题1】根据该患者的主诉,全科医生在病史中需要重点询问哪些?

思路1:病史询问中需要重点询问胸痛的特点,包括:①是否为新发的、急性的和持续性的胸痛;②胸痛的部位、性质、诱发因素和缓解因素;③胸痛的伴随症状等。

思路2:重要的相关病史,如有无高血压、糖尿病、高脂血症病史,有无早发冠心病家族史。

思路3:生活心理社会相关因素:有无吸烟和饮酒,饮食、运动习惯如何,是否有情绪焦虑等。

临床病例十(续)

主观资料(S):患者,男性,58岁,因"胸痛3小时"来诊。

现病史:患者既往无胸闷、胸痛、气促发作病史。患者近1周连续夜班,非常劳累。3小时前患者回家上楼时突然出现胸痛,部位在心前区,性质为压榨性,疼痛为持续性,程度较为剧烈,无肩背部放射痛,休息并自行服用麝香保心丸后无明显好转,伴有大汗淋漓,无发热,无头晕,无心悸、黑矇,无恶心、呕吐,无晕厥,无呼吸困难,无咳嗽、咳痰,无咯血,无意识障碍,无反酸、嗳气,无吞咽困难,即至附近社区医院就诊。

患者发病以来,神清,精神较萎靡,食欲减退,二便如常。

既往史:有高血压病史10年,血压最高165/95mmHg,长期服用缬沙坦80mg降压,一日一次,血压控制在120/85mmHg左右;有糖尿病病史5年,长期服用二甲双胍降糖,空腹血糖在8mmol/L左右。有前列腺增生病史10年,未治疗。

家族史:其奶奶有高血压及脑梗死病史,无早发冠心病家族史,无家族成员早亡病史。

婚育史:已婚育有1子,家人均体健。

生活心理社会因素:有吸烟史30余年,每天1包(20支),无饮酒史,平素喜食油炸食物,基本不运动,经济条件可,家庭关系和睦。近来因连续夜班,非常劳累,并有情绪焦虑。

客观资料(O):查体:神清,呼吸略急促,频率20次/分,血压116/74mmHg,急性面容,大汗淋漓,外周氧饱和度92%,双肺呼吸音清,未闻及干、湿啰音,心率100次/分,律齐,各瓣膜区未闻及病理性杂音。

【问题2】该病例的特点是什么?

思路:中老年男性,本次因"胸痛3小时"就诊,表现为持续性心前区压榨性疼痛,服用麝香保心丸不能缓解。既往有高血压、糖尿病、吸烟、少动等心血管病高危因素,有心脑血管疾病家族史。根据患者的病例特点,首先考虑患者为心源性胸痛,急性冠脉综合征可能性大。

【问题3】该患者的病情评估如何? 需要首先做的检查是什么?

思路:该患者有呼吸急促,大汗淋漓,属于高危胸痛,需要立刻排查致命性胸痛。目前生命体征稳定,首先需要做12导联心电图检查。

知识点

急性胸痛的评估

急性胸痛需要快速评估生命体征,如出现以下征象,则提示为高危胸痛,须紧急处理:①神志模糊或意识丧失;②面色苍白;③大汗及四肢厥冷;④低血压(血压 <90/60mmHg,1mmHg=0.133kPa);⑤呼吸急促或困难;⑥低氧血症(血氧饱和度 <90%)。

根据胸痛的风险程度可以分为致命性胸痛和非致命性胸痛,常见的致命性胸痛包括:急性冠脉综合征、主动脉夹层、急性肺栓塞、张力性气胸等。

临床病例十(续)

客观资料(O):心电图提示 V_1~V_6 导联 ST 段弓背向上抬高 1mV。

【问题4】该患者目前诊断考虑什么？全科医生需要如何处理？

思路：根据该患者的资料，考虑患者为急性广泛前壁 ST 段抬高型心肌梗死，属于致命性胸痛，需要立即启动急救系统，尽快转诊至有条件的上级医院。转诊前应给予患者基本的处理，包括稳定患者情绪、休息、镇痛、吸氧、开放静脉通路，严密监测患者的生命体征和心律，随时准备进行必要的 CPR 和除颤。如患者未服用过阿司匹林，也无阿司匹林过敏、无活动性或近期消化道出血史，则立即给予阿司匹林 300mg 嚼服。同时应舌下含服硝酸甘油或吞服单硝酸异山梨酯。

知识点

急性冠脉综合征

1. 急性冠脉综合征（acute coronary syndrome，ACS）通常是心源性猝死最直接的原因，主要包括不稳定型心绞痛（UA）、非 ST 段抬高型心肌梗死（NSTEMI）以及 ST 段抬高型心肌梗死（STEMI）。

2. ACS 相关的典型症状是胸部不适，也可能包括眉弓以下、肚脐水平以上其他区域的不适，气短、心悸、出汗，恶心、呕吐、腹部饱胀感，颈肩部疼痛和胀感、头痛、头晕、晕厥，妇女、老年人和糖尿病患者更易表现为不典型或少见症状。

3. 若初始收缩压 <90mmHg 或比基础血压下降≥30mmHg 的患者以及右心室梗死者，禁用各种类型的硝酸酯类药物；已知急性下壁心肌梗死者也应谨慎使用，并须加做右心导联的心电图以评估有无右心室梗死。

临床病例十（续）

主观资料（S）：患者准备转院前突然出现意识丧失。

客观资料（O）：心电监护提示心室颤动。

【问题5】面对现有情况，全科医生应该如何处理？

思路：该患者出现心室颤动导致的 SCA，全科医生应立即给予高质量的心肺复苏和除颤。

知识点

心肺复苏（CPR）

院外心室颤动所致 SCA 患者如果在 3~5 分钟内得到心肺复苏（cardiopulmonary resuscitation，CPR）和除颤（defibrillation），生存率可提高到 49%~75%。如果在 SCA 后 4~5 分钟或更久仍未能够除颤，则 CPR 显得更为重要，因为 CPR 能提供心脏和脑少量但是重要的血流。CPR 每延迟 1 分钟，心室颤动所致 SCA 患者的生存率将下降 7%~10%。

1. CPR 的内容包括基本生命支持（basic life support，BLS）和高级心血管生命支持（advanced cardiovascular life support，ACLS）。

2. 院外 BLS 常用的复苏方法包括建立有效循环（circulation，C）、开放气道（airway，A）、人工呼吸（breathing，B）、除颤（defibrillation，D）。

（1）建立有效循环（C）：CPR 最基本的要素是通过有效的胸外按压重建人工循环，按压通过提高胸内压和直接按压心脏而引起血液流动。

为达到最好的按压效果，尽可能使患者取仰卧位，将其安置在坚硬的床板或地面上。施救者一只手的掌根放在患者胸部（胸骨的中下部）的中央，另一只手的掌根放在第一只手上面，两手平行重叠，实施连续、规则的按压。

为保证按压"有效"，按压应有力而快速，目前提出高质量的胸外按压：按压频率 100~120

次/分,按压深度 5~6cm;对婴儿和儿童,深度至少达胸廓前后径的 1/3(或婴儿 4cm、儿童 5cm);每次按压后胸廓完全回弹;保证按压松开与压下的时间基本相等;按压时努力减少按压中断(尽量不超过 10 秒),减少按压中断的标准是以胸外按压在整体心肺复苏中占的比例确定的,所占比例越高越好,目标比例为至少 60%;按压全程上肢不能弯曲,应避免冲击式按压,以防发生肋骨骨折。

1 个 CPR 循环包括 30 次胸外按压和 2 次人工呼吸,如胸外按压以 100 次/分计,那么 5 个循环的 CPR 大约需要 2 分钟。在 CPR 开始后 1 分钟就常常可以观察到施救者明显疲劳和按压幅度减弱,但如果有两名或更多的救助者,应该每 2 分钟(或在 5 个比例为 30∶2 的按压与人工呼吸周期后)更换按压者,每次更换尽量在 5 秒内完成。如果有两名救助者位于患者的两边,其中 1 名应做好准备,每 2 分钟交替按压操作者。

另外,在成人 CPR 中仅接受胸外按压而没有人工呼吸者的转归也明显优于没有 CPR 者。因此,尽管最佳的 CPR 方式是胸外按压和人工呼吸均有,但由于非专业人员不愿或不能进行人工呼吸,那么应该鼓励其进行只有胸外按压的 CPR(hands-only CPR)。

(2)开放气道(A):一旦确定心搏骤停,应小心置患者于仰卧位,不要放置在软床上,最好在胸背部放置硬木板或平卧在地上。全科医生应用手指清理患者气道内的异物或分泌物,无明显气道阻塞时,则不必用手指清除异物。取出义齿,采用仰头抬颏手法以开放气道。如果怀疑患者颈椎损伤,开放气道应该使用双手托下颌法开放气道。但是,如果托颌手法无法开放气道,则仍应采用仰头抬颏手法。因为在 CPR 中保持气道开放、提供适当的通气是最重要的。

(3)人工呼吸(B):口对口人工呼吸是为患者提供空气的有效手法。在心室颤动所致 SCA 的最初几分钟内,人工呼吸可能没有胸外按压重要,因为此时的血氧含量仍在较高的水平,而心肌和脑的供氧不足主要是由于血流受限,胸外按压可以提供少量但至关重要的血流。血氧耗竭后,人工呼吸与胸外按压均对心室颤动所致 SCA 十分重要。此外,无论是成人还是儿童,如果发生窒息性心搏骤停(如溺水、药物过量)或心搏骤停时间较长,则人工呼吸与胸外按压亦同等重要。

人工呼吸的具体操作方法为:开放患者气道(仰头抬颏,使口腔、咽喉处于同一轴线),一手捏紧患者鼻孔,正常吸气(不是深吸气,防止救助者头晕并预防患者的肺充气过度)后,用自己的双唇包绕封住患者的口外部,形成口对口密封状,向患者口内吹气,然后离开患者口唇,松开捏紧的鼻孔,使患者胸廓及肺回缩而被动呼气。此方法主要以人工被动方法使空气到达患者的肺泡,以重建呼吸,减轻机体及组织的缺氧。

人工呼吸的具体要求为:①每次人工呼吸的时间在 1 秒以上。②每次人工呼吸的潮气量足够(成人 CPR 中,潮气量大约为 500~600ml,即 6~7ml/kg),能够观察到胸廓起伏。③避免迅速而强力的人工呼吸(降低胃膨胀及其并发症的风险)。④现场急救时,如果全科医生无助手在场,可 1 人单独施以胸外按压及人工呼吸。成人 CPR 中按压-通气比值为 30∶2,其本意是增加按压次数,减少过度通气且减少因人工呼吸造成的按压中断;婴幼儿和儿童 CPR 中,两名救助者采用的比值为 15∶2。如果已有人工气道(如气管插管),并且有两人进行 CPR,通气频率为 10 次/分;对于尚有自身循环(如可触及脉搏)的成人患者,频率为 10 次/分。⑤人工通气期间,胸外按压不应间断。

口对口人工呼吸的禁忌证:患者有艾滋病、开放性肺结核、活动性肝炎等疾病。

人工呼吸中最常见的困难是开放气道,如果患者的胸廓在第一次人工呼吸时未发生起伏,则须确认仰头抬颏到位后再进行第二次呼吸。出于安全考虑,一些医务人员和非专业救助者不愿意进行口对口呼吸,而更愿意通过口对通气防护装置进行人工呼吸。其实,防护装置可能不会减少传染的风险,有些甚至可能增加气流阻力,因此延误人工呼吸。全科医生在进行人工呼吸时应每 2 分钟重复检查患者脉搏,时间不要超过 10 秒。

（4）除颤（D）：早期除颤对于救活 SCA 者至关重要，因为 SCA 最常见和最初发生的心律失常是心室颤动，电除颤是终止心室颤动最有效的方法，随着时间的推移，成功除颤的概率将迅速减小。如果这些患者在 3~5 分钟内得到全科医生的 CPR 和除颤，其生存率最高且神经功能将免于受损。除颤前 CPR 的作用是延长心室颤动，推迟心室停搏的发生，延长可以除颤的时间窗。除颤前进行 5 个循环或者大约 2 分钟的 CPR，与立即除颤相比，可以增加患者初期复苏率、出院存活率和 1 年存活率。使用体外自动除颤仪时，单相波首次 360J 进行除颤，如果第一次除颤失败，则第二、三次的除颤均应予 360J。相对而言，低能量（≤200J）的双相波除颤不但安全，并且其终止心室颤动的效率相当或高于相同或更高能量的单相波除颤。放电后，施救者不能因评估患者心律和脉搏而延误再次胸外按压，除颤前后均予 CPR，可成倍提高患者的存活率。单次除颤方案比连续 3 次方案有显著的存活益处，如果 1 次电击不能消除心室颤动，再次电击则获益不多，继续 CPR 比再次电击有更大价值。

在许多工作场所及大多数的急救医疗系统都需要由团队提供复苏抢救，团队能协调、有序地施行若干救治，如一名施救者启动急救系统，第二名施救者开始胸外按压，第三名施救者则提供通气或找到气囊面罩以进行人工呼吸，第四名施救者找到并准备好除颤器。

对于已开始 BLS 者，则应持续至出现以下情况之一时才予以终止：①患者恢复有效的自主循环；②患者的治疗转交至更高水平的医疗救助人员手中；③施救者由于体力不支，或环境可能造成施救者自身伤害，或由于持久复苏影响其他人的生命救治；④已出现可靠的不可逆性死亡征象或符合复苏终止的标准。成人院前心搏骤停若考虑终止 BLS，在转运前应同时符合以下 3 项标准：①心搏骤停发生时无急救医疗服务人员或第一目击者；②3 个周期 CPR 和自动体外除颤（automated external defibrillator，AED）分析后仍无自主循环恢复；③未用 AED 除颤（指复苏时未产生可除颤的心律）。

知识点

心搏骤停的社区教育和预防

全科医生必须教育居民从预防可能的病因着手，最主要的措施是预防心、脑血管疾病。大多数心搏骤停起源于冠心病及各种原因引起的致命性心律失常，对冠心病的危险因素进行一级和二级预防，可明显降低心脑血管意外事件的发生率；酌情选用抗心律失常药物，治疗室性心律失常时须注意药物本身也可能导致心律失常；对于严重的室性心动过速患者，埋藏式自动心脏复律除颤器将有较好的预防作用。此外，对于其他可能引起心搏骤停的因素，如电击、溺水、异物吸入、严重的电解质紊乱等，也应采取相应的干预措施和积极的治疗手段，防止发生意外。

（二）急性腹痛

急性腹痛（acute abdominal pain）是社区医生经常遇到的症状之一。起病急、变化快、病因复杂，易误诊、漏诊。

临床病例十一

主观资料（S）：患者，女性，26 岁，因"下腹痛 1 天"来诊。

【问题 1】根据该患者的主诉，全科医生在病史采集时需要重点询问哪些？

思路 1：需要重点询问腹痛相关特点，腹痛部位、程度、性质、发作时间、诱发与缓解因素、伴随症状、与体位的关系等。

思路2:需要重点询问重要的相关病史,有无消化性溃疡、腹腔手术等既往史,有无酗酒、高脂饮食等不良生活习惯。该患者为育龄女性,要重点询问月经史,排除异位妊娠可能。

> **知识点**
>
> **急性腹痛的常见病因**
>
> 急性腹痛最常见的病因有:①腹壁疾病如腹壁带状疱疹、腹壁脓肿等;②腹腔疾病如肠梗阻、急性胃肠炎、胃和十二指肠穿孔、急性胆囊炎、胆石症、胰腺炎、急性阑尾炎、肾及输尿管结石、腹腔内各种肿瘤、淋巴瘤压迫等;③常见妇科疾病如异位妊娠、黄体破裂、卵巢囊肿破裂、畸胎瘤蒂扭转、急性盆腔炎等;④常见儿科疾病如肠套叠;⑤常见血管性疾病如肠系膜上动脉栓塞综合征等。

临床病例十一(续)

主观资料(S):患者,女性,26岁,因"下腹痛1天"来诊。

患者平素月经周期正常,7/30天,量中,2周前曾口服紧急避孕药1次,本次周期月经已延迟10天。

【问题2】根据该患者的病史,全科医生要重点做哪些体格检查?安排哪些辅助检查?

思路:根据患者为育龄女性,有口服紧急避孕药及停经现象,需要考虑异位妊娠可能,应重点观察生命体征是否稳定,检查腹部体征,并进行妇科检查,安排尿HCG及妇科超声,有条件可行阴道后穹隆穿刺。

临床病例十一(续)

客观资料(O):

体温37.3℃,脉搏100次/分,呼吸25次/分,血压110/65mmHg。整个下腹轻压痛,无反跳痛,移动性浊音阴性。妇科检查:外阴已婚式;阴道畅,少量褐色分泌物;宫颈重度糜烂,宫口闭,宫颈举痛;宫体前位,饱满,轻度压痛,右附件增厚,轻压痛,左附件未及异常。尿HCG:阳性。阴道B超:子宫前位,大小约56mm×51mm×38mm,内膜厚约5mm,肌层回声尚匀,左卵巢大小约27mm×20mm,右附件区可探及33mm×21mm的混合回声。盆腔积液为32mm。

【问题3】根据该患者的客观资料,考虑患者的诊断是什么?社区全科医生应如何处理?

思路:根据该患者的病史及客观检查,考虑患者为异位妊娠破裂出血。目前患者生命体征平稳,社区全科医生应告知其风险,开放静脉通路,予以输液及心电监护,尽快将其转诊至上级医院进行处置。

(三)晕厥

由多种因素引起的脑部缺血、缺氧所致的一过性意识丧失,伴有肢体的肌张力消失,以致不能维持正常直立体位,称为晕厥(syncope)。此时各种反射仍然存在,意识丧失持续数秒或几分钟而能够自行恢复。大多数晕厥发作有前驱症状,表现为恶心、胸闷、头晕、面色苍白、出冷汗,此过程仅为数秒至1~2分钟,此时如患者立即平卧,片刻即能缓解。

临床病例十二

主观资料(S):患者,女性,28岁,因"半小时前晕厥1次"来诊。

患者昨日淋雨后痛经加重,下腹部绞痛明显。半小时前站立时突然出现头晕、站立不稳,随后晕厥1次,无抽搐,无呼吸困难,牙关紧闭,无胸闷、胸痛,无大汗淋漓,无大小便失禁,30秒后自行恢复,无意识障碍。既往体健。

晕厥的分类

晕厥可分为四类。

1. 反射性晕厥（reflex syncope） 为最常见的临床类型，占各类型晕厥总数的90%。是由血压调节、心率反射弧病损及自主神经功能不全导致的心排出量骤减、血压急剧下降所致。包括血管迷走性晕厥、颈动脉窦性晕厥、直立性低血压性晕厥、Shy-Drager综合征、排尿性晕厥、吞咽性晕厥、舌咽神经痛性晕厥、咳嗽性晕厥、仰卧位低血压性晕厥等。

2. 心源性晕厥 运动诱发或卧位时出现的晕厥多提示为心源性晕厥。常易误诊为癫痫，应予注意。包括心律失常（阿-斯综合征、病态窦房结综合征、心房颤动、心动过速及房室传导阻滞）、Q-T间期延长综合征、冠心病和心肌梗死、原发性肺动脉高压、左心房黏液瘤与左心房巨大血栓形成、主动脉狭窄、原发性心肌病、心脏压塞以及先天性心脏病。

3. 脑源性晕厥 原发或继发性脑部病变所致的晕厥。多由主动脉弓综合征、短暂性脑缺血发作、基底动脉型偏头痛、高血压脑病以及脑干病变（肿瘤、炎症、血管病、损伤）引起。

4. 其他 如哭泣性晕厥、过度换气综合征、低血糖晕厥、妊娠期晕厥、一氧化碳中毒性晕厥以及贫血性晕厥等。

【问题1】如何对晕厥患者进行病情评估？

思路：晕厥的病情评估，包括三方面：①判断是否为晕厥；②明确晕厥病因；③评估危险分层。

晕厥的诊断主要是病因诊断，社区全科医生应通过病史、体格检查（包括直立位血压测量）、心电图检查、颈动脉杂音、颅内外动脉的检查对晕厥患者进行初步评估，作出倾向性诊断。

临床病例十二（续）

客观资料（O）：

体温36.3℃，脉搏76次/分，呼吸16次/分，血压直立110/60mmHg，卧位116/64mmHg。神清，对答切题，皮肤黏膜无苍白，双肺呼吸音清，心率76次/分，律齐，未及杂音，神经系统检查无阳性体征发现。

【问题2】该患者可能的诊断是什么？社区全科医生应如何处理？

思路：患者为年轻女性，既往体健，本次发病前有痛经，下腹痛明显，随后出现晕厥，短时间恢复，未遗留有后遗症，直立位与卧位血压无明显改变，神经系统检查无阳性体征，综合考虑患者血管迷走性晕厥的可能性大。

安排患者进行直立倾斜试验、24小时动态血压等检查，必要时行头颅CT检查明确诊断。痛经疼痛剧烈时，可予以非甾体抗炎药镇痛治疗。教育患者在出现晕厥的前驱症状时，及时倚靠、平躺或坐下，避免摔伤。

晕厥的社区教育和预防

晕厥是一组疾病的共同症状，其预防比治疗更为重要，因为患者多在发病后或发病间期前来就诊，处理的重点在于寻找引起晕厥的病因及诱因，以利于对因治疗，防止再发。各种反射性晕厥平卧后多能迅速恢复，一般无需药物治疗；心源性晕厥应由专科医师对心脏病变进行治疗，酌情予以抗心律失常药物治疗或安装起搏器、心脏复律除颤器；脑源性晕厥重点在于对原发病的防治。

血管迷走性晕厥的预防在于避免精神紧张、恐吓、疲劳、站立过久、闷热环境等。对直立性低血压应鼓励患者加强体育锻炼,避免长期卧床和突然的体位变动,睡眠时头部抬高,忌用镇静药、安眠药等。咳嗽性晕厥应首先治疗呼吸道伴发病,消除咳嗽,并减少吸烟、受寒等诱发因素。排尿性晕厥的预防:避免膀胱潴尿过多,排尿时应避免屏气或取蹲位排尿。颈动脉窦性晕厥患者应避免衣领过高、过紧、过硬,转颈及仰视动作宜轻缓。

(四) 中暑

人们在高温季节、高温环境、烈日暴晒下工作或活动后易引起体温调节功能紊乱、水电解质失衡及神经功能损害,即为中暑(heatstroke)。

临床病例十三

主观资料(S):患者,男性,43 岁,因"室外高温作业后出现头晕、乏力、意识模糊 4 小时"来诊。

患者在室外工地高温条件下作业 4 小时后出现头晕、乏力,伴恶心、呕吐数次,非喷射性呕吐,呕吐物为胃内容物,无呕血,自觉口渴明显,随后出现意识模糊,伴四肢抽搐,无晕厥,无腹痛、腹泻,无黑便,无胸闷、胸痛。

【问题 1】该患者的初步诊断考虑是什么?

思路:患者中青年男性,既往体健,本次在高温环境长时间工作后发病,出现头晕、乏力,考虑中暑可能性大;患者虽有恶心、呕吐,但非喷射性,可初步排除中枢性呕吐,仍须进一步检查;患者有明显口渴,随后出现意识模糊等中枢神经系统受损表现,综合以上,初步考虑患者为中暑。

知识点

中暑的病因

对高温环境的适应能力不足是致病的主要原因。在高温环境下(如环境温度 >32℃、湿度 >60%)长时间工作或强体力劳动,又没有及时采取充分的防暑降温措施时,极易发生中暑。年老体弱、糖尿病患者、肥胖患者以及汗腺功能障碍患者(如先天性汗腺缺乏、系统性硬化症、全身性瘢痕形成等),在室温较高、通风不良、湿度较大的环境中,以及穿不透气的衣裤等也极易导致散热障碍,容易发生中暑。此外发热患者、甲状腺功能亢进症患者、应用某些药物(如苯丙胺、盐酸苯海索、氯氮平)等患者产热增加,在高温环境下也易发生中暑。

临床病例十三(续)

客观资料(O):

体温 41℃,脉搏 120 次/分,呼吸 16 次/分,血压 100/60mmHg。意识模糊,双侧瞳孔等大等圆,对光反射迟钝,两肺呼吸音清,未闻及干、湿啰音,心率 120 次/分,律齐,未闻及杂音。

【问题 2】如何对患者进行病情评估? 针对该患者,社区全科医生应如何处理?

思路:可根据患者的临床症状、体征、实验室检查对患者进行病情评估。该患者有高热,已经出现意识模糊等中枢神经功能障碍,考虑为重症中暑,需要立即送到医院进行积极救治。

> **知识点**
>
> ### 中暑的病情评估
>
> 　　阶段1：先兆中暑。临床症状及体征包括：头晕、无力、大汗、口渴、头痛、注意力不集中、眼花、耳鸣、动作不协调等，伴或不伴体温升高。若脱离高温环境，转移到阴凉的地方，及时通风降温补充冷盐水，短时间就可以恢复。此阶段患者一般不需要转至医院就诊，现场救治即可。
>
> 　　阶段2：轻症中暑。先兆中暑症状继续加重，并出现皮肤灼热、面色潮红或脱水（如四肢湿冷、面色苍白、血压下降、脉搏增快等）症状。采用和先兆中暑相同的处理方式，数小时内可恢复。此阶段患者需要医务人员进行详细的体格检查，避免漏诊，如有需要，即转至医院就诊。
>
> 　　阶段3：重症中暑，包括热痉挛、热衰竭、热射病三大类型。临床症状及体征包括：中枢神经功能障碍，如意识丧失、抽搐等，同时可合并有横纹肌溶解、急性肾衰竭、急性肝损害、弥散性血管内凝血（DIC）等多脏器功能衰竭等表现，病情进展快，病死率高。此阶段患者需要立即送至医院进一步诊治。

（五）上消化道出血

　　社区诊所常能遇见因呕血和/或黑便就诊的患者，该症状即为上消化道出血（upper gastrointestinal hemorrhage）。出血部位在十二指肠悬韧带以上的消化道（以上的液体呈酸性，以下的液体则呈碱性），属上消化道出血，胃空肠吻合术后的空肠病变引起的出血亦属此范围之内。

　　出血量在5~50ml时可以出现大便隐血试验阳性或黑便；胃内储血量为250~300ml，就可出现呕血；出血量在500ml以上者，称为大量出血。

临床病例十四

　　主观资料（S）：患者，男性，39岁，因"黑便2日，呕血1次"来诊。

　　【问题1】根据该患者的主诉，全科医生在病史采集时需要重点询问哪些？
　　思路1：需要重点询问黑便及呕血的相关特点，黑便及呕血的次数、量、诱发与缓解因素、伴随症状等。
　　思路2：需要询问重要的相关病史，有无消化性溃疡、肝硬化、酗酒、阿司匹林等药物应用史等。

> **知识点**
>
> ### 上消化道出血的病因
>
> 　　上消化道出血的病因较为复杂，临床上以消化性溃疡、食管胃底静脉曲张破裂、急性胃黏膜病变和胃癌最为常见。剧烈呕吐、情绪不安、酗酒、饮食失调、疲劳过度、受寒、感染及使用肾上腺皮质激素、水杨酸类药物或非甾体类抗炎药等常为其诱发因素。

临床病例十四（续）

　　客观资料（O）：

　　体温37℃，脉搏100次/分，呼吸16次/分，血压85/60mmHg。神志清，情绪平稳，精神萎靡。两肺呼吸音清，未及闻干、湿啰音，心率100次/分，律齐，未闻及杂音。腹软，上腹部轻压痛，无反跳痛、肌紧张。

　　【问题2】如何对该患者进行病情评估？社区全科医生应如何处理？
　　思路：可根据患者的临床症状、体征、实验室检查对患者进行病情评估，包括三个方面：①判断是否为消化道出血及出血部位；②明确消化道出血的病因；③评估出血严重程度。

　　在本例病例中，患者有黑便及呕血，考虑为上消化道出血，目前有精神萎靡、心率偏快、血压较低，考虑存在失血性休克,应立即开放静脉通道,监测生命体征,尽快转诊到上级医院。

> **知识点**
>
> **上消化道出血的紧急评估**
>
> 对患者的意识、气道、呼吸和循环四个方面进行紧急评估。
>
> 1. 意识评估　首先判断意识,当患者存在意识障碍,提示严重失血,也是误吸的高危因素。
> 2. 气道评估　评估气道通畅性及梗阻的风险。
> 3. 呼吸评估　评估呼吸的频率、节律、用力程度及血氧饱和度。
> 4. 循环评估　监测心率、血压、尿量及末梢灌注情况。
>
> 存在活动性出血、循环衰竭、呼吸衰竭、意识障碍、误吸或格拉斯哥-布拉奇福德评分(GBS)>1中任意一项,应考虑为危险性急性上消化道出血。

> **知识点**
>
> **上消化道出血的社区教育和预防**
>
> 1. 开展健康宣教,提高人群就医、服药的依从性。尽量避免和减少使用甾体类和非甾体抗炎药,对必须长期服用者,建议加用胃黏膜保护剂。
> 2. 提倡分食制饮食,减少人群的幽门螺杆菌感染率,严格掌握根除治疗的指征和方法。
> 3. 溃疡病患者及有溃疡病家族史者,秋冬和冬春之交加强个人保健,注意保暖。忌粗糙硬食,少食生冷、油煎、酸辣等刺激性食物,避免饮酒,尤其是烈性酒。
> 4. 防治病毒性肝炎,肝硬化患者宜早期治疗、定期随访,避免应用损伤肝功能的药物。

四、其他

(一)药物过敏反应

药物过敏反应(drug anaphylaxis)又称药物反应(drug reaction),是指药物通过各种途径进入人体后,引起器官和组织的反应。其中以药疹(drug eruption)或药物性皮炎(dermatitis medicamentosa)最为常见。

临床病例十五

主观资料(S):患者,女性,56岁,因"服用头孢拉定10分钟后出现皮疹伴面色苍白"来诊。

患者10分钟前因牙痛服用头孢拉定后,出现全身皮肤瘙痒、发红,还有多处风团样丘疹,伴有面色苍白及冷汗。患者近1周内未饮酒。

客观资料(O):神志尚清,面色苍白,大汗,四肢厥冷,口唇青紫,血压80/50mmHg,心率52次/分,律齐。

【问题1】该患者的初步诊断考虑是什么?

思路:头孢拉定是第一代头孢菌素,该患者在服用头孢拉定后,迅速出现皮疹、面色苍白、血压下降、口唇青紫,结合患者近期未饮酒,可排除双硫仑样反应,因此,考虑患者为过敏性休克。

【问题2】对于该患者,全科医生应如何快速处理?

思路:该患者考虑为过敏性休克,应立即进行急救:①患者取平卧位,注意保暖。②中、高流量吸氧。③0.1%肾上腺素0.3ml,皮下注射;重症者给予0.5ml加入10ml生理盐水中,缓慢静脉注射。18%~35%有过敏征象的患者在首次注射肾上腺素后症状未缓解或继续发展,应考虑到过敏反应诊断有误,此时再用肾上腺素则存在潜在危害,建议全科医生寻求更高级的医疗救助;但特殊情况下,得不到更高级的医疗救助而患者症状持续,可以考虑给予第二次剂量的肾上腺素。④地塞米松5~10mg,

静脉推注;或注射用氢化可的松琥珀酸钠 200mg 加入 5%~10% 葡萄糖 100ml 静脉滴注。⑤其他抗过敏的药物:如苯海拉明、葡萄糖酸钙等。⑥若血压持续不升,可加用血管活性药物,如多巴胺等;⑦心跳、呼吸骤停者即刻予以心肺复苏。

(二)低血糖症

对于非糖尿病患者,血糖 <2.8mmol/L;接受药物治疗的糖尿病患者,血糖≤3.9mmol/L,即属低血糖症(hypoglycemia)。

临床病例十六

主观资料(S):患者,女性,62 岁,因"心悸伴冷汗 20 分钟"来诊。

患者 20 分钟前出现心悸伴冷汗,追问病史,患者有糖尿病病史 10 余年,口服格列齐特缓释片 60mg 每日 1 次,近期因情绪欠佳,食欲较差,今晨服用格列齐特后未曾进餐。

客观资料(O):神志尚清,面色苍白,大汗,血压 116/78mmHg,心率 97 次/分,律齐。指尖血糖 3.0mmol/L。心电图提示正常心电图。

【问题1】该患者的初步诊断考虑是什么?

思路:患者有糖尿病病史,近期食欲较差,今晨口服降糖药后未曾进餐,指尖血糖 3.0mmol/L,因此,考虑患者为低血糖症。

【问题2】对于该患者,全科医生应如何快速处理?

思路:患者为低血糖症,应立即进行抢救处理,该患者神志尚清,可嘱患者口服 15~20g 糖类食物(葡萄糖为佳),每 15 分钟监测血糖 1 次,若血糖仍≤3.9mmol/L,可再给予 15g 葡萄糖;若血糖 >3.9mmol/L,但距下一次就餐时间 >1 小时,给予含淀粉或蛋白质食物。

知识点

低血糖症的临床表现及病因

低血糖症的临床表现与血糖水平及血糖下降速度有关,可表现为交感神经兴奋(如心悸、冷汗、饥饿感等)和中枢神经症状(如神智改变、认知障碍、抽搐和昏迷)。须注意,老年人发生低血糖时,常表现为行为异常或其他非典型症状。夜间低血糖常难以发现和及时处理,有些患者屡发低血糖后,可表现为无先兆症状的低血糖昏迷。

社区医疗机构中,引起低血糖的常见原因有:①糖尿病患者应用过量的降糖药物或在未进食状态下进行降糖治疗;②功能性低血糖;③空腹或长期饮食补充不足,摄入食物过少;④胰岛 β 细胞瘤等疾病。

(方宁远)

思考题:

1. 简述院外 BLS 的复苏方法。

2. 如何进行高质量的胸外按压?

3. 如何进行多发性创伤现场的伤情分类?

思考题解题思路

本章目标测试

本章思维导图

第二十四章 | 重点人群的全科医疗服务

本章数字资源

学习提要

● 本章节介绍的重点人群主要包括妇女、儿童、老年人。本章通过对妇女、儿童、老年人生理、心理特点及常见健康问题的概述，介绍了如何为这部分重点人群提供更好的全科医疗保健服务，包括各阶段的保健重点及社区保健措施。

● 在日常医疗活动中，社区全科医生应重视对重点人群的保健服务，充分利用社区资源和相关医疗卫生资源，做好这部分人群的保健工作，不断充实、完善现行保健工作的内容，以提高整个社区人群的健康水平，形成社区中人人关心健康、保护健康的氛围。

以社区为范围的全科医疗服务，其对象应为社区中的全部人群。但是为了提高工作效率，在日常医疗活动中，全科医生通常须重点关注社区卫生服务的重点人群和社区人群的主要健康问题，并将其作为社区全科医疗的重点。

社区重点人群是指在社区中具有特殊的生理、心理特点，或处于一定的特殊环境中、容易受各种有害因素的作用、患病率较高的人群，也称特殊人群或脆弱人群。通常情况下，妇女、儿童、老人因具有特殊的生理和心理特点，属于"脆弱人群"，常作为社区卫生服务的重点人群。全科医生做好社区重点人群健康管理服务，有利于提高社区人群的整体健康水平。

第一节 | 概　述

一、社区卫生服务的重点人群

在不同的文献或教科书中，对社区卫生服务重点人群有着不同的界定或定义。若以性别界定，女性因其特殊的生理特点，较男性有更多的健康危险因素，故被列为重点人群；若以年龄界定，儿童与老年人具有更大的生理弱点与危险性，较成年人更容易患病和死亡，所以要将其纳入重点保护对象；若以职业界定，某些特定工种的职工经常处于某种伤害或危险因素威胁之下，如光、电、化学、微波、烟尘等，其生命与健康更容易受到侵害；若以患者群界定，一些主要慢性病患者为终身带病群体，预期可能受到身体多器官损害的影响乃至死亡的威胁，是医护人员长期精心照护的重点；若以心态或社会情境界定，在社会转变时期经历生活巨变、承受多种压力的人群易发生精神障碍，故其为精神心理卫生的重点干预人群。

社区卫生服务是为社区全体民众服务的，其服务人群的主要健康问题（包括危险和压力）就是服务的中心目标。在社区中对社区人群的界定，需要具体问题具体分析。如在生活社区中，居民成分涵盖了各个性别与年龄段，妇女、儿童和老年人往往人数最多，自然就是该社区卫生服务的重点人群；如在功能社区中，根据功能社区中人口的生理、心理、工作环境中的健康危险因素等来确定功能社区中的重点人群。若功能社区为学校，其重点人群可能是师生双方。

二、重点人群全科医疗保健基本原则及策略

在社区卫生服务中，全科医生在做好临床医疗工作的同时，还需要特别重视本社区重点人群的卫

生服务需求,并据此随时调整自己的工作计划。在社区中,妇女、儿童、老年人是人数最多的人群,也是社区保健的重点服务对象,做好这部分人群的保健工作,有利于提高整个社区人群的健康水平。此外,还有其他人群的重点问题也需要去发掘。全科医生可以采取以下策略主动做好重点人群的保健。

(一)注重个体-群体结合

全科医生在日常诊疗过程中,经常可以通过个体患者发现其背后群体的健康问题;且通过个体患者对于社区人群整体情况的了解,能更有效地促进个体患者"知、信、行"的改变。如在诊治高血压患者的过程中,发现部分患者认为无症状则不必测量血压或不需要治疗,究其原因为其缺乏保健知识或存在错误观念。了解这些信息,有助于全科医生为民众提供有针对性的健康教育。全科医生如能在个体患者照顾中保持对群体问题的敏感性,主动发现群体问题,用与此相关的个体案例及时进行人群健康教育,则易于形成社区中人人关心健康、保护健康的氛围,从而提高个体健康照顾的效率和质量。

(二)完善保健工作

政府部门所规定的重点人群保健内容是对人群的健康危险因素和有限的经济投入进行通盘考虑的结果,不一定能够完全满足人们日益增长的卫生保健服务需求。如妇女保健中的围绝经期问题、儿童保健中的心理行为评价与干预问题、青少年的不良行为问题,乃至空巢老年人的孤独与家庭护理等问题。全科医生要善于评价重点人群的各种保健需求,如有可能应组织团队,通过科学评估,制订有针对性的服务计划,以满足这些新出现的服务需求,并在实践中不断完善现行保健工作的内容。

(三)强化社区参与

社区参与是社区卫生服务与全科医疗成功实施的一个不可缺少的重要因素,对于重点人群保健更是如此。实施重点人群保健需要各种社区资源,如医疗保健及其他服务机构,包括社区卫生服务中心(站)、老年病医院、护理院、养老院、临终关怀院、托儿(老)所、助残机构、营养餐厅等;还有其他涉及社区居民生活质量的服务内容,如营养咨询、心理咨询、家庭护理、送餐服务、环境改良服务等。此外,由居民自发的自助与互助式的各种志愿者组织、患者俱乐部等,也是吸引或动员社区积极参与卫生保健活动的重要形式。我国社区卫生服务开展时间不长,目前上述社区资源尚不健全,亟待完善;全科医生应在社区资源建设中发挥积极的引导与支持作用。

(四)建设合作团队

重点人群保健涉及医疗、预防、教育、康复、心理、营养、环境、劳动保护等多方面,仅靠全科医生是不可能实施的。即使是以医疗为主的问题,如慢性病患者的规范化管理,也有许多保健和日常生活管理的知识、技能需要通过生动细致的教育为患者及其家庭提供指导。对于此类问题的判断与处理,护士往往比医生更加娴熟。而其他与人群健康状态评估和健康干预相关的问题,除了需要全科医生、专科医生,也可能需要动员公共卫生人员到现场参与相关活动。同时,社区团队中社会工作者的作用是不能忽视的,他们在社会学和公共关系方面具有专长,对个体患者、家庭乃至社区人群参与健康活动方面,都可能起到非常重要的宣传、发动、协调和促进作用。我国目前在社区第一线工作的主要是临床医生和公卫医生,需要高素质社区护士等其他人员组成团队。因此,如何根据实际需求调整卫生人力,使其真正适合开展和促进社区重点人群保健,是我国社区卫生服务领域值得研究和解决的问题之一。

第二节 妇女基层全科医疗服务

妇女是指 14 周岁及以上的女性。妇女保健(women health care)是妇幼卫生工作的重要组成部分,针对女性一生不同时期生殖生理和心理特点,以预防保健为中心,保健和临床相结合,收集影响妇女健康的各种高危因素信息,进行分析、研究,进而采取相应对策,以降低妇女因生育、节育或生殖功能紊乱而引起的发病、伤残和死亡,促进妇女的身心健康。妇女保健主要包括青春期保健、孕产期保健、围绝经期保健,此外还有围婚期保健和生殖调节期保健。

一、妇女不同时期生理、心理特点及常见健康问题

1. 青春期　世界卫生组织（WHO）规定，青春期（adolescence）是从 10 岁开始到 19 岁末。女孩的青春期通常比男孩早 1~2 年，一般可分为早、中、晚三期，每期约持续 2~4 年。青春早期是指月经初潮前的生长发育突增阶段，同时性器官和第二性征开始发育。青春中期以第二性征迅速发育为特点，多数女孩出现月经初潮。青春晚期体格发育缓慢，逐渐停止，骨骺倾向完全闭合，性腺发育接近成熟，第二性征发育也近似成人，具有生殖能力，进入成人期。

青春期主要的健康问题包括：由于缺乏经期卫生保健知识，没有良好的卫生习惯，发生月经病，甚至妇科感染性疾病等问题。随着性功能的发育，此期的少女朦胧地产生了性意识，并渴望探究其中的奥秘；若缺乏必要的性知识及道德法治观念，不能控制自己的性冲动，容易发生不正当的性行为，甚至触犯法律导致性犯罪，影响健康及今后的生育功能。青春期心理特点主要是：生理的巨大改变，可能导致恐惧、羞怯、焦虑等，思想情绪也常不稳定，社区、家庭和学校应注意其身心健康。

2. 孕产期　是指从生命的准备阶段即受孕前的准备阶段开始，到新生儿的早期阶段，包括孕前期、妊娠期、分娩期和产褥期。

孕产期是妇女一生中生理和心理变化较大的时期，也是使妇女暴露于与妊娠和分娩有关的各种危险因素和疾病的时期。孕期妇女全身器官负担加重，易发生各种妊娠并发症，孕妇原有的一些疾病常因妊娠而加重。

妊娠期常见的心理问题为焦虑和抑郁状态。由于妊娠期妇女生理变化较大，其心理状态可分为 3 个时期：较难受期、适应期和过度负荷期。妊娠期主要的健康问题包括：由于孕期生理改变可能导致孕妇情绪改变，而孕妇情绪对胎儿发育影响亦较大。如，当孕妇情绪过度紧张时，肾上腺皮质激素分泌过多，可能阻碍胎儿上颌发育形成腭裂；孕妇长期处于忧郁状态，可能导致其血液中营养成分不足，易产下低体重儿和早产儿。妇女严重的生理、心理改变，甚至可能诱发流产、难产、死胎等异常结局。

分娩期常见的心理问题主要包括不适应心理、焦虑紧张心理、恐惧心理和依赖心理。分娩期易发生的健康问题包括难产、产道的撕裂伤、产后大出血、产后感染等。

产褥期，产妇可能因其角色突然转变为母亲，以及照顾和哺养婴儿等情况变化，易出现心理障碍，如产后抑郁症。在澳大利亚，妇女产后抑郁症发病率高达 20% 左右。国内报道的产后抑郁症发病率与国外相似。在产褥期，产妇既要进行自身恢复，又要担负起哺育和照看新生儿的重任，往往出现免疫力下降，容易发生生殖道感染、出血、乳腺炎等疾病。

3. 围绝经期　围绝经期指的是绝经过渡期和绝经后期早期第 1 年，因卵巢功能衰退表现出与绝经有关的内分泌、生物学改变及临床特征。一般可以分为绝经前期、绝经期以及绝经后期。目前，我国学者一般将 40~60 岁定为围绝经期的年龄范围，通常围绝经期的全过程约为 8~12 年。

围绝经期是妇女一生中必然的生理过渡过程，而不是一种性激素紊乱疾病。妇女在生殖生理上的主要特征是性腺功能逐步衰退，主要生理变化是卵巢内卵泡明显减少，导致排卵减少、停止，卵巢合成的性激素减少或停止，引起月经周期紊乱、经量减少，最终进入绝经期。妇女进入围绝经期，多年的心理平衡被打乱，而尚未建立新的心理平衡，势必带来心理上的重大变化，加上体内激素改变，使这一时期的妇女常发生精神状态的改变，如出现悲观、忧郁、烦躁不安、失眠、神经质等绝经综合征。

围绝经期主要的健康问题包括：妇女围绝经期由于激素水平的变化，可能出现自主神经功能紊乱，血管舒缩异常，雌激素的减少可能导致骨质疏松、骨折；心理上的较大变化加上体内激素的改变，使这一时期的妇女心脑血管疾病、恶性肿瘤的发病率都有所增高。

全科医师及其他社区卫生保健人员在提供健康服务时应重视妇女人群的健康，在重视女性青春期、孕产期、围绝经期等主要时期保健服务的同时，还应重视围婚期、生殖调节期等妇女特殊时期保健，并注意各时期之间的衔接。

二、妇女不同时期全科医疗保健重点

1. 青春期保健　女性青春期是由儿童发育到成人的过渡期。这个时期的特点是：①迅速的体格生长与身心发育，但体格与心理的成熟不相一致；②性成熟与开始性活动，可能尝试第 1 次性行为；③常常缺少知识与技能来作出健康的选择，考虑问题侧重于近期和眼前；④此阶段开始的行为可能成为终身的习惯而导致几年后的疾病。营养问题、精神卫生问题、性与生殖健康问题和物质滥用是这个时期少女的常见健康问题。

全科医生应为这些 10~19 岁年龄段的少女提供保密、不加评判、热情关爱的服务。在有条件的社区可开设"亲情服务门诊"，门诊具备单独的房间、特殊的服务时间、适当的私密性、舒适的周围环境和同伴咨询者等条件，由懂得尊重年轻人、保护隐私和值得信任的经培训的专业人员提供服务，保证适当的交流时间。总之要能吸引并留住人，适宜、舒适并能满足需求。

女性青春期保健的内容为培养良好的生活习惯、营养指导及经期卫生指导和性知识教育。青春期保健应重视健康与行为方面的问题，以加强一级预防为重点，主要包括以下内容。

（1）自我保健：加强健康教育，使青少年了解自己的生理、心理特点，培养良好的个人生活习惯，注意劳逸结合。

（2）营养指导：注意营养成分的搭配，提供足够的热量，定时定量，三餐有度。

（3）心理卫生指导：根据青春期少女的生理心理特点，针对具体问题进行积极的教育引导，培养健康的心理、健全的人格和积极乐观的心态，并鼓励其进行适量的体育锻炼。

（4）卫生指导：正确认识月经期可能出现的小腹胀痛、疲劳嗜睡等生理现象，注意经期卫生，注意经期保暖和营养。

（5）性教育：应包括性生理教育、性心理教育、性道德教育及性疾病的知识教育。通过性教育使少女了解基本性生理和性心理卫生知识，正确对待和处理性发育过程中的问题，避免不正当性行为；若存在性行为，要做好心理辅导，加强"安全性行为"教育，避免意外妊娠，预防性传播疾病，还要给予家长支持和指导，避免不恰当教育。

2. 孕产期保健　凡确诊为妊娠的孕妇应填写孕产妇系统管理保健手册，定期到所属医院或社区保健机构进行产前检查、保健。产前检查要求至少 7 次，时间分别为妊娠 6~13 周、14~19 周、20~24 周、25~28 周、29~32 周、33~36 周、37~41 周。孕晚期及有高危因素者，酌情增加次数。妊娠到期后持保健手册到医院住院分娩，出院后母婴一同转入社区保健机构进行产后 3、7、14、28、42 天随访检查登记，发现问题及时处理。若发现孕妇有高危因素，按高危妊娠专案管理，应酌情增加产前检查次数。其具体管理工作如下。

（1）健康教育：采用多种形式开展健康教育工作，普及围产期保健知识，使群众懂得和掌握各期的保健要求，提高孕产妇的自我保健能力，动员社会和家庭关注和支持孕期保健工作。

（2）早孕保健：做到早发现、早检查、早确诊，如发现高危孕妇应及时转诊和处理，避免病毒感染和接触有害物质，避免乱服药打针，建立孕产妇保健卡或围产期保健卡。

（3）产前检查：健全产前检查制度，提高孕 12 周前检查 1 次的初检率，直至分娩。提高产前检查的质量，加强对孕妇健康和胎儿生长发育的观察指导，进行必要的实验室检查，防治妊娠期高血压疾病、妊娠期糖尿病、胎位异常等。认真填写有关的登记表、卡。

（4）高危妊娠筛查、监护和管理：通过产前检查及时筛出高危孕妇，进行专门登记和重点监护，按其危险程度及早转至上级医疗保健单位诊治，并全面衡量其危险程度，选择最有利的分娩方式，有妊娠禁忌证者，应尽早终止妊娠。

（5）产日保健：严格执行接产操作常规，加强产程观察，预防和正确处理难产，提高接产质量，严格掌握手术指征；进行床旁教育、端正心态，减少不必要的手术产。防治滞产感染、出血、窒息、冻伤，加强高危产妇的分娩监护等。

（6）新生儿保健:掌握新生儿健康状况,对急危重症新生儿进行重点监护、严密观察。正常新生儿要早吸吮、促进母乳喂养。严格落实消毒隔离制度,防止交叉感染。儿科医师应进产房协助抢救新生儿,产前、产后对母亲传授新生儿喂养和护理知识。

（7）产褥期保健:严格执行产褥期护理常规,防止产褥感染。开展产后访视,做到产后和出院后初访,半个月和满月时再各访视一次,产后42天全面检查一次。指导产褥期卫生,进行新生儿卡介苗初种。

（8）建立孕产妇死亡及围产儿死亡评审制度:定期对社区内孕产妇死亡、围产儿死亡情况及原因进行调查分析,找出围产保健工作薄弱环节,明确工作努力方向,制订改进措施,促进工作开展。

3. 围绝经期保健

（1）健康教育:全科医生及社区工作团队通过患者教育和群体宣教等方式,使围绝经期妇女了解此时期的卫生保健知识,重视自我保健,消除无谓的恐惧、忧虑,培养开朗乐观性格,使其对生活、工作充满信心;积极参加各项社会工作,增加人际交往;饮食适当,生活规律;坚持锻炼,保持充沛精力等。并通过心理辅导和咨询等,帮助其顺利度过围绝经期。也要向家属和社会宣传、普及围绝经期保健知识,使家庭和社会都能给予围绝经期妇女更多的关心、安慰、理解、支持和鼓励,帮助她们顺利地度过这个阶段。

（2）绝经综合征的医疗照顾:根据症状的类型、程度和机体状态,制订治疗方案。①非激素类药物治疗:对于仅仅出现如心悸、头痛、头晕、乏力、失眠、烦躁等较轻症状的妇女,心理指导的同时可服用谷维素、维生素及地西泮等药物,对多数症状轻微者都是有效的。②激素替代疗法:激素替代疗法仍为治疗围绝经期雌激素水平低下所致症状的最佳方法,其可以帮助妇女顺利度过围绝经期,并可有效地预防老年期的骨质疏松,有利于胆固醇的代谢等。据报道,围绝经期使用激素替代的妇女约占此期妇女的10%~20%,且大多数以短期用药治疗围绝经期的近期症状为主,一般用药多在1年以内。长期应用激素有可能增加乳腺癌和子宫内膜癌等发病风险,可在补充雌激素的同时加用孕激素,对抗雌激素刺激增生的作用,降低癌症风险。对于激素替代疗法国际上尚存在争议,全科医生应发挥个体能动性,利用循证医学手段,实现患者的知情选择。激素替代治疗的禁忌证包括:已知或可疑妊娠、原因不明的阴道流血、已知或可疑患有乳腺癌、已知或可疑患性激素依赖性恶性肿瘤、最近6个月内患有活动性静脉或动脉血栓栓塞性疾病、严重肝肾功能不全。

三、妇女的婚前保健与节育期保健

1. 婚前保健　婚前保健服务是对准备结婚的男女双方,在结婚登记前所进行的婚前卫生指导、婚前医学检查和婚前卫生咨询服务,是优生的基础。目的在于保证健康的婚配,保障结婚双方和下一代的健康。婚前保健已列入《中华人民共和国母婴保健法》。

（1）婚前卫生指导:包括性保健指导、生育知识、避孕知识及优生优育指导等。性保健指导内容有性生理、性心理、性卫生和性道德等,如采用正确方法保持外阴清洁,预防感染;建立和谐性生活;严格遵守月经期、妊娠期、产褥期、哺乳期各生理时期的性生活禁忌等。同时,不能忽视性心理调适和性伦理道德教育。

（2）婚前医学检查:是对准备结婚的男女双方可能会影响结婚和生育的疾病进行医学检查。婚前医学检查的主要疾病包括:①严重遗传性疾病,指由于遗传因素先天形成,患者全部或部分丧失自主生活能力,后代再现风险高,医学上认为不适宜生育的遗传性疾病;②指定传染病,是指《中华人民共和国传染病防治法》中规定的艾滋病、淋病、梅毒、麻风病等;③有关精神病,指精神分裂症、躁狂症或抑郁型精神病以及其他重型精神病;④其他与婚育有关的疾病,如重要脏器疾病和生殖系统疾病等。

（3）婚前卫生咨询:对婚前医学检查中出现的异常情况或其他问题进行解答,为服务对象提供科学的信息,对可能产生的后果进行指导,并提出适当建议。"建议不宜结婚"的情况:①双方为直系血亲、三代以内旁系血亲；②一方或双方患有重度、极重度智力低下，不具有婚姻意识能力；③重型精神病，在病情发作期有攻击危害行为的。"建议暂缓结婚"的情况：①指定传染病在传染期内；②有关精神病在发病期内；③其他医学上认为应暂缓结婚的疾病。"建议不生育"的情况：发现医学上认为不宜生育的严重遗传性疾病或其他重要脏器疾病。"建议采取医学措施，尊重受检者意愿"的情况：婚检发现的可能会终身传染的传染病患者或病原体携带者。

2. 节育期保健 妇女的生育期一般可持续 30 年左右，优生优育是现代社会的趋势，也是我国的基本国策。我国妇女生育期的绝大部分时间处于节育期，此期是妇女一生中工作、生活和性活动最积极、活跃的阶段，对妇女健康意义重大。《中国妇女发展纲要（2021—2030 年）》明确指出：促进健康孕育、减少非意愿妊娠是完善妇女全生命周期健康服务体系的重要目标，而落实基本避孕服务项目、加强产后和流产后避孕节育服务、预防非意愿妊娠是提高妇女生殖健康的重要措施。开展优生优育咨询，普及节育科学知识，以妇女为中心，推广以避孕为主的综合节育措施。人工流产只能作为避孕失败后的最后补救手段，不应作为常规避孕措施。指导育龄夫妇选择安全有效的节育方法，以降低人工流产率，预防性病的传播。

（1）节育期保健内容

1）节育方法的咨询、指导与服务：基层医生应深入社区、家庭提供生育调节方法的主动服务，详细了解服务对象的要求与问题，帮助其对节育方法进行"知情选择"，并指导其正确使用，做好随访与反馈。对在社区群体中推行各种节育方法的可接受性、安全性及副作用进行流行病学调查研究，为保健服务提供理论依据。对高危人群如哺乳期妇女、剖宫产术后、多次人工流产史，有子宫手术史、子宫畸形、严重全身性疾病者等，及时提供重点服务，避免意外妊娠所造成的不良后果。对各种节育方法进行技术服务和技术质量管理。

2）健康教育：传播有关生育调节的科学知识，改变不科学的生育观、不正确的态度和行为，提高自我保健能力，及时评估教育效果。

3）节育期保健系统管理：技术质量与服务质量的管理；节育手术并发症的管理；节育期保健人员的培训与质量管理及效果评估；统计数据的收集、整理、分析、利用和信息交流。应掌握所管辖社区内的育龄妇女人数、年龄结构，节育措施、使用方法及并发症等情况，并应有专项档案记录。

（2）女性常用节育方法的适应证

1）宫内节育器（intrauterine device，IUD）：IUD 主要作用于子宫局部，使子宫内膜产生非细菌性炎症反应，不利于精子生存和受精卵着床。适应证为要求放置宫内节育器避孕而无禁忌证的育龄期妇女。其禁忌证包括：月经过多、过频或不规则阴道出血；生殖道急、慢性炎症；生殖器官肿瘤或畸形；宫颈口过松；重度陈旧性宫颈裂伤及子宫脱垂；贫血及严重全身性疾患等。

2）甾体激素避孕药：主要成分是孕激素或复方雌孕激素，剂型包括口服、外用及注射剂型（即避孕针），分短效、长效和速效三大类。避孕原理为抑制排卵，改变子宫内膜正常生理状况，不利于孕卵着床；改变宫颈黏液性状，不利于精子进入宫腔。适应证为育龄健康妇女。禁忌证：严重心血管疾病，如心脏病、高血压；血液病及血栓性疾病；急、慢性肝炎，肾炎；内分泌疾病如糖尿病或有糖尿病家族史；子宫、乳房肿块或患恶性肿瘤；哺乳期或产后半年以内；月经过稀或年龄 >45 岁；精神病生活不能自理者。同时，年龄大于 35 岁的吸烟妇女不宜长期使用。

3）紧急避孕法：是一种特殊的避孕方法，仅适用于无保护性交后的妇女，当未及时采用任何避孕措施，避孕套滑脱、破裂，或被强迫后可采用此法。如左炔诺孕酮、米非司酮等。此法不宜作为长期的避孕方法。

（3）避孕失败的补救措施

1）人工流产：适用于妊娠 14 周以内者。禁忌证：生殖道炎症；各种疾病急性期；身体状况不良，不能承受手术；体温超过 37.5℃。术后一般应休息 2 周，禁盆浴及性生活 1 个月。人工流产后出现出血过多、下腹痛明显等症状时，应尽快寻求医疗服务，以免发生危险。

2）药物流产：妊娠早期使用药物致胚胎自行排出，达到流产的目的，即为药物流产，可免去手术对子宫的创伤和由此产生的疼痛。目前使用的药物主要为米非司酮及前列腺素。适用于妊娠 7~8 周以内、惧怕手术、多次宫腔手术操作史、手术困难或危险较大者。有青光眼、哮喘、心肌疾病者禁用。缺点是成功率为 90% 左右，不成功者仍须手术流产。此外，药物流产后，可能出血时间较长，增加感染机会，应同时服用抗感染和止血药，无效时应行清宫手术，不可一味保守治疗。应提醒患者：此法务必在专科医生严密监护下使用，以免发生大出血等危险。

3）中期引产：指妊娠 12~27 周，通过各种方法，使胎儿、胎盘自然娩出。禁忌证同人工流产或药物流产。若流产后出血时间长，分泌物有异味，下腹痛或发热，应考虑有宫腔组织残留或感染的可能，应予及时诊治，最好转专科医院。出现闭经可能为内分泌紊乱、无排卵、宫腔粘连或再次妊娠，也应转专科医院治疗。

（4）育龄夫妇不同时期节育方法的选择：在节育期保健服务中，医师应十分注意运用人际交流和咨询技巧，以帮助育龄夫妇做到对节育措施的"知情选择"，即通过宣传教育、培训、咨询、指导等途径，使育龄夫妇了解常用避孕方法的避孕原理、适应证、禁忌证、正确使用方法、常见副作用及其防治方法，在医疗保健人员的帮助下，选择满意的、适合自己的避孕方法。

1）新婚夫妇：其避孕工具可选择短效避孕药；婚后 2~3 个月，可选用外用杀精剂、阴道避孕环、阴道隔膜等。不宜选择 IUD 以及采用长效口服避孕药或长效避孕针。

2）产后、哺乳期：可选择 IUD，可于分娩后立即放置，也可于产后 42 天放置；亦可选择单纯孕激素长效避孕针、皮下埋植剂；哺乳闭经避孕法或自然避孕法；屏障避孕法及某些易溶解的外用杀精剂等。不宜使用复方口服避孕制剂。

3）生育后阶段：可选择 IUD、皮下埋植剂、长效或短效避孕药及各种屏障避孕法和外用杀精剂。

4）围绝经期：原使用 IUD 无副作用者，可继续使用至绝经后 1 年左右取出。此外，还可选择屏障避孕法、阴道避孕环。

5）分居夫妇：可选择探亲避孕药、短效口服避孕药、安全套、杀精剂等。不宜使用自然避孕法。

6）不同健康状况下的人群：①经量过多、周期不规则或痛经者，可选用短效口服避孕药；②子宫肌瘤或乳房肿块的妇女可选用单纯孕激素类避孕方法；③有心、肝、肾等内科疾病患者，宜用屏障避孕法、外用杀精剂、自然避孕法或绝育术、IUD 等；④有生殖道炎症、盆腔感染史者可选用安全套、口服避孕药或皮下埋植剂等。

四、妇女社区保健措施

1. 建立和健全社区妇幼保健网　妇幼保健网是指由妇幼保健专业机构构成的组织系统，是进行社区妇幼保健工作的组织保障，是开展社区妇幼保健工作的组织基础。中国原有的城乡三级卫生保健网可以作为社区妇幼保健的网络，尚不健全的应该逐渐完善。

2. 开展社区调查　通过社区调查，了解所在社区妇女的人口数、年龄构成、健康状况、主要危险因素及卫生保健需求，以便制订社区妇女保健工作计划，有针对性地开展社区妇女保健工作。

3. 提供社区妇女保健服务　根据社区调查的结果，针对社区妇女的健康状况和卫生问题以及卫生保健的需求，提供相应的服务。服务的内容应该包括有关妇女预防保健知识的宣传教育和健康咨询；开展青春期性教育与咨询；婚前检查与咨询；优生优育咨询与技术服务；计划免疫；定期健康检查；妇女疾病的防治等。也包括对妇女开展系统健康管理。

4. 建立非政府支持组织　社区保健强调社区群众的有效参与，可以在社区中成立一些非政府组织，如妇女小组等，以促进社区妇女的有效参与。世界卫生组织指出：没有一个国家提供的政府卫生保健及社会服务足以取代非政府支持系统的作用，即使想做也做不到。妇女小组等非政府组织是社区专业保健机构与社区群众的中介，是社区保健活动中的骨干力量，在传播卫生保健知识、转变人们的行为方面具有重要的作用。

5. **在全科诊疗中注重妇女健康** 全科医生应强化妇女保健意识,提高对于妇女不同生理时期常见疾患的诊疗能力;熟悉必要的筛检咨询项目与内容,清楚特定的疾病状况,如高风险性妊娠,包括未成年妊娠、高龄初产妇女等,或孕期贫血、血压高、蛋白尿、体重增长过快、尿糖阳性、羊水早破等问题,一经发现就应及时联系会诊或转诊,以确保孕妇安全与胎儿健康。

第三节 │ 儿童基层全科医疗服务

儿童是指0~14岁(或0~12岁)的人群,从胎儿、新生儿、婴儿、幼儿、学龄前儿童发展到学龄儿童,形体上、生理上和心理上不断发生变化,是一生中生长发育最快的阶段,也是奠定身心健康的基础阶段。儿童的免疫功能尚不健全,缺乏独立生活和自我保护的能力。因此,儿童是社区重点人群,全科医生必须为其提供全面系统的保健服务,才能保障他们的身心健康,提高健康水平。

一、儿童不同时期生理、心理和社会特点及其常见健康问题

根据不同年龄段儿童生长发育过程中所表现的不同特点,可将儿童年龄分为胎儿期、新生儿期、婴儿期、幼儿期、学龄前期和学龄期,各期儿童的身心发育特点及卫生问题有所不同。

1. **胎儿期** 从受精卵形成直到胎儿出生统称为胎儿期。胎儿期完全依靠母体生存,以组织与器官的迅速生长和功能渐趋成熟为主要生理特点,尤其妊娠早期是机体各器官形成的关键期,此时如果受各种不利因素的影响,极易影响胎儿的正常分化,从而造成流产或各种畸形。因此孕期保健必须从妊娠早期开始。

2. **新生儿期** 自出生后脐带结扎起至生后28天内称为新生儿期。此时期是小儿开始独立生存适应外界环境的阶段。由于生理调节和适应能力不够成熟,受内、外环境的影响较大。因此,此期小儿的发病率、死亡率高,常有产伤、感染、窒息、出血、溶血及先天畸形等疾病发生。

3. **婴儿期** 从出生到满1周岁之前为婴儿期。此期是小儿生长发育最迅速的时期,需要摄入非常多的热量和营养素,但由于婴儿大脑皮质功能不成熟,全身各器官系统的功能不完善,对高热、毒素及其他有害因素的抵抗力弱,容易发生抽搐、呕吐、腹泻、呼吸道感染、营养不良等问题。婴儿期是整个儿童期死亡率较高的时期,半岁后因从母体获得的被动免疫逐渐消失,而自身免疫功能尚未成熟,易患感染性疾病。

4. **幼儿期** 从满1周岁到满3周岁之前称为幼儿期。此期儿童生长速度稍减慢,但智能发育较前突出,语言、思维和交往能力增强。这一时期由于自身的免疫功能尚不完善,幼儿期的儿童容易发生中耳炎、泌尿生殖系统感染、传染病和寄生虫感染;由于活动范围的加大,而又缺乏自我照顾的能力,因此容易在家庭和社区环境中发生意外事故或伤害;如喂养不当,可能发生营养不良、贫血等健康问题。

5. **学龄前期** 3周岁以后到6~7周岁内为学龄前期。此期儿童抵抗力比幼儿期又有所增强,此期生长速度减慢,智能发育更趋完善,但仍然易发生传染性疾病和寄生虫病、意外事故;如果教养不当可能出现行为异常。

6. **学龄期** 从6~7岁到12~13岁间为学龄期。此期身体的生长发育稳步增长,除生殖系统外其他器官的发育到本期末已接近成人水平;智能发育也更加成熟,是接受文化科学教育的重要时期。此期发病率较前有所降低,但近视和龋齿发病率较高。

二、儿童期各阶段的保健重点和措施

1. **胎儿期** 胎儿期保健以孕母保健为重点。保证营养,合理安排生活、工作;积极预防感染、妊娠期高血压疾病、流产、早产、异常产等情况;妥善处理孕母心、肺、肾等慢性病;慎用药物,以免对胎儿发育产生不良影响。通过遗传咨询、产前诊断、补充叶酸等手段,降低异常产、早产、宫内生长迟滞、新

生儿窒息和感染等的发生率。

2. 新生儿期　新生儿期保健特别强调护理,尤其要重视第 1 周内新生儿的护理,护理重点强调合理喂养、保暖及预防感染。如:居室保持空气新鲜;提倡母乳喂养;新生儿的用具每日煮沸消毒;做听力筛查,尽早发现有先天性听力障碍的新生儿等。

（1）开展新生儿访视:新生儿出院后 1 周内,医务人员到新生儿家中访视,同时进行产后访视。了解出生时情况、预防接种情况,在开展新生儿疾病筛查的地区了解新生儿疾病筛查情况等。观察家居环境,重点询问和观察喂养、睡眠、大小便、黄疸、脐部、口腔发育等。为新生儿测量体温,记录出生时体重、身长,进行体格检查,同时建立《0~6 岁儿童保健手册》。根据新生儿的具体情况,有针对性地对家长进行母乳喂养、护理和常见疾病预防指导。如果发现新生儿未接种卡介苗和第 1 剂乙肝疫苗,提醒家长尽快补种。如果发现新生儿未接受新生儿疾病筛查,告知家长到具备筛查条件的医疗保健机构补筛。在新生儿期要求访视 3~4 次,至少应访视 2 次(初访、满月访),对于低出生体重、早产、双/多胎或有出生缺陷的新生儿根据实际情况增加访视次数,并专案管理。

（2）新生儿满月健康管理:新生儿满 28 天后,结合接种乙肝疫苗第 2 剂,在乡镇卫生院、社区卫生服务中心进行随访。重点询问和观察新生儿的喂养、睡眠、大小便、黄疸等情况,对其进行体格检查和生长发育评估。提供新生儿喂养、护理和疾病防治等健康指导。

3. 婴幼儿健康管理　满月后的随访服务均应在乡镇卫生院、社区卫生服务中心进行,偏远地区可在村卫生室、社区卫生服务站进行,时间分别在 3、6、8、12、18、24、30、36 月龄,共 8 次。有条件的地区,建议结合儿童预防接种时间增加随访次数。服务内容包括:①询问上次随访到本次随访之间的婴幼儿喂养、患病等情况。②进行体格检查,做生长发育和心理行为发育评估。③进行母乳喂养、辅食添加、心理行为发育、意外伤害预防、口腔保健、中医保健、常见疾病防治等健康指导。④在婴幼儿 6~8、18、30 月龄时分别进行 1 次血常规检测。在 6、12、24、36 月龄时使用听性行为观察法分别进行 1 次听力筛查。⑤在每次进行预防接种前均要检查有无禁忌证,若无,体检结束后接受疫苗接种。

4. 学龄前期儿童健康管理　4~6 岁的学龄前儿童每年可享受一次健康管理服务。散居儿童的健康管理服务应由乡镇卫生院、社区卫生服务中心提供,集体儿童可在托幼机构进行。服务内容包括:①询问上次随访到本次随访之间的膳食、患病等情况。②进行体格检查,做生长发育和心理行为发育评估、血常规检查和视力筛查。③进行合理膳食、心理行为发育(特别要注意健康人格的形成,此期儿童好奇多问,求知欲旺,具有较大的可塑性,因此要注意培养其良好的道德品质、良好生活和学习习惯,为入学做好准备)、意外伤害预防、口腔保健、中医保健、常见疾病防治(学龄前期儿童易患肾炎,风湿热等疾病,应注意防治)等健康指导。④教育幼儿家长注意弱视、斜视的早期症状,弱视的危害极大,如能在 4 周岁以前及时发现,就能达到较为满意的治疗效果。但如果错过了最佳治疗时期(10 岁以前未能治疗),将对孩子今后的视功能造成严重的影响。弱视的儿童其平时表现与一般近视、远视等症状很相似,且幼儿不能用言语表达其视力情况,家长不易发现,主观视力检查困难,应对此期儿童进行视敏度筛检等客观检查,包括弱视和斜视检查。⑤在每次进行预防接种前均要检查有无禁忌证,若无,体检结束后接受疫苗接种。

5. 学龄期儿童健康管理　此期保健应注意保证营养,创造良好的生活、学习环境,养成良好生活、学习习惯和正确的坐、立、行走、阅读姿势,加强体育锻炼,预防肥胖、代谢综合征。加强安全教育,预防意外损伤,注重德、智、体、美、劳全面发展。特别要注意健康人格的形成。

三、儿童保健系统管理

为了更好地保证社区儿童的健康,需要对儿童保健进行主动的系统管理。在国内开展了主要针对 7 岁以内的儿童,重点是新生儿和 3 岁以下婴幼儿的儿童保健系统管理。

儿童保健系统管理的运行程序,在城市是以街道或居委会为单位,由所在辖区的医疗保健机构承担工作,并根据其能力大小实行就近划片包干责任制。在农村依靠三级妇幼保健网络,以乡为单位,实行分级分工负责制,乡村配合,共同做好儿童保健系统管理工作,疑难病儿转县(市)级以上医疗保健机构处理。儿童保健系统管理措施如下。

1. **在医院儿童保健科建立儿童保健卡(手册)** 婴儿出生后即建立系统保健卡(手册),做到一人一卡(手册),并交由承担系统保健的机构管理。

2. **建立儿童保健网络系统** 通过社区卫生服务网络能够有效地将社区儿童保健服务内容推广到每个适龄儿童,且不会对每个家庭造成经济和社会负担。建立本地区儿童健康档案数据库,定期收集本地区儿童健康资料,包括各种常见病资料,存档,分析常见疾病发病率、死亡率,发现影响本地区儿童健康的主要因素,协调相关公共卫生和妇幼卫生工作等,为本地区政府制定相关政策提供依据。

3. **对入托前儿童进行管理** 建立三表制,开展生长发育监测和筛查工作(包括儿童口腔、眼保健及弱视、斜视和近视的筛查;疑诊儿童及时转诊,并协助随访),疾病的筛查和诊治,营养、喂养指导,儿童心理行为问题处理,智力筛查,开展新生儿访视以及本地区疾病预防等;对托幼园所卫生保健工作进行指导和管理,开展健康教育等。

4. **主动发现个案** 全科医生与儿童及其家庭的密切接触,有利于及时发现各种生理、心理、社会方面的异常情况,并及时进行调适。如在诊疗中发现患病儿童家庭中"真正的病因",或从儿童生理疾患的表象中觉察背后的精神心理社会问题,包括父母失和、虐待儿童、"留守儿童孤独"问题等,并通过与有关部门联系及时解决这些问题,都将对社区儿童健康成长极为有益。

5. **体弱儿的管理** 对儿童保健门诊和系统管理中发现和筛选出的体弱儿要进行专案管理。体弱儿是指低体重儿(出生体重小于 2 500g)、早产儿、智力障碍儿童、佝偻病活动期、Ⅱ度以上营养不良、中度以上缺铁性贫血、反复感染,以及患先天性心脏病、先天畸形、遗传代谢病等疾病的儿童。对体弱儿要采取针对性措施,定期访视,指导家长正确护理、喂养,注意保暖,防治感染等。要督促患儿就医,建立专案病历,制订治疗方案,定期复诊治疗。待恢复正常情况和疾病治愈后,转入健康儿童系统管理。

第四节 │ 老年基层全科医疗服务

一、老年、老龄化与健康老龄化的概念

(一)老年的界定

关于老年的标准,目前世界上尚未统一。WHO 建议亚太地区和发展中国家用 60 岁作为老年标准。我国人口学上将老年人不同年龄阶段分为:45~59 岁为老年前期(中老年人),60~79 岁为老年期(老年人),80 岁及以上为高龄期(高龄老人),90 岁及以上为长寿期(长寿老人),100 岁及以上为百岁老人。也有专家界定为,69 岁及以下者为低龄老人,70~79 岁者为中龄老人,80 岁以上者为高龄老人。

(二)老龄化的概念

根据联合国划分人口老龄化程度的标准,人口老龄化基本的内涵是:总人口数中 60 岁及以上的人口所占的比例超过 10%,或者 65 岁及以上的人口所占的比例超过 7%,总人口年龄中位数超过 30 岁,0~14 岁的少儿人口占总人口的比例低于 30%,老年人口与少儿人口的比值在 30% 以上。

中国是世界老年人口最多的国家之一,也是世界人口老龄化速度最快的国家之一。我国在 2000 年 60 岁以上人口占总人口的比重达到了 10%,就已经进入老龄化社会。我国人口老龄化与其他国家(特别是经济发达国家)相比具有以下特征。

1. 老年人口规模巨大,老龄化发展迅速。截至 2022 年末,全国 65 周岁及以上老年人口 21 035 万人,占总人口的 15.38%,全国 65 周岁及以上老年人口抚养比由 2013 年的 13.1% 上升到 2022 年的 21.8%。根据国务院发展研究中心课题组预测,到 2035 年和 2050 年,中国 65 岁及以上老年人口规模将分别达到 3.46 亿和 4.49 亿,老龄化率达到 20.5% 和 37.3%(国务院发展研究中心课题组,2022)。

2. 地区发展不平衡,城乡倒置。中国人口老龄化发展具有明显的由东向西的区域梯次特征,东部沿海经济发达地区明显快于西部经济欠发达地区。在最早进入人口老龄化行列的上海(1979年)和最迟进入人口老龄化行列的宁夏(2012年)之间,时间跨度长达33年。同时,中国的老龄化的状况长时间城乡倒置。从城乡分布看,由于我国城市化的加速,农村青壮年劳动力转移,大量的农村劳动力迁移到城市,农村的人口老龄化程度和速度高于城市,农村面临着老龄化等严重问题。第七次全国人口普查数据显示中国乡村老龄化程度为23.8%,比城镇高7.99个百分点。但与此同时,根据我国人口发展的规律,预计到2040年,我国城乡倒置的老龄化人口分布状况将会发生改变,城镇水平将高于农村。

3. 总体上看,中国女性老年人口数量多于男性老年人口,老年人口性别比近30年来呈先升后降的变化趋势。从60岁及以上老年人口的性别构成看,2020年我国男性老年人口有12 738万,女性老年人口有13 664万,女性老年人口数量略多于男性老年人口数量。从性别占比来看,男性老年人口占老年人口的48.25%,女性老年人口占51.75%。

4. 人口老龄化速度大于社会经济发展速度。发达国家进入老龄社会时,人均国内生产总值一般都在5 000到1万美元以上。2022年,中国人均国内生产总值为12 242美元,但地区之间发展不均衡,最大可差距4.2倍,应对人口老龄化的经济实力与其他国家相比仍较为薄弱。

5. 老年人群慢性病高发。从健康状况看,目前我国60%老年人患各种慢性疾病,失能、半失能人数达4 000万,完全失能人数达1 200万;2019年,健康中国行动推进委员会办公室召开发布会公布,截至2018年底,中国人均预期寿命是77岁,但是健康预期寿命仅为68.7岁,也就是说,中国老人大致有8年多的时间带病生存。

因此,如何提高老年人的生活质量,如何建立健全各层次老年卫生保健康复体系,如何将我国政府给予老年人的关怀落实到每个老年人身上,是社区全科医生面临的新课题,也是义不容辞的社会责任。

(三)健康老龄化的概念

1987年5月召开的世界卫生大会,最早提出"健康老龄化"(healthy aging)的概念,其强调长寿和健康并重,生存的质和量统一,并将此作为全社会的奋斗目标。健康老龄化的外延包括老年人的个体健康、老年人群体的整体健康和老龄化社会人文环境的健康等内容。

二、老年人生理和心理特征及主要健康问题

老年人健康是一个相对概念,其衰老、疾病和健康并无明显界限。老年人健康问题往往是长期的、复杂的,但其中又有很多规律和特征,全科医生只有对老年人的生理、心理特点有充分的了解,才能为这一重点人群提供更好的医疗保健服务。

(一)老年人生理特征

老年人生理变化主要有:毛发变白、脱发,皮肤皱纹增多、弹性减弱等体表外形改变;体内主要器官实质细胞数目减少,引起器官萎缩、功能下降;机体调节控制作用下降。全身各系统如皮肤感官、呼吸系统、循环系统、消化系统、泌尿系统、内分泌系统、生殖系统、免疫系统、肌肉骨骼系统、神经系统等的系统功能出现不可逆转的退行性改变,人体免疫功能明显下降,罹患各类感染性疾病的概率大大增加。

(二)老年人心理特征

老年人心理健康状况随生理功能的衰弱、生活环境和社会角色的变化而变化,由于个体的家庭环境、教育背景、经济状况和健康状况等的差异,表现出比生理健康更为复杂多样的变化。一般表现为感知觉下降、智力衰退、记忆思维能力下降、人格特征和情感改变等。丰富的生活经历使他们在漫长的生活中形成了一些对事物的固定看法,晚年可能由于家庭及社会环境的变迁等因素影响,会表现出一些不同性质的精神行为障碍,如孤独、多疑、自卑、抑郁以及情绪不稳、脾气暴躁等。逐渐步入高龄

后,表现出记忆力减退,注意力、判断力、计算力等都有所下降,发生定向障碍。同时,有些老人还伴有人格丧失和异常行为等,构成老年人的社会和家庭问题。

(三)老年人主要健康问题

调查显示,约 70% 的老年人同时患有 2 种或 2 种以上疾病。尽管老年人存在着个体差异,但其健康问题主要集中在常见慢性病及其急性合并症,所患疾病涉及全身各个系统。

老年人易患的慢性疾病或健康问题,多见于:骨关节病变、高血压、心脑血管疾病、恶性肿瘤、糖尿病、伤害与意外事故的不良影响、慢性肝病与肝硬化、眩晕、听力障碍、视力障碍、白内障、尿失禁、静脉曲张、动脉硬化、慢性肺部疾病、痔、便秘、慢性肾病、甲状腺功能减退症、帕金森综合征、精神疾病(如抑郁症与痴呆)、皮肤炎症,以及各种功能障碍。老年人常患的急性问题,多见于:脑卒中、急性心肌梗死、急腹症、流行性感冒、肺炎、伤害与意外事故、骨折、腹泻等。此外,跌倒、药物不良反应、功能老化、高龄等情况,均可导致老年人急、慢性病的发生,故也应将其列为健康问题。全科医生应做好老年人健康和疾病的评估、治疗、适时转诊、随访等工作,并掌握老年期患病的特点。

(四)老年期患病特点

老年期个体差异很大,适应性、代偿能力、反应性等各不相同,临床表现有其个体特殊性。但是从老年人整体临床特点上来看,具有以下特征:①临床症状不典型:很多老年人没有疾病典型的临床症状,常表现为全身不适、乏力、表情淡漠、意识障碍,甚至昏迷等,容易造成漏诊。老年人整体反应性低下,在很多疾病的发生发展过程中,疾病的临床体征不典型,主观感觉与客观体征不一致,易发生误诊。②老年人虽发病隐匿,病情却发展迅速。③易出现多脏器衰竭:老年人尤其是高龄老人很多脏器功能都处于边缘状态,稍有应激就会出现脏器功能失代偿,进而出现多脏器功能衰竭,诱发危象。④治愈率低:老年人各脏器功能衰退,神经内分泌调节机制减弱,应激能力下降,疾病的治愈率明显降低,且不易恢复。⑤多种疾病共存:衰老和疾病造成了老年人病情复杂,涉及多系统。多种疾病共存是老年患者的重要特点之一,给疾病的诊断、治疗都带来困难;老年人脏器功能老化,代偿储备不足,使他们在治疗过程中容易出现各种并发症。⑥治疗和预后特点:老年人患病后具有治疗矛盾多、个体差异大、依从性差、药物不良反应多等特点,患病后并发症多、失能率高、病死率高为老年期疾病预后特点。

三、全科医疗中的老年保健

老年期的生理、心理和社会特点,决定了老年人群复杂多样的医疗保健需求,既包括预防保健、医疗、护理和康复需求,也包含了心理服务需求,给社区老年卫生保健工作提出了挑战。社区全科医生应该在对社区老年人群科学评估的基础上,充分利用社区资源和相关医疗卫生资源,做好老年保健工作。

(一)社区老年健康管理重点人群

社区老年人口庞大,健康及疾病程度不同。全科医生的老年健康管理应着重针对以下人群。

1. **高龄老人** 高龄老人是指 80 岁以上的老人。高龄老人对医疗保健的需求大,又多同时患有多种疾病,易出现系统功能衰竭,其健康维护、疾病治疗康复均是老年健康保健管理的重要内容。

2. **独居老人** 伴随社会发展,家庭趋于小型化,空巢老人、由老年人自己组成的家庭将越来越多。独居老人增多使基层老年服务增多。

3. **丧偶老人** 丧偶老人的孤独感和心理问题发生率更高,对老年人的健康不利,会导致原有疾病的复发。

4. **新近出院的老人** 新近出院的老人因疾病未完全恢复,身体状况差,常需要继续治疗和及时调整治疗方案。

5. **老年精神障碍者** 老年人中的精神障碍者包括痴呆患者。重度痴呆的老年人生活失去规律,常伴有营养障碍,加重原有的躯体疾病,使平均寿命缩短。

（二）老年健康管理主要内容

老年健康管理服务主要包括：疾病预防、自我保健、健康教育、周期性健康检查、营养与膳食指导等。具体技术包括老年综合评估、健康教育、健康检查、日常生活管理、医疗服务、护理与康复服务、心理健康服务、临终关怀服务。

1. 老年综合评估　老年综合评估（comprehensive geriatric assessment，CGA）又称"老年健康综合评估"，是采用多学科方法评估老年人的身体健康、功能状态、心理健康和社会环境状况等，并据此制订和启动以保护老年人健康和功能状态为目的的治疗计划。其能鉴定出老年人医疗、社会、心理等多方面的问题，反映出老年人的保健需求，最大限度地提高老年人的生活质量。通过评估使全科医生的工作更全面、科学、有针对性。

（1）老年综合评估适用人群：根据 2017 年《老年综合评估技术应用中国专家共识》，老年综合评估适用于 60 岁以上，已出现生活或活动功能不全（尤其是最近恶化者），已伴有老年综合征、老年共病、多重用药，合并有精神方面问题，合并有社会支持问题（独居、缺乏社会支持、疏于照顾）以及多次住院者。对于合并有严重疾病（如疾病终末期、重症等）、严重痴呆、完全失能的老年人以及健康老年人可酌情开展部分评估工作。

（2）老年综合评估的主要内容：CGA 的评估内容比较广泛，主要包括躯体功能状态、机体功能、精神心理状态、社会支持、生活环境 5 个维度的评估，有以下项目（表 24-1）。

表 24-1　老年综合评估主要评估维度及工具

评估维度	评估项目及工具
躯体功能评估	日常生活活动能力评估、平衡和步态评估、Morse 跌倒评估量表等
机体功能评估	营养评估、衰弱评估、肌少症评估、疼痛评估、共病评估、多重耐药评估、睡眠障碍评估、视力障碍评估、听力障碍评估、尿失禁评估、口腔问题评估、压疮评估
精神心理状态评估	认知功能评估、谵妄评估、焦虑评估、抑郁评估
社会支持评估	客观支持评估、主观支持评估、对支持的利用度评估
生活环境评估	居家环境评估

2. 健康教育　老年人的适应能力、抗病能力和代谢能力都有明显的降低，有必要接受有关专业人员的指导。通过接受健康教育，老年人自己能制订合理的生活方式，如保持适量的活动。生活要有规律；保持充分的睡眠；平衡膳食，注意营养素的搭配；适量饮茶；保持心情舒畅平静，不宜过于激动等。

3. 健康检查　老年人要定期体检，每年至少一次。全科医生应根据周期性健康检查的要求，对老年人开展体检。发现问题并及时采取保健措施，必要时向上级医院转诊。

4. 日常活动管理　全科医生应对老年人的日常生活给予必要的指导。

（1）饮食：由于老年人胃肠功能减退以及营养不良、偏食等，进食量逐渐减少，同时代谢量及运动量也逐渐减少，所以老年人饮食宜清淡，应减少盐的摄入量，每天不超 5g。此外，还应多吃蔬菜、水果，增加钙的摄入，宜多吃一些海藻、小虾、牛奶等含钙量丰富的食物。

（2）排便：老年人常因食量减少，纤维素摄入不足，胃肠功能低下以及腹肌收缩力降低等原因而便秘。为防止便秘，可适当多吃一些富含纤维素的食物，也可以采用清晨饮一杯水、果汁或蜂蜜水等通便措施。多鼓励老人在有便意时排便，必要时可采取栓剂或灌肠。

（3）排尿：部分老年人肾功能减退，膀胱颈部硬化或患有神经性膀胱炎、前列腺增生而易引起排尿障碍，常出现尿少、尿频、夜间尿频、尿失禁、尿线变细等症状，应采取措施加强指导，如控制晚餐后水分摄入，注意保暖，床边备有夜间使用的便壶等。

（4）控制体重：肥胖是影响健康和长寿的重要因素之一，还会给支持体重的关节增加负担。减轻体重的原则有两条:一是减少热量的摄入,控制碳水化合物以及脂肪的摄入量,但不应减少蛋白质的摄入;二是增大运动量,但注意运动要适当,应根据老年人特点和每个人的具体情况制订个体化运动处方,并注意运动过程中的安全。

5. **医疗服务** 老年期患病有其特殊性,全科医生应熟悉老年患者的特点,正确判别疾病及其严重程度,根据病情提供适当的诊疗服务。尤其要根据患者情况组织以病人为中心的医疗照顾团队,为患者提供针对性的医疗服务。

6. **护理与康复服务** 在疾病或失能的情况下,老年人需要得到清洁卫生、饮食、起居、药物等护理服务,促进疾病的早期康复;对疾病等引起的机体病残与失能,需要有效的康复服务和指导。

7. **心理健康服务** 在老年期,老人的社会地位、人际关系、经济状况、健康状况会发生不同程度的变化,除了满足其对疾病诊疗的医疗服务需求,还需要使其保持健康状态的心理健康咨询并学会自我调节。在人际关系和人际交往、社会适应方面也需要给予心理辅导,在疾病状态下需要提供心理护理等。

8. **临终关怀服务** 临终关怀服务不仅强调支持性和缓解性的治疗和照护,还包括心理咨询、死亡教育、社会支援和居丧照顾等多层面的综合性服务;另外对临终患者的家属进行的心理咨询和安慰也是临终关怀服务的重要内容。帮助临终患者的家属最有效的办法是和他们保持真诚的关系,倾听他们的诉说、由衷地宽慰,帮助他们走过悲伤的日子,克服消极的情绪,开始新的生活。

四、老年人社区保健主要措施

我国正面临着人口老龄化给卫生保健带来的挑战,面对日益扩大的老年人群,要在社区范围内做好老年保健工作,满足其卫生保健服务的基本需要与需求,就必须建立一个较为完善的老年保健体系,制订可以实施的老年保健计划。目前,我国老年保健体系尚未健全,而社区卫生服务机构在老年保健中担当着重要角色。全科医生如何能够在现有经济、保健体系条件下做好对老年人的长期照顾工作、满足老年人卫生保健需求,让老年人的健康有最大的保障,是非常值得研究的问题。

1. **建立和健全老年社区保健网** 社区开展老年保健系统管理工作需要社会、社区各部门的支持和配合。因此,全科医生作为开展社区老年保健系统管理工作的主角,需要与社区内卫生及非卫生部门通力协作,建立和健全老年社区保健网,开展老年人内在能力、衰弱、失能等综合评估,精准管理,利用互联网和信息化技术整合防治体系,形成社区与医院的健康医疗管理闭环。对于出现内在能力下降的老年人,要提供个体化、规范化的综合诊疗和干预服务,实现以人为中心的老年人全方位、全周期健康管理,共同做好社区老年人的医疗保健工作。除卫生部门,中国的老年保健组织、行政机构还有老龄委员会,从中央到省、市、县、乡各级都建立了老龄工作办事机构;民政部门,从国家民政部到省市级民政厅局、县级民政局、乡镇民政干事,组成了负责管理老年人福利事业的机构。

2. **建立健全老年人健康档案** 社区老年人保健的服务对象是社区内所有老年人,每个老年人因健康状况和生存质量的差异,所需的服务项目和内容是不同的。因此,必须对老年人的健康状况、生存质量以及潜在的卫生服务需求进行调查,并对调查获得的资料进行科学分析和评价,在此基础上建立老年人健康档案,为开展社区老年人的分级管理及制订社区医疗保健计划提供依据。

3. **开展社区老年人的系统管理工作** 不同年龄的老人生理功能的衰退程度不同,不同老年人在生命活力、患病情况、生活自理能力上各有差异。有必要将社区内的老年人,根据其生活自理能力、年龄、患病情况等方面的差异,逐个进行分析,分为不同的类型,分别给予不同的医疗保健监护,实行分级的系统管理;并提供从健康教育、心理咨询到住院、门诊治疗、日常生活护理等一系列系统的、连续性的卫生保健服务,真正达到主动服务、预防为主、适宜服务、避免浪费、提高效率的社区保健宗旨。

4. **建立社区非政府支持组织** 社区非政府支持组织是指社区内的一些对老年人具有帮助和支持作用的群众组织。因为,对老年人的照料不能仅限于疾病,还应包括整个老年幸福生活。要考虑物质、精神、社会、自然环境等因素相互依存的关系。老年社区保健也不应仅限于提供医疗卫生服务,还应包括其他社会服务。社区非政府支持组织通过组织老年人开展各种有益于身心健康的文体活动、互助互济活动等,在老年人社区保健工作中发挥巨大的作用。

(葛 伟)

思考题

1. 社区全科医疗服务重点人群的概念是什么?社区全科医疗保健基本策略及原则是什么?

2. 阐述社区老年健康管理主要内容。

思考题解题思路

本章目标测试

本章思维导图

推荐阅读

［1］杨秉辉. 全科医学概论. 2 版. 北京：人民卫生出版社，2004.

［2］梁万年. 全科医学概论. 2 版. 北京：人民卫生出版社，2006.

［3］崔树起. 全科医学概论. 2 版. 北京：人民卫生出版社，2007.

［4］吕兆丰，郭爱民. 全科医学概论. 北京：高等教育出版社，2010.

［5］梁万年，郭爱民. 全科医学基础. 北京：人民卫生出版社，2008.

［6］于晓松，季国忠. 全科医学. 2 版. 北京：人民卫生出版社，2023.

［7］罗伯特·泰勒. 全科医学实习教程. 李慎廉，吴春容，武广华，译. 2 版. 北京：华夏出版社，2000.

［8］SLOANE P D，SLATT L M，EBELL M H，et al. Essentials of family medicine. 5th ed . Philadelphia：Lippincott Williams & Wilkins，2007.

［9］MCWHINNEY I R，FREEMAN T. Textbook of family medicine. 3rd ed. Oxford：Oxford University Press，2009.

［10］罗伯特·瑞克尔，戴维·瑞克尔. 全科医学：第 9 版. 曾益新，译. 北京：人民卫生出版社，2018.

［11］约翰·莫塔，吉尔·罗森布拉特，贾斯汀·科尔曼，等. 莫塔全科医学：第 8 版. 梁万年，祝墡珠，杜雪平，等译. 北京：人民卫生出版社，2023.

［12］梁万年，路孝琴. 全科医学. 3 版. 北京：人民卫生出版社，2023.

［13］万学红，卢雪峰. 诊断学. 10 版. 北京：人民卫生出版社，2024.

［14］王静. 全科医学临床诊疗思维. 北京：高等教育出版社，2023.

［15］葛均波，王辰，王建安. 内科学. 10 版. 北京：人民卫生出版社，2024.

［16］尹梅，唐宏宇. 医患沟通. 3 版. 北京：人民卫生出版社，2024.

中英文名词对照索引